AF344065

CONGRÈS MÉDICAL

DE

TOUTES LES NATIONS

DEUXIEME SESSION

DE 1869

À FLORENCE

BOLOGNE
Imprimerie de Jacques Monti
1870

CONGRÈS MÉDICAL

DE

TOUTES LES NATIONS

CONGRÈS MÉDICAL

DE

TOUTES LES NATIONS

DEUXIÈME SESSION

DE 1869

À FLORENCE

BOLOGNE
Imprimerie de Jacques Monti
1870

INTRODUCTION

L'utilité des Congrès pour le progrès des Sciences et de la Société est désormais reconnue par notre époque. La facilité des communications et des voyages les multiplie au grand avantage de la Science et de ceux qui la cultivent. Depuis nombre d'années des assemblées formées de Naturalistes et de Médecins d'une Nation, d'un Royaume se succèdent avec éclat en Europe. La Suisse qui fut la première à donner l'exemple, l'Allemagne, l'Angleterre, la France ont présenté le spectacle de ces réunions qui furent d'un haut intérêt scientifique, et contribuèrent puissamment à établir la fraternité dans la république des sciences. L'Italie, elle aussi, eût chaque année ses Congrès scientifiques qui de 1839 à Pise jusqu'en 1848 à Venise ont maintenu l'unité scientifique dans les membres épars de la Nation. Vinrent ensuite le Congrès de 1860 à Sienne et les Congrès généraux de l'Association médicale italienne. La France, dans ces derniers temps a régulièrement tenu ses assises médicales qui, inaugurées en 1863 par la ville de Rouen, se sont ensuite réunies à Lyon et à Bordeaux. Une décision de cette dernière assemblée transforma la Session annuelle ordinaire du Congrès médical français, qui devait avoir lieu à Paris en même temps que la grande Exposition universelle de 1867, en un Congrès International des médecins de tous les pays.

Au Congrès de Paris dès la deuxième séance du soir (20 Août) un italien, le Doct. *Pantaleoni*, exprima, au nom des italiens, le vœu que cette réunion internationale ne fût que la première d'une longue suite d'autres. De ce souhait découle l'idée de l'institution des Congrès médicaux internationaux, dont celui de Paris constitue la Première Session. En effet dans la séance de clôture après un discours patriotique de M. le prof. *Palasciano* Vice-Président qui s'attacha à montrer que les institutions libérales dont l'Italie est dotée ne pourraient qu'être favorables à l'institution des Congrès médicaux internationaux, la demande de MM. *Pantaleoni* et *Palasciano* fut accueillie par acclamation, et l'Italie fut désignée comme le pays où se tiendrait en 1869 le prochain Congrès médical international, la seconde Olympiade médicale, suivant l'expression de M. *Bouillaud* Président. Les médecins des deux mondes, en se séparant, se donnaient rendez-vous dans deux ans à Rome ou à Florence, ce dont (comme avait dit M. *Palasciano*) la Providence et les événements devaient décider.

L'idée de l'institution des Congrès médicaux internationaux a été proposée et accueillie par acclamation dans un beau mouvement d'enthousiasme par des confrères qui, tout en se connaissant de réputation et en s'estimant mutuellement, ne croyaient jamais se rencontrer, et devaient au Congrès de Paris le bonheur de se voir et de s'entretenir ensemble. Mais dans l'expansion des sentiments du cœur on ne voit pas les difficultés d'une entreprise utile et élevée; la tâche qu'on léguait à l'Italie était malaisée, entourée d'obstacles, et faisait peser une grande responsabilité sur les médecins de ce pays envers leurs confrères des deux mondes. À Florence il n'y avait pas, comme à Paris, l'Exposition Universelle qui pût appeler un grand concours de médecins par le puissant attrait des merveilles de l'industrie. On confiait à l'Italie une idée grande et généreuse, mais incomplète, à peine ébauchée et qu'il fallait réaliser en la faisant passer dans le domaine des faits. On peut dire que l'institution des Congrès médicaux de toutes les Nations fut reçue encore enfant par l'Italie, où elle a été nourrie, où elle a grandi, où sa vie et son avenir ont été assurés; on peut maintenant la confier à une autre nation. Elle ne fera que s'accroître et se fortifier davantage: car les Congrès internationaux de la médecine sont désormais un fait accompli.

Le Congrès de Paris ne songea pas à l'organisation de la Deuxième Session en Italie; on ne désigna point, comme on avait fait à Bordeaux, le membre ou les membres chargés des travaux préparatoires et de la formation de la Commission Exécutive. Mais le prof. *Palasciano*, un des Vice-Présidents de la Première Session à Paris, qui avait proposé l'Italie comme siège de la Deuxième Session en donnant l'assurance aux membres du Congrès que les médecins d'Italie les accueilleraient comme des frères, crut de son devoir de prendre l'initiative; il s'adressa à tous ses confrères italiens qui avaient fait adhésion au Congrès de Paris, et il les invita à se rendre à Florence pour former un Comité Promoteur, et pour approuver le Statut et le Programme de la Session. C'est dans ce but que furent adressées les trois Circulaires suivantes:

Ai medici italiani che aderirono al congresso medico
internazionale di Parigi.

SIGNORI E RIVERITI COLLEGHI.

Il vivo interesse, direi quasi l'entusiasmo, con cui fu accolta dal Congresso medico internazionale di Parigi la proposta, da noi sostenuta, che l'Italia fosse la sede del futuro congresso medico di tutte le nazioni, non hanno bisogno di essere ridestati nelle vostre rimembranze.

Ciò che ne rimane negli atti di quell'adunanza, col breve laconismo del processo verbale, ricorda un momento di vera letizia per tutti noi. Ivi è scritto così: pag. 627.

» Dans une courte discussion où plusieurs nations, par la bouche de
» leurs représentants, se disputent l'honneur d'offrir l'hospitalité à leurs
» confrères des deux hémisphères M. *Vidal* propose la ville, quelle qu'elle
» soit, où aura lieu la prochaine exposition universelle.

» M. *Auzias Turenne* demande que le prochain Congrès se tienne
» en Belgique.

» M. *Lombard*, au nom de ses concitoyens, exprime combien la ville
» de Genève ressentirait vivement l'honneur de voir se réunir dans son
» sein le Congrès médical international.

» MM. *Pantaleoni et Palasciano* proposent l'Italie. Quelle que soit
« la ville où se réunira le Congrès, dit M. *Palasciano*, que ce soit à Rome
» ou à Florence, ce dont la Providence et les événements décideront, tous
» les médecins qui nous feront l'honneur d'y assister peuvent se tenir pour
» assurés que l'Italie les accueillera comme des frères.

» L'Italie est désignée comme le pays où se tiendra le prochain Con-
» grès médical international « la seconde olympiade médicale » suivant
» l'expression de M. *Bouillaud*; et les applaudissements de l'assemblée
» couvrent la voix du président, lorsqu'il se lève en répétant: *Italiam!*
» *Italiam!* ce cri des Troyens, qui sera toujours aussi le cri de la France.

» L'année 1869 est adoptée à l'unanimité pour la réunion du second
» Congrès ».

A codesta si aggiungono ben altre ragioni che debbono indurre ciascuno di noi a concorrere nella misura di tutte le proprie forze alla buona
riuscita del futuro Congresso.

Alcuni di noi, reduci in patria, criticarono in parecchi punti il Congresso di Parigi, ed hanno perciò oggi l'obbligo di non rimanere al di sotto
di quello, che pure aveva in suo favore l'Esposizione mondiale, ed il seco-
lare centralizzamento della gran città di Parigi.

Gl'italiani redenti a libertà han chiamato professori medici dall'estero
ad insegnare nelle loro Università, ed hanno inviato oltre Alpe, a spese
dello Stato, giovani medici nello scopo di perfezionarsi. Questi due fatti
possono essere variamente interpretati. Possono fornire indizio di decadimento
nelle nostre condizioni intellettuali e morali — possono esser pruova ine-
luttabile di quell'omaggio disinteressato che gl'italiani hanno avuto sempre
pel sapere, da qualunque nazione derivasse, ed in qualunque idioma fosse
manifestato. Il sentimento che fece chiamare in Italia lo Schiff ed il Moleschott può non esser degenere da quello che fece invitare nel secolo XVI
Andrea Vesalio ad insegnar la notomia a Padova. L'invio della gioventù
all'estero può esser pruova di un generoso aiuto alle condizioni economiche
della gioventù studiosa, o pruova della insufficienza delle nostre scuole che
pur sono numerose.

Ed il giudizio sarà quello che noi sapremo meritare che sia.

Onde la cooperazione delle SS. VV. a questa solenne rassegna a cui
è chiamata la profession medica italiana in concorrenza di quella di tutte
le nazioni, è indispensabile e necessaria, perchè la Patria nostra diletta abbia
da ciascuno di noi quello che ha dritto di attendere nel giorno del bisogno.

Io credo fermamente che noi potremo, se vogliamo, mantenere la data
promessa di far trovare nel nostro paese non indegni fratelli e colleghi ai
medici di tutte le nazioni per collaborare tutti uniti al bene ed alla pro-
sperità del genere umano. E fo assegnamento su l'alto sentire delle SS. VV.,
per le quali credo superflua ogni altra parola.

Godendo il supremo bene di vivere sotto un regime di libertà e di
uguaglianza, abbiamo non pure l'obbligo di mostrarcene sempre degni, ma
altresì quello di non farne vana ed inopportuna mostra innanzi a coloro fra
i nostri colleghi che vivono ancora sotto il giogo dell'assolutismo. Questo
sentimento e l'esperienza acquistata nel Congresso di Parigi mi hanno in-
dotto a proporre alle SS. VV. alcune riforme nell'organamento del Congresso, di cui la più essenziale è la seguente. Ho creduto che le SS. VV.
avessero tutte indistintamente il dritto di partecipare del Comitato promotore
e di nominare la Commissione esecutiva, dividendone del pari la responsa-
bilità ed il lavoro.

A tale uopo Elleno sono invitate a convenire in Firenze il dì 7 febbraro 1869 alle 11 a. m. nel salone dell'Ufficio 1.° della Camera dei Deputati in Palazzo Vecchio, gentilmente concesso dalla onorevole Presidenza
della Camera, dove presiedute dal più anziano potranno esaminare, correg-
gere od approvare il progetto di statuto e di programma che ho l'onore
di trascrivere.

Chiunque accetta l'invito è pregato d'inviare al sottoscritto fino al
giorno 6 febbraro 1869 un vaglia postale di lire venti intestato al *Segretario tesoriere del Congresso medico di tutte le nazioni in Firenze*. —
Le lettere al sottoscritto sono esenti dall'obbligo dell'affrancatura.

Il favore speciale che il Governo italiano non ha cessato mai di accordare alle riunioni di scienziati che si occupano del progresso sociale fa sperare che non saranno inefficaci le pratiche iniziate dal sottoscritto presso il Ministero dei lavori pubblici a fine di procurare alle SS. VV. che vorranno convenire a Firenze il 7 febbraro, un ribasso del 45 per cento, andata e ritorno, su i piroscafi e le ferrovie italiane.

Il risultato di tali pratiche sarà loro fatto noto in tempo opportuno per mezzo di una circolare.

Chi non potrà recarsi a Firenze nello indicato giorno, ha piena libertà d'inviare in iscritto la sua adesione, il suo parere sullo statuto e programma, e la sua scheda per la nomina del Presidente, due vice presidenti, un segretario generale, un segretario tesoriere ed un segretario aggiunto per formare la Commissione esecutiva del Comitato promotore. Di tutto si terrà conto nel processo verbale e nella votazione, come se il Socio fosse presente. E col processo verbale saranno pubblicati anche i nomi degli accettanti, come oggi sono pubblicati i nomi dei convocati.

Statuto e programma del Congresso medico di tutte le nazioni in Italia nel 1869.

Art. 1. Un Congresso medico di tutte le Nazioni è aperto a Firenze il 20 settembre 1869. (*I naturalisti e medici tedeschi hanno scelto Innsbruck pel loro congresso annuale, e temono di venire in Italia nei forti calori, — In molti paesi gli studi si aprono ne' primi di ottobre*).

Art. 2. La presidenza onoraria del Congresso è offerta al prof. Bouillaud già presidente della prima sessione nel Congresso medico internazionale di Parigi.

Art. 3. Il Congresso sarà solamente medico e scientifico. Ne sono escluse la religione, la politica e la filosofia. Avrà la durata di due settimane.

Art. 4. Il Congresso si comporrà di membri fondatori nazionali e di membri aderenti stranieri.

Sono membri fondatori i medici italiani che ne faranno domanda alla Commissione esecutiva del Comitato promotore mediante l'invio di un vaglia postale di 20 lire.

Sono membri aderenti i medici stranieri che invieranno la loro adesione al segretario generale. Essi vengono esonerati da ogni contribuzione pecuniaria.

Art. 5. I soli membri del Congresso, fondatori ed aderenti, avranno dritto di prender parte alle discussioni.

Art. 7. I lavori del Congresso costeranno:

a. Delle comunicazioni su i quesiti proposti dal Comitato,

b. Di comunicazioni sopra soggetti medici fuori programma.

Art. 7. Il Comitato ha statuito il programma seguente.

I. Del miasma palustre. Condizioni che ne favoriscono lo sviluppo nei diversi paesi. Suoi effetti sull'organismo umano. Mezzi più efficaci per distruggerne le cagioni e gli effetti.

II. Valore terapeutico delle varie curazioni locali contro le malattie cancerose. Loro indicazioni e controindicazioni. Valore proprio delle cure generali.

III. La cura delle ferite d'armi da fuoco nelle sue relazioni coi progressi dell'arte della guerra e del dritto internazionale odierno.

IV. Delle condizioni igieniche degli ospedali e del valore dei soccorsi a domicilio.

V. Dell'influenza delle ferrovie sulla sanità dell'uomo.

VI. Delle condizioni che favoriscono lo sviluppo dei morbi popolari nelle grandi città. Dei modi di prevenirlo, e del partito che può trarsi dai grandi fiumi o dal mare che le bagnano.

VII. Dei diritti e dei doveri dei medici relativamente alla legislazione dei vari paesi: e dei miglioramenti che possono ragionevolmente attendersi.

Art. 8. I membri fondatori od aderenti che desiderassero fare comunicazioni sopra uno dei quesiti del programma o sopra altro soggetto medico, sono pregati d'indirizzare il loro lavoro al Segretario generale qualche giorno prima dell'apertura del Congresso, in un numero sufficiente di copie a stampa in lingua francese, o latina. La Commissione esecutiva stabilirà l'ordine ed il giorno in cui saranno fatte.

Art. 9. Le sedute del Congresso avranno luogo tutt'i giorni, eccetto la domenica. Si terranno alternativamente il mattino ed il pomeriggio. Le sedute del mattino avranno luogo dalle 9 all'1 pomeridiana. Le sedute del pomeriggio avranno luogo dalle 2 alle 4.

Art. 10. Ogni quesito occuperà una seduta, e l'ordine del giorno sarà: 1. Letture su i quesiti del programma: 2. discussione. Le sedute del pomeriggio saranno esclusivamente destinate a' lavori lasciati all'iniziativa particolare.

Art. 11. Venti minuti al più saranno accordati ad ogni lettura.

Art. 12. Nella prima seduta il Congresso procederà alla elezione della sua banca che si comporrà di un Presidente, di Vice-presidenti, un segretario generale e segretari delle sedute.

Art. 13. Se il Governo del Re lo consente varie Commissioni potranno essere spedite dal Congresso a studiare le condizioni igieniche delle grandi città e dei laghi dell'Italia centrale e meridionale. Le loro relazioni saranno pubblicate negli atti.

Art. 14. Terminato il Congresso, la Commissione esecutiva riprenderà le sue funzioni per procedere alla pubblicazione degli atti.

Art. 15. Tutte le memorie lette nel Congresso diventano proprietà del medesimo.

Art. 16. Gli allievi in medicina potranno ricevere biglietti di entrata per assistere al Congresso in tribune speciali, senza prender parte alle discussioni.

Napoli 31 dicembre 1868.

F. PALASCIANO
Vice presidente del Congresso medico internazionale di Parigi
Deputato al Parlamento italiano.

Ai Signori membri del Comitato promotore pel Congresso medico di tutte le Nazioni nel 1869.

Dotto i

Accettella	a Chieti	Bastianelli	— Roma
Agostini (V)	— Ancona	Belli	— Civitavecchia
Angelini	— San Sepolcro	Bertani	— Genova
Aronne	— Subiaco	Bini	— Firenze
Assereto	— Savona	Blasi	— Roma
Baccelli	— Roma	Borelli	— Torino
Baciocchi	— San Giustino	Borgiotti	— Firenze
Balestrieri	— Napoli	Bos	— Firenze
Ballanti	— Roma	Bossi	— Azzati
Bandiera	— Palermo	Boucher	— Napoli

Brugnoli	a Bologna	Lucente	— Cotrone
Brunetti	— Padova	Magni	— Bologna
Brunetti	— Roma	Manassei	— Roma
Bufalini	— Firenze	Marchi	— Firenze
Burci	— Firenze	Massa	— Faenza
Cadet	— Roma	Mazzoni	— Roma
Cardini	— Firenze	Meis (de)	— Bologna
Casorati	— Pavia	Moleschott	— Torino
Castiglioni P.	— Firenze	Nasca (de)	— Napoli
Cavallo	— Napoli	Olivieri	— Napoli
Ceccarelli	— Roma	Pacini	— Firenze
Cerasi	— Roma	Paggi	— Firenze
Chiricozi	— Roma	Panunzi	— Roma
Ciaccio	— Parma	Parola	— Cuneo
Ciniselli	— Cremona	Pasquali	— Roma
Cipriani (E.)	— Firenze	Patamia	— Napoli
Cipriani (P.)	— Firenze	Peretti	— Roma
Comolli	— Como	Perillo	— Lecce
Conti	— Firenze	Petratti	— Arlena
Correnti	— Firenze	Petrosellini	— Roma
Costantini	— Roma	Pace	— Subiaco
Crispino	— Episcopia	Polli	— Milano
Demaria	— Torino	Polverosi	— Roma
Donarelli	— Roma	Puccinotti	— Firenze
Egidj	— Albano	Quaglino	— Milano
Faralli	— Firenze	Renzi (de)	— Napoli
Fedeli	— Roma	Rey	— Torino
Feliciani	— Roma	Rizzetti	— Torino
Galassi	— Roma	Rizzoli	— Bologna
Galligo	— Firenze	Rolli	— Roma
Gamberini	— Bologna	Rossi (de)	— Roma
Geloso	— Palermo	Ruggiero	— Napoli
Gentile	— Napoli	Samarelli	— Molfetta
Gentili	— Roma	Sanctis (de)	— Roma
Giannuzzi	— Siena	Sangalli	— Pavia
Giordano	— Torino	Sanguinetti	— Roma
Giovanini	— Bologna	Scalzi	— Roma
Girolami	— Roma	Schiff	— Firenze
Giuliani	— Albano	Sebastio	— Taranto
Gobbi	— Cesena	Sonsino	— Firenze
Grilli	— Firenze	Spada	— Napoli
Gualandi	— Roma	Spasiano	— Napoli
Herzen	— Firenze	Strambio	— Milano
Jardin (du)	— Genova	Tassi	— Roma
La Camera	— Cotrone	Tenore	— Napoli
Lancia di Brolo	— Palermo	Thurman	— Livorno
Lang	— Roma	Valeriti	— Roma
Lanzi	— Roma	Valery	— Roma
Laurenzi	— Roma	Viale	— Roma
Levi	— Firenze	Vignali	— Roma
Levier	— Firenze	Villanova	— Napoli
Lojodice	— Napoli	Vitelli	— Napoli

Lettera-circolare ai membri del Comitato promotore.

SIGNORI E RIVERITI COLLEGHI,

Con sommo compiacimento mi affretto a portare a conoscenza delle Signorie Vostre:

1.° Che dal Ministero dei Lavori pubblici — Commissariato generale pel sindacato e sorveglianza delle Strade ferrate N. 170, 18 gennaio 1869 — ho ricevuto la seguente:

» Assecondando la domanda fatta da V. S. con la lettera del 25 di-
» cembre scorso si è scritto alle Società di Ferrovie e di Navigazione per
» ottenere il ribasso del 45 per cento sul prezzo di trasporto dei signori
» medici che si recheranno a Firenze onde prender parte alle Adunanze
» del Comitato che si terrà il 7 febbraio venturo per l'organamento del
» secondo Congresso medico di tutte le Nazioni.

» Finora hanno accordato il chiesto ribasso le sole Società delle Fer-
» rovie Meridionali e dell'Alta Italia.

» Mentre quindi mi riservo di partecipare alla V. S. il risultato delle
» nuove sollecitazioni fatte presso le altre Società, la prevengo che i si-
» gnori medici per ottenere il ribasso dovranno presentare alle Stazioni di
» partenza un certificato rilasciato secondo l'unito modello da V. S. e di-
» retto a constatare la loro qualità di membri del Comitato promotore del
» secondo Congresso medico internazionale ».

Con distinta stima

Il Commissario generale
BELLA.

Comitato promotore del Congresso medico di tutte le Nazioni.

Il sottoscritto dichiara che il signor . . . . è membro del Comitato promotore pel Congresso medico di tutte le Nazioni da tenersi in Firenze nel corrente anno, e che perciò egli ha diritto al ribasso di ta-riffa consentito dalle Società ferroviarie e di navigazione pel trasporto dei membri del suddetto Comitato, le cui Adunanze cominceranno in Firenze il 7 febbraio 1869.

Il detto ribasso è richiesto per la corsa da . . . . a Firenze e ritorno.

Firenze, addì . . . . 1869.

Il Presidente

2.° Che generose offerte sono state fatte al Comitato dall'*Imparziale* e dagli *Annali di medicina pubblica*, di cui comincio oggi a profittare.

3.° Che le accettazioni vengono da ogni parte, e che anche medici i quali non aderirono al Congresso di Parigi, fanno istanze per collaborare col Comitato promotore. L'onorevole Salvagnoli ed il prof. Marcacci sono fra essi.

4.° Che il prof. Bouillaud ha indirizzato al Comitato una lettera che poteva essere dettata soltanto da un cuore italianissimo come il suo.

5.° Che per coloro i quali dichiarano di non poter recarsi a Firenze il 7 febbraio, non basta inviare dentro lettera al sottoscritto il vaglia po-stale di lire 20, intestato al Segretario tesoriere del Congresso medico di tutte le nazioni; ma bisogna inviare il proprio parere su lo statuto e pro-gramma proposti e la scheda per la nomina del presidente, due vice-pre-sidenti, un segretario generale, un segretario tesoriere ed un segretario aggiunto.

È questa una essenziale condizione, che omessa, stornerebbe l'opera del Comitato. A quanto se ne conosce sembra che i più volessero il Bufalini per presidente del Comitato, e per vice-presidenti il Burci ed il Pantaleoni.

6.° Che coloro ai quali arriva in ritardo questa circolare possono far uso del telegrafo per domandare il certificato richiesto ad ottenere il ribasso sul prezzo delle ferrovie.

Il sottoscritto se non è in Firenze trovasi in Napoli.

Firenze, 20 gennaro 1869.

F. PALASCIANO
Vice-presidente
del Congresso medico internazionale di Parigi
Deputato al Parlamento

Lettera-circolare ai membri del Comitato promotore.

SIGNORI E RIVERITI COLLEGHI,

In continuazione della precedente circolare mi pregio comunicare alle Signorie Vostre:

1.° Che dal Ministero dei Lavori pubblici — Commissariato generale pel sindacato e sorveglianza delle strade ferrate N.° 179, 22 gennaio 1869 — ho ricevuto la seguente:

» Giusta la riserva espressa colla lettera del 18 corrente N.° 170*bis*
» mi faccio premura di partecipare a V. S. che anche le Società di Na-
» vigazione Peirano-Danovaro e Rubattino hanno concesso il ribasso del
» 45 per cento a favore dei signori Medici intervenienti alla prossima adu-
» nanza che si terrà in Firenze.
» Ad eccezione quindi della Compagnia Florio e delle Società per le
» ferrovie V. E. e Romane di cui mi riservo di farle conoscere la risposta
» tutte le altre Società hanno già disposto perchè ai prefati signori Medici
» sieno estese le accordate facilitazioni ».

Con distinta stima

Il Commissario generale
BELLA.

2.° Che dalla Direzione del 1.° Esercizio delle ferrovie Romane N.° 368|14 Napoli 26 gennaio 1869, mi si è scritto:

» Il Consiglio d'Amministrazione di questa Società mi comunica aver
» concesso l'abbuono del 45 per cento sulle Linee Sociali a quei Medici
» che prenderanno parte il 7 febbraio p. v. alle adunanze che si terranno
» a Firenze dal Comitato promotore del secondo Congresso Medico Inter-
» nazionale.
» Mi aggiunge ancora il lodato Consiglio, che detti Medici per godere
» di tale ribasso dovranno essere muniti d'una di Lei dichiarazione.
» Voglia quindi restare informato di quanto sopra e curare la parte
» che le riguarda pel buon andamento della cosa, non senza accusarmi
» ricevuta della presente ».

Gradisca i sensi di mia stima distinta.

Il Capo dell'esercizio
PORCHERON.

» P. S. Si desidererebbe un Modulo della dichiarazione da Lei firmata
» per notificarla al nostro Personale delle Stazioni ».

3.° Che le accettazioni continuano a venire; ed ai medici che non aderirono al Congresso di Parigi e fanno istanza per collaborare col Comitato promotore, ora si aggiungono l'onorevole Alvisi, il Prof. Michelacci ed il Dott. Piccinini.

4.° Che ringraziando coloro i quali hanno avuto la cortesia di far entrare il mio nome nelle schede per la commissione esecutiva, debbo dichiarare che non potrei accettare alcun posto nella detta commissione per varie ragioni facili a comprendersi, e principalmente, perchè spero poter rendere maggiori servigi al Congresso conservando la mia libertà di azione.

5.° Che l'illustre Prof. Bufalini facendo adesione al Congresso ha dichiarato che per la sua molto grave età, la debolissima salute e le troppo lunghe sciagure domestiche trovasi nella impossibilità di assumere la presidenza della commissione esecutiva.

6.° E che perciò sia necessario che coloro i quali da lontano vogliono esercitare il loro dritto elettivo, diano un mandato di fiducia a qualcuno dei colleghi che interverranno personalmente alla elezione del 7 febbraio.

Napoli, 31 gennaio 1869.

F. PALASCIANO

Vice-presidente
del Congresso medico internazionale di Parigi
Deputato al Parlamento.

Ce fut en effet le 7 février que le Comité Promoteur se réunit dans les Bureaux de la Chambre des Députés et prit les délibérations nécessaires. Quoique peu de membres se fussent présentés le jour de la convocation, il y eut néammoins un grand nombre d'adhésions et de votes par mandat pour l'acceptation légale du Statut et du Programme du Congrès, la nomination des Délégués à l'étranger et l'élection de la Commission Exécutive, comme il ressort du Procès Verbal suivant.

CONGRESSO MEDICO DI TUTTE LE NAZIONI

2.ª SESSIONE ITALIANA DEL 1869.

Processo verbale dell'adunanza del Comitato promotore.

Addì 7 febbraio 1869, riuniti nel 1.° Ufficio della Camera dei Deputati in Palazzo vecchio i Dottori Borgiotti, Bos, Boucher, Castiglioni P., Faralli, Massa, Palasciano, Perillo, Schiff, Sonsino, Tenore, alle ore 11 e mezzo si è costituito il Comitato con la nomina del Palasciano a Presidente e del Boucher a Segretario per ragione di età.

Il Presidente ha aperto la seduta con la lettura della seguente relazione:

« In continuazione delle precedenti circolari, mi pregio annunziare al Comitato, che dal Ministero dei Lavori pubblici ho ricevuto le seguenti partecipazioni:

Firenze 1 febbraio 1869 — Num. 263 — A complemento della lettera in data del 28 gennaio scorso Num. 225 mi faccio premura di avvertire V. S. che anche la Società di Navigazione Florio e Comp. ha concesso il ribasso del 45 per 100 a favore dei Signori medici che interverranno alla prossima adunanza del 7 corrente in Firenze.

Con distinta stima — BELLA.

Firenze 5 febbraio 1860 — Num. 300 — Giusta la riserva fatta nella lettera del 28 gennaio scorso Num. 225 mi affretto a partecipare alla S. V.

i concerti presi fra le Società delle ferrovie dell' Alta Italia, Romane e Meridionali, per il viaggio dei Signori che interverranno alla prossima adunanza in Firenze e che percorreranno linee di Amministrazioni diverse.

I Signori medici in partenza da una Stazione della rete dell' Alta Italia possono recarsi a Firenze e ritornarne con un Certificato solo il quale deve essere presentato alla Stazione di partenza e dalla medesima bollata.

Nel ritorno poi il detto Certificato deve essere ripresentato all' Ufficio del signor Pivetta Delegato della Società dell' Alta Italia presso la Stazione di Firenze per essere ivi ritirato e cambiato in un biglietto valevole sino a destino.

Quanto poi ai medici partenti da una Stazione delle ferrovie meridionali dichiaro che i medesimi dovranno essere muniti di un doppio certificato di cui l' uno da presentarsi alla Stazione di partenza e l' altro a quella di transito (Bologna ed Ancona) e che altrettanto dovrà farsi pel ritorno al luogo di partenza.

Con distinta stima — OBERTY.

« Fra i colleghi convocati a far parte del Comitato promotore, hanno accettato l' invito i Signori: Agostini — Angelini — Aronne — Baccelli — Bandiera — Bastianelli — Borgiotti — Bos — Boucher — Brugnoli — Bufalini — Cadet — Castiglioni P. — Chiricozzi — Ciaccio — Ciccarelli — Ciniselli — Cipriani P. — Comolli — Crispino — Demaria — Donarelli — Egidi — Faralli — Fedeli — Feliciani — Galassi — Galligo — Gamberini — Gentile — Gentili — Giordano — Giovanini — Gobbi — Gualandi — Laurenzii — Lojodice — Lucente — Manassei — Massa — Mazzoni — Olivieri — Pacini — Parola — Panunzi — Pasquale — Patamia — Peretti — Perillo — Petratti — Petrosellini — Polli — Quaglino — De Renzi — Rey — Rizzoli — Schiff — Sebastio — Sonsino — Spasiano — Tassi — Tenore — Villanova.

Il Dottor Lamberti di Civitavecchia con frasi commoventi si è creduto in debito di annunziare la perdita immatura del Belli per giustificarne il silenzio verso l' avviso di convocazione del Comitato. Ed a noi che deploriamo una tale perdita non deve ciò sfuggire come pruova dell'interesse che la medica professione prende al nostro congresso.

Dobbiamo dunque essere piuttosto compiaciuti che meravigliati se nel breve tempo scorso dalla pubblicazione del programma ci sieno giunte istanze di collaborare e con noi far parte del Comitato promotore dai seguenti colleghi e corporazioni: Accademia Pontaniana di Napoli — Alvisi — Associazione medica — Cappellaro — Castiglioni C. — Coletti — Corradi — Costantini — De Fazio — Galli — Andreis — Leopardi — Macari — Maestri — Marcacci — Margotta — Madruzza — Michelacci — Minervini — Morelli — Olivieri A. — Pantaleoni — Piccinini — Renzi de E. — Rossetti — Salvagnoli — Santopadre — Serafini — Del Zio.

« Tutti i membri che hanno inviato la loro adesione al Comitato, meno i presenti, hanno medesimamente accettato il Programma e lo Statuto.

Il Prof. Brunetti desidera che oltre la sala per le generali conferenze siano stabiliti locali per gli eventuali esperimenti e dimostrazioni: chiede un posticino nel programma per intrattenere il congresso in una delle sedute di giorno su alcune modificazioni del suo metodo di conservazione.

Il Cadet, considerando come vada crescendo sempre il commercio degl' Italiani con l' Asia, dove ricorre il colera diffusivo e con l' America, dove ricorre la febbre gialla, crede non sarebbe per avventura fuor di luogo che il congresso si occupi anche della cura, almeno preservativa, di morbi siffatti.

Al Prof. Alfonso Corradi il VI quesito sembra troppo lato e non ben definito.

Il Prof. Demaria vorrebbe tolto il V quesito e dato più ampio sviluppo o precedenza al VI quesito, perchè la trattazione delle varie questioni che comprende può farsi per benefizio delle istituzioni nostre con ampiezza e piena libertà. Altri desideri sono notati nei cenni da lui pubblicati sul Congresso di Parigi, e sono questi: « bandito ogni *favoritismo indigeno*, ben
» ordinato l'accoglimento e la vicendevole presentazione degli stranieri,
» la destinazione di un locale e di appositi convegni per le mutue ed intime relazioni degli accorsi da luoghi lontani, la severa osservanza di
» ordini del giorno prestabiliti: infine un'accurata scelta di quistioni non
» solo scientifiche, ma di quelle eziandio che riguardano gli uffizi civili e
» politici della medicina. »

Il Crispino avendo pronta una memoria in latino su l'idrofobia desidera veder aggiunto un tale argomento ai quesiti del Programma.

Il Gobbi vorrebbe si sopprimesse nell'art. 7.° agli estranei del congresso la facoltà di far comunicazioni fuori programma e si proponesse per quesito un metodo diagnostico positivo per evitare la disparità dei giudizi al letto dell'infermo. Egli desidererebbe altresì che si chiedessero gli effetti pratici sotto date circostanze e meno indubbi di certi farmachi da designarsi, regolando in modo siffatti studi che il farmaco non debba rappresentare la causa assoluta di quegli effetti, ma sibbene il fatto causale principale.

Il Pantaleoni ha inviato per sua quota un biglietto di cento lire e chiede che si dia comunicazione della lettera seguente:

« Nella seduta serale del 20 agosto 1867 del Congresso internazionale di Parigi io ebbi l'onore di pronunziare queste parole registrate nel Conto reso a stampa (Congrès médical international, pag. 486).

« *Nous tous ici réunis espérons que cette réunion ne sera que la*
» *première d'une longue suite d'autres, qui auront lieu aux périodes*
» *et lieux qu'il vous plaira de fixer. Eh bien! Messieurs, j'espère que*
» *pour la prochaine réunion, vous voudrez bien donner la préférence à*
» *l'Italie. Là vous n'aurez pas à vous inquiéter d'aucune permission.*
» *Le droit de réunion et d'association chez nous est sacré et malheur*
» *à qui y toucherait. Quant à l'accueil, je crois me faire l'inter-*
» *prète de mes compatriotes pour vous dire, qu'à Bologne, à Flo-*
» *rence, à Naples, partout où vous voudrez réside, on s'empresserait*
» *de vous offrir l'hospitalité, que des confrères sont toujours heureux*
» *d'accorder à d'autres confrères.* »

« Questa proposizione fu coperta dal plauso generale de'membri presenti.

« Dopo otto giorni, il 28 agosto, l'egregio nostro collega il Dott. Palasciano, a nome comune riprese la proposta, con le parole che egli cita nel suo programma ed indirizzo per la riunione del 7 febbraio; e fu allora solo che la proposta fu accettata.

« Ho voluto citare queste particolarità, perchè la parte che io presi allora a quella proposta, e l'impegno morale che io presi a nome della nostra diletta patria, mi sia di scusa presso di voi, se io oso per lettere (non essendomi fino al giugno dato di assentarmi di qui) diriggermi a Voi, egregi e illustri colleghi, e se io oso sottoporre al vostro senno parecchie proposte, che mi paiono molto importanti pel successo della « Riunione italica del Congresso internazionale medico del 1869. »

« La prima sarebbe questa:

« Che sia libero ad ognuno de'membri del Congresso non solo fare
» comunicazioni o inviare memorie sui quesiti stabiliti o sopra altro soggetto medico in latino, in italiano o in francese; ma che sia libero egual-

» mente valersi di una di queste lingue nelle discussioni orali. » Parmi che senza questa dichiarazione ben pochi de' membri aderenti (e sarebbe jattura grande) potrebbero prender parte alla discussione. Mi si consenta aggiungere che se in Germania, se in Inghilterra o se in Russia avesse altravolta a riunirsi il Congresso, la più parte de' medici italiani sarebbero impediti di prender parte alla discussione, se quella dovesse aver luogo nella sola lingua del paese ove il Congresso si aduni. Diamo noi dunque i primi l' esempio di una tale larghezza.

« La seconda mia proposta è questa:

« Tutte le memorie o comunicazioni scritte delle quali altrimenti si » sarebbe data lettura debbono inviarsi all' ufficio della Presidenza una set- » timana almeno prima della seduta relativa. Esse saranno messe a stampa » e distribuite a tutti i membri del Congresso nella seduta precedente a » quella discussione, la quale *sarà quindi orale.* »

« L' esperienza fattane a Parigi mi ha suggerito questa proposta che stimo interessantissima al successo della riunione. A Parigi le letture occuparono spesso tutta la seduta: eravi impossibile tener dietro a letture spesso rapide, talora a voce poco intelligibile o con linguaggio e pronunzia poco corretta.

« L' adozione di questa proposta parmi tanto più necessaria se si ammettono comunicazioni in lingue meno famigliari alla maggioranza de' membri del Congresso. La spesa è nulla per la stampa: perchè ad ogni modo quelle memorie avrebbero a stamparsi nel conto reso come all'art. 14 del programma.

« Io faccio plauso ai quesiti scientifici proposti nel programma. Io mi permetterei solo di cambiarne taluno con altri più interessanti per la maggioranza de' medici, perchè relativi non all' igiene sociale, ma alla pratica quotidiana. Così p. e. adottando senza cambiamenti il n.° I, il n.° II, il n.° III, il n.° IV, mi permetterei di proporre al luogo del n.° V di surrogare a mo' d' esempio il seguente quesito V: « Quali e quante sono le » febbri così dette essenziali. Sono esse le stesse in ogni paese — o quali » modificazioni subiscono esse sia nella loro natura sia per la loro tera- » peutica ? »

« Questo quesito mi viene soprattutto ispirato dalle opinioni dominanti all' estero. In Inghilterra non si ammette generalmente che *il tifo e la ti- foidea*, che taluni confondono insieme, e la febbre ricorrente (relapsing fever) o febbre della fame — che io fin qui non vidi mai. In Francia sotto il nome di tifoidea si mettono tutte le febbri continue remittenti. Ora parmi che sia impossibile a degl' Italiani lo escludere come febbri una gastrica — una remittente comunemente detta nervosa o putrida — una catarrale differenti dalla tifoidea.

« Havvi una forma particolare *miliàre?*

« Quasi tutti i pratici dell' illustre scuola di Firenze l'ammettono, mentre altri ne negano l'esistenza. Parmi che il quesito potesse essere interessante molto ad un Congresso di medici di diversi paesi e nazionalità.

« Io amerei molto il seguente per

« VI Quesito « Quale valore abbia la dottrina delle così dette costitu- » zioni mediche, a seconda della quale le malattie per un più o meno » lungo periodo di anni s' informerebbero a impronta diversa, ed esigenti » una cura diversa. Quali deduzioni tirarne per la pratica e pel giudizio » delle dottrine che hanno dominato nelle diverse scuole. »

« Confesso che il quesito parmi interessantissimo, perchè dalla risoluzione di esso dipende il giudizio sul valore dell' arte medica, della scienza medica, e de' più grandi scrittori e capo-scuola della professione nostra; nonchè utilissime deduzioni se ne trarrebbero per accomodare la pratica alle diverse epidemie.

« Tutto in accettando il VII quesito amerei modificarlo così :

« VII Quesito « Dei diritti e degli obblighi dei medici relativamente alla
» legislazione dei vari paesi: dei modi onde renderli uniformi. S' istituisca
» una Commissione internazionale per compilare una *farmacopea univer-*
» *sale*, ed altra per tracciare un programma di medica istruzione, medica
» laurea, ed altre misure d' uniformità da adottarsi ne' diversi paesi, onde
» ad ogni medico sia legale esercire in tutti i paesi civili. »

« Con queste piccole modificazioni che io sottopongo alla sapienza degl' incliti colleghi adunati in Firenze, io mi sottoscrivo volontieri a tutte le
altre parti del programma e supplemento, salvo ad una sola proposizione
di quest' ultimo; ed è, che *ove il mio nome è messo cortesemente innanzi*
per la vice Presidenza si *surroghi quello del dott. F. Palasciano*, al quale
tanto è dovuto per il successo della riunione italica del Congresso internazionale medico del 1869. Ciò non mi renderà meno ardente in favorire l'in-
trapresa alla quale intendo di consacrare i tre o quattro mesi che la natura
delle mie occupazioni mi accordano di comparativa libertà. »

Il Galligo desidera che si aggingano due soggetti al programma, e
sono: 1.° Su la necessità che i codici di tutte le Nazioni, e principalmente
l' italiano sanzionassero nella sua più grande estensione e *sempre* l' inviolabilità del segreto in medicina. 2.° Del valore reale della cura così detta
specifica nelle malattie sifilitiche. Cosa e quanto debba attribuirsi alla evoluzione spontanea delle malattie sifilitiche; e se la cura combatta più queste ultime che il *vero e proprio fondo o stato morboso*. Influenza degli
agenti igienici nell' evoluzione della guarigione della sifilide; potere dei
rimedi e mala influenza che spiegano le cattive condizioni igieniche generali e speciali, non che le mali abitudini ed i vizi.

Il Borgiotti propone due argomenti che la Commissione sanitaria fio-
rentina avrebbe interesse di vedere inclusi nel programma del Congresso.
Dessi sarebbero: « Novero, uso e valore rispettivo degli agenti chimici che
si comprendono sotto il nome di disinfettanti. — Potenza o meno della sala-
tura e manifattura delle carni porcine a distruggere il *Cisticerco* (gragnola). »

Parecchi degli accennati desideri sono soddisfatti con la pubblicazione
del processo verbale della nostra adunanza; altri lo possono essere facilmente nella redazione dei comenti ai quesiti del programma; ed alcuni
debbono rimanere assolutamente esclusi, perchè il Programma e lo Statuto
furono già accettati dalla gran maggioranza degli aderenti al Comitato, e
non possono quindi porsi in discussione.

Il perchè mi onoro proporre all' adunanza di procedere col seguente
ordine del giorno:

1.° Accettazione de' nuovi aderenti al Comitato.

2.° Deputazione incaricata di presentare i ringraziamenti del Comitato
all' eccellentissimo Presidente della Camera dei Deputati per l' ospitalità ac-
cordata al Comitato, e di sollecitare la continuazione del medesimo favore
all' epoca del Congresso.

3.° Deputazione incaricata di presentare i medesimi ringraziamenti a
S. E. il Ministro dei Lavori pubblici per la facilitazione procurata sul trasporto dei membri del Comitato, e di sollecitarne simile per l' epoca del
Congresso, non esclusi i biglietti *circolari* a prezzo ridotto per i membri
stranieri.

4.° Proposta Brunetti pel locale delle dimostrazioni.

5.° Nomina di un membro del Comitato per la redazione de' comenti
ai quesiti del programma in francese, e la sua diffusione in Italia ed al-
l' estero.

6.° Nomina de' delegati stranieri.

7.° Proposta di far ricevere le adesioni da tutt' i membri del Comitato contro la presentazione del vaglia di lire venti e della laurea.

8.° Elezione della Commissione esecutiva del Comitato promotore. »

Aperta la discussione su la prima proposta, è stata accolta alla unanimità; e si sono fatti immediatamente entrare a prender parte alle deliberazioni del Comitato quelli fra i nuovi aderenti che attendevano nella sala attigua al 1.° Ufficio.

Il Castiglioni P., propone che sia fissato un termine entro cui i colleghi italiani che aderirono al Congresso di Parigi possano mandare la loro accettazione come membri promotori. Il tempo da lui fissato è di una settimana. Tal proposta messa a partito, è accettata all' unanimità, ed a condizione che non venga pregiudicato l'ordine del giorno dell' adunanza.

Sono del pari accettate ad unanimità la seconda e terza parte dell'ordine del giorno, come ancora la proposta del Presidente, che alle due Commissioni da nominarsi siano chiamati tutt' i membri presenti del Comitato con la condizione che in quella incaricata di presentarsi all' Ecc.° Presidente della Camera dei Deputati siano compresi l'Alvisi, il Morelli, il Palasciano ed il Salvagnoli, perchè deputati al Parlamento. (*Adozione unanime*).

Il Macari accettando il secondo articolo dell' ordine del giorno propone che nel caso che il Presidente della Camera non creda concedere il medesimo locale all' epoca del Congresso, si possa chiederne uno al Municipio. — La proposta Macari è accettata.

Il Borgiotti propone che la Commissione esecutiva appena costituita comunichi al Municipio di Firenze la notizia che avrà luogo in questa città nel prossimo settembre un Congresso medico di tutte le Nazioni. — Il Comitato accetta la proposta Borgiotti e desidera che la Commissione esecutiva esprima al Municipio fiorentino il giubilo e la soddisfazione di ciascuno dei suoi membri perchè la seconda sessione del Congresso medico di tutte le Nazioni s'inauguri in quella medesima terra in cui s'inaugurarono i Congressi degli Scienziati italiani, che nessuno di noi potrà mai dimenticare.

Il Castiglioni P. crede che le medesime comunicazioni si debbano fare anche al Ministro dell' I. P. il quale da parecchi mesi ha mostrato interessarsi di tale Congresso. — La proposta di Castiglioni è approvata.

Sul quarto articolo dell' ordine del giorno lo Schiff con gentili parole dichiara che per gli esperimenti occorrenti al Congresso egli ha già pronto un locale, e domanda all' adunanza d'incaricarsi solamente dei preparativi occorrenti all' uopo, che rimangono poi tutti a lui affidati. — Il Comitato accetta l'offerta e ringrazia vivamente il Prof. Schiff.

Sul quinto articolo, il Presidente si offre d'incaricarsi della redazione dei comenti ai quesiti del programma e di diffonderli in francese ed in volgare sì all' estero che in Italia — Tale proposta viene adottata.

Il Castiglioni chiede se è permesso aggiungere altri quesiti o modificazioni al Programma.

Il Borgiotti amerebbe che si aggiungesse un quesito su i disinfettanti.

Il Presidente in risposta dichiara che accetterà volentieri tutte le riflessioni e le idee che i colleghi del Comitato si compiaceranno d'inviargli su i comenti da apporre ai quesiti del Programma, ma non poter ammettere alcuna modificazione ad un programma che trovasi accettato già dalla quasi totalità dei membri del Comitato. Una metà delle sedute del Congresso essendo consacrata ad argomenti di libera scelta dei membri, chiunque ha nuove idee da produrre, non deve che uniformarsi alle condizioni dello Statuto e sarà soddisfatto.

Sul sesto articolo dell' ordine del giorno, il Presidente propone che convenga accettare, per nostri Delegati del Congresso di Parigi, tutti i vice-presidenti del medesimo non francesi; e per la Francia il nostro Presidente onorario prof. Bouillaud e tutta la Commissione esecutiva di quel Congresso, secondo proposta del Castiglioni.

Dopo brevi parole dello Schiff, il Comitato accetta le proposte del Presidente e del Castiglioni, le quali non escludono che qualunque dei membri del Comitato si trovi in relazione con medici stranieri possa loro far pervenire il programma.

Il settimo articolo dell' ordine del giorno è posto in discussione.

Interloquiscono il Borgiotti, il Bos, il Castiglioni.

Il Comitato approva che tutt' i suoi membri possano ricevere adesioni di colleghi a loro noti, a condizione che ne passino immediatamente conoscenza al Segretario tesoriere che ne tiene registro, rilasciando il biglietto d' iscrizione.

Si passa in ultimo alla elezione della Commisione esecutiva del Comitato. — Il Presidente legge le lettere del Seitz di Monaco, dell' illustre Bufalini, dell' Accademia Pontaniana di Napoli e di tutt' i membri che danno a lui mandato di fiducia per rappresentarli nella votazione, e chiama scrutatori delle schede il Bos, il Castiglioni ed il Massa.

Votazione per la nomina della Commissione esecutiva

VOTANTI		PRESIDENTE	VICE-PRESID.	VICE-PRESID.	SEGR. GENER.	SEGR. TESOR.	SEGR. AGGIUNTO
Accad. Pontan.	di Napoli	de Renzi S.	Baccelli	de Maria	Brugnoli	Galligo	Quaglino
Agostini	di Ancona		Si rimette alla	maggioranza			
Alvisi	di Firenze	0	0	0	0	0	0
Angelini	di S. Sepolcro	Burci	Schiff	0	Pantaleoni	Palasciano	Borgiotti
Aronne	di Subiaco	Bufalini	Galassi	Baccelli	Burci	Idem	Gentili
Assoc. Medica	di Firenze	0	0	0	0	0	0
Baccelli	di Roma	de Renzi	0	0	Brugnoli	Galligo	Quaglino
Bandiera	di Palermo	Bufalini	Giamuzzi	Burci	Palasciano	Castiglioni P.	Pantaleoni
Bastianelli	di Roma	de Renzi S.	Baccelli	de Maria	Brugnoli	Galligo	Quaglino
Borgiotti	di Firenze	Schiff	Burci	Pantaleoni	Palasciano	Michelacci	Herzen
Bos	Idem	Bufalini	Burci	Idem	Idem	Galligo	Idem
Boucher	di Napoli	de Renzi S.	Baccelli	de Maria	Brugnoli	Idem	Quaglino
Brugnoli	di Bologna	Bufalini	Burci	Palasciano	pel resto s' affida alla maggioranza		
Brunetti	di Padova	Idem	Idem	Pantaleoni	0	0	0
Bufalini	di Firenze	0	0	0	0	0	0
Cadet	di Roma	0	0	0	0	0	0
Cappellari	di Borgo Sesia	Palasciano	Bufalini	Burci	Pantaleoni	0	Boucher
Castiglioni C.	di Milano	0	0	0	0	0	0
Castiglioni P.	di Firenze	Bufalini	de Renzi S.	Burci	Palasciano	Michelacci	Borgiotti
Ciaccio	di Padova	0	0	0	0	0	0
Ceccarelli	di Roma	de Renzi S.	Baccelli	de Maria	Brugnoli	Galligo	Quaglino
Chiricozzi	Idem	Idem	Idem	Idem	Idem	Idem	Idem
Ciniselli	di Cremona	Bufalini	Palasciano	Burci	Castiglioni P.	0	Galligo
Cipriani P.	di Firenze	0	0	0	0	0	0
Comolli	di Como	Schiff	Burci	Pantaleoni	Palasciano	Michelacci	Herzen
Coletti	di Padova	0	0	0	0	0	0
Corradi	di Pavia	Bufalini	Burci	Baccelli	Brugnoli	Galligo	Quaglino
Costantini	di Teramo	Palasciano	Baccelli	de Maria	Idem	Idem	Idem
Crispino	di Episcopia	Bufalini	Burci	Palasciano	Castiglioni P.	Cipriani P.	Sonsino

Donarelli	di Roma	de Renzi S.	Baccelli	de Maria	Brugnoli	Galligo	Quaglino
Faralli	di Firenze	Schiff	Burci	Pantaleoni	Palasciano	Michelacci	Herzen
Fazio (De)	Serrastretta Cal.	Palasciano	Bufalini	Villanova	Galligo	Burci	Castiglioni
Fedeli	di Roma	de Renzi S.	Baccelli	de Maria	Brugnoli	Galligo	Quaglino
Feliciani	di Roma	Idem	Idem	Idem	Idem	Idem	Idem
Galassi	di Roma	Idem	Idem	Idem	Idem	Idem	Idem
Galli	di Lucca	0	0	0	0	0	0
Galligo	di Firenze	Bufalini	Burci	Pantaleoni	Palasciano	0	0
Gamberini	di Roma	Idem	Idem	Palasciano	pel resto s' affida alla maggioranza		
Gentile	di Napoli	de Renzi S.	Baccelli	de Maria	Brugnoli	Galligo	Quaglino
Gentili	di Roma	Idem	Idem	Idem	Idem	Idem	Idem
Giordano	di Torino	Puccinotti	Burci	Bosi di Ferrara	Galligo	Castiglioni P.	Covoni
Giovanini	di Bologna	de Renzi S.	Baccelli	de Maria	Brugnoli	Galligo	Quaglino
Gobbi	di Cesena	Rizzoli	0	Burci	Pantaleoni	Idem	de Meis
Gualandi	di Roma	de Renzi S.	Baccelli	de Maria	Brugnoli	Idem	Quaglino
Indreis	di Desenzano	Bufalini	Burci	Pantaleoni	0	0	0
Laurenzi	di Roma	de Renzi S.	Baccelli	de Maria	Brugnoli	Galligo	Quaglino
Leopardi	di Firenze	Schiff	Burci	Palasciano	Pantaleoni	Michelacei	Herzen
Lojodice	di Napoli	de Renzi S.	Baccelli	de Maria	Brugnoli	Galligo	Quaglino
Lucente	di Cotrone	Bufalini	Palasciano	Burci	Cipriani E.	Idem	Conte
Macari	di Firenze	Idem	Burci	Schiff	Palasciano	Castiglioni P.	Borgiotti
Maestri	di Firenze	0	0	0	0	0	0
Manassei	di Roma	de Renzi S.	Baccelli	de Maria	Brugnoli	Galligo	Quaglino
María (De)	di Torino	Bufalini	Burci	Palasciano	Galligo	Sonsino	Borgiotti
Marcacci	di Siena	Burci	Cipriani P.	Bini	Borgiotti	Cardini	Faralli
Margotta	di Napoli	de Renzi S.	Baccelli	de Maria	Brugnoli	Galligo	Quaglino
Massa	di Faenza	Bufalini	Burci	Palasciano	Idem	Pacini	Galligo
Madruzza	di Perugia	0	0	0	0	0	0
Mazzoni	di Roma	de Renzi S.	Baccelli	de Maria	Brugnoli	Galligo	Quaglino
Michelacci	di Firenze	0	0	0	0	0	0
Minervini	di Napoli	de Renzi S.	Baccelli	de Maria	Brugnoli	Galligo	Quaglino
Morelli	di Firenze	0	0	0	0	0	0

		Burci	Pantaleoni	Castiglioni	Bini	Marchi	Herzen
Olivieri C.	di Napoli	Burci	Pantaleoni	Castiglioni	Bini	Marchi	Herzen
Olivieri Ach.	di Napoli	0	0	0	0	0	0
Palasciano	di Napoli	de Renzi S.	Baccelli	de Maria	Brugnoli	Galligo	Quaglino
Pacini	di Firenze	0	0	0	0	0	0
Pantaleoni	di Nizza	Bufalini	Burci	Palasciano	Galligo	Cipriani P.	Salvagnoli
Panunzi	di Roma	de Renzi S.	Baccelli	de Maria	Brugnoli	Galligo	Quaglino
Parola	di Cuneo	Puccinotti	Burci	Castiglioni P.	Galligo	de Marchi	Brugnoli
Pasquali	di Roma	de Renzi S.	Baccelli	de Maria	Brugnoli	Galligo	Quaglino
Patamia	di Napoli	Idem	Idem	Idem	Idem	Idem	Idem
Peretti	di Roma	0	0	0	0	0	0
Perillo	di Lecce	de Renzi S.	Baccelli	de Maria	Brugnoli	Galligo	Quaglino
Petratti	di Arlena	0	0	0	0	0	0
Petrosellini	di Roma	de Renzi S.	Baccelli	de Maria	Brugnoli	Galligo	Quaglino
Piccinini	di Cassano Magn.	0	Idem	Idem	Idem	Idem	Idem
Polli	di Milano	Palasciano	Michelacci	Puccinotti	Castiglioni	Cresci Carbonai	Barellai
Quaglino	di Pavia	0	0	0	0	0	0
Renzi (De) Salv.	di Napoli	Bufalini	Baccelli	de Maria	Brugnoli	Galligo	Quaglino
Renzi (De) Err.	Idem	de Renzi S.	Idem	Idem	Idem	Idem	Idem
Rey	di Torino	Bufalini	Palasciano	Burci	Galligo	Borgiotti	Cocconi
Rizzoli	di Bologna	0	Burci	Palasciano	per il resto s' affida alla maggioranza		
Rossetti	di Lodi	0	0	0	0	0	0
Salvagnoli	di Firenze	0	0	0	0	0	0
Santopadre	di Urbino	Bufalini	Burci	Palasciano	pel resto s' affida alla maggioranza		
Schiff	di Firenze	Bufalini	Burci	Galligo	Palasciano	Borgiotti	Sonsino
Sebastio	di Taranto	Palasciano	Idem	Pantaleoni	Cipriani	Castiglioni P.	Galligo
Serafini	di Napoli	de Renzi S.	Baccelli	de Maria	Brugnoli	Galligo	Quaglino
Sonsino	di Firenze	Bufalini	Burci	Pantaleoni	Palasciano	Michelacci	Herzen
Spasiano	di Napoli	de Renzi S.	Baccelli	de Maria	Brugnoli	Galligo	Quaglino
Tassi	di Roma	Idem	Idem	Idem	Idem	Idem	Idem
Tenore	di Firenze	Idem	Idem	Idem	Idem	Idem	Idem
Testa G.	di Napoli	Idem	Idem	Idem	Idem	Idem	Idem
Villanova	di Roma	Idem	Idem	Idem	Idem	Idem	Idem
Zio (Del)	di Melfi	0	0	0	0	0	0

Sono perciò proclamati membri della Commissione esecutiva il Prof. Salvatore de Renzi Presidente; i Prof. Baccelli e Demaria Vice-Presidenti; il Prof. Brugnoli Segretario generale; il Dott. Galligo Segretario tesoriere; ed il Prof. Quaglino Segretario aggiunto.

Il Comitato si associa al Bos per esprimere vivi ringraziamenti al suo Presidente; e questi, con parole di esortazione e di fiducia nella buona riuscita del Congresso, scioglie l'adunanza alle 4 e mezzo pom.

Il Presidente   *Il Segretario*
F. PALASCIANO   G. BOUCHER

À la suite des délibérations du Comité Promoteur une Commission composée de MM. les Docteurs *Boucher*, *Castiglioni P.*, *Massa*, *Perillo*, *Serafini* et *Tenore* fut reçue et accueillie avec la plus grande bienveillance par S. E. le Ministre des Travaux publics, M. le Comm. Pasini, qui promit à la Commission d'employer toute son influence pour obtenir des Sociétés de chemins de fer et de bateaux-poste une réduction de prix sur les billets d'aller et retour, sur les billets circulaires pour tous les membres nationaux et étrangers du Congrès.

M. le prof. *Palasciano*, chargé de la rédaction des commentaires aux questions du Programme et de leur diffusion à l'étranger et en Italie publia dans un Supplément de son Journal *Archivio di Chirurgia pratica* (19 *aprile*) le Statut et Programme suivants.

*Congrès médical de toutes les nations 2.ᵉ Session
de 1869 à Florence.*

STATUT ET PROGRAMME

En dehors de l'Italie les communications et les adhésions doivent être adressées à tous les médecins qui furent vice-présidents ou membres délégués du Congrès international de Paris pour chaque nation. Les Français doivent s'adresser à M.ʳ le Prof. Bouillaud, président *honoraire* du Congrès de Florence, ou à quelqu'un des membres du Comité d'organisation du Congrès de Paris.

Le Comité promoteur du Congrès réuni à Florence dans le palais de la Chambre des Députés, le 7 février 1869, sous la présidence du D. Palasciano, après avoir accepté les statuts et programme qui lui furent proposés par le vice-président italien du Congrès de Paris, arrêta:

que M. Palasciano se chargera de la rédaction des commentaires aux questions du programme et de leur diffusion à l'étranger et en Italie;

qu'il reconnaît comme ses délégués à l'étranger pour chaque nation tous les confrères qui furent déjà délégués du Congrès de Paris, tous les vice-présidents non français du même Congrès, et pour la France notre président *honoraire* M. le Prof. Bouillaud et tout le Comité d'organisation du Congrès de Paris;

et que tous les membres du Comité promoteur peuvent recevoir les adhésions des médecins italiens de leur connaissance, à condition de faire parvenir pour chacun le bon sur la poste de 20 fr. à M. le D. Galligo secrétaire trésorier du Congrès à Pise.

La Commission exécutive du Congrès fut élue dans les personnes de
M. le Prof. de Renzi de Naples, Président.
M. le Prof. Baccelli de Rome, vice-Président.
M. le Prof. Demaria de Turin, vice-Président.
M. le Prof. Brugnoli de Bologne, secr. général.
M. le Doc. Galligo de Florence, secr. trés.
M. le Prof. Quaglino de Pavie, secr. adjoint.

STATUT

Art. 1. La deuxième session du Congrès médical de toutes les Nations sera ouverte à Florence le 20 septembre 1869.

Art. 2. La présidence honoraire du Congrès est offerte à M. le Prof. Bouillaud ex-président de la 1.ᵉ Session, Congrès médical international de Paris.

Art. 3. Le Congrès sera exclusivement médical et scientifique. La religion, la politique et la philosophie en sont excluses. Il aura la durée de deux semaines.

Art. 4. Le Congrès se composera de membres fondateurs nationaux et de membres adhérents étrangers.

Seront membres fondateurs les médecins italiens qui en feront la demande par quelqu'un des membres du Comité promoteur à la Commission exécutive en envoyant un bon sur la poste de 20 f. adressé au secrétaire trésorier du Congrès.

Seront membres adhérents les médecins étrangers qui enverront leur adhésion à la Commission exécutive par le membre délégué de leur propre nation, ou le vice-président au Congrès de Paris, et pour la France à M. le Prof. Bouillaud, ou aux membres du Comité d'organisation du Congrès de Paris.

Art. 5. Les membres du Congrès, fondateurs ou adhérents, auront seuls droit de prendre part aux discussions.

Art. 6. Les travaux du Congrès se composeront:

a — de communications sur les questions proposées par le Comité,
b — de communications sur des sujets étrangers au Programme.

Art. 7. Le Comité a arrêté le Programme suivant.

I. — Du miasme paludéen. Conditions qui en favorisent le dévoloppement dans les différents pays. Ses effets sur l'organisme de l'homme. Moyens les plus efficaces pour en détruire les causes et les effets.

II. — Valeur thérapeutique des différentes méthodes de traitement local des maladies cancéreuses. Leurs indications et contre-indications. Valeur propre des traitements généraux.

III. — Du traitement des plaies d'armes à feu dans ses relations avec les progrès de l'art de la guerre et du droit international moderne.

IV. — Des conditions hygiéniques des hôpitaux et de la valeur des secours à domicile.

V. — De l'influence des chemins de fer sur la santé de l'homme.

VI. — Des conditions qui favorisent la production des maladies populaires, (*endémiques* et *épidémiques*) dans les grandes villes. Des moyens de la prévenir, et des avantages que l'on peut tirer des grandes rivières et de la mer qui les baignent.

VII — Des droits et des devoirs du médecin en rapport avec la législation des différents pays, et des améliorations que l'on peut raisonnablement attendre.

Art. 8. Les membres fondateurs ou adhérents qui désireront faire une communication sur une des questions du programme ou sur un autre sujet médical, sont priés d'adresser leur travail à M. le secrétaire général quelques jours avant l'ouverture du Congrès en un nombre suffisant d'exemplaires imprimés en langue française ou latine. La Commission exécutive décidera du jour et de l'ordre suivant lequel elles seront faites.

Art. 9. Les séances du Congrès auront lieu tous les jours, le dimanche excepté. Elles se feront alternativement le matin et l'après-midi. Les

séances du matin auront lieu de 9.ʰ à 1.ʰ Les séances de l'après-midi auront lieu de 2.ʰ à 4.ˣ

Art. 10. Chaque question n'occupera qu'une séance, et l'ordre du jour
sera ainsi réglé: 1° lectures sur les questions du programme; 2° discussion.
Les séances du soir seront exclusivement consacrées aux travaux laissés à
l'initiative individuelle.

Art. 11. Un maximum de vingt minutes sera accordé pour chaque
lecture.

Art. 12. À la première séance, le Congrès nommera son Bureau qui se
composera d'un Président, de vice-Présidents, d'un secrétaire-général, de
secrétaires des séances.

Art. 13. Si le gouvernement du Roi d'Italie le permet, plusieurs Commissions pourront être envoyées par le Congrès pour étudier les conditions
hygiéniques des grandes villes et des lacs de l'Italie centrale et méridionale. Leurs rapports seront imprimés dans les Compte-rendus du Congrès.

Art. 14. Le Congrès terminé, la Commission exécutive reprendra ses
fonctions pour procéder à la publication des actes du Congrès.

Art. 15. Tous les Mémoires lus au Congrès deviennent sa propriété.

Art. 16. Les élèves en médecine pourront recevoir des cartes d'entrée
pour assister au Congrès dans des tribunes spéciales, sans prendre part aux
discussions.

PROGRAMME

Le Comité promoteur en acceptant le programme offert par son Président n'a pas posé de limites aux questions et il n'a pas exprimé le désir
de les voir traitées sous un point de vue déterminé. Les membres du Congrès ont donc pleine liberté de traiter les questions du programme sous le
point de vue qu'ils croiront le plus convenable; et le but des commentaires
suivants est simplement de donner des explications sur les motifs qui en ont
déterminé le choix.

PREMIÈRE QUESTION.

*Du miasme paludéen. Conditions qui en favorisent le développement dans
les différents pays. Ses effets sur l'organisme de l'homme. Moyens
les plus efficaces pour en détruire les causes et les effets.*

La nécessité de choisir le miasme paludéen comme première question
de ce programme devint évidente dans la séance même du Congrès de Paris
où l'Italie fut proclamée siège de la deuxième session. — M. Simonot de
Paris en traitant de l'acclimatement des Européens dans les pays chauds
au point de vue de la géographie médicale fit entendre très-clairement que
partout où le miasme paludéen existe, l'homme se trouve en présence de
ce triste dilemme, anéantir l'impaludation, ou être anéanti par elle. — Et
M. Lombard de Genève en abordant le même sujet sur l'appui des lois de
la mortalité en Europe dans leurs rapports avec les influences atmosphériques, constata que dans le plus grand nombre des régions de l'Europe à
mortalité exceptionnelle l'époque la plus meurtrière coïncide avec la présence
des émanations paludéennes. Notre savant confrère de Genève, tout en reconnaissant que la misère et les marais sont les deux grandes questions qui
dominent l'hygiène, qu'il est au pouvoir de l'homme de faire diparaître
complétement la malaria du sol de l'Europe, déclara que nous sommes,
hélas! bien loin d'avoir obtenu un aussi heureux résultat des travaux d'as-

sainissement entrepris dans beaucoup de contrées marécageuses. Aussi exprima-t-il le désir que tous les philanthropes mettent la main à l'œuvre et entreprennent une croisade victorieuse contre les influences délétères qui déciment les populations de l'Europe.

Il est très-probable qu'une grande partie des insuccès que l'on regrette aurait pu être évitée si la profession médicale, au lieu d'être simplement consultée (et quelquefois en contradiction) dans les questions d'hygiène publique, avait joué le rôle auquel elle a droit d'aspirer dans la société moderne.

Il est donc urgent que nos connaissances cessent d'être incomplètes à ce sujet, et que le médecin puisse émettre des conseils utiles sur la préférence à donner aux différentes méthodes d'assainissement suivant les conditions du sol et du sous-sol des marais, tout en laissant l'exécution technique des travaux à l'administration et au génie rural. C'est le médecin qui, l'histoire à la main, pourra étudier les causes de l'impaludation et proposer les moyens de les anéantir. C'est lui qui est à même d'estimer les résultats obtenus par le drainage, le colmatage, le marnage et les autres méthodes d'assainissement déjà employées, et de savoir laquelle on doit préférer dans un cas donné. C'est lui qui peut comprendre et diriger la nécessité et la disposition du boisement consécutif au desséchement des marais; car il est arrivé dernièrement en Espagne qu'ayant desséché par canalisation les marais d'Urgel dans la province de Lérida, le climat empira et les fièvres pernicieuses augmentèrent tellement que la population se décida à émigrer, et l'Académie de Madrid fonda un prix pour le meilleur mémoire qui établira les données et les règles hygiéniques qui doivent présider à la canalisation afin d'en éviter les très-graves dommages.

Il est à désirer que le médecin recherche l'influence du boisement et des digues sur les marais que l'on ne veut pas ou qu'il ne convient point de dessécher. Mais il est surtout nécessaire de faire disparaître au plus tôt les doutes et les incertitudes qui existent encore sur quelques points essentiels de la question, car le scandale pourrait encore se répéter de voir un gouvernement tenir à sa disposition deux avis diamétralement opposés de deux de ses Conseils de salubrité pour un cas donné de rouissage du chanvre et du lin: et il n'est pas édifiant de voir proscrites les rizières dans un État, tandis que dans un autre elles sont permises avec des règlements qui ont pour base non pas l'étendue du sol cultivé à riz et la météorologie locale, mais l'agglomération plus ou moins nombreuse des habitants de l'endroit.

Nous croyons nécessaire que l'on recherche aussi toutes les causes des fièvres intermittentes, indépendantes des marais, et que l'on étudie les moyens de les détruire.

Par les mêmes raisons tout ce qui appartient à la clinique et à la thérapeutique de ces maladies ne pourra manquer d'être d'une grande utilité.

QUESTION II.

Valeur thérapeutique des différentes méthodes de traitement contre les maladies cancéreuses. Leurs indications et contre-indications. Valeur propre des traitements généraux.

La découverte toute récente de plusieurs méthodes de traitement local du cancer et le retentissement qui leur a été donné par la célébrité du nom des auteurs nous ont dicté la proposition de cette deuxième question du programme.

M. Barclay a reconnu dans l'application topique des acides végétaux étendus (citrique, acétique ou carbonique) le pouvoir dissolvant des cellules cancéreuses et la propriété de calmer les douleurs et de désinfecter l'organisme.

M. Freeman a eu recours aux injections sous-cutanées de substances narcotiques (atropine et morphine) dans le but de calmer les douleurs déterminées par les affections cancéreuses.

M. Simpson a recommandé l'opération qui consiste à introduire dans la masse morbide une aiguille à acuponcture creuse, à travers laquelle on injecte dans la tumeur quelques gouttes d'une solution médicamenteuse (chlorure de zinc, sulfate de zinc, fer, créosote, etc.) en promettant comme résultat final une espèce d'émucléation spontanée du produit morbide.

M. le prof. Thiersch a eu recours à l'injection sous-cutanée et successive de deux solutions différentes, exerçant l'une sur l'autre une action chimique, dont le produit est un composé peu soluble dans les liquides de l'économie. La première est une solution d'une partie de nitrate d'argent dans 5,000 parties d'eau; la seconde est une solution aqueuse de chlorure de sodium dans la proportion de 1:2,500.

M. Broadbent a proposé un nouveau traitement qui consiste dan l'injection sous-cutanée d'acide acétique dilué dans la tumeur, dans le but de modifier sa structure, d'altérer sa nutrition et de retarder ou d'arrêter son développement.

M. le prof. Lussana a proposé la fluidification et la digestion du cancer ouvert, par le moyen du suc gastrique obtenu de la fistule stomacale d'un chien robuste en pleine activité. Suivant les calculs du professeur de Padoue dix parties de suc gastrique sont suffisantes pour la digestion d'une partie de matière cancéreuse.

Il est certain que plusieurs de nos confrères de différentes nations auront mis en pratique ces nouvelles méthodes de traitement et pourront soumettre à une discussion éclairée les résultats obtenus, car il importe de savoir si les efforts de la science moderne ont pu infirmer tant soit peu le célèbre aphorisme d'Hippocrate. *Quibuscumque cancri occulti fiunt, eos non curare melius est. Curati enim cito pereunt. Non curati diutius perdurant.*

Il importe de savoir si ces nouvelles méthodes de traitement peuvent aspirer à la préférence sur l'ancienne méthode de l'amputation des cancers opérables. Dans un fragment d'Archigène on lit: *Amputantur corporis quaedam partes, vel quod emortuae sint, ut in gangrena, vel in ulcere putrescente aut erodente, et in quibusdam cancri speciebus....*

Si toutefois les nouvelles méthodes n'ont pas atteint le but que leurs auteurs se proposaient, nous avons cru que la discussion dans le Congrès de toutes les nations pourrait empêcher qu'elles tombent au pouvoir des spéculateurs, comme il arriva jadis aux pâtes et onguents de Frère Côme, de Helmund et de Rousselot, au grand détriment des véritables intérêts des malades et des devoirs les plus sacrés du médecin.

QUESTION III.

Du traitement des plaies d'armes à feu dans ses relations avec les progrès de l'art de la guerre et du droit international moderne.

Les progrès faits tout récemment dans l'art de la guerre, soit en adoptant le mouvement hélicoïde qui augmente considérablement la précision et la portée des armes à feu, soit en perfectionnant le mécanisme de ces armes et la composition chimique des poudres, ce qui a incroyablement accru le nombre des décharges dans un temps donné, soit en substituant presque généralement les boulets explosifs aux boulets pleins, auront pour effet inévitable que de deux armées sérieusement engagées dans une bataille la moitié au moins des belligérants doit se trouver mise hors de combat

Et par conséquent une armée de 100,000 hommes doit compter d'avoir à traiter 25,000 blessés comme résultat d'un jour de bataille. Et si l'on veut ajouter que les blessures par les armes nouvelles sont beaucoup plus graves qu'elles n'étaient auparavant, et que par les nouveaux traités internationaux les armées belligérantes sont obligées de soigner les blessés graves de l'ennemi tombés dans leurs mains et qui ne peuvent pas être rendus immédiatement, on aura une idée de la besogne des médecins d'une armée, même victorieuse, après un jour de bataille.

D'un autre côté le principe de la neutralité des blessés et des malades étant entré par les traités internationaux de Genève parmi les lois de la guerre, il est permis d'espérer que les motifs qui avaient dicté ce principe seront réalisés. Ainsi les blessés ne pouvant plus être faits prisonniers, on ne sera pas obligé de les éloigner du champ de bataille: et par conséquent la cause la plus puissante des amputations venant à disparaître, on pourra conserver une quantité de membres fracassés qu'autrefois on vouait à la démolition. Les cas d'amputation venant à être ainsi notablement diminués, il y aura aussi une diminution correspondante du nombre des morts parmi les blessés. Puisqu'il sera devenu possible de laisser en pleine sûreté les blessés à la campagne sans craindre qu'ils soient faits prisonniers ou maltraités, il s'en suit qu'on ne sera pas obligé de les réunir en grand nombre dans les hôpitaux des villes, et par suite on verra disparaître cette autre cause du typhus et de la pourriture qui moissonnaient les blessés et le personnel sanitaire à la guerre.

Mais ce n'est pas seulement pour éviter qu'ils deviennent prisonniers que l'on transporte les blessés et qu'on les entasse dans les hôpitaux: c'est bien aussi à cause du manque de bras suffisants pour les soigner. Donc pour obtenir les effets thérapeutiques de la neutralisation des blessés, il faut que le personnel sanitaire des armées qui entrent en guerre soit augmenté en proportion des pertes possibles que les armées auront à subir: car aucune armée actuelle entrant en campagne n'a le nombre de médecins et le matériel des hôpitaux suffisants pour soigner les blessés dans les nouvelles proportions. C'est pourquoi le Congrès international de Statistique de 1867 adressa à tous les Gouvernements le vœu « que l'on entreprenne une en- » quête sur les moyens de pourvoir à l'insuffisance du service dans les ar- » mées en campagne ».

L'armée prussienne dans la guerre de 1866 contre l'Autriche, qui n'avait point adhéré à la convention de Genève, a donné les preuves les plus éclatantes de la justesse de ces principes. En entrant en campagne elle avait considérablement augmenté son matériel des *Lazareths* et son personnel sanitaire par l'invitation à l'armée de tous les professeurs de clinique chirurgicale du royaume. Restée maîtresse par le sort des armes du champ de bataille de Sadowa — Königsgratz, elle put imposer la neutralité, en faisant traiter tous ses blessés graves sur les lieux même des combats.

Les résultats de ces mesures seront à jamais mémorables dans les fastes de la médecine militaire de notre temps. La conservation de la vie et des membres des blessés fut expérimentée sur une grande échelle, les résections furent réhabilitées et la stastistique se chargea d'en indiquer numériquement les avantages.

Nous avons pensé qu'une discussion entre les hommes compétents de toutes les nations sur un pareil sujet pourrait faciliter beaucoup et même devancer l'accomplissement du vœu exprimé par le Congrès international de statistique de Florence.

QUESTION IV.

*Des conditions hygiéniques des hôpitaux et de la valeur
des secours à domicile.*

Les travaux apportés par nos confrères du Congrès de Paris, pour la
solution de la 2.ᵉ question « des accidents généraux qui entraînent la mort
après les opérations chirurgicales » et la discussion qui s'en suivit dans la
troisième séance, quoique bornés à une seule partie de la grande question
hygiénique des hôpitaux, démontrèrent que pour ce qui regarde un pareil
sujet les médecins sont à peu près d'accord dans tous les pays. Cependant
ils ne réussirent pas également à faire adopter par les administrations les
mesures hygiéniques conseillées par la science.

En reproduisant la même question en termes plus généraux dans ce
programme, j'ai espéré voir disparaître quelque reste de désaccord et mieux
affermis les principes déjà acquis à la science, et surtout savoir par nos
confrères les plus heureux à quels titres et par quels moyens ils ont réussi
à faire prévaloir dans leurs propres pays les perfectionnements hygiéniques
qui font défaut dans d'autres.

Preoccupé surtout de l'influence nuisible que les malades de maladies
contagieuses ne manquent pas d'exercer sur les autres malades réunis dans
le même hôpital, j'ai désiré que l'on traite des conditions hygiéniques des
hôpitaux en même temps que des secours à domicile, ne désespérant point
de voir indiqués les moyens plus propres à mettre ces deux modes d'assistance en rapport avec les besoins des populations.

C'est un fait incontestable aujourd'hui, vérifié en plusieurs grandes
villes de l'Europe, que la statistique des accouchements, des opérations chirurgicales et des maladies traitées au domicile des pauvres ou à la campagne est beaucoup plus favorable que celle de ces mêmes cas traités dans
les grands hôpitaux.

Je suis convaincu que les hôpitaux qui renferment beaucoup de personnes affectées de maladies qui peuvent devenir contagieuses sont un foyer
permanent d'infection et un danger considérable pour les grandes villes, à
plus forte raison si ces mêmes hôpitaux reçoivent beaucoup de visiteurs. Et
je fais en conséquence les vœux les plus ardents pour que non seulement
le Congrès futur réussisse à graver cette vérité dans l'opinion publique générale, mais qu'il puisse trouver les moyens de faire sortir la profession
médicale de cette triste position de connaître le mal, de se voir refuser les
armes pour le détruire et d'être obligée d'en devenir l'instrument et la
victime.

Les secours à domicile au contraire, outre les résultats statistiques plus
avantageux et l'économie d'argent incontestable, offrent un effet moral des
plus importants pour le progrès social de l'homme. « Il est moral, suivant
la Société imp. de médecine de Lyon, qu'un père, une mère malades restent au milieu de leurs enfants, recevant leurs soins, si ces derniers sont
en âge de les donner, continuant au contraire, dans la mesure de leurs forces,
leurs conseils et leur surveillance à ceux que leur exrème jeunesse ne permet pas de laisser sans direction. S'il s'agit d'un enfant malade, n'est-il
pas évident que les circonstances les plus impérieuses peuvent seules auto-
riser à le séparer de ses parents?

Le devoir de laisser à domicile les parents âgés ou infirmes nous apparaît encore plus impérieux. Que l'assistance publique les protège chez eux,

qu'elle contribue par d'intelligents secours à diminuer une charge trop lourde peut-être pour la famille, mais qu'elle n'exonère pas complètement celle-ci de l'obligation de prolonger des soins qui ne sont après tout que l'acquit d'une dette sacrée, reconnue par toutes les lois civiles et humaines ».

QUESTION V.

De l'influence des chemins de fer sur la santé de l'homme.

Parmi les établissements publics les chemins de fer sont incontestablement ceux qui rassemblent le plus de monde et où l'homme risque davantage de perdre la santé et la vie. Et cependant les lois sanitaires ne se sont pas encore étendues à protéger ces intérêts si graves des citoyens.

En provoquant sur une question pareille la discussion des confrères compétents de tous les pays, j'ai désiré d'en voir sortir les bases d'un projet de loi pour la protection du personnel des chemins de fer et des voyageurs, qui puisse être adopté par toutes les nations.

La profession médicale est déjà en possession d'ouvrages très-remarquables qui traitent de l'industrie des chemins de fer au point de vue de l'hygiène professionnelle, de l'influence sur les voyageurs, de la statistique des accidents, des mesures d'hygiène et de sûreté à prescrire et de l'organisation du service médical pour le nombreux personnel qui les dessert.

Il s'agit donc de convertir en principes les résultats des observations déjà faites et de proposer des mesures capables d'empêcher que les inconvénients observés puissent se renouveler.

Dans la construction des chemins de fer la formation accidentelle de marécages résultant des travaux de terrassement et notamment de ce que l'on a appelé les chambres d'emprunts, excavations où séjournent les eaux pluviales, est trop fréquente pour ne point devoir provoquer une mesure de rigueur qui en empêche la reprodution.

Il n'est pas rare de voir ouvrir un exercice de chemin de fer sans que les stations soient achevées, avec le matériel exsposé constamment au soleil et à la pluie par défaut de toitures dans les stations d'arrêt, et avec un nombre de wagons si insuffisant que l'on oblige les voyageurs à des transbordements continuels même pendant la nuit. — La loi pourrait facilement empêcher des abus pareils qui sont extrêmement nuisibles à la santé des employés et des voyageurs.

Dans quelques pays les wagons sont construits de façon que le voyageur, s'il est indisposé, puisse sortir du wagon et prendre l'air, et dans chaque train on trouve disposé tout ce qui peut, en cas d'accidents, faciliter l'administration des secours aux voyageurs malades ou blessés. Même en Suède tout dernièrement on vient d'obliger les conducteurs des trains à suivre un cours de chirurgie pour pouvoir administrer les premiers secours en cas d'accidents.

Dans d'autres pays on est encore à faire entendre les plaintes les plus vives et les plus fortement motivées sur les effets funestes que peut avoir l'organisation actuelle qui laisse sans secours, sans moyens de soulagement les personnes malades ou souffrantes enfermées dans les wagons d'un convoi en marche.

Il serait donc à désirer qu'après une discussion approfondie des médecins compétents de toutes les nations, l'on puisse établir un système type de wagons qui réunisse les meilleures conditions hygiéniques, et mérite d'être proposé à l'adoption universelle au nom de la profession médicale.

Une fois établi par les hommes techniques le meilleur système de prévenir ou amoindrir les collisions, les déraillements et les incendies des trains, il faudrait, au nom de la protection de la santé publique, réclamer que les Compagnies soient obligées par la loi sanitaire à le suivre

QUESTION VI.

Des conditions qui favorisent la production des maladies populaires, (endémiques et épidémiques) dans les grandes villes. Des moyens de la prévenir, et des avantages que l'on peut tirer des grandes rivières et de la mer qui les baignent.

Les résultats obtenus par les systèmes d'assainissement adoptés à Londres et dans les villes principales du Royaume-uni, en montrant un bon exemple à suivre dans le progrès du bien-être social, ont dévoilé une foule de causes d'insalubrité, qu'on était habitué à négliger partout ailleurs. — Si l'on a vu améliorer la salubrité des villes, disparaître les fièvres intermittentes de Londres et augmenter les succès des opérations chirurgicales, lorsqu'on a donné l'*eau à discrétion dans l'abitation et la perte immédiate des vidanges à l'égout,* lorsque dans la mauvaise odeur de l'habitation ou de la rue on a reconnu une atteinte à la santé publique, et lorsqu'on a cessé de reprendre en émanations putrides de la rivière, ou de la mer ce qu'on leur avait donné d'ordures et de vidanges, il est très-clair que si l'on veut obtenir des résultats pareils à Stockholm, à Madrid, à Paris, à Rome et à Naples, on doit suivre les mêmes systèmes et adopter les mêmes moyens.

Les plantations d'arbres dans l'intérieur des villes sont encore un moyen d'assainissement digne d'être discuté et répandu. — L'arrosement, le balayage, les égouts, les habitations, les puits, le pavage, la ventilation sont autant de questions qui ont fait des progrès importants dans certaines villes et sont restées en un état presque primitif dans d'autres.

Certainement il n'y a point de désaccord parmi les hygiénistes sur de pareils sujets, et une discussion ne serait peut-être pas nécessaire; mais j'ai pensé qu'il serait utile d'introduire une pareille question dans le programme du Congrès, soit dans la certitude des avantages d'une plus grande diffusion, soit dans l'espoir d'apprendre à quels titres et par quels moyens la profession médicale est parvenue à faire adopter le produit des ses études parmi les nations les plus civilisées. Sans cela les progrès de l'hygiène publique continueront longtemps à être une érudition stérile pour beaucoup de pays.

Dans cette persuasion la question a été posée dans les termes les plus généraux de manière à ne point exclure aucun des sujets qui se rattachent à l'hygiène publique des villes.

QUESTION VII.

Des droits et des devoirs du médecin en rapport avec la législation des différents pays; et des améliorations que l'on peut raisonnablement attendre.

Jusqu'à ce que la profession médicale soit parvenue à son émancipation complète, comme les autres professions dites libérales dans la société moderne, et qu'elle ait conquis son autonomie entière, on s'intéressera toujours beaucoup de ses rapports avec la législation.

Dans la première séance du soir du Congrès de Paris, l'on était de tous les côtés très-empressé de s'occuper d'une pareille question; mais le terrain n'étant pas préparé, la discussion n'eut point de suite. C'est pourquoi une telle question a été placée dans ce programme.

Il est incontestable qu'autant la profession médicale est considérée dans un pays, autant elle vaut et elle fait progresser la science. Mais elle n'est pas dans tous les pays également considérée. Il serait donc utile d'étudier par quels moyens l'on a obtenu des améliorations partout où elles existent, et tâcher d'en suivre le chemin afin d'y parvenir dans les pays moins heureux.

À Paris j'avais exposé les garanties que la réforme du code civil italien nous avait accordées, en abrogeant la défense d'hériter de nos clients, en prolongeant à six mois le privilège des créances du médecin et à trois ans la prescription, je mentionnais aussi les pensions octroyées par l'initiative parlementaire aux veuves et aux orphelins des médecins morts en traitant le choléra. J'exprimais l'espoir que dans la réforme du code pénal nous aurions pu voir abroger la dénonciation obligatoire des lésions violentes, augmenter les peines contre les médecins coupables de faux certificats et élever le tarif des expertises judiciaires.

Les paroles généreuses de M. le président et les appréciations de la presse médicale française sur la simple supposition que j'avais pu croire les médecins français obligés à la dénonciation légale furent une éclatante manifestation de l'opinion publique et de tout le Congrès en faveur de la thèse que je soutenais. — Depuis lors elle n'a pas cessé d'occuper la presse médicale en France et en Italie aussi bien que notre Association médicale.

En général tout le monde est d'accord à reconnaître une immoralité dans la dénonciation que la loi demande aux médecins de certains pays. L'on pourrait très-bien calmer les préoccupations de ceux qui croyent que de graves intérêts sociaux sont confiés à cette dénonciation, en réfléchissant que dans les pays même où la dénonciation est abrogée l'obligation aux médecins de déclarer les naissances et les morts est toutefois maintenue.

Et la preuve en est dans la condamnation infligée à un médecin par le tribunal correctionnel de Foix en France le 11 septembre dernier, pour n'avoir pas fait la déclaration d'une naissance à laquelle il avait assisté.

Ceux qui sur l'appui du serment d'Hippocrate viseraient encore à l'abolition des déclarations de naissance et de mort, devraient ne pas oublier que le médecin d'Hippocrate faisait aussi serment d'être le protecteur et le vengeur de ses malades.

Les mesures législatives enfin, qui ont rapport à l'enseignement médical et à l'exercice de la profession auprès de toutes les nations, méritent bien de fixer sérieusement l'attention du Congrès.

F. Palasciano.

Par une circulaire de la Commission exécutive MM. les membres délégués seront informés des conditions qu'il faudra remplir pour profiter de la réduction des prix sur les chemins de fer italiens, que M. le Ministre des travaux publics a bien voulu promettre au Comité promoteur en faveur de tous les membres du Congrès.

Ce Programme fut aussitôt publié en italien dans le journal de médecine — l'*Imparziale medico* — de M. *Galligo*; toute la presse médicale italienne le reproduisit ainsi que beaucoup de journaux de médecine à l'étranger. M. le prof. *Palasciano* se conformant aux décisions du Comité Promoteur, l'adressa à tous les Membres Fondateurs, à tous les Correspondants Délégués dont nous reproduirons la liste plus bas.

M. le prof. *Salvator De Renzi*, Président de la Commission Exécutive informa S. E. le Ministre de l'Instruction Publique et la Municipalité de Florence que un Congrès médical international aurait lieu dans cette ville

en septembre 1869, et il adressa au Ministre la prière de recommander à
tous les professeurs des Universités du Royaume d' y prendre part. A cet
effet les Recteurs des Universités reçurent par l' entremise de S. E. le Ministre de l' Instruction Publique des exemplaires du Statut et Programme
accompagnés de la lettre suivante en date du 23 mars 1869.

« Il Chiarissimo sig. Comm. Salvatore de Renzi, Professore Ordinario
» della Storia della medicina in Napoli, è stato eletto Presidente della Com-
» missione esecutiva dei lavori preparatorii dai signori rappresentanti e pro-
» motori del Congresso medico internazionale che avrà luogo in Firenze
» nel prossimo settembre.
» A corrispondere più degnamente a questo segno d' onore che dalle
» straniere nazioni vien reso all' Italia nostra, l' esimio Professore De Renzi
» ha desiderato che a cura del sottoscritto venga trasmesso alle Università
» del Regno il relativo programma con invito a' Colleghi di prendervi parte.
» Il sottoscritto pertanto trasmette pel fine indicato il qui unito pro-
» gramma alla S. V. »

Pel Ministro — F. Napoli.

Plusieurs circonstances fâcheuses ont empêché la Commission Exécutive de se constituer au plus tôt, de se réunir, et d'opérer conformément au
mandat qu' elle avait reçu, et suivant le vif désir de tous ses membres.
Avant tout nous avons à signaler une longue et grave maladie de M. le Président
De Renzi qui n' a pu s' occuper des affaires du Congrès qu' à l' époque de
son ouverture, et encore n' a-t-il pu, bien malgré lui, donner à la direction
de ses séances toute l' énergie de sa volonté et l' autorité de sa parole vénérée. Vint ensuite la mort du Secrétaire Trésorier M. le Doct. *Galligo*, le
seul des membres de la Commission Exécutive résident au siége du Congrès, à Florence. La grande activité de notre collègue, la part importante
qu' il avait prise à la première Session du Congrès médical international à
Paris, et à celle du Comité Promoteur, faisaient espérer que les prépa-
ratifs du Congrès seraient, grâce à lui, activés avec énergie. En effet M.
Galligo avait pris à cœur sa tâche, il agissait énergiquement pour la préparation de l' œuvre, écrivant des lettres à ses collégues de la Commission Exécutive, des articles dans son journal l' *Imparziale medico*
dans le but d' exciter les médecins à coopérer à la bonne réussite de cette
solennité médicale internationale en Italie. Affaibli par une longue maladie
pulmonaire dont il n' espérait plus la guérison, il ne désirait qu' une chose,
c' était de vivre encore jusqu' à l' époque du Congrès. Mais il ne put voir
l' accomplissement de ses vœux: au milieu du mois de juin voyant que sa
fin approchait, il donna toutes ses dispositions, et indiqua avant tout M. le
Doct. *Alphonse Bos* comme la personne la plus propre à lui succéder dans
l' emploi de Secrétaire Trésorier du Congrès. Après la mort de M. le Doct.
Galligo, qui eut lieu le 19 juin au milieu des regrets universels, et sur la
désignation de son successeur dans la personne de M. le Doct. *Bos*, la Commission Exécutive à l' unanimité invita aussitôt ce dernier à prendre la
place de Secrétaire Trésorier du Congrès, sure que le Doct. *Bos* rendrait
de grands services à la Commission Exécutive ainsi qu' au Congrès, et son
espoir n' a point été déçu.
Tandis que les membres de la Commission Exécutive s' empressaient
de répandre le Programme du Congrès en Italie, et d' augmenter le nombre
des membres fondateurs, M. le Prof. *Palasciano* nous communiqua l' heureuse
nouvelle que grace à l' intervention de M. le Ministre des Travaux Publics
les Compagnies de Chemins de fer et de Bateaux à Vapeur avaient accordé une réduction de prix de 50 pour 100 sur le tarif ordinaire en fa-

3

veur des membres du Congrès. Voici la lettre du Ministère à M. le Prof. *Palasciano.*

Ministero dei Lavori pubblici — Commissariato generale pel sindacato e sorveglianza delle strade ferrate — N.° 2071. — Firenze 18 agosto 1869.

« Per rendere possibile l'attuazione della verbale di Lei proposta di
» adottare per maggiore semplicità il sistema di far pagare ai signori Me-
» dici che interverranno al 2.° Congresso Internazionale in Firenze l'intero
» prezzo di trasporto nell'atto della partenza, salvo ad ottenere il trasporto
» gratuito nel ritorno, questo Ministero ha dovuto fare nuovi offici presso
» alcune Società affinchè il ribasso concesso fosse da tutte portato al 50
» per 100.
» Le predette Società avendo aderito alle fatte istanze, resta stabilito
» che gl'invitati al Congresso pagheranno alla partenza l'intero prezzo del
» viaggio e che mediante presentazione di apposito certificato da rilasciarsi
» dalla Presidenza del Congresso essi potranno viaggiare gratuitamente al
» ritorno.
» Lieto che gli offici fatti da questo Ministero abbiano avuto un esito così
» favorevole, il sottoscritto nel darne a V. S. partecipazione la prega di
» mandargli alcuni moduli dei certificati che saranno adottati pel sovrain-
» dicato oggetto. »

Pel Commissario generale — OBERTY.

All'Onorevole signor dottore *Ferdinando Palasciano,* deputato al Parlamento Nazionale — Firenze.

Cette faveur fut aussitôt annoncée au public en Italie et à l'étranger par la presse médicale et par les journaux politiques; et suivant un avis précédant la Commission Exécutive adressa à tous les Membres Fondateurs, à tous les Membres Adhérents, et à tous les Correspondants Délégués la lettre suivante.

CONGRÈS MÉDICAL DE TOUTES LES NATIONS

Bologne (Italie) 22 Août 1869.

Monsieur et très-honoré Confrère,

Nous avons l'honneur de vous informer que les démarches de la Commission choisie par le Comité Promoteur, dans la Séance du 7 février, ainsi que celles que M. le Prof. Palasciano, Député au Parlement, a eu l'obligeance de faire auprès du Ministère des Travaux publics, à l'effet d'obtenir une réduction de prix sur les chemins de fer et sur les bateaux à vapeur en faveur des membres du Congrès Médical de Florence ont heureusement abouti. La réduction sur le tarif ordinaire est de 50 0⁄0, mais à cette condition que les membres du Congrès payeront en entier le prix du voyage d'aller, et sur la présentation d'un Certificat délivré par la Présidence du Congrès, ils jouiront du retour entièrement gratuit.

En vous donnant communication de cette faveur accordée par le Ministère des Travaux Publics, Monsieur et très-honoré Confrère, nous exprimons le vœu de voir s'accroître les adhésions des Médecins à cette réunion.

L'intérêt de l'institution des Congrès Médicaux internationaux et l'honneur de l'Italie l'exigent; les concessions accordées par le Gouvernement, la bienveillance de la Municipalité de Florence, et l'empressement de ses Médecins pour accueillir gracieusement leurs confrères des deux mondes, nous imposent également le devoir de répondre dignement à tant d'attentions

bienveillantes. Nous espérons que vous voudrez bien donner votre concours
à l'accomplissement de ce désir, en employant l'influence bien légitime
dont vous jouissez auprès de vos confrères.

Veuillez agréer, Monsieur et très-honoré Confrère, l'expression de ma
considération la plus distinguée.

Au nom de la Commission Exécutive

Le Secrétaire général
Prof. Jean Brugnoli.

Le 15 septembre, la Commission Exécutive se réunissait à Florence.
M. le prof. *Palasciano*, suivant le mandat que lui avait confié le Comité
Promoteur, de prier le Président de la Chambre des Députés de nous céder
une des Salles de la Chambre pour y installer le Congrès, fit connaître à
la Commission que la clôture de la Session de la Chambre mettait obstacle
à cet arrangement; mais que S. E. M. *Bargoni* Ministre de l'Instruction
Publique avait spontanément offert dans le palais de son propre Ministère
l'ex-Oratoire S. Florent pour y tenir le Congrès Médical. Cette salle im-
posante fut aussitôt décorée convenablement pour cette solennité. La Commission Exécutive fut comblée de prévenances: la Direction des Galeries
degli Uffizi, la Questure de la Chambre des Députés, la Municipalité de
Florence, le Ministère de l'Instruction Publique s'empressèrent de mettre
à sa disposition meubles et tapisseries pour l'ornementation de la salle. Les
drapeaux de toutes les nations furent entrelacés aux bannières des cent villes
d'Italie pour rappeler l'universalité du Congrès: et du plafond de la salle
descendait vis-à-vis de la grande bannière du Congrès le drapeau des
Sociétés de Secours aux blessés en guerre.

On mit de nouveau en avant la proposition déjà faite de retarder de
quelques jours l'ouverture du Congrès pour permettre aux médecins allemands réunis au Congrès d'Inspruck de se rendre à temps à Florence.
Après avoir reçu une dépêche du Président du Congrès d'Inspruck M. le
Prof. *Reinbold* qui nous exprimait le vif désir de retarder jusqu'au 23
septembre, la Commission Exécutive fixa définitivement l'ouverture au 23
septembre. Tous les journaux politiques de Florence eurent l'obligeance
d'annoncer ce retard dans l'ouverture du Congrès.

À la suite de ce changement la Commission Exécutive pour accélérer
les travaux du Congrès et ne pas en retarder la clôture au delà du temps
fixé, décida que l'on tiendrait deux séances par jour, la séance du matin de
9 heures à midi pour les questions du programme, et celle de l'après-midi
de 2 à 4 heures pour les questions en dehors du programme. Cette proposition fut plus tard acceptée par l'assemblée.

Le Congrès fut donc ouvert le 23 septembre à neuf heures et demi
du matin par S. E. le Ministre *Bargoni* qui prit place au Bureau de la
Présidence avec M. le prof. *Bouillaud* Président honoraire et tous les membres de la Commission Exécutive. Les travaux du Congrès commencèrent
aussitôt dès cette première séance.

Jusqu'à la fin du Congrès le concours des membres fut toujours
très-nombreux aux séances, qui furent honorées par la présence de per-
sonnages distingués: aux tribunes réservées les Ministres d'Etat, des Secrétaires généraux, des Chefs de Division aux Ministères assistèrent à plusieurs discussions et surtout à celles sur le miasme paludéen, sur les conditions hygiéniques des hôpitaux, et sur les chemins de fer en rapport avec
la santé de l'homme. Le Gouvernement italien témoigna au Congrès tout
son intérêt et sa considération. La Commission Exécutive fut accueillie
avec la plus grande bienveillance par S. E. M. *Louis Ferraris* Ministre de
l'Intérieur qui lui déclara que dans le cas où le Congrès enverrait une
Commission pour étudier les pays infectés par le miasme paludéen, et les

travaux de bonifications en cours d'exécution, il offrait aux membres de cette Commission son appui et les moyens à sa disposition pour faciliter leur mission.

Le surlendemain de la clôture du Congrès, le 4 octobre, conformément à l'Art. 14 du Statut, la Commission Exécutive reprit ses fonctions pour procéder à la publication des Actes du Congrès. Elle adopta dans cette séance les règles à suivre pour la publication des Actes. Le format fut fixé semblable à celui du Compte-rendu du Congrès médical international de Paris qui devient ainsi le Premier Volume de la Série qui sera formée dans l'avenir par les travaux des Congrès Médicaux de toutes les nations, et dont le nôtre sera le Deuxième. Nous nous sommes mis à l'œuvre dès à présent, aidé par la bienveillante coopération de M. le Doct. *Bos* Secrétaire Trésorier, et par les soins intelligents de notre imprimeur M. *Jacques Monti*, nous espérons accomplir bientôt notre tâche.

Nous ne voulons pas terminer cette notice historique sur la deuxième session des Congrès Médicaux de toutes les nations sans dire un mot du gracieux et cordial accueil que les membres du Congrès ont reçu de la part des médecins et de la ville de Florence. Une Association médicale florentine pour la réception des membres du Congrès a été formée sur l'initiative de M. le prof. *Pierre Cipriani*, et présidée par le prof. Sénateur *Burci*. Par ses soins un vaste appartement richement décoré, avec cabinet de lecture, etc. au premier étage de l'Hôpital de S. Maria Nuova, fut ouvert tous les jours de 8 heures du matin à minuit pour recevoir les membres du Congrès, leur étaient donnés tous les renseignements dont ils avaient besoin. Les réunions du soir ont toujours été très animées jusqu'à une heure avancée de la nuit, et ont laissé le plus agréable souvenir de l'amabilité et de la cordialité de nos confrères. Un petit *Guide abrégé* de l'étranger à Florence imprimé à cette occasion fut distribué à tous les membres, qui purent visiter avec leur Carte de Membre du Congrès un grand nombre d'Etablissements publics et privés que les Directeurs ou les Propriétaires s'empressèrent de montrer aux visiteurs. Enfin le 30 septembre la même Association offrit aux membres du Congrès dans le Grand Hôtel Royal de la Paix un splendide banquet fraternel, honoré de la présence de LL. EE. les Ministres de l'Intérieur et de l'Instruction publique, de M. le Comm. *Ubaldino Peruzzi* représentant la Municipalité de Florence, de plusieurs Secrétaires généraux et chefs de division aux Ministères, ainsi que des représentants de la presse médicale et politique. Nous tenons également à rappeler une excursion de plaisir aux Thermes Royaux de Montecatini qui fut offert par la Société concessionnaire représentée par MM. *Cesana* et *Damiani* qui avec une munificence vraiment royale et une cordialité dont nous la remercions publiquement, procura aux membres du Congrès une journée pleine d'agrements et d'instruction. « Sous le rapport confraternel, » tel est le jugement porté par la *Gazette Médicale de Paris* (pag. 549-1869) « le Congrès de Florence a su beaucoup mieux que son aîné réaliser le but de ces grandes assises; les médecins de Florence ont rivalisé de bon accueil et d'excellente courtoisie à l'égard de leurs confrères étrangers. Il n'est pas douteux qu'une hospitalité aussi cordialement offerte et acceptée ne contribue puissamment à multiplier et à resserrer les relations internationales entre tous les hommes de notre profession. »

Bologne le 30 octobre 1869.

Le secrétaire général
Prof. JEAN BRUGNOLI.

BUREAU DU CONGRÈS

Président.

M. De Renzi Salvator prof. à Naples.

Présidents honoraires.

MM. Bouillaud prof. à la Faculté de Paris, membre de l'Institut de France.
Bufalini Maurice prof. et Sénateur à Florence.

Vice-Présidents.

ÉTRANGERS MM. Wirchow prof. et Député à Berlin.
Teissier prof. à l'Ecole de Médecine de Lyon.
Lombard doct. H. de Genève.
Engelsted doct. S. Médecin en chef de l'hôpital de Copenhague.
Lazarewitch J. prof. à la Faculté de Médecine de Kharkoff.
Tindal Robertson doct. W. Médecin de l'hôpital de Nottingham.
Benedickt prof. Maurice à Vienne.

NATIONAUX MM. Baccelli Guido prof. à Rome.
De Maria Charles prof. à Turin.
Burci Sénateur Charles prof. à Florence.
Cipriani Pierre prof. à Florence.
Michelacci Auguste prof. à Florence.
Marcacci Josué prof. à Sienne.

Secrétaire général.

M. Brugnoli Jean prof. à Bologne.

Secrétaire trésorier.

M. Bos Alphonse doct. Méd. de Marseille, demeurant à Florence.

Secrétaire adjoint.

M. Quaglino Antoine, prof. à Pavie.

Secrétaires particuliers.

Carruccio doct. Antoine à Florence.
Corradi prof. Alphonse à Pavie.
De Renzi prof. Henri à Naples.
Faralli doct. Jean à Florence.
Levier doct. Emile de Neufchâtel, demeurant à Florence.
Ponza doct. Ludovic à Alexandrie.
Schivardi doct. Pline à Milan.

DÉLÉGUÉS DES SOCIÉTÉS SAVANTES.

ACADÉMIE PONTANIENNE de Naples représentée par son Président, prof. Salvator De Renzi, Président du Congrès.

ACADÉMIE ROYALE de Médecine de Turin représentée par le prof. Charles De Maria, Vice-Président du Congrès.

ASSOCIATION Médicale italienne représentée par son Président prof. Sénateur Charles Burci, Vice-Président du Congrès.

ASSOCIATION de Prévoyance et de secours mutuels des Médecins du Département de Lot-et-Garonne représentée par le doct. Verdo.

ATHÉNÉE de Bergame représenté par le doct. Charles Zucchi.

COMITÉ central des Médecins de Bavière, représenté par le doct. François Seitz.

COMITÉ Médical d'Ancône, raprésenté par le doct. Agostini Vincent.

COMITÉ Médical de Belhune, représenté per le doct. A. Borgiotti, Secrétaire de l'Association Médicale Italienne.

COMITÉ médical de Bergame, représ. par son Président honoraire le doct. Charles Zucchi.

COMITÉ médical de Bologne, représenté par son Président Jean Brugnoli, Secrétaire général du Congrès.

COMITÉ médical de Casalmaggiore, représenté par son Président le doct. Charles Marcheselli.

COMITÉ médical de Florence, représ. par son Président le prof. Pierre Cipriani, Vice-Président du Congrès.

COMITÉ médical de la province du Frioul, représ. par le doct. Michel Mucelli.

COMITÉ médical de Gênes, représ. par son Secrétaire le prof. Jean Du Jardin.

COMITÉ médical de Milan, représ. par les docteurs Joseph Sapolini et Roch Gritti.

COMITÉ médical de la Province de Molise, représ. par le docteur Prosper Sonsino.

COMITÉ médical de Naples, représ. par le prof. Sénateur Ch. Burci, Président de l'Association Médicale Italienne.

COMITÉ médical de Padoue, représ. par son Président le prof. Ferdinand Coletti.

COMITÉ médical de Rovigo, représ. par le doct. Franceschini.

COMITÉ médical de Vérone, représ. par le doct. Pierre Castiglioni, Vice-Président de l'Association Médicale Italienne.

COMITÉ médical des Asiles de charité de Florence, représ. par son Président doct. Ange Panattoni.

CORPS sanitaire de l'hôpital de S. Maria Nuova à Florence, représ. par le doct. Louis Ninci.

CORPS sanitaire de l'hôpital des Innocenti (Enfants trouvés) à Florence, représ. par l'Inspecteur sanitaire doct. Jean Cateni.

FACULTÉ Médico-Chirurgicale de Modène, représ. par le prof. Alexandre Puglia.

SOCIÉTÉ médicale (Aerztlicher Verein) de Vienne représ. par le prof. Benedickt et le doct. Schnitzler.

SOCIÉTÉ Médico-Chirurgicale de Bologne, représ. par le prof. Camille Versari, Vice-Président.

SOCIÉTÉ Philoiatrique de Florence, représ. par le doct. Stanislas Petri.

SOCIÉTÉ Physico-Médicale de Florence, représ. par son Président le prof. Georges Pellizzari.

LISTE DES MEMBRES FONDATEURS.

ACADÉMIE Pontanienne de Naples.
ACADÉMIE Royale de Médecine de Turin.
ASSOCIATION médicale italienne — Commission exécutive.
COMITÉ médical d'Ancône.
COMITÉ médical de Bellune.
COMITÉ médical de Bergame.
COMITÉ médical de Bologne.
COMITÉ médical de Florence
COMITÉ médical de la province de Frioul.
COMITÉ médical de Gênes.
COMITÉ médical de Milan.
COMITÉ médical de la province de Molise.
COMITÉ médical de Naples.
COMITÉ médical de Padoue.
COMITÉ médical de Ravenne.
COMITÉ médical de Rovigo.
COMITÉ médical de Vérone.
ADUCCI, doct. Pie à Florence.
AGOSTINI, doct. Vincent d'Ancône.
ALBANESE Henri, prof. à l'Université de Palerme.
ALMANSI doct. Jacques à Florence.
ALVISI doct. Jean Jacques de Florence, député au Parlement.
AMMIRATI doct. Vincent de Montalto.
ANDREIS doct. de Desenzano.
ANGELINI doct. Joseph de S. Sepolcro.
ANTONELLI doct. Jean de Naples.
ARCOLEO Joseph prof. à l'Université de Palerme.
ARONNE doct. Louis d'Ascoli-Piceno.
ASCARELLI doct. M. V. de Rome.
BACCELLI Guido prof. à l'Université de Rome, Vice-Président du Congrès.
BACCHETTI Honoré prof. à l'Université de Pise.
BALESTRA doct. Pierre de Rome.
BALOCCHI Vincent prof. à l'École Médicale de Florence.
BARELLAI prof. Joseph idem.
BAROFFIO doct. Félix à Florence.
BARTOLINI Antoine prof. à Florence.
BARZELLOTTI Gaspard doct. à Florence.
BASTIANELLI doct. Jules à Rome.
BECHI Émile prof. à Florence.
BELLINI Ranieri prof. à l'École médicale de Florence.
BENNARDINI doct. Joseph de Sinalunga, résidant à Follonica (Maremmes).
BENVENISTI doct. Moïse de Padoue.
BIANCHI doct. Achille à Rome.
BINI François prof. à l'École médicale de Florence.

Blasi doct. Pie à Rome.
Bolsi doct. Joseph de Castiglion Fiorentino.
Bonora doct. Celse à Modigliana.
Borgi doct. Jean Dante à Livourne.
Borrani doct. Jean Baptiste à Turin.
Borsatti doct. Jacques d' Azzano Decimo (Pordenone).
Bos doct. Alphonse de Marseille, demeurant à Florence, Secrétaire trésorier
        du Congrès.
Boucher doct. Gustave à Naples.
Brugnoli Jean prof. à l' Université de Bologne, Secrétaire général du Congrès.
Brunetti Louis prof. à l' Université de Padoue.
Bufalini Sénateur, prof. à l' École Médicale de Florence, Président hono-
        raire du Congrès.
Burci Sénateur, prof. à l' École Médicale de Florence, Vice-Président du
        Congrès.
Burresi Pierre prof. à l' Université de Sienne.
Businelli François prof. à l' Université de Modène.
Cadet Socrate prof. à l' Université de Rome.
Capellaro Georges doct. de Borgo-Sesia.
Carenzi doct. à Turin.
Carruccio doct. Antoine à Florence, Secrétaire des séances du Congrès.
Casarini Joseph prof. à l' Université de Modène.
Casetti doct. Alexandre à Florence.
Castellano André doct. à Bari.
Castiglioni doct. César, à Milan.
Castiglioni doct. Pierre à Florence.
Cateni doct. Jean à Florence.
Chiaia prof. Vincent à Bari.
Chiara doct. Dominique à Saluggia.
Chierici prof. Louis à Bologne.
Chiola doct. Thomas à Loreto-Aprutino.
Chiricozzi doct. Louis à Rome.
Ciaccio Joseph prof. à l' Université de Parme.
Ceccarelli doct. Alexandre à Rome.
Ciatti doct. César à Florence.
Ciniselli Louis prof. à Crémone.
Cipriani Pierre, prof. à l' École Médicale de Florence, Vice-Président du
        Congrès.
Colasanti doct. Joseph à Rome.
Col-Bene Hippolyte prof. à l' Université de Modène.
Coletti Ferdinand prof. à l' Université de Padoue.
Coggi doct. César à Crémone.
Comolli doct. à Côme.
Consortini doct. Emile à Dicomano.
Conti doct. Dominique à Cosenza.
Copello doct. Jean à Lima (Pérou), correspondant délégué du Congrès
        pour l' Amérique du Sud.
Corradi Alphonse, prof. à l' Université de Pavie, Secrétaire des séances du
        Congrès.
Corradi Joseph, doct. à Florence.
Costantini doct. à Teramo.
Crescenzi doct. Jean, à Rome.
Cresci-Carbonai doct. Paul à Florence.
Crispino André doct. à Episcopia.
Crociani Laurent doct. à Sienne.
Cuturi doct. Paul à Pise.

D'Ancona doct. Jacques de Florence, demeurant à Paris.
De Fazio doct. à Serrastretta.
Del Zio Basilide doct. à Melfi.
De Maria Charles prof. à l' Université de Turin, Vice-Président du Congrès.
De Mola Martin doct. à Fasano (Prov. de Bari).
De Renzi Henri, prof. à l' Université de Gênes, Secrétaire des séances du
          Congrès.
De Renzi Salvator, prof. à l' Université de Naples, Président du Congrès.
Di Lorenzo doct. Jacques à Naples.
Dini Jean Baptiste doct. à Portico (Romagne).
Donarelli doct. Attilio à Rome.
Du Jardin Jean prof. à l' Université de Gênes.
D' Urso Hector doct. à Bari.
Erhardt doct. W. à Rome.
Ercolani Louis doct. à Constantinople.
Facci doct. Antoine à Florence.
Fallani prof. à Florence.
Faralli doct. Jean à Florence, Secrétaire des Séances du Congrès.
Fedeli Fidèle prof. à l' Université de Pise.
Fedeli Grégoire doct. à Rome.
Feliciani doct. à Rome.
Feroci Antoine doct. à Pise.
Ferraioli doct. Côme à Naples.
Ferro Joachin doct. à Reggio (Calabre).
Galassi A. prof. à l' Université de Rome.
Galli Léonard prof. à Lucques.
Galligo doct. Isaac à Florence.
Gamberini Pierre prof. à l' Université de Bologne.
Gatteschi doct. Pierre à Florence.
Gentile doct. à Naples.
Gentili Pierre prof. à l' Université de Rome.
Ghinozzi Charles prof. à l' École médicale de Florence.
Giaconi doct. Louis à Florence.
Giancinquanta doct. Jean à Rome.
Gianni doct. Charles de Lucques.
Gibello doct. Jacques à Turin.
Giordano prof. à Turin.
Giovanini Caïetan prof. à Medicina (Bologne).
Gobbi Vincent doct. à Césène.
Gori Ulisse doct. à Florence.
Gozzini André doct. à Florence.
Gradenigo Pierre prof. à Venise.
Griffini Romulus doct. à Milan.
Gualandi Jean doct. à Rome.
Guastalla doct. Marc à Florence.
Herzen Alexandre doct. à Florence.
Jelapi doct. Antoine à Catanzaro.
Landi Pascal prof. à l' Université de Pise.
Laura Second doct. agrégé à l' Université de Turin.
Laurenzi doct. à Rome.
Lauro Benoi doct. à Naples.
Leopardi Cajetan doct. à Florence.
Livi Charles prof. à l' Université de Sienne.
Lojodice Raphaél doct. à Naples.
Lojodice Vincent doct. à Ruvo (Prov. de Bari).
Lombroso Laurent prof. à l' Université de Pavie.

LORENZUTTI doct. Laurent à Trieste.
LUCENTE doct. Raphael à Cotrone.
MACARI doct. François à Florence.
MADRUZZA prof. à l'Université de Pérouse.
MAESTRI doct. Pierre à Florence.
MANASSEI doct. à Rome.
MARCACCI Antoine prof. à l'Université de Pise.
MARCACCI Josué prof. à l'Université de Sienne, Vice-Président du Congrès.
MARCHESELLI doct. Charles à Casalmaggiore.
MARCHI Pierre prof. à l'Institution technique à Florence.
MARGOTTA doct. Antoine à Naples.
MARZOLO prof. à l'Université de Padoue.
MASSA Jean Bapt. doct. à Faenza.
MAZZEI Ernest doct. à Florence.
MAZZONI doct. Constant à Rome.
MENGOZZI doct. Hector à Livourne.
MICHELACCI Auguste prof. à l'École médicale de Florence, Vice-Président
        du Congrès.
MINATI Charles prof. à l'Université de Pise.
MINEI Candide doct. à Gioia (Prov. de Bari).
MINERVINI doct. Gabriel à Naples.
MINGRONE Bernardin doct. à Rossano (Calabre Citérieure).
MOLENA doct. Ferdinand de Trévise, Major du 13.ᵉ bataillon des Bersalliers.
MOLESCHOTT Jacques prof. à l'Université de Turin.
MONTEFINALE doct. Gabriel à Porto Venere.
MORELLI Charles Député au Parlement, prof. à Florence.
MORETTI doct. François à Prato.
MORISANI Octave doct. à Naples.
MOYNE doct. Joseph à Naples.
NANULA doct. Antoine à Naples.
NARDO doct. Louis à Venise.
NERI doct. Joseph à Pérouse.
NEGROTTO doct. Barthélemi à Gênes.
NESTI Léopold doct. à Florence.
NINCI Louis prof. à Florence.
NUNES-VAÏS doct. à Florence.
OLIVIERI Achille doct. à Naples.
OLIVIERI César doct. à Naples.
PACINI Philippe prof. à l'École médicale de Florence.
PAGANINI doct. Jules à Turin.
PAGANUCCI Louis prof. à l'École médicale de Florence.
PALASCIANO Ferdinand Député au Parlement, prof. à Naples.
PANATTONI doct. Ange à Florence.
PANTALEONI doct. Diomède à Nice.
PANUNZI doct. à Rome.
PAOLI César prof. à l'École médicale de Florence.
PARRINI doct. Camille à Pise.
PAROLA Louis doct. à Côni.
PASQUALI doct. à Rome.
PATAMIA Carmelo doct. à Naples.
PAVENTA doct. François à Côni.
PAZZINI Antoine doct. à Turin.
PELLIZZARI Georges prof. à l'École de médecine de Florence.
PELLIZZARI Pierre prof. à l'École de médecine de Florence.
PELIZZO Jean doct. à Lonigo.
PERERA Henry doct. à Salonique (Turquie).

PERETTI doct. à Rome.
PERILLO doct. Emile à Lecce.
PERSIANI doct. César Consul Brasilien, à Gênes.
PETRATTI doct. Antoine à Vetralla (Etats Romains).
PETRERA doct. Daniel à Bari.
PETROSELLINI doct. à Rome.
PICCININI doct. à Cassano Magnago.
PISTONO Joseph doct. à Moncalieri.
POGGESCHI doct. Louis à Florence.
POLLI Jean prof. à Milan.
POLVEROSI doct. à Rome.
PONZA doct. Ludovic à Alexandrie, Secrétaire des séances du Congrès.
PREDIERI doct. Paul à Bologne.
PUCCIANTI Caïetan prof. à l'Université de Pise.
PUGLIA Alexandre prof. à l'Université de Modène.
PULLI doct. Joseph à Fasano (Prov. de Bari).
QUAGLINO Antoine prof. à l'Université de Pavie, Vice-Secrétaire du Congrès.
RAGGI doct. Ernest à Florence.
RESTELLI doct. Antoine à Florence.
REY Eugène doct. à Turin.
RICCIARDI doct. Vito à Tarante.
RIZZOLI François prof. à Bologne.
ROMEO doct. Lino à Acquaviva (Prov. de Bari).
ROSSETTI doct. à Lodi.
ROSSI Philippe doct. à Milan.
SALVAGNOLI doct. Antoine à Florence, Député au Parlement.
SAMARELLI Nicolas doct. à Molfetta.
SANTINI doct. Silvano à Florence.
SANTOPADRE Ferdinand prof. à Urbin.
SASSI doct. Achille à Altavilla (Prov. de Salerne).
SCHIFF Maurice prof. au Musée d'histoire naturelle de Florence.
SCHIVARDI Pline doct. à Milan, Secrétaire des séances du Congrès.
SEBASTIO doct. à Tarante.
SELLA Alexandre doct. à Turin.
SERAFINI doct. à Naples.
SIMI André doct. à Pise.
SOMMA doct. Louis à Naples.
SONSINO Prosper doct. à Florence.
SORRESINA Jean Bapt. doct. à Milan.
SPASIANO Janvier doct. à Naples.
SPATUZZI doct. Achille à Casino.
TARGIONI-TOZZETTI Adolphe prof. au Musée d'histoire naturelle de Florence.
TARSITANI prof. à l'Université de Naples.
TARUFFI César prof. à l'Université de Bologne.
TASSI doct. Emidio à Rome.
TEBALDI Auguste prof. à l'Université de Padove.
TEMPESTI doct. Dominique à Pise.
TENORE François prof. à Naples.
TESTA Joseph prof. à l'Université de Naples.
TIMERMANS Joseph prof. à l'Université de Turin.
TOMASELLI Salvator doct. à Catane.
TOSCANI David prof. à Rome.
TOSCANO Antoine doct. à Catane.
TROMPEO Benoît prof. à Turin.
TURCHINI doct. Joseph à Florence.
UMANA Pascal prof. à l'Université de Cagliari.

Valentini Vincent doct. à Loreto-Aprutino (Prov. de Teramo).
Vannoni Pierre prof. à l'École de médecine de Florence.
Vanzetti prof. à l'Université de Padoue.
Verdona Louis prof. à l'Université de Gênes.
Versari Camille prof. à l'Université de Bologne.
Villanova Antoine prof. à Naples.
Vio-Bonato Antoine doct. de Padoue, à Paris.
Von-Coelln doct. Charles à Florence.
Zannetti Ferdinand, Sénateur du Royaume, prof. à l'École de médecine
     de Florence.
Zucchi doct. Charles à Bergame.

CORRESPONDANTS DÉLÉGUÉS

FRANCE.

MM. les docteurs:

Bouillaud prof. à la Faculté — prof. Denonvilliers — prof. Gavarret — prof. Tardieu — Jaccoud, Secrétaire général du Congrès de Paris — Vidal — Barthez E. — Béclard J. — prof. Béhier — prof. Bouchardat — prof. Broca — Dechambre rédacteur de la *Gazette hebdomadaire* — prof. Gosselin — prof. Lasègue — prof. Longet — prof. Robin Ch. — Verneuil — Wurtz doyen de la Faculté.

ANGLETERRE.

LONDRES. — Professeur Thompson. — Beigel. — Gueneau de Mussy. — V. de Méric, chirurgien des hôpitaux, rédacteur de *the Lancet* — Roth. — E. Hart, A. Wynter, rédacteurs du *British Med. Journal.* — *The Medical Times and Gaz.*

BIRMINGHAM. — Professseur Foster.

LIVERPOOL. — Inman, médecin de Northern Hospital. — *The Liverpool Med. Chir. Review.*

SHELTON. — Barnard Davis.

EDIMBOURG. — Professeur Hughes Bennett. — *The Edinburg Med. Journal.*

DUBLIN. — Professeur Stokes. — Kidd, éditeur de *the Dublin quarterly Journal of Med. Science.* — *The Dublin Medic. Press.*

AUTRICHE.

VIENNE. — Professeur Duchek. — Professeur Oppolzer. — Professeur Rokitansky. — Professeur Sigmund. — M. Benedikt. — Kraus, rédacteur, de l'*Allgemeine medik. Zeitung.* — Piehler, rédacteur de l'*Allgemeine medik. Zeitung.* — Schott. — Wertheim. — Wittelshoefer, rédacteur de *Wiener medik. Wochenschrift.*

PRAGUE. — Professeur Halla, rédacteur de *Vierteljahrschrift für die prakt. Heilk.*

GRAND-DUCHÉ DE BADE.

FRIBOURG EN BRISGAU. — Professeur Funke.

HEIDELBERG. — Professeur Friedreich.

BAVIÈRE.

MUNICH. — Professeur Pfeufer.

WURZBOURG. — Professeur Bamberger. — Professeur de Scanzoni.

ERLANGEN. — Enke, *Journal für Kinderkrankheiten.*

HAMBOURG.

Tüngel, médecin de l'Hôpital général.

PRUSSE.

BERLIN. — Professeur Frerichs. — Professeur Griesinger. — Professeur Liman. — Prof. Virchow. — Behrend. — M. Meyer. — Posner, rédacteur de *Berliner klinische Wochenschrift.* — A. Goeschen, rédacteur de *Deutsche Klinik.*

Bonn. — Professeur Naumann.
Breslau. — Professeur Lebert. — Professeur Klopsch.
Francfort-sur-Mein. — Varrentrapp.
Goettingen. — Professeur Henle. — Professeur Krause.
Greifswald. — Professeur Bardeleben.
Halle. — Professeur Olshausen. — Professeur Weber.
Hanovre. — Krause.
Kiel. — Professeur Esmarch.
Koenigsberg. — Professeur Hirsch.

Saxe.

Dresde. — Professeur Richter. — Küchenmeister.
Leipzig. — Professeur Crédé. — Professeur Wagner. — Professeur Winter. — Professeur Wunderlich.
Iena. Professeur Czermak.

Wurtemberg.

Turingen. — Professeur Niemeyer.

Belgique.

Bruxelles. — Professeur Crocq. — Fallot. — Van Holsbeck. — Merchie, inspecteur général du service de santé militaire. — Vleminckx président de l'Academie de Médecine.
Charleroi. — Boëns.
Courtrai. — Dambre.

Espagne.

Madrid. — Tejada y España, directeur de *el Genio med. quir.* — Lopez de la Vega, rédacteur de *el Genio méd. quir.* — Sanfrutos, rédacteur de *el Siglo medico.* — Zambrano, rédacteur de la *España medica.*
Valladolid. — A. Bercero, rédacteur de la *Concordia.*

Grece.

Athènes. — Calliburcès, directeur de Ο″ Ιπποκρατης.

Hollande.

Amsterdam. — Zeeman, secrétaire de la Société médicale des Pays-Bas. — Boogaard, rédacteur de la *Neederlandsch Tijdschrift voor Geneeskunde*
Hulst. — Vogelvanger.

Portugal.

Lisbonne. — Professeur Barbosa. — Professeur Alvarenga.

Principautés unies.

Bucharest. — Professeur Davila.

Russie.

Saint-Pétersbourg. — Kirch, rédacteur de *Petersburger med. Zeitschr.*
Kharkoff. — Lamhl, professeur à l'Université.

Suède.

Stockholm. — Berg, chef du bureau de statistique.

SUISSE.

BERNE. — Professeur Valentin.
GENÈVE. — Lombard. — Baylon.

TURQUIE.

CONSTANTINOPLE. Professeur Marroin, médecin sanitaire. — *Gazette médicale d'Orient.* — Goudas, directeur de Η Μέλισσα τῶν Ἀθηνῶν.

INDES.

CALCUTTA. — Fayrer, rédacteur de *the Indian Annals of med. Sc.*

AMÉRIQUE.

NEW-YORK. — Merrill. — *The American Med. Times.* — Kiernan, rédacteur de *New-York Medical Press.* — O' Meagher, rédacteur de *New-York Medical Press.* — Douglas, directeur de *American Medical Monthly.*
PHILADELPHIE. — Hays, directeur de *the American Journal of the Med. Sc.* Butler, directeur de *the Med. and Surg. Reporter.* — J. Bell, rédacteur de *the Medical. Examiner.* — Atkinson, rédacteur de *the North American Med. Chir. Review.*
BELLEVILLE (Canada). — Canniff.
CHARLESTON. — *The Charleston Med. Chir. Journal and Review.*
CINCINNATI. — Stevens, Murphy, directeurs de *the Cincinnati Lancet and Observer.*
ATLANTA. — *Atlanta Med. and Surg. Journal.*
SAN-FRANCISCO. — *The San Francisco Med. Press.*
PERNAMBUCO. — D' Aquino Fonceca.

AUSTRALIE.

MELBOURNE. — *The Med. and Surgical Review.*

MEMBRES ADHÉRENTS.

Achard doct. Félix à Paris.
Alvarenga prof. Pierre François da Coste à Lisbonne.
Anderson Smith Sam. de Londres.
Assmuth doct. J., de Dorpat.
Barbosa prof. Antoine Marie, médecin du Roi à Lisbonne.
Bertelh, doct. de S. Petersbourg.
Berthon doct. à Paris, 15 Quai Malaquais.
Benedikt Maurice, prof. à l'Université de Vienne, Vice-Prés. du Congrès.
Biermann doct. A., de Driburg (Prusse).
Bouchut, doct. à Paris, 15 Quai Malaquais.
Bouillaud prof. à la Faculté de Paris, membre de l'Institut de France.
Bourgarde, doct. prof. à l'École de Médecine et Chirurgien des hôpitaux
        de Clermont Ferrand (France).
Bourgeois doct. L. de Paris.
Burg doct. V. à Paris.
Buttermilch, doct. de Lissa (Prusse).
Carassonne doct. Casimir de Paris.
Comolli doct. Ant., de Trieste.
Davila Général, Directeur et Inspecteur de l'École Nationale de Méde-
        cine à Bucharest.
Déclat, doct. à Paris.
De Breuning doct. Gérard, de Vienne.
De Besser Victor Prof. de l'Académie de Pétersbourg.
De la Vega doct. Lopez à Madrid.
De Lazarewitch J., prof. à la faculté de médecine de Kharkoff, Vice-
        Président du Congrès.
Desmaisont doct. de Castel d'Audorte (Bordeaux).
De Méric doct. Victor, rédacteur de *the Lancet* à Londres.
De Seydewik doct. Baron, à Londres.
De Vincenti doct. J., de Paris.
Ebstein, doct. de Breslau
Engelsted doct. S., Médecin en chef de l'hôpital de Copenhague, Vice-
        Président du Congrès.
Erlenmeyer doct. Albrecht à Neuwied.
Ernoul Victor, doct. de S. Malo (France)
Estereicher doct. de Varsovie.
Flemming, doct. de Sucrin (Mecklembourg).
Flemming doct. Walter, de Wurzbourg.
Fleury prof. Luis à Paris.
Flora doct. Ant., du Caire.
Furniekel, prof. à Rostow (Mecklembourg).
Giequel doct. A., de S. Malo (France).
Glindziez, doct. de Lithuanie.
Giorgi doct. Joseph, de Bastia.
Herrgott, doct. prof. agrégé à la Faculté de Médecine, médecin en chef de
        l'hôpital civil de Strasbourg.
Hugmann, doct. de Berlin.
Jaderholm doct. A., de Stockholm.

Jaffe doct. Max., de Köenigsberg (Prusse).
Jottstein, doct. de Breslau (Prusse).
Kanziger, doct. de Berlin.
Kocher doct. Théodore, de Berne.
Kollner, doct. de Hannover.
Kraus, rédacteur de *l'Allgemeine medik. Zeitung* de Vienne.
Küchenmeister doct. Frédéric, de Dresde, corresp. délégué.
Laborde doct. à Paris.
Lévier doct. de Neuchâtel (Suisse) Secrétaire de séances du Congrès.
Lombard doct. H. de Genève Vice-Président du Congrès.
Lombard Henri Charles neveu. Doct. idem.
Lorent doct. Edmond, de Boême.
Macé, doct. de Paris.
Malherbe, doct. de Bonvillat (Canton de Vaud).
Mauthner doct. Maximilien, de Vienne.
Mendel doct. Panvon, de Berlin.
Meschede doct. François, de Suisse.
Milliot doct. Benjamin de Kiers.
Neftel doct. W. de New-York.
Ninian Pinkney, chirurgien de la marine militaire des États-Unis d' Amé-
        rique.
Onimus, doct. de Paris.
Pincoffs doct. de Rotterdam, démeurant à Naples.
Reck, doct. de Brunswick.
Roth, doct. de Londres, correspondant délégué.
Sachs, doct. du Caire.
Salberg, prof. à Munich.
Schnitzler doct. Jean, agrégé à la Faculté de Vienne, Rédacteur en chef
        de *la Presse Médicale.*
Seitz François, prof. à Munich.
Teissier, professeur à Lyon Vice Président du Congrès.
Tindal Robertson doct. W., Médecin de l'hôpital de Nottingham (Angle-
        terre), Vice-Président du Congrès.
Tscherning Etatsraad, doct. de Copenhague.
Verdo, doct. à Marmande (France).
Viennois doct. Alexandre, de Lyon.
Voltolini doct. Max., de Breslau (Prusse).
Velleanu doct. Étienne, de Bucharest.
Virchow, professeur à Berlin. Vice Président du Congrès.
Visca, doct. de Paris.
Vivenot prof. Charles, doct. à Vienne.
Waldeung doct. L., rédacteur *Berliens Klinischen Wochenschrift* de Berlin.
Wolff doct. Jules, de Berlin.
Wortmann, Alex. M. D. à Gibraltar.
Wreden, doct. Robert à Saint Pétersbourg.
Zurkowski, Médecin inspecteur des eaux de Schinznach (Suisse, Argovie).
Zulinski Thadée, doct. de la faculté de Cracovie, à Paris, R. de Vanves 57.

LIVRES OFFERTS AU CONGRÈS.

1. ALVARENGA Prof. PEDRO FRANCISCO DA COSTE. — Estudo sobre as perforaçaoes cardiacas e em particular sobre as communicaçôes entre as cavidades directas e esquerdas do coraçao a proposito d'um caso notavel de teratocardia. Lisboa 1868.

2. Id.   Remarques sur le Ectocardies à propos d'une variété encore non décrite, la Trochocardie; traduit du portugais par le doct. A. MARCHANT. Bruxelles 1869.

3. id.   Considérations et observations sur l'époque de l'occlusion du trou ovale et du canal artériel. Lisbonne 1869.

4. Id.   Rapport sur la statistique des hôpitaux de S. José, S. Lazaro et Destebro de Lisbonne pour l'année 1865 etc.; traduit du portugais par le doct. Lucien PAPILLAND. Lisbonne 1869.

5. MUNICIPALITÀ DI FIRENZE. — Relazione, deliberazione e Regolamento per il servizio d'assistenza medico-chirurgica e di polizia medico-sanitaria municipale. Firenze 1866.

6. Id.   Quaderno d'istruzioni e norme pel servizio di assistenza medico-chirurgico-ostetrica e di polizia medico-sanitaria. Firenze 1866.

7. MUNICIPALITÀ DI FIRENZE. *Commissione di Sanità.* — Rapporto speciale al Sindaco Senatore March. L. Ginori ed alla Giunta comunale sull'amministrazione igienica e politico-sanitaria non chè sul servizio di assistenza medico-chirurgico-ostetrica per l'anno 1867. Firenze 1868.

8. WREDEN DOCT. ROBERT. — Die otitis media neonatorum vom anatomisch-pathologischen Standpunkte. — Eine auf Grund der Sectionsergebnisse von 80 Kinderleichen ent worfene Schilderung. Berlin 1868.

9. CADET. PROF. S. — Quadro statistico di 227 militari indocolerici curati in Roma l'anno 1867.

10. TOFFOLETTO DOTT. GIUSEPPE. — Saggio di terapeutica del Cholèra-morbus fondata sulla distinzione delle di lui forme fondamentali. Vicenza 1868.

11. BURG DOCT. V. — Métallothérapie. — Du cuivre contre le Choléra au point de vue prophylactique et curatif. — Suivi d'un Rapport du Doct. *Vernois* au Préfet de Police de Paris sur la préservation du Choléra chez les ouvriers qui travaillent le cuivre.

12. ERLENMEYER DOCT. ALBRECHT. — Die freie Behandlung der Gemüths Kranken und Irren in detachirten Colonieem. — für Aerzte, Verwaltungsbeamte, Abgeordnete und architekten. Neuwied 1869.

13. SALVAGNOLI-MARCHETTI DOTT. ANT. Deput. — Saggio illustrativo le tavole della Statistica medica delle Maremme toscane, 1844.

14. Id.   Saggio illustrativo le tavole della statistica medica delle Maremme toscane secondo biennio 1845.

15. Id.   Sulla formazione della pianura di Grosseto, con tavola.

16. Salvagnoli-Marchetti Dott. Ant. Deput. — Notizie sui danni per la
    salubrità dell' aria che avvengono dalla miscela delle acque
    salse con le dolci e sull' utilità di separarle.
17. Giordano Prof. Scipione. — Della perdita involontaria d' orina per
    fistola genito-orinaria. Torino 1868.
18. Id.   Des vomissements incoercibles pendant la grossesse. Turin 1866.
19. Zani Dott. Ignazio. — Dell' aumento della popolazione ne' manicomi,
    delle cause e de' rimedi. Bologna 1869.
20. Zucchi Dott. Carlo — Sulle Riforme del Manicomio Provinciale di Ber-
    gamo. Relazione presentata al Consiglio della Provincia nella
    Sessione Ordinaria del 1868 dalla Commissione nominata dal
    Consiglio stesso nella Sessione ordinaria del 1866. Berga-
    mo 1868.
21. Zucchi Dott. Carlo. — Esame dei Regolamenti sanitari per gl' istituti
    spedalieri di Bergamo. Relazione al Consiglio Provinciale
    di sanità.
22. Id.   Sul tema proposto dai Comitati di Brescia e di Venezia. Voto
    e petizione al Parlamento perchè nel nuovo Codice penale
    e in quello di Procedura penale sia tolto l' obbligo ai sani-
    tari della denunzia d' uffizio all' autorità nei casi di lesioni
    o morti violente, sempre l' obbligo di perizia a richiesta
    dell' autorità giudiziaria sul fatto anatomico e patologico.
23. Id.   Le acque potabili della Provincia di Bergamo. Notizie rac-
    colte etc. Milano, 1868.
24. Id.   Cenni bibliografici. Dell' Igiene pubblica in Italia e degli studi
    degli italiani in proposito in questi ultimi tempi. Informa-
    zione scritta dal prof. A. Corradi. Milano 1869.
25. Id.   La questione igienica delle Risaie ed il Progetto di Regolamento
    per la coltivazione del riso nella Provincia di Bergamo,
    Relazione.
26. Fedeli e Gentili. — Sui recenti progressi delle mediche cognizioni.
    Lezione del Dott. C. E. Brown-Séquard, Traduzione. Ro-
    ma 1867.
27. Fedeli G. — Trattamento delle malattie del petto col mezzo degli
    ipofosfiti per il Dott. T. F. Churchill. Versione. 1868.
28. Id.   Della Terapia Solfitica in varie contingenze morbose. — Sul
    Prunus virginiana e suoi usi medici. — L' acido fenico nelle
    scottature. Roma 1869.
29. Carruccio Dott. Antonio. — Compendio delle lezioni sulla Fisiologia
    della digestione fatte al R. Museo di Storia Naturale di
    Firenze dal prof. Maurizio Schiff con note ed aggiunte del
    Dott. Carruccio. Firenze 1869.
30. Id.   Esame storico-critico sulla grande scoperta italiana della cir-
    colazione maggiore del sangue. Discorso. Torino 1864.
31. Id.   Sommario storico delle grandi scoperte fatte dagli anatomici
    italiani dal secolo XVI al XIX. Cagliari 1866.
32. Id.   Sull' anatomica conformazione e sui rapporti del tubo gastro-
    enterico studiato nell' uomo e nei mammiferi. Cagliari 1867.
33. Id.   Studi sugl' usi ed effetti terapeutici delle acque termo-minerali
    di Sardara. Cagliari 1865.
34. Id.   Sul cervello umano e di alcuni mammiferi superiori e sulle
    sue funzioni intellettuali. Cenno e considerazioni di anato-
    mia comparata. Cagliari 1868.
35. Id.   Nuovo microscopio solare e fotografico e compressore inven-
    tati dal cav. prof. Pacini. Cenni illustrativi. Firenze 1868.

36. Carruccio Dott. Antonio. — Una scientifica conversazione nel R. Museo
        di Storia Naturale di Firenze. Cenni e ricordi. Firenze 1869.
37. Levier Dott. Emilio. — Valore terapeutico del Brodo. Firenze 1869.
38. Paventa Dott. Francesco. — Riassunto storico-statistico della Clinica
        Ostetrica di Torino diretto dal prof. D. Tibone negli anni
        1865-67. Torino 1869.
39. Id.   Del Funghillo. Studi pratici ed osservazioni. Torino 1867.
40. Michelacci Prof. Augusto. — Saggi teorico-pratici di Dermatologia,
        anno primo. Firenze 1868.
41. Id.   Saggi teorico-pratici di Dermatologia. Milano 1868.
42. Sangalli Prof. Giacomo. — Osservazioni sulla efficacia dei globuli
        del sangue a produrre la coagulazione di esso e degli altri
        liquidi fibrinosi. Prima nota. Milano 1867.
43. Bechi E. — Ricerche sull'aria della Maremma Toscana. Firenze 1861.
44. Crispo-Manunta Prof. Antonio. — La illustrazione d'un fossile rap-
        presentante la forma del cervello di un grosso mammifero.
        Firenze 1869.
45. Tuccimei Dott. Ignazio di Roma. — Storia di Tossicemia palustre con
        osservazioni relative all'azione del miasma dei paduli sul
        composto vivente. Roma 1867.
46. Jervis Dott. Guglielmo. — Guida alle acque minerali d'Italia. Cenni
        storici e geologici colla indicazione delle proprietà fisiche
        chimiche e mediche delle singole sorgenti, corredata di
        analisi chimiche raccolte ed ordinate in 12 specchi. Pro-
        vincie centrali. Torino 1868.
47. Tassi Dott. E. — Osservazioni pratiche sopra l'uso dell'arsenico in
        alcune malattie chirurgiche. Roma 1867.
48. Gritti Dott. Rocco. — Dell'Ottalmoscopio e delle malattie end-oculari
        per esso riconoscibili. Trattato teorico-pratico con sei tavole.
        Milano 1862.
49. Id.   Sopra un caso di stafiloma parziale della cornea guarito col
        metodo della legatura parziale modificata secondo Borelli.
        Milano 1865.
50. Id.   Caso di morte istantanea per embolismo dell'arteria pulmonale.
        Memoria. Milano 1863.
51. Id.   Delle fratture del Femore per arma da fuoco studiate sotto il
        punto di vista della chirurgia militare. Memoria. Milano
        1868.
52. Id.   Saggio di una tavola nosologica, statistica e terapeutica per uso
        degli ospitali militari in tempo di guerra. Milano 1866.
53. Id.   Nuovi documenti in favore della cura conservativa nelle frat-
        ture del femore per arma da fuoco. Lettera al Prof. Pala-
        sciano. Milano 1868.
54. Id.   Resezione intrabucale e sottoperiostea della mandibola infe-
        riore mercè un nuovo processo operativo con osservazione
        clinica. Memoria. Milano 1867.
55. Id.   Visita all'esposizione universale e ad alcuni principali ospitali
        di Parigi, di Londra, del Belgio, della Prussia, dell'Au-
        stria e della Svizzera, fatta nei mesi di maggio, giugno e
        luglio 1867. Relazione. Milano 1868.
56. Id.   Visita ad alcuni principali ospitali di Parigi, di Londra, del
        Belgio, della Prussia, dell'Austria e della Svizzera ecc. 2.ª
        edizione. Milano 1869.
57. Sapolini Dott. Giuseppe. — Circa una nuova sonda uterina. Lettera.
        Milano 1868.
58. Id.   Studi anatomici sul nervo dentario inferiore d'onde la sua di-
        visione in piccolo e grande dentario.

59. Sapolini Dott. Giuseppe. — Descrizione di due mostri l'uno umano,
        l'altro vitellino appartenenti alla famiglia degli otocefalici e
        precisamente al genere triocefalo. Memoria. Milano 1869.
60. Benvenisti Dott. Moisè. — Distinzione dei principi chimici che si hanno
        della metamorfosi regressiva dei diversi tessuti fondamen-
        tali, e critica delle due funzioni fibrinogena e respiratoria
        che si accordano ai muscoli. Venezia 1868.
61. Id.   Sulle razze umane presenti e preistoriche. Giugno 1869.
62. Coletti Prof. F. — Sugli Ospizi marini. Discorso. Padova 1868.
63. Brugnoli Prof. Gio. — Storia di una singolare nevrosi presentante a
        forma prevalente un sonnambulismo spontaneo morboso.
        Bologna 1869.
64. Id.   Cenni necrologici del Prof. Comm. Antonio Bertoloni. Bolo-
        gna 1869.
65. Timermans Prof. Giuseppe. — Studi ed osservazioni di Clinica Medica.
        anno 3.° 1864-65. Torino 1869.
66. Id.   Storia di una encefalopatia con letargo maniaco (sonno di sei
        mesi) con osservazioni e commenti. Memoria. Torino 1867.
67. Id.   Il Termometro clinico. Prelezione. Torino 1868.
68. Id.   L'uroscopia al letto dei malati Prelezione. Torino 1869.
69. Lombroso Prof. Coesar. — Klinische Beitrage zur Psychiatrie. — Phy-
        sikalische, statistische studien und Krankengeschichten. Mit
        Genehmigung des Verfassers gesammelt und aus dem Ita-.
        lienischen übertragen von D.r M. O. Fraenkel. Leipzig
        1869.
70. Id.   Vari casi di Mania. Bologna 1867.
71. Id.   Caso di Cromidrosi. Bologna 1869.
72. Pellizzari Prof. Giorgio. — Bulletttino del Museo della scuola d'ana-
        tomia Patologica di Firenze. Firenze 1869.
72. Madruzza Prof. Giuseppe. — Storia di gravissimo caso di cirsocele e
        del metodo adoperato onde ottenerne la guarigione. Pe-
        rugia 1859.
74. Id.   Dell'aborto ostetrico, della gastro-isterotomia e delle altre ri-
        sorse dell'ostetricia nei casi in cui le convulsioni od il parto
        minacciano la vita della gestante. Memoria. Perugia 1862.
75. Carcassonne Doct. Casimir. — Relation d'un cas de Hoquet très-grave
        rebelle a tout traitement connu et guéri par un nouveau
        moyen chirurgical. Paris 1868.
76. Giovanini Doct. Caïetan. — La pince straphyloraphique. Bologne 1869.
77. Macabi Francesco. — Cenni sulla febbre puerperale. Torino 1858.
78. Id.   Quattro casi di ostetricia pratica. Torino 1859.
79. Id.   Su l'aborto provocato. Torino 1862.
80. Id.   Colera in Aosta nel 1867. Missione. Torino 1867.
81. Andreucci Avv. Ottavio. — Delle Quarantene considerate nei loro rap-
        porti politici, sociali, ed igienico-sanitari. Prolegomeni sto
        rici documentati al Dizionario d'Igiene quarantenaria e
        navale. Vol. 1 e 2. Firenze 1866-1869.
82. Gamberini Prof. Pietro. — Manuale delle malattie degli organi ses-
        suali della donna. Bologna 1869.
83. Negrotto Dott. B. — Voti e quesiti medici. Genova 1860.
84. Tassi Dott. Emidio. — Delle malattie e lesioni che più si osservano
        sulle linee delle ferrovie ed in ispecie delle romane, con
        alcune riflessioni circa la necessità di un regolare servizio
        sanitario delle medesime. Roma 1869.
85. Lazaréwitch (de) J. — Embriotome. Florence 1869.
86. Id.   Quelques opérations et instruments obstétricaux et gynécologi-
        ques. Kharkoff 1869.

87. Lazaréwjtch (de) J. — La justice que l'on doit rendre aux mères et aux enfants. Kharkoff 1869 (en Russe).

88. Fleury Prof. Louis. — Clinique hydrothérapique. Fascicules 1, 2. Paris 1868-69.

89. Royer M.ᵉ Clémence. — Origine de l'homme et des sociétés. Paris 1870.

90. Mengozzi Dott. Giovanni Ettore. — Della filosofia della medicina. Vol. 1 e fasc. 1. Livorno 1869.

91. Id.   Della filosofia della medicina o rinnovamento della medicina antica italiana. Napoli 1865.

92. Schivardi Dott. Plinio. — Observations nouvelles sur la Rage (Ouvrage couronné par la Société médicale de Besançon). Besançon 1868.

93. Giarré Dott. Leopoldo. — Dello spedale dei cutanei in S. Lucia di Firenze e delle beneficenze largite nell'ultimo decennio dal 1859 al 1868. Firenze 1869.

94. Livi Prof. C. — Delle peregrinazioni e stazioni marittime nella cura della tisi pulmonare. Siena 1869.

95. Di Lorenzo Prof. Giacomo. — Le granulazioni del collo dell'utero studiate specialmente in rapporto alla sifilide ed alla pubblica igiene. Napoli 1863.

96. Id.   Rendiconto statistico-clinico dal giugno al dicembre 1865 dei mali venerei ed uterini curati nel dispensorio privato in Napoli. — Sui dispensari ecc. Milano 1866.

97. De Renzi Prof. Errico. — La clinica medica di Genova durante l'anno scolastico 1868-69. Discorso di chiusura alle lezioni. Napoli 1869.

98. Grilli Dott. Fabbio. — Della cura idroterapica marina e dell'uso dell'acqua di mare polverizzata. Cenni. Livorno 1869.

99. De Gioannis Gianquinto Prof. Giovanni. — Principio giuridico fondamentale della Legislazione sulle Miniere. Fasc. 1.ᵃ Bologna 1869.

100. Id.   Programme du Traité médico-Légal sur le secret. Florence 1867.

101. Ronconi Dott. G. B. — Di una scuola speciale di Farmacia in Italia. Discorso. Milano 1869.

102. Id.   Avvertenze alle Considerazioni popolari igienico-medico-tossilogiche sui funghi mangerecci, sospetti e venefici del Prof. Nigrisoli di Ferrara. Padova 1869.

103. Marini Dott. Gennaro. — L'igiene nell'istruzione popolare. Napoli 1868.

104. Associazione Medica italiana. — Atti del terzo Congresso tenuto in Firenze nel 1866. Firenze 1868.

105. Id.   Atti del Quarto Congresso tenuto in Venezia nel 1868. Venezia 1869.

106. Borgiotti Dott. Amerigo. — Di alcuni mezzi ed istituti atti ad opporsi alla mortalità dei neonati. Memorie. Firenze 1868.

107. Galassi Prof. Luigi. — Della febbbre riccorrente periodica. Osservazioni. Roma 1867.

108. Namias Dott. Giacinto. — Sopra quattro differenti paralisi con avvertenza all'afemia, alla paralisi glossolabiofaringolaringea e all'atrofia muscolare progressiva. Venezia 1864.

109. Id.   Due casi di veneficio per acidi minerali e per sublimato corrosivo. Venezia.

110. Herzen Dott. Alessandro. — Sul metodo di preparare il succo gastrico per uso chirurgico. Nota. Firenze 1869.

111. ALBANESE PROF. ENRICO. — Resoconto della clinica chirurgica della R. Università di Palermo per l'anno scolastico 1868-69. Palermo 1869.

112. PONZA DOTT. G. L. — Intorno ad alcuni prospetti statistici del Manicomio di Alessandria. Considerazioni. Alessandria 1863.

113. Bullettino officiale della Giunta di statistica del Municipio di Firenze. Anno 1.º 1868. Firenze.

114. Rassegna mensile statistica degli Ospedali e della città di Roma pubblicata per ordine di S. E. Rma Mons. Achille Marìa Ricci Comm. di S. Spirito e Presidente della Commissione degli spedali. Anno 1.º 1868. Roma 1869.

115. Primo Saggio di statistica Medica nell'interno del Brefotrofio romano. Anno 1867-68. Roma 1869.

116. Resoconto statistico degli infermi curati l'anno 1864 negli Ospedali di Roma dipendenti dalla Commissione istituita dalla Santità di N. S. Papa Pio IX. f. r. Anno 1.º Roma 1865.

117. Id.   per l'anno 1865. Anno 2.º Roma 1866.

118. ARCOLEO PROF. G. — Un caso di Glioma della retina seguito da morte. Discorso. Palermo 1869.

119. RIPA DOTT. LUIGI. — Igiene manifatturiera serica. Istruzioni popolari e proposta di un regolamento disciplinare sanitario. Firenze 1867.

120. Id.   Il vaiuolo naturale, le cause della frequenza delle epidemie, le pratiche profilattiche e curative. Annotazioni. Milano 1869. — La Medicina Comunale. Alcuni numeri.

121. ACHARD DOCT. FÉLIX. — La Réforme des hôpitaux par la ventilation renversée et la charité organisée au point de vue de la guerre par le corps médical. (Extrait des Annales du Génie civil). Paris 1865.

122. DE GIACOMO DOTT. ORONZIO. — Conciliazione Medica sul Cholera-morbus di Europa. Potenza 1832.

123. Id.   Trattamento curativo del Cholera. 1834.

124. Id.   Cholera-morbus in Italia. Lettera nosologico-clinica. Napoli 1856.

125. Id.   Cholera-morbus di Tolve. Potenza 1868.

126. DE LA VEGA DOTT. LOPEZ. — Monografia sobre la verdadera esencialidad de la fiebre. Madrid 1868.

127. NOTIZIE geologiche e chimiche intorno alle acque acidule e ferruginose di San Quirico presso Livorno, redatte per cura dei signori Prof. Cav. Paolo Savi e Prof. Cav. Giuseppe Orosi. 2.ª edizione. Livorno 1864.

Tous ces ouvrages adréssés au Congrès ont été mentionnés par le Secrétaire général à l'ouverture des séances, et ont été déposés à la Bibliohèque de l'hôpital de S. Maria Nuova à Florence.

TRAVAUX MANUSCRITS ENVOYÉS AU CONGRÈS

ANDERSON SMITH Dottor Samuele Socio del R. Collegio de' Chirurghi d' Inghilterra. — Osservazioni su l'insegnamento de' Sordo-Muti nel-l'arte di parlare colla voce.

CADET Prof. Socrate. — Del Solfuro nero d'idrargiro quale rimedio preservativo e curativo dell' Indocolera. Lettera all' illustre Signor Dottor G. Farr. — Cenni statistici su le proporzioni dei guariti nelle tre ricorrenze del colera in Roma con documenti ecc.

DEGIOANNIS GIANQUINTO Prof. Joannes. — De Medici Secreto circa vitia matrimonii redibitoria.

DESMAISONS DUPALLANS Dotc. Directeur Médecin de l'Etablissement du Château d'Andort, près Bordeaux. — Du service administratif et médical des Asiles d'aliénés de l'Italie en 1840 — de pages 300 — (offert par l'Auteur à la Bibliothèque du Manicome de Florence).

FALCONE Dottor Tommaso di Acri. — Su le cause dirette dei morbi miasmatici periodici. (La première partie est imprimée).

PREMIÈRE SÉANCE

Jeudi 23 septembre a 9 heures du matin.

Ouverture du Congrès.

Discours de M. Bargoni Ministre de l'instruction publique.

Compte-Rendu des travaux préparatoires de la 2.ᵉ Session du Congrès médical de toutes les Nations par M. le prof. Palasciano Vice-Président de la 1.ᵉ Session.

Discours d'Ouverture de M. le Com. Salvator De Renzi Président de la Commission Exécutive.

Discours de M. le prof. Bouillaud Président honoraire.

Proclamation des Sociétés savantes et leurs Délégués au Congrès. Hommage de Livres.

Constitution du Bureau

Election de. M. le prof. Bufalini Président honoraire.

Lectures sur la première Question — Le miasme paludéen.

Salvagnoli. — Lettre sur la première Question.

Umana. — In miasma palustre febresque periodicas Sardiniae perexiguae animadversiones.

Pantaleoni. — Du Miasme paludéen — Conditions qui en favorisent le développement dans les différents pays — Ses effets sur l'organisme de l'homme — Moyens les plus efficaces pour en détruire les causes et les effets.

Fedeli G. — Sur le traitement de la Fièvre quarte.

Spatuzzi. — De Miasmate Vallis Lyris, quae inter Fragellarum et Casini fines patet. Observationes medico-historicae.

PREMIÈRE SÉANCE DU MATIN

Jeudì 23 septembre

OUVERTURE DU CONGRÈS

Le 23 septembre à neuf heures et demie S. E. Monsieur Bargoni Ministre de l'Instruction publique du Royaume d'Italie entre dans la salle disposée pour le Congrès accompagné de tous les membres de la Commission exécutive et de M. le prof. Bouillaud Président honoraire, qui tous prennent place au bureau de la Présidence, accueillis par d'unanimes acclamations.

L'inauguration de la Séance solennelle d'ouverture est faite par S. E. le Ministre Bargoni qui prononce le discours suivant interrompu à plusieurs reprises par les applaudissements de l'Assemblée:

« Signori!

Siate i benvenuti!

Preposto al governo della pubblica istruzione d'Italia, io non posso accogliervi con più sincero saluto di questo: siate i benvenuti!

E siatelo voi principalmente che dai paesi più colti d'Europa ed anche dalle lontane Americhe siete qui convenuti a discutere i gravi problemi della vostra scienza, qui, in questa terra di Morgagni e di Malpighi, di Redi e di Scarpa.

Se per noi più non sono che una gloriosa memoria i tempi nei quali i medici stranieri venivano a educarsi nelle nostre scuole, quando Harvey, ad esempio, scendeva a Padova per cercarvi il germe delle sue immortali scoperte, noi tuttavia, con ogni maniera di sforzi, ci adopriamo a costruire l'edifizio di una scienza nazionale.

La grande opera della nostra unità politica, felicemente quasi compiuta, non ci ha affaticati così che non ci sentiamo la lena, come ne abbiamo il proposito, di conquistare un degno posto fra le nazioni più illuminate e civili; imperocchè, oggi, ai popoli come ai Governi la scienza è precipua condizione di vita; e noi vogliamo che Italia viva.

Siate i benvenuti!

Gli argomenti che avete stabilito di trattare in questo vostro Congresso mi danno doppio diritto di rallegrarmi con voi.

Sono problemi di medicina; ma sono anche problemi sociali. Ed è già uno dei più belli fra i vostri trionfi quello di aver saputo innalzare la medicina a tale altezza da farne un'alleata fida e potente del filosofo, dell'economista, del legislatore.

Profano alla vostra scienza, io posso tuttavia ammirare la sapiente catena mercè la quale la medicina moderna sa collegarsi a tutte le altre scienze e da tutte derivare incremento e sussidio alle benefiche sue applicazioni.

E debbo or qui particolarmente ammirare i nobili intendimenti che vi conducono a studiare e i miasmi che avvelenano un paese, e le epidemie che lo devastano, e le ferite che gli tolgono i difensori, e i pericoli che

ne minacciano ne' viaggi frequenti i cittadini, e le quistioni che si riferi-
scono alla igiene degli Ospedali, e fin taluna fra le varie forme dell' assistenza pubblica verso gl' infermi e i derelitti.

Però nuovamente, e di gran cuore, vi dico: siate i benvenuti!

Possa Firenze ricordare con orgoglio che in questa occasione solenne
fu qui deposto il germe di qualche scoperta salutare e gloriosa. Possa a
tutti noi esser dato di registrare che dalle sapienti vostre discussioni qui
sorse l' indicazione di nuovi mezzi per alleviare dolori agli individui, migliorare la salute delle generazioni, ringargliardire ed accrescere le forze
vive delle nazioni.

È questo, nello invitarvi ad imprendere i vostri lavori, è questo il voto
più ardente ch' io possa formare e come uomo, e come cittadino, e come
rappresentante il Governo di S. M. il Re Vittorio Emanuele.

Sotto questo magnanimo Principe, così strenuo soldato sui campi di
battaglia, così fermo custode di libertà sul trono, anche la vostra scienza
ha tutto il presagio di un lieto avvenire.

La massima libertà lasciata ai nostri insegnanti officiali permette, voi
già lo sapete, che tutte le dottrine siano discusse, che tutti i metodi siano
rappresentati, che la giovane generazione, la quale sorge ad ispirarsi alla
vostra sapiente operosità, possa scegliere da per sè sola, da per sè sola
pensare.

L' antica tradizione delle Università italiane non è morta. Le sia soffio
fecondatore la vostra dottrina. Le sia nuovo impulso di vita questa fratel-
lanza dei dotti di tutte le nazioni, che voi qui confermate, o Signori, sul
terreno di una scienza che è la più benemerita fra le benemerite del-
l' umanità ».

M. Palasciano qui avait été Vice-Président de la Première Session du
Congrès International à Paris donne lecture du

COMPTE-RENDU

DES TRAVAUX PRÉPARATOIRES DE LA 2.ᵉ SESSION DU CONGRÈS
MÉDICAL DE TOUTES LES NATIONS

« Messieurs et honorés confrères.

En vous rendant compte des travaux préparatoires de la 2.ᵉ Session de
notre Congrès, je n' abuserai pas longtemps de votre attention, car je me
bornerai seulement à vous signaler ce que je crois plus important pour le
progrès futur et le perfectionnement de cette institution.

I. Sollicité par plusieurs de mes confrères et convaincu par eux que
les fonctions que j' avais eu l' honneur d' exercer dans la première session
du Congrès me faisaient un devoir de prendre l' initiative de la deuxième
session, je trouvais une première difficulté dans le choix du siége de celle-ci.

Il vous souvient qu' à Paris, lorsqu' on choisit l' Italie comme siége de
la deuxième session, tous les désirs étaient tournés vers Rome, sans dissimuler les obstacles que les événements auraient pu opposer à l' accomplissement de ces désirs.

Il me fallut donc commencer par ouvrir des démarches officieuses auprès du personnage le plus influent du gouvernement pontifical, et, afin de
calmer toute espèce de craintes, assurer que le Congrès ne se serait occupé
ni de religion, ni de politique, ni de philosophie. Néammoins cette assurance fut insuffisante, et le refus le plus irrévocable couronna toutes mes
démarches.

L'impossibilité de nous réunir à Rome une fois constatée, je ne pouvais que tourner ma pensée vers cette ville de Florence, qui au prestige d'être la capitale provisoire du royaume d'Italie unit celui beaucoup plus puissant d'être regardée à bon droit, depuis Galilée, comme le berceau de la science moderne.

II. N'ayant aucun mandat formel pour l'organisation du Congrès, je crus devoir m'adresser à tous mes confrères italiens qui avaient fait adhésion au Congrès de Paris, et les inviter à se réunir à Florence comme membres d'un Comité promoteur, afin de discuter et approuver le statut et le programme de la session.

A ce Comité je confiais aussi l'élection de la Commission exécutive, et je declarais d'avance que je n'aurais accepté aucune part dans cette Commission, voulant garder ma liberté d'action au profit du Congrès.

Dans la position qui m'avait été faite je ne pouvais pas agir autrement; mais dorénavant il serait préférable de ne point changer le système premièrement adopté à Bordeaux, c'est-à-dire qu'en désignant le siège du Congrès futur on nomme la ville et le membre, ou les membres qui seront chargés des travaux préparatoires avec faculté de s'associer d'autres membres pour former la Commission exécutive. En agissant ainsi, on épargnera beaucoup de temps et de peines; et l'on raffermira davantage le sort de l'institution.

III. L'inutilité des démarches faites directement auprès des Compagnies de chemins de fer français, à l'époque du Congrès de Paris, et la réussite de celles faites auprès du Gouvernement italien à la même époque m'engagèrent à m'adresser encore cette fois-ci au Ministère des travaux publics d'Italie pour obtenir des Compagnies de chemins de fer et de celles de bateaux-postes le rabais d'usage. Et, grâce à la généreuse intervention de ce Ministère, je pus obtenir un rabais de 45 p. 100 en faveur de tous les membres du Comité promoteur, et, ce qui est encore plus, le billet de retour gratuit en faveur de tous les membres qui se rendront à Florence pour prendre part au Congrès. — C'est un précédent dont nous sommes redevables au Gouvernement italien et qui ne manquera pas d'avoir son utilité pour l'avenir de notre institution.

IV. Le Comité put se réunir à Florence le 7 février dernier dans les bureaux de la Chambre des Députés. Il accepta unanimement le statut et le programme que j'avais rédigés; et avant de passer à l'élection de la Commission exécutive, il nomma pour ses délégués à l'étranger tous les vice-présidents et tous les délégués non français du Congrès de Paris; et pour la France, toute la Commission exécutive de la 1.re session.

V. Le Statut que j'avais présenté était le même que celui de la 1.re session, moins les modifications suivantes.

L'ouverture de la session était fixée au 20 septembre, parceque M. prof. Seitz de Munich m'avait fait l'honneur de m'écrire que le Congrès des médecins allemands à Innsbruck devait avoir lieu à la moitié de septembre et que les allemands craignaient les fortes chaleurs de l'été en Italie. D'un autre côté dans plusieurs pays de l'Europe la rentrée des écoles médicales a lieu au commencement d'octobre.

On sera peut-être obligé de convenir que, pour obtempérer à ces deux exigences, il faudra retrancher sur la période des deux semaines affectées à la session de Paris. Et sur ce point la Commission exécutive ne manquera pas de vous présenter ses propositions.

Ayant été l'interprète des sentiments des médecins étrangers envers le Président du Congrès de Paris, et ayant été témoin des services rendus et du dévouement sans bornes du prof. Bouillaud envers notre nouvelle institution, j'ai cru accomplir une œuvre de justice en lui offrant la présidence honoraire de notre session dans un des premiers articles du Statut; car l'on doit bien se persuader que si les médecins désirent obtenir la justice dans ce monde, il faut qu'ils commencent par se la faire eux-mêmes, et que le meilleur protecteur du médecin est le mérite de ses œuvres.

J'ai déjà eu l'honneur de vous annoncer, Messieurs, la raison primitive par laquelle la religion, la politique et la philosophie furent exclues des matières à traiter dans notre session.

Mais il y a une autre raison non moins puissante. Nous nous assemblons cette fois-ci sous l'empire de la liberté, dans un pays où toutes les opinions sont respectables, où aucune entrave n'est mise à la manifestation pleine et illimitée de la pensée. Or la moitié de nos séances étant destinée à la discussion de sujets laissés au libre choix des membres, il fallait au moins en écarter les questions qui n'ont pas un but médical et pratique, et se prémunir contre les discussions oiseuses et frivoles.

Une autre modification apportée au Statut de Paris est la suivante. La grande difficulté, je dirai même l'impossibilité d'établir une discussion sérieuse et vraiment utile sur la simple audition d'un discours, ou sur un extrait plus ou moins laconique du procès-verbal, était une arme puissante dans les mains des adversaires de notre institution, car les Congrès scientifiques ont aussi leurs adversaires, et cette arme était d'autant plus puissante qu'elle se trouvait fondée sur le vrai. J'ai cru donc répondre à une nécessité impérieuse et pourvoir à l'avenir du Congrès en adressant dans le Statut la prière à tous les membres fondateurs ou adhérents, qui désireront faire une communication sur une des questions du programme ou sur un autre sujet médical, d'envoyer leur travail à M. le Secrétaire général, quelques jours avant l'ouverture du Congrès, dans un nombre suffisant d'exemplaires imprimés en langue française ou latine. Et j'espère que la langue française, adoptée comme langage universel de toutes les transactions internationales modernes, ne dédaignera pas, dans un Congrès médical, la concurrence du langage des médecins de tous les temps et de toutes les nations.

L'art. 13. « Si le gouvernement du Roi d'Italie le permet, plusieurs » Commissions pourront être envoyées par le Congrès pour étudier les con- » ditions hygiéniques des grandes villes et des lacs de l'Italie centrale et » méridionale. Leurs rapports seront imprimés dans les Comptes-rendus du » Congrès » est une déclaration formelle de vouloir rester sur le terrain des faits et des lieux dans l'étude du miasme paludéen. Je n'ai pas manqué de faire un appel à l'attention de M. le Ministre de l'Intérieur sur cet article; mais ceux de nos confrères qui aimeront à aller étudier les conditions hygiéniques de quelqu'un des lacs ou de quelqu'une des villes de l'Italie centrale et méridionale, peuvent adresser leurs noms à la Présidence du Congrès avec l'indication des lieux qu'ils entendent explorer.

Il leur sera plus facile ainsi de se mettre en rapport avec d'autres membres qui auraient le même désir et de s'entre-aider dans le but commun de leurs études.

VI. Le Comité promoteur chargea plusieurs de ses membres de se réunir en commission et de présenter les plus vifs remercîments à M. le Président de la Chambre des Députés pour la généreuse hospitalité, dont nous avions été honorés dans la réunion du 7 février, en le priant de nous octroyer la même faveur à l'époque du Congrès. Cette Commission aurait été bien embarassée par la clôture de la session de la Chambre, si l'honorable M. Bargoni, Ministre actuel de l'Instruction publique, n'était venu spontanément à notre aide, nous offrant dans son propre Ministère cette hospitalité dont nous avions si grand besoin. Des procédés pareils n'ont pas besoin d'éloges; il suffit de les signaler pour les rendre l'objet d'une sincère reconnaissance.

VII. Dans la rédaction du programme que j'eus l'honneur de présenter au Comité promoteur, je ne voulus pas m'écarter de la première proposition du Congrès faite à Bordeaux par M. le prof. Gintrac, qui était de préparer la solution des plus hautes questions d'hygiène publique et humanitaire. Et je m'y suis tenu fidèlement attaché dans les six premières questions. Si dans la dernière je parais m'en écarter, c'est plus en apparence qu'en réalité, car on ne pourra pas nier que tout ce qui tend à rehausser la dignité et l'indépendance du médecin rendra ses conseils plus respectés et plus écoutés.

Le Comité promoteur en acceptant mon programme voulut bien me charger d'en rédiger les commentaires, qui sont sous vos yeux.

VIII. Ayant reçu pleins pouvoirs de plusieurs membres du Comité promoteur, ma voix prévalut dans l'élection de la Commission exécutive. Sur six membres de cette Commission je nommai cinq professeurs des Universités de Naples, de Rome, de Turin, de Bologne et de Pavie, en témoignage de juste déférence pour l'enseignement officiel. Le sixième, en hommage à la presse médicale, était le doct. Galligo, dont nous regrettons la perte prématurée. La plupart de ces Messieurs avait pris une part active au Congrès de Paris. Comme Président je me crus en devoir d'honorer en M. le prof. De Renzi, père, un des médecins les plus respectables de notre époque. Quarante années de journalisme médical, les Histoires de la médecine en Italie, de l'École de Salerne, et des épidémies les plus meurtrières de ces derniers temps, la Topographie médicale de Naples, les Leçons de pathologie générale, et la préférence des fortes études à la clientèle nombreuse et lucrative sont des titres plus que suffisants pour justifier mon choix.

IX. Et maintenant, Messieurs, avant de céder la parole à d'autres voix plus autorisées que la mienne, permettez moi d'exprimer un vœu.

Dans quelques jours va se réaliser un des événements les plus extraordinaires de notre époque, l'ouverture de l'Isthme de Suez.

La Méditerranée ira communiquer directement avec les mers d'Orient, et les populations de l'Europe seront mises en rapport plus facile, immédiat et fréquent avec les nombreuses peuplades asiatiques. L'industrie et le commerce se préparent à tirer de grands profits de cet évènement, mais la santé et la vie des peuples seront exposées à des dangers sérieux et considérables, si les médecins, nouveaux apôtres du genre humain, ne vont point s'occuper sur les lieux de tarir la source du choléra et de la peste et poser sur cette nouvelle voie de communication des entraves à l'importation de ces terribles fléaux.

Et, puisque cela touche également l'intérêt le plus vital de toutes les Nations, il s'en suit que notre Congrès doit être le premier à s'en occuper. Je souhaite donc que plusieurs de vous veuillent donner leurs noms à la présidence pour former une Commission à cet effet : et je puis vous assurer qu'il n'y a pas seulement à glaner, mais qu'il y a une riche et nouvelle moisson à faire sur le sol où moissonnèrent si abondamment Prosper Alpino, Antoine Savaresi, Paul Assalini, Percy, Larrey, Desgenettes, del Signore et Clot-bey. »

Cette lecture est terminée au milieu des applaudissements de toute l'assemblée.

M. De Renzi Président de la Commission Exécutive donne ensuite lecture de ce discours d'ouverture :

« Jampridem, Collegae ornatissimi, apud omnes fere orbis terrarum populos obtinuit ut qui medicinam facerent, nullam aliam in ea exercenda rationem sequerentur, quam certos canones ex usu ipso atque experientia probatos, ita quidem ut ceterarum artium fines vix aut ne vix quidem medicina excederet; inter medicos vero non aliud vinculum intercederet, quamquo passim invicem solent esse conjuncti, qui eamdem artem exercitio profitentur. Quamvis tamen his legibus inclusa lento prorsus pede progredi videretur, tot vires volventibus annis eundo collegit, tot sibi segetes comparavit, ut difficillimum iter alacrius aggrederetur et nobilissimam metam quam visa est sibi proposuisse aliquando contingere non desperaret. Hoc imprimis illorum doctorum hominum collegiis tribuendum est, quae Academiarum nomine in praecipuis quibusque civitatibus sunt constituta. Utinam autem plurimi hujusmodi coetus frequentarent! Utinam tot stimulis excitati, mentem animumque in id conferrent, ut Medicina, communi omnium bono, ad suam propius in dies perfectionem assequendam accederet! Hinc profecto factum est ut dum pauci admodum scientia et methodo Medicinam pertractarent, maxima ubique medicorum turba, veteribus illis praeceptis insistentes quasi per manus traditis, quam humilimam in hominum societate conditionem referret. Nihil igitur Academiae conatae sunt, quod satis aut nisibus aut votis suis responderet.

Haec secum animo revolvens vir praestantissimus, et de universa re Medica benemerentissimus, hoc tandem judicio suo maximo ac gravissimo perfecit, ut quotannis omnium populorum Medici aliquo convenirent, ut quisque ad augendam Medicinam ingenii sui velut symbolam conferret. Ex quo sane accidit ut Parisiis primum, tanto viro morem gerentes, certatim undique confluerent et haec quidem Congressuum Medicorum fuerit origo. Quaenam autem ex hac institutione commoda effluxerint, nemo est qui ignoret. Cum enim ex distinctissimis locis docti viri convenientes sese coram noscere potuerint, magna inde coaluit inter eos concordia animisque in studium gloriae et communis boni excitatis ictum veluti est sanctissimis legibus foedus, quo nempe cautum est quemque ad unum scopum, unica voluntate, consociatis omnium viribus contendere debere, ut Medicina quam maximo adjumento, qua ratione, qua usu hominibus foret. Vix uno igitur elapso anno, cum ubique gentium innotuerit hujusmodi institutionis utilitas, in Italiam secundum Medicorum Congressum convocari placuit, hac bonorum omnium spe atque expectatione, ut ex concursu et frequentia tot clarissimorum virorum qui Medicinae scientiam excolunt majora in posterum in omne genus humanum commoda proveniant. Quo quidem honore Italia nostra cum magnopere laetatur tum doctissimum gallicum doctorem Bouillaud elegit qui Congressui praesit, nec minus interea Italis suis quam aliis totius orbis terrarum Medicis excipiendis plaudit ex animo ac gratulatur.

Salvete igitur, praestantissimi viri, qui scientiam cum humanitate miro nexu copulantes ad bene de omni hominum genere merendum vires omnes mentis intenditis. Salvete, et Italiae huic nostrae quam diutissime liceat, memores esse velitis; quae, quantum in se est, et vestri longo post tempore memoriam agit et ipsum hunc diem inter faustissimos albo lapillo signabit, quo sibi tot tam remotarum gentium doctissimos viros gremio suo complecti datum est.

Salvete iterum, nobilissimi viri, et officia quibusomnia in hoc Congressu rite recteque procedant iis sorte decernite, qui ad hujus tum bene auspicati Congressus ordinem servandum consulent: quod ad gloriam Medicae disciplinae augendam et in amplissimum generis humani beneficium cedat. Valete ».

Après ce discours qui provoque de vifs applaudissements, M. Bouillaud prend ainsi la parole.

« Messieurs et très-honorés Confrères de toutes les Nations.

Commençons par saluer cette Capitale de la jeune Italie, ville célèbre entre toutes les autres.

Cité des Médicis, et le plus beau monument de leur magnificence; Athènes de l'Italie; heureuse et féconde mère de tant de grands hommes; toi, qu'à leur renaissance, les sciences, les belles-lettres et les beaux-arts, ces divines fleurs du génie humain, élurent pour leur terre classique; Florence, belle Florence, nous te saluons! Puisse ta brillante étoile porter bonheur à cette seconde Session de nos Congrès internationaux, que nous inaugurons aujourd'hui. Nous sommes heureux de l'inaugurer, messieurs, sous les auspices de l'éminent Ministre de l'instruction publique, qui vient de prononcer ce beau discours, accueilli par vos applaudissements redoublés. Grâces lui soient rendues pour les paroles gracieuses qu'il a su trouver en nous souhaitant la bienvenue, et pour la manière si flatteuse avec laquelle il a caractérisé les connaissances de l'ordre médical.

Si je me trouve réellement un titre à l'insigne dignité de président d'honneur qui m'a été conférée, c'est mon ardent amour pour l'Italie. Oui, je me plais à reconnaître, à ce dernier titre, la place que je suis fier d'occuper au milieu des membres de ce bureau, à la droite même de monsieur le ministre, n'est certes pas usurpée; car elle est occupée par un italien, sinon d'origine, au moins d'esprit et de cœur.

J'en prends à témoins ceux des membres du Comité promoteur venus au premier Congrès médical international siégeant à Paris, dans lequel (je leur dois cet éloge) ils remplirent un rôle des plus brillants. Parmi ceux qui se distinguèrent le plus il m'est bien agréable de nommer notre illustre collègue, monsieur le professeur Palasciano, auquel furent décernés les honneurs de la vice-présidence.

Il est un de ces représentants de la famille médicale de l'Italie, qui se rendirent au Congrès de Paris, que je cherche en vain dans cette enceinte. Doué d'un amour si pur et si généreux pour le progrès, des plus aimables qualités de cœur, d'une facile et belle intelligence, il ne comptait que des amis parmi ceux qui eurent l'avantage de le connaître. C'est notre cher confrère Galligo, messieurs, que mes yeux attristés cherchent en vain dans cette enceinte. Hélas! tout récemment, à la fleur de ses ans, il nous a été ravi pour jamais. Son nom ne pouvait être oublié dans cette solennité, et je m'honore de pouvoir déposer sur sa tombe prématurée l'unanime tribut de nos regrets.

Maintenant, messieurs, avant de me rasseoir sur ce fauteuil, permettez-moi de vous présenter quelques rapides réflexions générales, non sans éprouver le regret de vous dérober quelques-uns de vos précieux moments.

Le spectacle attentif du monde nous présente le mobile et perpétuel tableau de ces changements, qui suivant leurs formes ou leurs degrés de grandeur, portent les noms de réformes, de perfectionnements, de révolutions, et dont l'ensemble peut être désigné sous le nom de *progrès*. Ce progrès est éclatant comme le soleil lui-même, et bien aveugles sont ceux qui ne le voient pas, et bien insensés seraient ceux qui voudraient l'arrêter dans sa carrière. Autant vaudrait vouloir arrêter les révolutions astronomiques elles-mêmes.

Parmi les siècles les plus féconds en progrès de toute espèce, le dix-neuvième se place incontestablement aux premiers rangs. Peut-être même

que, si quelque nom caractéristique lui est donné dans l'avenir, ce sera
celui *de siècle ou d'âge d'or du progrès* en général, et particulièrement
dans l'ordre des sciences, des arts et des industries, ordre auquel se rattache la grande science qui fait l'objet de ce Congrès.

Les progrès de la médecine ont lieu, soit dans ses doctrines, soit dans
ses institutions. Nous ne parlerons pas ici des progrès de la première espèce, et, parmi ceux de la seconde, nous nous contenterons de signaler l'institution même en vertu de laquelle nous sommes ici réunis, celle des Congrès médicaux internationaux.

Quels seront, à la longue, les résultats successifs de ces confédérations
médicales et leur dernier mot? Il serait difficile, messieurs, de tout prévoir en une telle matière, surtout lorsque l'institution est encore à son
berceau, et par conséquent ne possède pas encore (du moins sous leur
forme définitive) tous les éléments de son organisation. En effet, les con-
ceptions de l'esprit humain ne naissent pas dans un état de parfait et plein
développement, comme cette Minerve qui, selon la fable, naquit armée de
pied en cap du front de Jupiter.

Toutefois, n'est-il pas déjà permis d'annoncer que nos Congrès internationaux contribueront puissamment à la conquête de cette unité de
doctrines médicales, qui malheureusement nous manque dans un trop grand
nombre de questions, et sans laquelle néanmoins le nom de véritable science
est un nom détourné de son acception réelle, et, pour ainsi dire, usurpé?
S'il en était ainsi, messieurs, si se transformant en quelque sorte en *Assemblées constituantes*, nos Congrès internationaux parvenaient à nous doter
de ce Code de lois unes et définitives auxquelles aspire la médecine, nous
leur devrions d'éternelles actions de grâce.

Quoi qu'il en soit, poursuivons notre œuvre avec cette persévérance
sans laquelle, en matière d'institutions comme en toute autre, et plus encore peut-être, on ne saurait triompher de tous les obstacles que ces institutions ne manquent jamais de rencontrer. Là aussi, avec un travail opiniâtre, mais à cette condition seulement, on parvient à tout vaincre: *Omnia
vincit labor improbus.*

Il n'est donné, messieurs, qu'à un bien petit nombre d'hommes, vrais
élus de la science, de faire ces éclatantes découvertes qui changent la face
des choses et constituent, à proprement parler, les révolutions scientifiques.
Or, ce sont précisément les découvertes de cette espèce qui rencontrent
les plus vives résistances, et l'on sait trop que les hommes supérieurs,
auxquels elles sont dues, attirent souvent sur leur tête sublime la foudre
des persécutions.

Pour parler de ces martyrs, des découvertes de leur génie, certes il
faut convenir que cette Florence est une scène merveilleusement choisie.
Nous n'avons en quelque sorte ici que l'embarras du choix.

Il en est toutefois un qui mérite plus particulièrement l'honneur d'être
cité en exemple.

Mais, au lieu de raconter moi-même ses plus admirables travaux, permettez-moi, messieurs, de le ressusciter un instant par la pensée, de le
faire apparaître quelques instants au milieu de nous, et de lui confier le
soin de ce récit. Il parle, et voici ce qu'il nous dit: « Je suis celui qui
a posé les sciences naturelles sur l'inébranlable fondement de la méthode
expérimentale. Je suis celui qui, par son invention du télescope, a donné
de nouveaux yeux à l'astronomie. C'est moi qui ai dit au soleil: *Sta, sol,*
et cette fois arrête-toi pour l'éternité; c'est moi qui ai dit à la terre, au
contraire: va, roule autour de ce soleil, désormais immobile; roule en dé-
crivant cette ellipse éternelle qui te fut tracée, dès l'origine du monde,
par le doigt de ce divin Géomètre, dont je ne suis que le révélateur ».

Vous dirai-je maintenant, messieurs, quelle fut la voie douloureuse de ce Galilée, dont le nom était sur toutes vos bouches avant que je ne l'eusse prononcé moi-même? Ce serait vous dire ce que nul de vous n'ignore. Qu'il nous suffise donc d'ajouter que, condamné par le tribunal devant lequel il fut forcé de comparaître, Galilée, à genoux, dut abjurer, comme une abominable hérésie, le nouveau système astronomique, dont son génie avait été le créateur vraiment sublime.

Il ne l'abjura que des lèvres, vous le pensez bien, messieurs, et vous avez tous dans la mémoire ces paroles à jamais célèbres, qu'il prononça en en se relevant: *E pur si muove!*

Quoi qu'il en soit, messieurs, les temps, en effet, n'étaient pas éloignés où la révolution due au génie de Galilée, condamné par un tribunal incompétent, devait sortir victorieuse de toutes les épreuves qu'elle avait subies, et recevoir tous les honneurs du triomphe. Depuis cette glorieuse époque, la mécanique céleste reconnaît dans Galilée l'un de ses plus illustres créateurs. On peut dire que le nom de cet homme extraordinaire est en quelque sorte inscrit en caractères immortels dans les astres eux-mêmes, et que désormais les cieux, qui racontent la gloire de Dieu, raconteront également la gloire de celui qui nous en a révélé l'un des plus grands secrets.

Que le triomphe de Galilée soit un encouragement pour tous ceux qui pourront marcher sur ses traces, et qu'il apprenne aux adversaires du progrès combien, à la longue, sont vains leurs efforts. La liberté de la pensée, de la parole et de la presse ne manquent jamais d'en faire une éclatante justice.

Maintenant, chers et très-honorés Confrères, invoquons, avant de commencer nos travaux, tous ces grands hommes auxquels nous sommes redevables de tous les progrès qui ont porté à un si haut degré de perfection la civilisation, considérée sous toutes ses faces. Qu'ils fassent, si j'ose ainsi parler, descendre aujourd'hui sur nous leur esprit; qu'ils nous communiquent le feu sacré de leur génie; et alors nous pourrons peut-être remplir la mission qui nous est imposée, de manière à ce que la grande cité médicale soit contente de nous. N'oubliez pas que vous êtes à Florence. Surpassez-vous aujourd'hui, messieurs et très-honorés Confrères, surpassez-vous, et la cause des Congrès médicaux internationaux aura vaincu, et l'histoire vous consacrera une de ses plus belles pages ».

Le discours de M. Bouillaud est longuement applaudi et à plusieurs reprises.

M. Brugnoli Secrétaire général proclame les Sociétés savantes qui se sont fait représenter au Congrès (voir pag. 38) et donne lecture des hommages adressés au Congrès. Il annonce ensuite que la Commission Exécutive, en vue d'accélérer les travaux du Congrès et de retenir MM. les Membres Étrangers le moins de temps possible hors de chez eux, a decidé que le Congrès tiendra deux séances par jour, la séance du matin de 9 heures à midi pour les questions du programme et celle de l'après-midi de 2 à 4 heures pour les questions en dehors du programme. — La séance de clôture aura lieu le 2 octobre. Conformément à l'Art. 12 du Statut il propose au Congrès de nommer son Bureau.

M. Pantaleoni demande la parole pour proposer que M. le Président de la Commission Exécutive soit nommé par acclamation Président définitif du Congrès, et qu'on confirme dans leurs charges MM. les Vice-Présidents, M. le Secrétaire Général, M. le Secrétaire Trésorier et M. le Vice-Secrétaire. Il demande également que pour hâter les travaux préparatoires la

Commission Exécutive présente une note de candidats pour composer le bureau de la présidence.

L'assemblée applaudit et approuve à l'unanimité la proposition de M. Pantaleoni. M. le Vice-Président Demaria, au nom de la Commission Exécutive, donne lecture de la note suivante — *Vice-Présidents italiens:* Sénateur prof. Burci; prof. Pierre Cipriani et Michelacci de Florence; prof. Marcacci de Sienne; — *Vice-Présidents étrangers:* Virchow prof. et député à Berlin; prof. Engelsted de Copenhague; Tessier de Lyon; Lombard de Genève; Tindal Robertson de Nottingham (Angleterre); Benedickt de Vienne.

Secrétaires particuliers des séances: MM. les doct. Ponza d'Alexandrie (Piémont); Corradi Alphonse prof. à Pavie ;Schivardi Pline de Milan; De Renzi Henri, prof. à Gênes; Carruccio de Cagliari (Sardaigne); Faralli de Florence; et Levier de Neuchâtel, habitant à Florence.

L'assemblée, à la lecture du nom de chaque candidat, approuve par de vifs applaudissements.

Le bureau ainsi constitué, les nouveaux Secrétaires présents vont prendre place à leurs siéges.

M le Président DE RENZI remercie avec émotion ses collègues de l'honneur qu'on a bien voulu lui faire, en le confirmant dans la place qu'il occupait provisoirement. « Ma faible santé, dit-il, ne me permettra pas de prendre une part active à vos savantes discussions. » Il exprime ensuite tout son regret de ce que l'illustre professeur Bufalini, honneur de la médecine moderne, qu'il aurait voulu voir, de concert avec tous ses collègues au siége de la présidence, n'ait pu en aucune manière accepter, à cause de son âge, mais plus encore à cause de la faiblesse de sa santé. Ces paroles excitent une vive émotion et une longue approbation de la part de tous les membres du Congrès, qui sur la proposition de M. DE RENZI proclament le prof. BUFALINI, Président honoraire du Congrès.

M. le Vice-Président Demaria au nom de la Presidence propose de passer tout de suite à la lecture et à la discussion des mémoires concernant la première question du programme.

Lecture sur la 1.re question.

DU MIASME PALUDÉEN.

M. Palasciano, au nom de M. le doct. SALVAGNOLI, Député au Parlement Italien, lit la lettre suivante, dirigée à M. le Président du Congrès, dans la quelle il donne un aperçu des ses études sur la première question, et fait hommage de ses ouvrages imprimés au Congrès. (Voir a pag. 50 les N. 13, 14, 15, 16).

« MONSIEUR LE PRÉSIDENT,

J'ai l'honneur d'adresser au Congrès médical international, à titre de respectueux hommage, le fruit de mes études et de plusieurs années d'observations sur ce qui fait l'objet de la première question du programme, c'est-à-dire sur le miasme palustre, ses causes et ses effets sur l'organisme humain.

Assurément, il n'y a point de question d'hygiène publique plus importante que celle-ci, pour toutes les nations, et spécialement pour la nation italienne, qui voit ses plus fertiles territoires dépeuplés et rendus incultes par les tristes effets de l'insalubrité du climat.

M. Simonot, de Paris, exprimait l'idée que, partout où existe le miasme palustre, l'homme se trouve en présence de ce dilemme inévitable : ou détruire les marais ou être détruit par eux. C'est là une idée juste et confirmée par l'expérience. En effet, les populations sont décimées et détruites par le miasme palustre, qui se produit dans les marais, à moins que les populations elles-mêmes ne fassent disparaitre pour toujours les marais, ou qu'elles n' en modifient substantiellement la constitution. Car, outre le moyen de supprimer les marais et les étangs par le dessèchement naturel ou artificiel, ou même en les comblant, il y a celui de les assainir, en les réduisant exclusivement en marais d' eau douce, ou bien en étangs d' eau exclusivement salée.

Ce moyen de la séparation des eaux salées et des eaux douces, pour assainir ces régions rendues insalubres par le miasme palustre, mérite d' être étudié avec soin; et nulle part peut-être on ne peut mieux en observer les résultats que sur les côtes du littoral de la province voisine de Lucques.

Les autres systèmes appliqués pour bonifier les terrains marécageux, aussi bien celui du dessèchement naturel et artificiel que celui des *comblements* appliqués en larges proportions, peuvent être étudiés sur le littoral des provinces de Pise et de Grosseto. Dans les provinces napolitaines, on peut étudier les bonifications exécutées ou en cours d' exécution dans les marais du Volturno et dans les lacs de Fucino et d' Agnano.

Les ouvrages imprimés que j' ai l' honneur d' adresser au Congrès contiennent l' histoire des travaux accomplis pour la bonification de la *Maremma* toscane.

La statistique médicale, dressée pendant plusieurs années, de toute la province de Grosseto, plutôt dans un but prophylatique que médical, peut offrir, je crois, plusieurs notions intéressantes pour la solution du difficile problème; car cette statistique se rapporte à une province entière; elle a été établie avec le concours de tous les médecins et chirurgiens qui y exercent l' art salutaire, soit comme employés du gouvernement et des communes, soit comme libres praticiens.

Sous ce rapport, je n' hésite point à dire que ce travail est le seul de ce genre qui ait été fait jusqu' à présent.

On y trouvera la description et l' examen des conditions dans lesquelles s' observent, sur certains territoires, les phénomènes propres de la malaria et du miasme palustre; parmi ces conditions il y en a une très-singulière, qui concerne certains terrains, où il n' y a pas trace de marais.

Ce qui appelle aussi l' attention du Congrès, ce sont les recherches sur la formation des marais du littoral, et sur la transformation subie par de vastes régions, lesquelles, primitivement peuplées et cultivées, ont été changées en déserts, où sévit le miasme palustre. Ainsi en a-t-il été, en grande partie, de l' ancienne Etrurie, où s' élevaient autrefois les villes florissantes de Rosselle, Populonia et Tossa, et qui aujourd' hui se trouve changée en ce qu' on nomme les Maremmes toscanes.

Ces recherches fournissent des indications très-utiles sur les moyens de ramener ces territoires à leur état primitif de salubrité.

Ce qui mérite une attention spéciale, c' est la condition climatologique locale, surtout par rapport à la température, eu égard à la production plus ou moins considérable du miasme palustre.

Dans la statistique médicale des maremmes, on n' a point négligé les études relatives à la clinique et à la thérapeutique des maladies engendrées par le miasme palustre.

La question des risières n' a point été traitée par moi. Car, si elle a plusieurs points de contact avec celle du miasme palustre, qui provient des marais naturels, elle en diffère substantiellement par d' autres; puis c' est là une de ces questions tellement liées avec l' économie publique, qu' il n' est pas possible de la résoudre particulièrement, suivant les rigoureux préceptes hygiéniques. Mais il est nécessaire, ainsi qu' il n' arrive que trop souvent dans beaucoup de questions hygiéniques, que la science s' efforce, si elle ne peut faire disparaître tous les inconvénients, de les diminuer au moins autant que possible, de les rendre pour ainsi dire insensibles.

Une mesure qui aiderait à la solution du difficile problème posé dans la primière question du programme, consisterait, si je ne me trompe, dans la visite des régions sujettes au miasme palustre, dans celles des régions assénies et des travaux de bonifications en cours d'exécution, visite d'autant plus utile, qu'elle serait accomplie par des savants appartenants à différentes nations et ayant spécialement étudié la question dans leur pays respectif.

J'aime à espérer que ces recherches si soigneuses auront pour résultat la solution ou du moins l'acheminement à la solution du difficile problème du miasme palustre.

Veuillez agréer, Monsieur le Président, l'hommage de ma considération la plus distinguée.

Florence, le 18 septembre 1869.

Antoine Salvagnoli Marchetti
Député au Parlement national.

M. Umana, professeur à l'Université de Cagliari, donne ensuite lecture d'une Mémoire intitulé:

« *In Miasma palustre Febresque periodicas Sardiniae perexiguae animadversiones* Paschalis Umana *Chirurgiae professoris.*

Praeclarissimi viri, qui totius orbis medicorum conventum Florentiae duodecimo calendas octobris indixerunt, optimo consilio quaestionem nuper obtulere de miasmate palustri, cujus studium prae caeteris Sardiniae medico non minus utile quam necessarium. Sardinia enim licet in mediterranei meditullio sita, contrariis ventorum difflationibus adeo temperata, ut summis hiemis et aestatis rigoribus nec frigus, nec calor ingens persentiatur, frumento, vino, oleo, pecore, venatione perabundans, plumbi, ferri, argenti, et salis ditissima, tamen mortiferis febribus intermittentibus misere laborat atque vexatur.

Intemperies acris opulentissimam insulam devastat, depopulatque; perfoecundos agros nec usu uberes, nec specie ornatos incolae linquunt adversa conflictati valetudine. Advenae humi fertilitate illecti flagranter optarent idoneis in locis commorari, coloniasque condere, nisi, ob coeli inclementiam, industriam languescere et spes conceptas frustrari dignoscerent.

Scriptores Sardi nonnulli pestilentem appellari Ichnusam aegre ferunt, et quamvis prisci non solum sed recentiores quoque de illius insalubritate testentur, nihilominus ad calumnias, ut ajunt, conterendas, et ad honorem patriae vindicandum totis viribus nituntur ac dimicant. Nonne complures aliae Ausoniae regiones eodem infortunio cruciantur, iisdemque in conditionibus versantur? Ut quid ergo Sardiniam dumtaxat pestiferam venditant? Utcumque res se habeat, in compertis est palustre venenum in plagis insulae mari proximis morbos et moerorem effundere. Cum imbri maximo solis aestus diuturnus succedit, et improba temperies coeli miasmatis origini favet, illico febre debacchantur, populumque jugulant.

Profecto prae caeteris morbis metuendae febres! Cholera indica, typhus, variolae, pestis aestuantis Vesuvii ad instar erumpunt, populum terrore concitum repente aggrediuntur, eoque potiuntur, sed brevi temporis spatio transacto, moeror cessat, plebs ad consueta munera redit, incolarum genae rosco iterum tinguntur colore, et patriae vulnera ad cicatricem properant. Febris ex adverso, etsi non multos celeriter enecet, tamen quos corripit, utriusque sexus infantes, adolescentes, viri, senesque infirmi, ex rigoribus gelu ad ignis cruciatus alternis vicibus continuo transeuntes, miserrimam ducunt vitam. Urbanis rusticisque laboribus pene desertis, squalida inopia pauperum tuguria fero pulsat pede. Et quae terra apta esset ad decies centena millia bene valentium incolarum affatim alenda, vix pauca millia recenset tabidorum, similium luridis herbis ad paludum oras crescentibus.

Ichnusa indiget aquis adeo copiose fluentibus, ut uberandis agris sufficiant, industriis et artibus prosint; dum aquis stativis, unde lethale miasma, superabundat. Deficientibus editis montibus, nivibus fidem servantibus, flumina grandia desunt, et rivi torrentesque aluntur imbribus, nec non minoribus fontibus e lateribus pedibusque collium prorumpentibus.

Quoniam incendia, lignariorum securis, et avara egestas reipublicae clivos et montes improvide denudarunt, aquae pluviae non amplius silvis, nemoribus aut arboretis detentae, ex alto ad imum celerrime defluunt: torrentium inde eluviones stagna et paludes efformant, quibus maritimae Sardiniae orae foedantur.

Quidam potius patriae vulneribus tegendis, quam sanandis studentes, arbitrantur dictorum stagnorum aquas talis esse indolis, atque ita constitutas, ut ob fluxum refluxumque maris, nulla mali moris superfluitas in ipsis detineatur, idcirco febres iisdem minime procreari. Non leviter eis credendum: experientia enim docet lympharum dulcium cum salsis commixtionem, in stagnis nullo modo aut levissime maris alternos motus sentientibus, nec herbarum palustrium, algarumque corruptioni putridae moram afferendi vim habentibus, perniciosi miasmatis apparitioni ansam faciliorem praebere. Nec desunt in mediterraneis insulae regionibus valles foveae formam aemulantes, ubi aquae immotae, euro notoque flantibus, una cum vegetabilium reliquiis putrescunt, et aerem veneno palustri corrumpunt.

Cujusvis aetatis reipublicae moderatores a scientia et arte medelam expostularunt, qua terris exitiali morbo laborantibus esset succurrendum. Huic operi nihil sibi parcentes medici alacriter studuerunt. Prae oculis habuerunt principem salutaris artis finem; meminerunt medicinam tuendae valetudioi efficacius quam sanandis morbis consulere, neque in grabatum infirmi solummodo beneficia conferre. Hippocraticae arti quando morborum jacula e longinquo praevidet maximae procul dubio gratiae habendae, majores vero cum non unius saluti, sed totius reipublicae prospicit.

Prompto ingenio responderunt salutaris artis cultores, et maximi momenti monita praebuerunt, quorum en graviora.

Flumina, torrentesque componito, alveum effodendo, obices subtrahendo, vetus ostium aggeribus muniendo, aut novum excavando, ut sponte undae ad aequor usque perfluant.

Silvarum curam habeto, ne arborum defectus sinat imbribus secum transvehere terram, arenam, glaream, rupium saxorumque fragmenta detrita. Pluviales etenim aquae ubi planitiem tetigere sedimina linquunt, quae paulatim crescentia illarum cursum primo difficiliorem reddunt, deinde penitus aggeratim impediunt. Fluctus maris, ventis terram versus flantibus propulsi, stantes efficiunt terrestres undas; istae aliis commixtae in vapores abeunt, salis efflorescentiis stagnorum litora dealbantur, et vegetalis tandem exoritur putredo, halitum male olentem emittens, cujus foetore transeuntes afficiuntur.

Aut nosmet paludes, aut illae nos funditus evertent, ait Simonot; sed haec sententia nostrorum temporum angustiis male se accomodat. Si a solis ortu ad occasum, magicis carminibus, possemus cunctas exsiccare paludes, forsan periodicae febres prorsus aut pene evanescerent; sed donec instaurationes penitus negliguntur, aut segniter procedunt, medicorum consilia et reipublicae conatus ad alia praecepta inquirenda, salutaresque novas conditiones adipiscendas sedulo assidueque dirigantur oportet.

Crescit difficultas eundo, quia interdum opera ingenio sumptubusque ingentibus tentata nil boni retulerunt, quin immo regiones consanandae non raro in pejus cecidere.

Si unam morbi causam demas, nonne aliae scrutandae et radicitus evellendae?

Stagnum aquis orbatum si diligens agricultor vivaci vegetatione diligenter non exornet, et fluvio probe non abluat, squalidus, sterilisque campus evadet, et quoties unco solicitabitur aratro, ex glebis miasmata extricabuntur prioribus pejora.

Etiamsi fluminum aggeres perbelle erigantur, et stagni solum ad inferiorem libellam ita deprimatur, ut maris ingressu, in lacum salsum, vel etiam in portum immutetur, tamen nisi cura geratur silvarum arboretorumque, ut refrigeratio, sufficiensque humiditas atmospherae serventur, ventorumque flatus moderentur, certo bonum opus dimidiatim fiet, utilitates speratae cadent, et moeror succedet sudoribus et expensis frustra profusis.

Ex fossis fortuitis, incilibus et elicibus, quae tardi veris imbres, et aestivi coenosa faciunt, vapores venenati elevantur, quibus incolae morbosa praedispositione laborantes inficiuntur.

In urbibus et pagis a miasmatum ortu dissitis interdum caussis communibus influentibus, perfrigeratione scilicet, erroribus in dioeta, animi pathematibus, humorum jactura, vulneribus, febres intermittentes evolvuntur. Venenum igitur cum ventis volitat, et ubi proclivitatem invenit ibi sedem figit.

Studendum ergo constitutioni geographicae terrae quam consanare cupimus; prae oculis continuo habenda illius nexus cum finitimis regionibus, hiemis aestatisque temperies, imbrium quantitas, venti, agrorum cultiones usitatiores, nec non aliae quae magis convenirent, aquae potabiles, alimenta, uno verbo, cuncta quae agunt in valetudinem gentium, salubritatemque plagarum.

Magistratus, agricultor, architectus, machinator, medicus non singillatim, sed conjunctim operam ferre magno facinori debent.

Hactenus Sardi nonnulli difficultatis nodum expedire infelici fato tentarunt, cum singulari studio peterent ut sumptubus inaccessis a republica paludes et stagna exsiccarentur. Parum sapienter flagitamus quod assequi omnino impossibile est, aut cito rogamus quod sero tantum concedere decet. Si in terris, vallibus et collibus altioris libellae, agricultura constans, firma, praestans, sapiensque fiat, populusque frequentia et divitiis augeatur, tunc certe una cum caussis mediterraneis intemperiei, paludum quoque stagnorumque alimenta decrescent. Provinciae uberes et opulentae factae benefica munera perficient, a facillimis ad perardua incedendo, non autem a fastigio incaute initium ducendo. Torrentem igitur aggeribus munire, vel paludem exsiccare, cum in locis vicinioribus undiqueversum miasmatis teterrimi fontes persistunt, inutilis, improvidus, et pene ridiculus erit labor.

Hisce animadversionibus rite perpensis, consilia publicae administrationi tradenda, ut morbidae Ichnusae partes ad salutem reducantur, prono alveo fluunt. Cura geratur, ne algae in stagnorum et maris oris cumulatae putrescant; silvae serventur et augeantur; emortuis et vetustis arboribus juniores substituantur; plantaeque exoticae proceriores, et quae citius crescant serantur; aquis pluviis aestate et autumno in imo angustarum vallium coentibus, subterraneis cuniculis, vel aliis machinationibus recenter inventis exitus suppeditetur; incolae excitentur atque compellantur ut vitibus, moris, oleis, malis aureis, aliisque plantis procerioribus colendis operam navent, ita ut harum cultura praeferatur cerealium sationi; quapropter ex ista utilitas perexigua redundat, et vix conspiciuntur tonsae novales, et agri inculti, ubi rari greges caprarum et ovium vagantur et aegre nutriuntur.

Tantae molis immutationes in Sardinia inducere, sin impossibile, saltem difficile censeo; verum non idcirco ars medica fugerit indignata. Quoties triste fatum provinciae rectorum manus devincit, toties hygienes et clinices alacres auxilio veniunt.

Nil notius quam cortice peruviano febres intermittentes depelli, nec medicina nullum isto certius remedium possidet. Vulgus ipse mirabilem chinae chinae actionem noscit, et ad eam inconsulto medico quandoque confugere audet. Verumtamen specifici pharmaci virtus haud facile miasmatis abditos effectus compescit. Corticis usu paroxismi fugantur utique, sed citius vel serius redeunt. Recidivarum causa vires jugiter decrescunt, viscerum cruorisque perturbationes graviores evadunt.

Operae pretium hygienicis praesidiis corticis virtuti favere, assiduisque curis febrem tardiorem ad revirescentiam reddere. Non enim convaluit aeger vix dum horror et aestus evanuerunt, potius quoties functiones, viresque in pristinum sanitatis statum restituuntur.

Non in urbibus tantum, sed in humillimis quoque pagis praesto sint medici, cum nullo in morbo praesens artis auxilium adeo utile et necessarium sit quam in isto curando. Febres quidem peculiarem perniciei characterem habent, quem in relapsu consistere lippis notum: et ideo postquam aeger convaluit, iterumque suo muneri vacare cepit, publica liberalitate, medicum et pharmacopolam paratos inveniat, qui ad recidivam vitandam, et viscerum totiusque oeconomiae laesiones compescendas, medicamina ordinationesque idoneas suppeditent. Pauca sulphatis chininae grana, exiguae ferri doses, aliquantisper oppii vel aliorum pharmacorum, indicationes dioeteticae et prophylacticae saepe saepius lethalis veneni perniciosissimos effectus profligare valent.

Reipublicae administratores prudentia, cives liberalitate operam conferant ut rustici urbanique mercenarii laborum pretio commoda, alimentaque bona sibi comparare queant, Robusti et bene valentes febres effugiunt, correpti, illarum noxae resistunt. Infirmi, pravis alimentis, intemperantia, animi pathematibus, morbis praegressis fracti palustris veneni victimae fiunt, et nunquam vel sero nimis e morbo recreantur.

Recentior scientia in febre curanda perfectionis apicem fere tetigit; alacriter constitutioni medicae contemporaneae studuit; systematum prava lue non amplius polluta, sanguinis missionibus, aliisque ejusdem generis praesidiis infirmiore aegros et in recidivam magis pronos non reddidit; empiricae methodi, quae utrum plures quam miasma victimas orco miserint anceps haereo, non amplius in honore fuerunt. Eapropter ut quae ad publicam privatamque salutem tuendam conferunt nunquam obliviscantur, scholae maxime praestantium neomedicorum institutioni provideant, nec respublica negligat quidquid illarum decus exposcit. Olim in Calaritano Lyceo aestatis et autumni mensibus, hodie vere et hieme docetur, prout in caeteris Italiae Athaeneis usuvenit. Patet quam parum prudenter moderatores provinciae veterem ordinem immutaverint; nam scholae medicae jubentur silere tum cum in xenodochio febribus laborantium maximus aextat numerus. Sapientis est leges locis, minime vero loca legibus accomodare.

In Sardinia sive publica auctoritate, sive privato consilio magni momenti opera aggrediantur, illud evenit ut aut ab inceptis desistant, aut lente procedant; eo quod ob aeris intemperiem mercenarii, vel morbo correpti, vel terrore exanimati, operam locare recusant, et vix in publicis viis construendis et in fodinis consentiunt hiemis et veris mensibus munus praestare.

Mala quae peculiaris ista insulae conditio gignit luce clarius emitent. Quaevis facinora ut morbidae plagae consanentur suscepta febres ipsae evertunt, et in agris reficiendis pertinaces cultores tumulantur; coloniae in sepulchreta convertuntur, febribusque perverse suppetias ferunt pavor, nostalgia et inopia.

Medicus quaestionem attente perpendens, discrimina metuenda, infaustosque exitus jam expertos ignorantiae potius quam lethalibus morbis tribuenda esse plane cernet. Consilii et sapientiae inops erit quicumque nolit scientiae notionibus et artis praeceptis pericula depellere, difficultatesque superare.

Quapropter si operum coloniarumve rectores alimenta sufficientia et sana, domunculas salubres, xenodochia, medicos, aquam potabilem, commercinm communionemqne cum finitimis terris, operariis et colonis pararent, isti procul dubio aestate quoque et autumno poterunt agros colere, ferrum plumbumqne effodere. Febres paucos inficient, et affecti cito et perbelle convalescent. Commodorum copia crescens, fiducia et emolumenta quae colonum novae patriae vinciunt operi fastigium imponent, febresque de terris effugient ubi incolarum frequentia libenter vivit.

Medici, et phisosophi caveant ergo ne inanis eruditio verae scientiae magisterium affectet; provideant ut certamen, quod continue pendet incertum causas morbosas inter et valetudinem populi, fauste feliciter prospereque dirimatur.

Arrogantia nuntiandi novas inauditasque res non mihi temere persuasit ut animadversiones istas ederem; potius desiderium vehemens excutendi metum, animumque fractum eorum excitandi, quibus publicae saluti consulere interest.

Quae inconcinna verba si concilium medicorum benigne accipiet, forsan conterranei mei despicere nolent, et en mihi unica meta, quam contingere semper ardenti studio conabor. »

M. PANTALEONI lit aussi un travail sur le même sujet.

« 1.ʳᵉ QUESTION — DU MIASME PALUDÉEN — CONDITIONS QUI EN FAVORISENT LE DÉVELOPPEMENT DANS LES DIFFÉRENTS PAYS — SES EFFETS SUR L'ORGANISME DE L'HOMME — MOYENS PLUS EFFICACES POUR EN DÉTRUIRE LES CAUSES ET LES EFFETS.

Messieurs et chers confrères,

La question présentée ici au Congrès est certes une des plus intéressantes que l'on puisse proposer à une assemblée internationale de médecins ; car malheureusement c'est une question à la solution de la quelle l'expérience d'un seul médecin, et même de tous les médecins d'un seul pays, ne saurait suffire. Il était donc très-juste de faire un appel aux talents et à l'observation des médecins de toutes les parties du globe, car c'est seulement dans une évaluation bien pondérée de tous les faits différents dûment constatés dans les différents pays où l'infection palustre existe; c'est seulement après avoir vu ce miasme en action sous des conditions différentes et sur des races et des pays différents; c'est seulement après avoir comparé les divers systèmes suivis dans différents pays pour l'assainissement des marais et les résultats que l'on a obtenus, que l'on pourra venir à des conclusions pratiques sur la nature du miasme et sur les meilleurs moyens soit pour obvier à ses mauvais effets soit, si c'est possible, pour détruire ce fléau de l'humanité.

Montrer l'étendue immense de ce problème, déclarer l'insuffisance de l'individualité pour le résoudre, c'était vous dire, Messieurs, que je n'entends nullement envisager la question sous toutes ses faces et que je ne saurais que me borner à l'exposition de quelques faits qu'une longue expérience de vingt-cinq ans dans un pays ravagé par ce fléau, je parle de Rome et de ses environs, m'a mis dans le cas de bien constater. La pratique et l'observation successive dans un autre pays comparativement exempt de l'infection palustre, je parle de Nice, n'a pu que me confirmer dans les déductions et les principes que l'expérience antécédente m'avait déjà suggérés.

I. Et avant tout je dirai, qu'au début de mes études et de ma pratique dominait en Italie une école, qui niait absolument l'existence d'un miasme palustre et qui tâchait de ramener toutes ces maladies, qui pourtant sont liées partout à l'existence des marais, aux causes dites *non naturelles*, aux causes ordinaires de toute autre maladie. Je n'entrerai pas dans une discussion assez oiseuse sur cette étrange doctrine ; car enfin pour tout homme et tout médecin pratique la véritable question est toujours d'aviser aux moyens d'empêcher les maladies que malheureusement on observe partout où des marais existent ; il est d'ailleurs bien indifférent que ce soit par les variations de température, si fortes et si rapides de la campagne romaine, ou par un miasme véritable que les marais exercent leur funeste action sur l'organisme humain. Et cependant comme jamais durant toute ma vie médicale je n'ai eu de doutes sur l'existence de ce miasme, comme à présent j'en doute moins que jamais, je me servirai toujours des expressions de miasme et d'infection palustre, en laissant libres les fauteurs de la doctrine contraire, s'il en existe encore, de donner aux faits sur les quels j'appuierai mes déductions les explications théoriques qui peuvent mieux leur convenir.

Ainsi un fait primordial, un fait fondamental et qui est la base du problème dont nous nous occupons, reste hors de toute discussion ; c'est l'existence de certaines formes différentes de maladies, dominantes partout où existent des marais. Et pourtant il faut ajouter de suite que l'existence seulement des marais n'est pas suffisante à la production de ces maladies, puisque ces marais pendant l'hiver, et surtout dans les pays froids, sont exempts de toute influence fâcheuse sur les individus qui vivent à coté du marais ou qui le traversent par hasard. Mais l'on ne saurait dire la même chose pour la saison d'été et quand le soleil exerce une action puissante par son rayonnement sur une vaste surface marécageuse et surtout si celle-ci est dénuée d'arbres qui par leur ombre empêchent ou au moins atténuent les effets des marais. Ainsi une évaporation des principes, quelqu'ils soient, qui existent dans un marais est nécessaire pour que le marais exerce son action malfaisante sur l'organisme humain. Et ici entre un fait que l'expérience séculaire de tous les médecins romains (et je puis y ajouter la mienne) met hors de doute, c'est que quand l'été est très-pluvieux ou absolument très-sec et très-chaud, la saison offre comparativement moins de fiévreux ; tandis que si la saison est alternativement très-chaude et quelque peu pluvieuse, c'est alors que les hôpitaux regorgent de fiévreux. En effet il n'est pas rare de voir à Rome, à la suite d'une petite pluie qui survient au milieu des chaleurs ardentes d'un été méridional, deux ou trois cents individus atteints de fièvre se presser à l'Hôpital du Saint-Esprit dans une seule journée. C'est que, dans un pays marécageux, pour que l'action malfaisante se développe, il faut non seulement qu'une évaporation ait lieu, mais que cette évaporation se fasse sur une surface de terre mise presque à découvert et exposée aux rayons du soleil avec une petite quantité d'eau seulement. Si l'eau était en abondance, l'évaporation ne suffirait pas alors pour produire des maladies ou au moins les maladies des pays marécageux, ainsi par exemple on peut bien observer autour des grands lacs ou le long des grandes rivières, un énorme développement d'humidité et de vastes brouillards, sans que pour cela on ait à appréhender le développement de l'infection palustre. Mais ce ne serait pas la même chose si ce lac ou cette rivière étaient à moitié desséchés ou en partie découverts, ou si, après avoir débordé, ils avaient inondé les terrains environnants. C'est alors que se font ces évaporations, que se lèvent ces miasmes, dont l'action est si meurtrière pour les habitants.

On peut donc formuler, comme une première loi qui régit le développement du miasme palustre : qu'il ne se produit que sous l'action de fortes chaleurs et par l'évaporation, non de l'eau pure, mais de l'eau imprégnée plus ou moins de certains éléments qui s'élèvent des terres et du limon qui gît au fond des marais.

II. Un autre ordre de faits vient démontrer que réellement des émanations telluriques sont au fond la cause de ces maladies. Nous avons en effet parlé jusqu'ici de marais et de miasmes palustres, mais les fièvres et les maladies que l'on est d'accord d'appeler palustres ne sont pas tout-à-fait exclusives des endroits marécageux. Les grand mouvements de terrain qui se firent par exemple pour le siége et les tranchées de Sébastopol, les tracés de canaux, comme celui de St. Martin, creusé en 1811, les grandes tranchées des chemins de fer ont amenés partout un développement des mêmes fièvres et des mêmes maladies que l'on observe par le dégagement du miasme palustre quoique néammois à un moindre degré. Les grands travaux agricoles dans des pays secs, comme p. e. le haut plateau de la Beauce cité par Trousseau, occasionnent fréquemment des fièvres ; et ce n'est pas le moindre fléau de ces courageux *pionoers* de l'Est des Etats-Unis d'Amérique, que les maladies engendrées par les émanations presque pestilentielles qui s'élèvent lorsqu'on brise pour la première fois à la charrue ou à la bêche un sol vierge comme celui des landes ou des forêts de cette vaste région. Ainsi il est bien entendu que, quoique les émanations malfaisantes du miasme végétal émanent surtout des marais, elles peuvent aussi sourdre des vieux terrains remués, et lorsque l'on porte à l'air les restes d'une autre époque ensevelis par la succession d'autres couches de végétation ou d'autres dépôts terrestres.

Nous avons remarqué aussi que les vapeurs, les brouillards qui s'élèvent des larges masses d'eau n'occasionnent jamais l'infection palustre. Et cependant il ne faut pas non plus s'exagérer la portée de cette observation, puisque, s'il s'agit d'eaux stagnantes depuis longtemps, d'eaux sur lesquelles se forme déjà une couche de végétation hybride et primitive, ces eaux peuvent engendrer le miasme et produire l'infection palustre chez les habitants du voisinage. En termes plus généraux nous pourrions conclure que le miasme émane toujours là où il y a des éléments végétaux à leur état le plus simple et le plus primitif, soit qu'ils soient mis à découvert par les mouvements de terre, soit qu'ils éclosent sur un terrain marécageux par le desséchement du marais ou par inondation, soit qu'il se développent à la surface des eaux stagnantes depuis longtemps.

III. J'ai remarqué plus haut comme dans la campagne romaine les maladies palustres se développent bien moins, quand l'été est sec et constamment chaud. Et pourtant à deux reprises et dans deux années différentes un phénomène tout opposé se présentait à Castel Gandolfo et dans les environs d'Albano où les fièvres sévissaient d'une manière toute particulière, tandis que partout ailleurs ces maladies étaient comparativement moindres. Cette différence était tellement marquante que le gouvernement romain se crût obligé d'envoyer sur les lieux une commission médicale pour constater le fait et apprécier les causes d'une si étrange exception, qui paraissait renverser toutes les données les plus positives de l'observation de plusieurs siècles. Il ne fut pas difficile de constater aussitôt que les chaleurs et les sécheresses excessives de la saison avaient produit un abaissement dans le niveau des eaux du lac d'Albano ou de Castel Gandolfo ; que les bords restés à sec et couverts de débris de végétaux suffisaient pour expliquer l'émanation de ce miasme local qui exerçait ses ravages surtout sur les habitants des maisons autour du lac, et qu'ainsi ce phénomène si étrange en apparence n'était qu'une confirmation éclatante des principes généraux tirés de l'observation séculaire et que nous avons tâché de formuler ici.

Ainsi répétons-le encore une fois : un certain degré de desséchement dans un marais ou dans une masse liquide, qui met à nu un terrain couvert de limon végétal est une cause sûre de dégagement du miasme palustre d' autant plus grand que le rayonnement du soleil est plus puissant ainsi que l' évaporation produite par la chaleur. Ainsi dans tous les procédés divers d' assainissement qui se fondent sur le desséchement des marais ou des eaux stagnantes, une période plus ou moins longue doit s' écouler, pendant laquelle nécessairement il doit y avoir un redoublement d'émanations miasmatiques et une augmentation dans le nombre et l' intensité des fièvres, puisque il y aura nécessairement une période dans laquelle le bas fond des marais se trouvera dans ce terme moyen d' imbibition et d' imprégnation de liquide qui est le plus favorable, comme nous l' avons démontré, au dégagement du miasme. C' est ce que l' on eût à observer pendant quelques années, si je ne me trompe (et dans le cas où je me tromperai il y a ici des confrères mieux informés certes que moi à ce sujet, et surtout le D. Salvagnoli, qui voudront bien corriger mes assertions) c' est, dis-je, ce qui a été observé dans la maremme siennoise et autour du lac de Monte Pulciano lors de l' assainissement par les *colmate*. Et le fait que le savant rédacteur des commentaires de notre programme a rappelé si à propos, celui du marais d' Urgel dans la province de Lérida, loin d' être en désaccord avec les données de l' observation et les principes formulés ci-dessus, ne fait que les confirmer pleinement. D' un côté le desséchement soudain d' un vaste marais devait mettre à découvert une surface d' autant plus grande et, en multipliant l' étendue du foyer des émanations, il devait multiplier par là la production du miasme; d' ailleurs les travaux de terrassement étaient déjà même à eux seuls une cause nouvelle de genèse miasmatique et de production de fièvre. Ainsi les moyens imaginés jusqu' ici pour assainir un pays, en desséchant les marais, aboutissent au commencement à un redoublement de maladies; et nous verrons plus tard si l' on peut proposer quelqu' autre moyen pour obvier à un pareil danger.

IV. L' intensité du miasme et ses effets pernicieux sont d' autant plus graves, que l' on est près du foyer dont le miasme émane. Ce principe doit à chacun paraitre si naturel qu' à peine croira-t-on nécessaire une démonstration, car il est en accord avec ce que l' on observe pour tout autre infection, comme pour tout autre émanation, soit de parfums, soit de mauvaises odeurs, de sons, de lumière, etc. Et pourtant il ne sera pas inutile de rappeler comment sur tant de malheureux habitants condamnés à passer l' été dans les marais pontins il n' en échappe presque pas un seul ni aux accès de fièvre, ni à l' infection du sang et du système général.

Ce foyer d' émanation se répand largement sur une vaste étendue; et fréquemment même des hauteurs environnantes on peut contempler une mer de brouillards qui couvrent toute la plaine et qui s' élèvent à une certaine hauteur au dessus du marais. Le miasme s' élève aussi, il n'y a pas de doute, avec ces émanations, mais il perd de son intensité, et il est certain qu' il y a des villages florissants et presque tout-à-fait exempts de l' effet de la malaria, qui surnagent à ce foyer d' infection, tandis que d' autres villages placés bien plus loin en sont terriblement frappés. Ce sont les courants de vent qui sont la cause de cette différence; car on ne saurait douter, d' après les faits connus et bien avérés, que le miasme palustre peut être transporté par les vents à une très grande distance et exercer son action malfaisante à 15 et 20 lieues du foyer primitif. Je ne citerai pas ici le fameux exemple rapporté par Lancisi de ces trente romains qui furent surpris, en se promenant vers Ostia, par un coup de vent des marais: vingt neuf d' entre eux gagnèrent la fièvre; mais je citerai bien un fait trop connu à tous les médecins et les habitants de Rome, c' est qu' en opposition à ce qui arrive en général partout, les quartiers malsains de la ville sont ceux des plus hautes collines, ceux où jadis on fonda les plus beaux palais, les plus grandes Églises et où jadis vivait la masse de la population. C' est que sur ces collines s' est déchaînée l' action du vent qui passe sur les marais pontins depuis qu'un Pape (je ne me rappelle pas le quel) eût la malheureuse idée de faire couper des bois qui défendaient la ville éternelle du coté méridional et barraient le passage au vent du midi, voulant imiter l'exemple d'un autre Pape qui avait assaini la ville par un déboisement fait sur le côté opposé, celui du nord où était jadis cette terrible forêt, traversée par les Fabiens pour aller à Kamers ou Chiusi des Etrusques, entreprise jugée hardie par les romains eux-mêmes.

En 1849, quand les troupes françaises occupèrent Rome après le siége, ils n'eurent garde de consulter les médecins du pays, et ils logèrent leurs troupes au sommet de l'Aventin, du petit Aventin, du Palatin; et sur un seul bataillon de 1600 hommes 1200 furent atteints de la fièvre, jusqu'à ce qu'ils se hâtèrent de se réfugier dans la partie basse de la ville.

Nous citerons un exemple encore plus marquant à Albano. La ville dans la direction du Nord au Sud est bâtie sur deux mamelons réunis par un côteau. Les deux extrémités sont comparativement presque exemptes de fièvre, tandis que plusieurs des maisons intermédiaires (et les médecins du pays vous diront exactement lesquelles) sont constamment frappées par les fièvres. C'est qu'entre les deux collines placées au midi d'Albano, celle où fut fondé Aricia, et l'autre que l'on appelle Monte Savello où était le Château de la maison Savelli, il y a justement un espace correspondant à ces maisons et par où passe le vent qui vient des marais et qui empoisonne justement ces maisons. Aux environs de Porta Furba sur le chemin de Frascati il y a un espace d'un demi Kilomètre où l'air est surchargé de miasme, on s'en aperçoit à la température qui est différente en traversant la plaine; et si l'on ne prend pas de précautions, on y attrappe presque à coup sûr la fièvre seulement en passant par là en voiture.

Nous pouvons donc en toute connaissance de cause affirmer que le miasme (du moins pour ce qui regarde les marais pontins) tout en étant constamment entretenu et concentré par la nature cohibente et imperméable du sous-sol vulcanique, ne s'élève pas à une grande hauteur au dessus du niveau des marais; mais il est porté au loin par l'action des vents et peut infecter des maisons placées à 50 ou 60 Kilomètres de distance. Voilà un point sur lequel le miasme végétal semble s'éloigner des propriétés du miasme animal; car je ne dirai pas que celui-ci ne soit pas dans plusieurs cas transporté à distance. Au contraire, l'infection du choléra à la Nouvelle-Orléans fut certainement apportée par un bâtiment qui venait de Hambourg (où le Choléra dominait) et qui fut atteint pendant la traversée; et pourtant ce vaisseau était à l'ancre à un mille de distance mais en amont du vent. Le même fait se déclara en sens inverse à Calcutta sur un bâtiment qui était sous le vent de la forteresse attaquée du Choléra tandis qu'un autre en amont du vent en fut exempt. J'ai moi-même publié dans une lettre adressée au D.ʳ Guérin des faits de transmission d'infection cholérique à distance; mais ces distances sont très-faibles et règle générale, les vents et l'aération sont les meilleurs désinfectants de tout miasme animal, tandis que les courants transportent à une très-grande distance le miasme palustre.

V. Mais le miasme palustre offre sur un autre point une différence bien plus caractéristique et plus marquante avec le miasme animal. On sait que le miasme animal ne manque jamais de se produire partout, où l'on accumule une quantité trop grande d'individus dans un espace assez borné et sans une aération suffisante. Agglomérez des prisonniers en trop grand nombre et vous aurez le typhus des prisons: agglomérez trop de malades dans un Hôpital et vous aurez la fièvre nosocomiale; agglomérez des matelôts, des passagers, et vouz aurez le typhus naval, etc. etc. Le manque de propreté, l'alimentation insuffisante peuvent bien y contribuer, mais la cause principale de presque toutes les épidémies contagieuses est l'accumulation d'un trop grand nombre d'individus entassé dans un petit espace. L'épidémie qui se déclara à l'audience même de la cour dans ce qu'en Angleterre on nomma « *le jour noir de la justice* », la fièvre affreuse qui prit les pauvres anglais renfermés dans le caveau du tyran du Bengale ne sont que des exemples éclatants de l'exagération de ce principe.

C'est tout le contraire qui arrive pour le miasme palustre. Plus la population sera condensée dans le territoire marécageux ou environnant, plus il y aura d'habitations, de feux, d'animaux, plus il y aura de plantes, d'arbres surtout, et de préférence ceux de haute futaie, et plus le miasme disparaîtra, ou au moins ses effets malfaisants seront affaiblis et annullés. C'est un moyen d'assainissement graduel plus lent, il est vrai, mais peut-être plus sûr, et celui que la nature a suivi ainsi que l'humanité, dans la longue période qui a dû s'écouler entre l'état primitif d'un sol humide sans aucun drainage et l'état dans lequel le développement et la demeure des hommes et la culture l'ont mis actuellement. Nous en avons des exemples récents dans quelques provinces que l'on a par ce moyen assainies, comme la Sologne en France où les fièvres anciennement n'étaient pas moins meurtrières que dans les marais pontins, et où pourtant demeure à présent une nombreuse population qui n'est pas exempte de quelque atteinte de fièvre, mais qui pourtant cultive le sol sans grand danger, et qui par sa seule présence a pu l'assainir jusqu'à pouvoir bien y vivre, s'y propager et s'y enrichir. Nous trouvons le même fait, mais par un phénomène inverse, dans la campagne romaine et surtout dans la partie de territoire qui va de Velletri à Terracine, la partie la plus pestilentielle de la campagne et de toute l'Italie. Et pourtant ce territoire était celui habité jadis par les Volsques, il était couvert de villages dont Pline nous donne le nombre et les noms; il était habité par une population rude, saine et robuste, puisqu'elle put lutter contre Rome et contre les Latins pendant plusieurs siècles. Et pourtant le niveau des eaux d'après toutes les recherches des savants ne paraît nullement changé, il n'y avait pas de grand écoulement des eaux et le sol, sauf la culture, ne pouvait présenter d'autre différence. Ces populations étaient-elles peut-être moins sujettes à l'action meurtrière du miasme?... Rien ne saurait nous le faire croire. De nos jours il paraîtrait que les hommes les plus rudes, les plus vigoureux des classes inférieures n'en sont pas moins infectés que ceux des classes supérieures. On devrait même dire qu'ils le sont beaucoup plus d'après les statistiques, mais il faut aussi mettre en ligne de compte la différente alimentation, les meilleurs moyens pour se couvrir, et l'exposition moins grande des uns en comparaison des autres. Somme toute, nous pouvons certes conclure, comme l'ont fait tous les écrivains, que apparemment les anciens étaient aussi sujets que nous aux atteintes du miasme, mais que c'était la densité de la population, la culture du sol, l'existence des forêts qui préservaient ces populations d'une infection, qu'en effet nous voyons graduellement envahir ce sol, quand la race italique alla graduellement s'éteindre sur toutes les parties du monde où elle a laissé, avec la conquête, ses ossements et sa puissante civilisation; quand la main de l'homme libre qui s'éteignait dans ces lointains parages fut remplacée dans la campagne romaine par celle de l'esclave dans la culture de la terre, quand la petite propriété fut remplacée par la grande, et l'agriculture de Fabricius et de Caton par le paturage. Ce n'est pas ici le moment de vous montrer comment tous ces problèmes économiques s'enchaînent avec ceux de la politique à Rome, et comment l'infection palustre ne fut que le dernier résultat d'un mauvais principe sur le droit de la propriété des terres; mais ce qui est important, c'est de bien constater que le manque de population et de cultivation a amené l'infection palustre et la fièvre à Rome.

Car c'est un fait bien avéré partout que l'augmentation des plantes, de la culture et des habitants diminue le miasme et son pouvoir sur l'organisme humain.

Et je dis l'organisme humain, car c'est un fait constant et nullement controuvé que le miasme palustre n'exerce, au moins apparemment, aucune influence sur les animaux inférieurs, qui peuvent paître, dormir et vivre impunément dans le marais, aussi exempts de maladie que partout ailleurs. C'est là encore une autre différence entre le miasme végétal et animal, puisque les animaux ont plusieurs maladies épidemiques et contagieuses en commun avec l'homme; et en tous cas l'agglomération des animaux dans un endroit non suffisamment aéré produit presque toujours un miasme parmi eux comme parmi les hommes.

VI. Mais la plus grande différence dans la nature de ces miasmes se montre dans l'appréciation surtout des effets sur l'organisme. Quelles sont en effet les maladies que le miasme palustre produit sur l'homme? Tout le monde, tous les médecins sont d'accord pour rapporter au miasme palustre les fièvres intermittentes: tierce, quarte, quotidienne etc. et, à plus forte raison, les pernicieuses. Je parle à des médecins, à de savants et illustres confrères, et cette indication est plus que suffisante pour exprimer ma pensée. Mais cette fièvre constitue-t-elle toute la maladie?... Je ne pense pas qu'il y ait un seul médecin bien éclairé qui le soutienne. Le fièvre est ici seulement une émanation, une manifestation de l'intoxication palustre; comme une éruption peut l'être de la scrophule ou de la vérole, mais la maladie est dans le système, la maladie est générale, diathésique, et on ne la guérit pas en supprimant la fièvre. Voilà ce qu'on ne dit pas assez hautement et à l'école et dans les livres, et voilà pourquoi la fièvre revient presque toujours jusqu'à ce que petit-à-petit le spécifique qui coupe la fièvre perd son efficacité et ajoute fréquemment une complication ultérieure à celle de la maladie primitive. Si ce phénomène ne se vérifie pas toujours c'est que fréquemment l'éloignement du foyer d'infection et la bonne alimentation et cette réaction naturelle de l'organisme, que l'on s'est plu à nommer *natura medicatrix* suffisent à guérir une constitution légèrement entamée par l'infection. Mais dans les pays vraiment marécageux, chez ceux où la rate, le foie, le sang sont affectés, ce n'est que le traitement reconstitutif qui saurait produire une véritable guérison.

Voilà ce que tous les bons praticiens savent, et certes ce n'est pas sur ce point que je devrais insister dans une assemblée comme celle-ci. Mais une chose à mon avis bien plus intéressante et qui peut-être ne sera pas également admise par tous les médecins, c'est que la fièvre intermittente n'est pas la seule fièvre qui émane de l'intoxication palustre. Partout où la fièvre intermittente existe, en été et en automne, on observe aussi quelquefois en même temps, quelque fois plus tard et surtout en hiver, une fièvre continue avec des rémissions plus ou moins éloignées de la fièvre, rémissions qui fréquemment se terminent en intermittence véritable, mais plusieurs fois la fièvre devient très-grave, entame fortement le système sanguin et le système nerveux avec des phénomènes très-ressemblants aux périodes avancées de la typhoïde et enlève le malade. Ces sont les formes qu'à Rome on avait nommées anciennement *putrides*, plus tard *malignes et fièvres des nerfs ou nervosa* et sur les quelles planait toujours et plane encore une grande incertitude dans les idées et dans le traitement parmi les médecins.

Ce n'est pas ici, Messieurs, le moment de discuter à fond la nature de cette fièvre et marquer sa différence avec la typhoïde, avec la quelle, et en France quelquefois et même à Rome à présent, plusieurs paraissent la confondre. J'eus l'occasion d'en parler assez franchement à notre prémier Congrès à Paris, où le Docteur Bole y lut un mémoire très-remarquable et dans lequel il montra à l'évidence comme dans son pays par suite des travaux d'un chemin de fer les intermittentes et en même temps cette fièvre rémittente dont je parle s'étaient à la fois et largement développées, tandis qu' elles y étaient inconnues auparavant. J' ai constaté le même fait à Nice en suite de l' endiguement du Var, et un peu partout en Italie, car plus ou moins partout on commence à voir des fièvres intermittentes et avec elles les rémittentes aussi. Je dirai même que c' est dans ces cas, que l' on a la meilleure opportunité de suivre les rapports de cause et d' effet d' une maladie, comme c' est au début d' une épidémie contagieuse ou là où elle ne sévit que légèrement, que l' on peut en tracer le chemin, car quand un miasme palustre ou animal est devenu très-intense, son infection très-étendue, l' intoxication malfaisante est générale, tous les organismes en sont atteints, et tous les faits morbides sont tellement sous la domination puissante de cet élément qu' il annulle tous les autres et éclipse toute autre observation.

Messieurs, c' est à dessein, que j' ai rappelé l' exemple des épidémies à leur début, et quand l' infection est plus légère, car la comparaison exprime assez bien ma pensée et l' idée que je me suis faite de l' action du miasme dans la production des rémittentes. En effet, l' observation d' un très-grand nombre de cas m' a porté à la conviction bien établie, que c' est surtout quand le miasme est moins intense, quand l' intoxication est moindre, quand l' action est plus lente et graduelle sur l' organisme que la rémittente se produit au lieu de l' intermittente. Il paraîtrait presque que le miasme exercerait dans les cas de rémittente son action mêlée avec d' autres éléments de maladies et qu' ainsi le résultat serait composé, ainsi que l' action des causes. En effet, dans les rémittentes nous ne trouvons presque jamais l' infection générale cette Chloro-anémie, ces *infarctus* du foie, de la rate, ces engorgements si caractéristiques de l' intoxication palustre dans les intermittentes. Evidemment la maladie n' a pas envahi le système ou au moins le sang, ou si elle l' a fait, elle ne l' a pas fait au même degré et avec la même intensité. Ce sont en effet les étrangers qui visitent Rome et Naples qui sont peut-être le plus fréquemment atteints de cette rémittente, et ils n' ont pas été assez longtemps sous l' action malfaisante du miasme pour en être saturés. Je nomme Naples aussi bien que Rome, car depuis une vingtaine d' années, à cause de son exécrable système d'égouts, cette ville est devenue dans ces plus beaux et poétiques quartiers de la rivière de Chiaja un foyer de rémittentes même plus grand que Rome, quoique l' intensité du miasme rarement aille jusqu' à produire les fièvres quarte et tierce ou l' infection palustre générale.

L' infection est encore moindre dans ces névroses apyrétiques qui pourtant se rattachent de loin par leur cause, et de près par leur forme intermittente, à l' action du miasme palustre. Je fais ici allusion à ces prosopalgies intermittentes, à ces névroses étranges que nous tous observons si fréquemment, et que, si vous voulez me passer l' expression, j' appellerais volontiers les symptômes tertiaires du miasme.

VII. Je pense en avoir assez dit au sujet des effets du miasme sur l' organisme humain. Mais qu' est ce que ce miasme palustre dont nous nous sommes si longuement occupés jusqu'ici? Quelle est la nature véritable de son principe, les éléments dont il se compose?

Nous en sommes malheureusement ici au même point où nous en sommes en général sur les questions de causes primitives. Nous connaissons les effets, nous pouvons même déterminer les lois qui les régissent sans pouvoir pourtant déceler la véritable nature de leur cause. Nous pouvons tout au plus hasarder quelque conjecture plus ou moins probable, en nous basant sur les faits connus jusqu' ici. Ainsi il est évident que la substance qui constitue le miasme doit être quelque chose de pondérable puisqu' elle reste accumulée sur la surface du marais et ne s' elève pas à une grande hauteur. Il ne s' agit donc pas d' électricité ni de magnétisme, ni de chaleur. En même temps ce miasme ne doit pas être très-lourd puisque le vent peut l'amener à 50 ou 60 kilomètres de distance et être encore assez puissant pour produire des maladies très-graves. Il ne peut pas être un poison minéral, car aucun minéral ne produit de pareils effets; ce n'est pas non plus un air méphitique, un gas délétère puisqu'il serait dilué et dissipé dans l'atmosphère. C'est un produit évidemment du règne végétal, car il ne se développe que là où des végétaux poussent. Ce miasme ne pourrait-il pas être tout simplement une plante, un de ces cryptogames, de ces végétaux inférieurs, parasites, dans l'existence desquels la science moderne a trouvé la cause de plusieurs maladies qui ravagent d'autres plantes supérieures ou des animaux et même l'homme? Si la muscardine du ver à soie est due à un champignon, la maladie actuelle et les globules de Cornalia à un autre champignon, le *Panhistophiton ovatum*, si la fermentation alcoolique ou acétique est le produit de végétaux, pourquoi ne pourrait-il pas en être de même de l'infection palustre chez l'homme? Nous avons déjà plusieurs maladies chez l'homme que l'on a reconnues comme dépendantes de végétaux microscopiques qui l'envahissent. Je vous avoue que je n'ai jamais pu comprendre la terrible diphtérite que comme une plante qui se développe sur l'homme, et vous savez quelle infection générale elle produit bien des fois. Ainsi l'hypothèse n'a rien de bien étrange et pourtant, Messieurs, je n'aurais pas osé l'énoncer, comme une chose sérieuse, ici, devant une assemblée comme la vôtre, si je n'avais pas lu dans un journal scientifique américain des faits qui convertiraient l'hypothèse en une démonstration. Il s'agit d'un médecin, le Doct. Salisbury des Etats Unis qui en examinant au microscope le brouillard épais des marais y aurait justement trouvé trois espèces de ces cryptogames inférieurs que l'on ne trouverait que dans les marais et dans la saison des fièvres. Il les aurait trouvés partout où la fièvre existe et en rapport avec la force de l'infection. Il aurait poussé l'observation à l'*experimentum crucis* de Bacon puisque ayant recueilli dans une boîte du brouillard rempli de ces cryptogames et l'ayant amené dans une chambre où dormait un homme sain, dans une région saine, cet homme aurait gagné une fièvre tierce. Est-ce, Messieurs, un de ces gigantesques *canards*, comme les Américains se plaisent parfois à nous en envoyer? est-ce un fait grave et sérieux, une découverte utile à la pratique et à l'assainissement?... Je m'étais proposé d'instituer moi-même quelques recherches dans les marais pontins et j'avais prié un confrère romain de m'aider; mais d'abord, moi un exilé de Rome, je n'ai pas un libre accès, même à ces marais-là, et mon confrère n'a pas pu s'associer à ce travail. Je laisse donc à des confrères mieux placés que moi de faire quelques observations et expériences qui puissent éclairer entièrement ce point. Et ici permettez moi, Messieurs, d'interrompre un instant ma lecture. Le désir que j'exprimais ici est devenu un fait. Mon ami le Doct. *Balestra* de Rome auquel je m'étais adressé a pu faire pour son compte les observations, les expériences telles que je souhaitais de pouvoir accomplir moi-même. Il va vous lire lui-même les brillants résultats de ses recherches. Ce que je vous annonçais comme une hypothèse plus ou moins plausible est désormais, grâce au concours de mon ami, une véritable découverte, une conquête de la science qui va non seulement renforcer nos principes sur la genèse de la malaria, mais probablement ouvrir une voie nouvelle au grand problème de l'assainissement des terres.

VIII. C'est qu'il ne s'agit point d'une simple curiosité scientifique. Une fois bien déterminée la cause véritable et directe de l'infection, on pourrait probablement parvenir à la détruire dans son berceau, à sa naissance. On a pu prévenir ou empêcher le développement de l'oïdion de la vigne, pourquoi ne le pourrait-on pas pour le principe du miasme palustre? — Mais en attendant de futures découvertes qui sont encore à l'état de problèmes, il faut aviser avec les connaissances actuelles à empêcher ou diminuer les ravages de ce fléau. Or, je crois avoir démontré que le miasme ne s'élève pas bien au dessus du marais, et que les vents seulement peuvent l'amener au loin. Des bois donc, des forêts, surtout d'arbres de haute futaie, borneraient facilement ce fléau dans son foyer primitif et nous pourrions au moins limiter le champ de ses ravages. Mais des arbres plantés dans le marais même, en empêchant l'action puissante des rayons solaires pendant le jour sur le limon mis à nu, en absorbant l'humidité la nuit seraient un sûr moyen de diminuer, si non de détruire, le développement du miasme à sa source. Je ne voudrais pas m'aventurer dans des hypothèses, mais je crois pouvoir affirmer que les plantes plus avancées dans leur organisation détruisent nécessairement partout les inférieures, et quoi qu'on pense de la célèbre loi de Darwin sur le développement des êtres, le fait n'en reste pas moins certain que, dans la nature, les plantes et les animaux plus avancés en organisation remplacent ceux qui le sont moins, et que l'homme ne saurait vivre ou au moins prospérer qu'entouré de plantes relatives à cette période plus avancée et plus perfectionnée dans laquelle la nature l'a placé. Les plantes, ces végétations inférieures qui étaient jadis meurtrières pour lui, deviennent alors utiles et bienfaisantes. Suivant moi ce progrès qui dans la nature se fait lentement et qui a assaini le monde, pourrait être hâté par l'homme dans les marais par une végétation artificielle et choisie. Il me paraît après tout que c'est là le meilleur procédé. Je vous avoue que je suis bien désenchanté de ces grands ouvrages, comme dessèchements des lacs, que la nature paraît avoir créés à dessein, comme les glandes dans les vaisseaux lymphatiques, pour empêcher les inondations soudaines des rivières, de ces dessèchements de marais, qui tuent une génération entière en mettant à découvert tout un immense foyer d'infection. Je vous avoue que j'ajoute bien plus de foi dans ces moyens assurés, naturels, quoique un peu plus lents qu'une observation séculaire a approuvés.

Y aurait-il des moyens chimiques pour détruire le miasme végétal, quelle que soit sa nature? Le problème vaut certes la peine d'être posé et la solution mise à l'étude et encouragée; mais dans l'état actuel de nos connaissances la science reste silencieuse et impuissante sur ce point.

Nous ne possédons donc que des moyens bornés jusqu'ici pour empêcher le développement du miasme dans son foyer. En avons-nous pour empêcher sa prise sur l'individu?..... Ce serait peut-être plus facile. Tout le monde connaît que le feu largement allumé dans une chambre s'oppose à l'action du miasme. Son action paraîtrait s'exercer surtout sur la peau, puisque c'est cet organe qui est le distinctif de l'homme au dessus des animaux. Les flanelles, les habits de laine sur la peau exercent une action bienfaisante, et on a même voulu soutenir que les anciens qui ne connaissaient pas l'usage de la toile, jouissaient d'une sorte d'immunité. La bonne nourriture, l'usage du vin, du thé le soir et en général tout ce qui tend à vivifier et à renforcer l'organisme contribuent à préserver de l'infection palustre. Il faut surtout ne s'exposer jamais à l'air froid et humide sans se couvrir. Je n'ai moi-même que suivi religieusement ce dernier précepte, et quoique ma vie de médecin à Rome exercée en été aussi dans les environs eût dû m'exposer à l'action du miasme, je n'en ai jamais été atteint.

Messieurs, je ne vous dirai pas à présent comment soigner les fièvres intermittentes, rémittentes ou les névroses à fond miasmatique quand l'on ne réussit pas à en prévenir le développement. Je croirais faire une insulte à vos connaissances et à vos lumières.

Messieurs, je ne vous demanderai en terminant qu'une chose. Veuillez tous, avec le même zèle et la même bonne foi que moi, mais avec les talents supérieurs qui vous distinguent, apporter votre contribution éclairée au difficile problème présenté aujourd' hui à notre Congrès, et les ténèbres que je n' ai pas réussi même à éclairer par ce travail, se dissiperont entièrement. »

D. COMMANDEUR PANTALEONI M. D.

Vient ensuite le tour de M. le Doct. Grégoire FEDELI qui lit :

« *Sur le traitement de la Fièvre Quarte.*

Messieurs et très-honorables Collègues,

En traitant cette question de pratique médicale, je ne prétends pas vous présenter une nouveauté clinique, ni moins encore des faits cliniques dont, avant tout, je ne voudrais pas m' attribuer la découverte. Non, Messieurs; par ce petit travail, je n' ai d' autre but que de faire revivre, en y ajoutant quelques modifications, le traitement de la Fièvre Quarte, imaginé par Cotunnio, médecin italien, une des gloires de l' Ecole Napolitaine, et qui vécut entre la fin du dernier siècle et le commencement du présent.

Le docteur Folchi, d' heureuse mémoire, professeur de Thérapie générale à l' Université Romaine, dans son ouvrage *Materiae medicae compendium* (vol. Ier, pag. 97, édit. Ire, art. *Zedoaria*) rapporte que Cotunnio aurait communiqué *ad aures* au professeur De Mathaeis, Clinicien Romain, sa méthode pour le traitement de la fièvre quarte et que ce dernier, à son tour, la lui avait fait connaître : il s' en était donc lui-même servi avec beaucoup de succès pour combattre les fièvres quartes les plus rebelles. Du reste, Folchi est le seul auteur, que je connaisse, qui ait rapporté dans son ouvrage thérapeutique la méthode de Cotunnio. C' est là, je pense, le motif, pour lequel cette méthode a été oubliée ou méprisée par plusieurs praticiens.

Lorsque je commençai mes études de clinique médicale sous la direction des professeurs nommés ci-dessus, et lorsque je fus moi-même, par la suite, Médecin assistant à la même école clinique, je pus bien apprécier la valeur thérapeutique de la composition de Cotunnio. En effet, on observait qu' elle réussissait plus constamment que les autres remèdes préconisés dans les cas de fièvres quartes périodiques soit simples, soit doubles, provenant à la suite d' autres fièvres de différent type, par intoxication palustre, contre lesquelles on avait déjà expérimentée insuffisante le quinquina et ses préparations.

Cette fièvre, qui, ainsi que vous le savez, s' appelle, ab antiquo, *Medicorum dedecus et opprobrium,* paraît chez nous vers la fin de l' automne, et pendant l' hiver en général, avec son type simple, et quelquefois encore double, et attaque ceux qui, pendant l' été, ou bien au commencement de l' automne, ont été atteints des fièvres intermittentes miasmatiques, ou bien qui y étant continuellement sujets, présentent le caractère de la cachexie palustre. On rencontre bien rarement la fièvre quarte primitive; cependant je me rappelle en avoir vu des cas dans ma pratique.

L' observation clinique a bien montré que la fièvre quarte intermittente se déclare généralement chez les individus malsains et âgés plus souvent que chez les personnes jeunes et fortes; toutefois on a souvent remarqué des exceptions. Et, en effet, j' ai vu des enfants et des jeunes gens de bonne constitution être tourmentés par des accès de fièvre quarte, qui furent également rebelles à l' administration du quinquina seul.

On ne sait pas encore comment les fièvres zimotiques se transforment d' après la variété des types et, jusqu' à présent, toutes les études des Pathologistes sur cette matière ont été inutiles. Il faut donc, dans les fièvres intermittentes, s' en tenir aux causes miasmatiques et à cette vérité clinique: « un coup d'œil à l'élément de l'infection spécifique et un autre à la variété des complications qui peuvent l'accompagner. » C'est pour cela, peut-être, que Cotunnio, suivant toutes les circonstances qui peuvent s'associer à la fièvre quarte miasmatique, a été conduit à des conclusions qui l'ont persuadé de la nécessité d'aider l'action anti-périodique du quinquina par d'autres remèdes toniques excitants, après avoir reconnu pratiquement que ce remède était insuffisant pour guérir ce genre de fièvre intermittente.

Comme je ne veux pas m'étendre, dans cette communication, au-delà des limites de la pratique, je parlerai seulement des éléments composant la composition appelée *anti-quartana* de Cotunnio par le professeur De Mathaeis, et citée sous ce nom dans l'ouvrage du professeur Folchi. Ensuite, je ferai connaître les modifications que j'y ai apportées dans la spécialité des cas et la manière de l'employer conformément à l'expérience de plusieurs centaines de cas qui prouvent que c'est là la méthode la plus prompte pour guérir la fièvre en question.

Composition de la mixture antiquartana *de Cotunnio.*

P. Écorce de quinquina pulv. . . . . . grammes 48
  Racine de Zedoaria pulv. . . . . .)
  Fleurs de sel ammoniaque (ou hidro- }aa gram. 4
    chlorate d'ammoniaque) . . .)
  Camphre . . . . gr.   1 et 50 centigr.
Mêlez et divisez en six parties. A prendre pendant l'apirexie. (FOLCHI).

Au quinquina en poudre, on peut maintenant substituer le sulphate de quinine.

Il y a des individus, et plus qu'ailleurs sous notre climat de Rome, surtout chez les femmes, dont la sensibilité nerveuse est, en général, très-délicate, et pour lesquels tout ce qui est aromatique et piquant est difficile à supporter et leur cause des désordres nerveux. Ces observations, confirmées par la pratique, m'ont engagé à modifier utilement la quantité de camphre qui, d'après les proportions de l'auteur, causait de fréquents désordres dans les fonctions nerveuses. Je modifie donc le mélange, dans les cas ordinaires, comme il suit:

  Sulphate de quinine de 1 à 2 grammes.
  Racine de Zedoaria pulv. } aa de 3 à 4 grammes.
  Fleurs de sel ammoniaque }
  Camphre de 50 centigrammes à 1 gramme.
  Mêlez et divisez en douze doses.

On comprend aisément que la diversité de la dose des remèdes dépend de la gravité et de la longueur des accès, de l'âge du malade, du sexe, etc., etc.

Lorsque je vois dans les malades l'empreinte de la cachexie palustre, avec l'hypérémie des viscères abdominaux, etc., je substitue à l'hydrochlorate d'ammoniaque simple, celui de fer sublimé.

Dans les cas enfin où le camphre, quoique donné à une dose rationnelle, ne laisse pas d'exercer une action perturbatrice sur le système nerveux, j'y ajoute une quantité modérée de poudre thébaïque.

L'expérience constante et faite avec soin de la méthode dont nous parlons m'a persuadé encore davantage de la nécessité d'introduire des modifications dans la manière et le temps pendant lequel il faut administrer le remède ainsi que l'inventeur lui-même l'avait déjà proposé c'est-à-dire

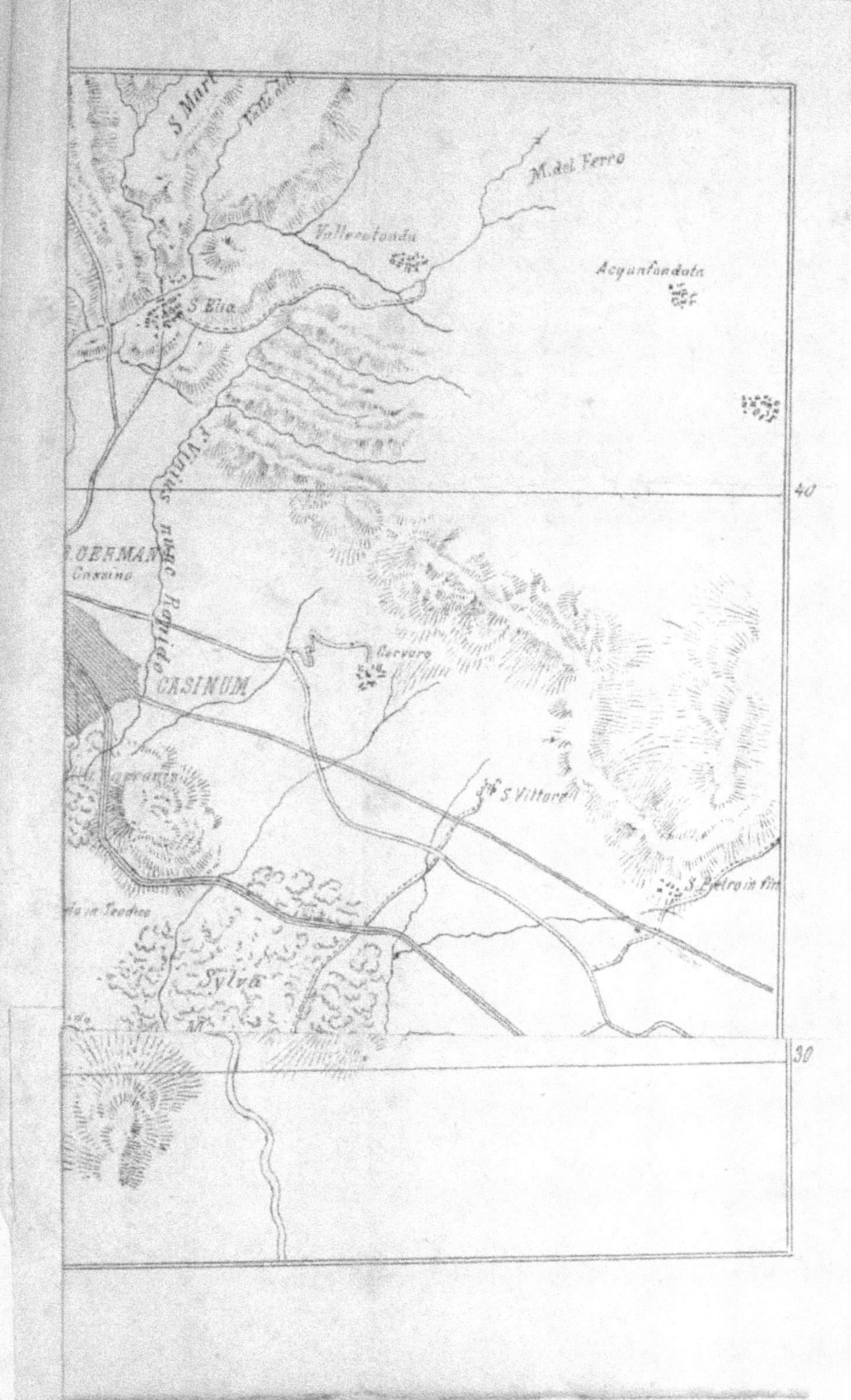

S. Mark
Valle di
Vallerotonda
M. del Ferro
Acquafondata
S. Elia
VALLIS
Fl. Rapido
R. GERMAN
Cassino
CASINUM
Cervaro
M. S. Vittore
S. Pietro in fin
Sylva

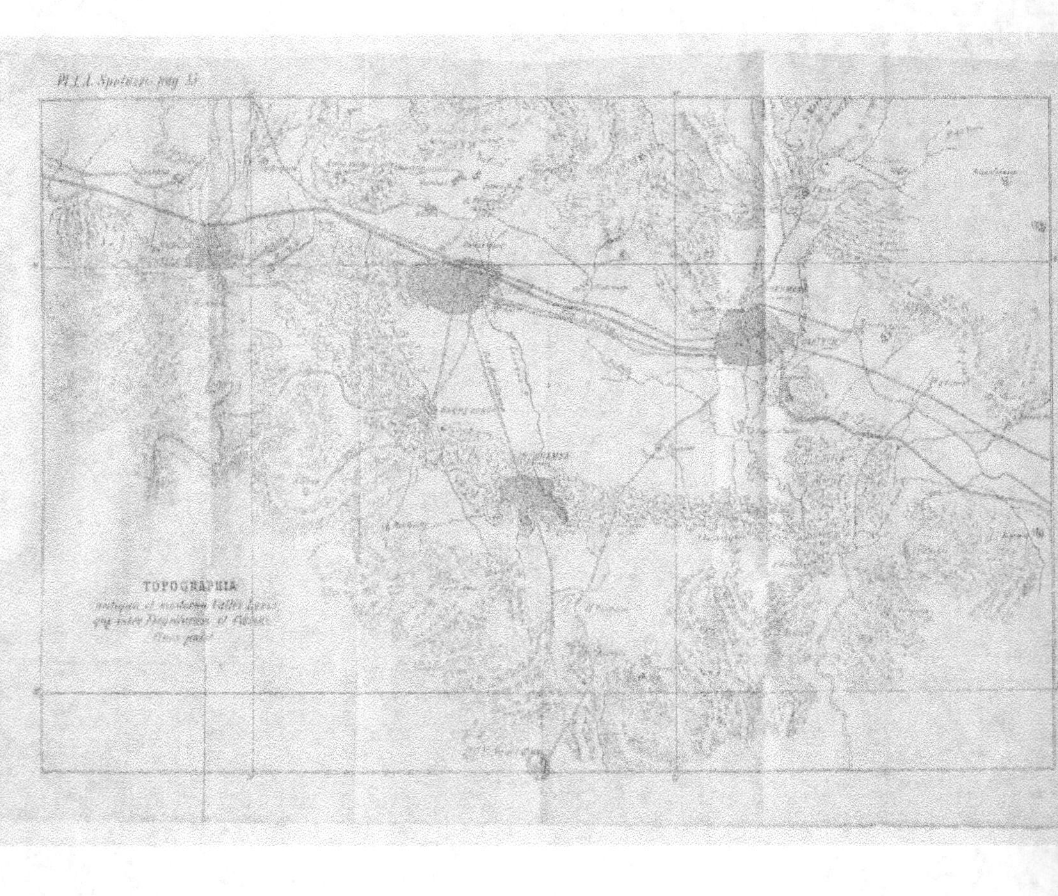
Pl. I.I. Spotkim. pag 51
TOPOGRAPHIA
antiqua et moderna Vallis Lyous
qui inter Hierapolim et Colossas
interjacet

« de la prendre en six fois dans le temps de l'apyrexie, en général ».
Sur l'observation que ce remède, ainsi donné selon la prescription de Cotunnio.
ne donnait souvent que des insuccès et causait des désordres, je pensais qu'en
subdivisant encore davantage la dose du remède avec les modifications que
j'y avais introduites, selon la spécialité des cas, il serait mieux supporté.
J'ai tâché en même temps d'établir le moment le plus utile de l'apyrexie pour l'administration du remède. Après des essais, j'ai pu définitivement le fixer et le déterminer à 24 heures avant l'accès, en attendant
que la dose soit épicratiquement consommée dans ce temps et terminée
deux heures avant l'heure du dernier paroxysme.

Le remède ainsi donné et modifié n'a jamais manqué son effet dans
mes mains, pendant 25 années de pratique, à l'exception de quelques cas
bien rares. Quelquefois pour 10 malades sur 100, j'ai été obligé de répéter
la même dose du remède pour cause d'insuccès.

Lorsqu'on a terrassé l'accès, on ne doit pas abandonner le traitement;
au contraire, il ne faut pas perdre de vue le malade pendant sept septénaires successifs, et plus encore.

Pour cela, je prescris, qu'en prenant bien note du dernier jour où le
paroxysme a manqué, on doit donner au malade toujours dans les 18 ou 20
heures qui précèdent l'accès ordinaire, pendant les deux premières semaines
chaque fois, suivant la même méthode, la moitié de la dose déjà administrée; ensuite dans les septénaires qui suivent, on doit continuer à lui faire
prendre le tiers de la susdite dose, jusqu'à la fin des septénaires révolus.
La spécialité des cas, feront naturellement modifier par le médecin la
durée du traitement.

Quant à l'hygiène à suivre il faut, comme dans toutes les autres fièvres intermittentes, éloigner les causes qui peuvent faire revivre le principe
morbide spécifique, ou le rendre persistant dans l'organisme ».

Après le Doct. Fedeli, toujours par ordre de présentation des mémoires, M. le Doct. ACHILLE SPATUZZI donne lecture du travail ayant pour titre:

« *De miasmate vallis Lyris, quae inter Fregellarum et Casini
fines patet. Observationes medico-historicae.*

Quae de palustri miasmate avertendo quaestio fit resolvi nullo modo
potest, nisi omnes penitus, unde illud oritur, causae pernoscantur: exceptiones vero quae passim et graves occurrunt ex factis in praesens tempus
observationibus, multum adhuc ab ultima solutione propositum problema
abesse demoustrant (1).

----

(1) De diversarum regionum variarumque tempestatum influentia in palustri miasmate sic inquit Boudin. « De même que le nombre proportionnel et la
» gravité des fièvres paludéennes augmentent ou diminuent selon la latitudine
» géographique et selon l'altitude des lieux, de même ces fièvres se montrent
» dans une dépendance étroite de saisons. Sous ce dernier point de vue, l'hiver
» joue le rôle des latitudes et des altitudes élevées; l'été représente le rappro-
» chement de l'équateur et du niveau de la mer ». Boudin, Traité de géographie
et statistique médicales, tom. 2. pag. 526.
Idem vero has gravissimas observationes notat. « Les fièvres paludéennes
» sont remarquablement rares dans toute la portion de l'Amérique du Sud située
» en dehors des tropiques, même sur un grand nombre de points où les eaux
» stagnantes, les lagunes et les marais se montrent largement répandus, et, qui
» plus est, dans des localités dont les températures annuelles et estivales dé-
» passent beaucoup celles que l'on observe à l'extrémité méridionale de l'Eu-
» rope et même à Alger ». Op. cit. tom. 2. pag. 515.

Quae quidem observationes ut compleantur, medicae topographiae unius-cujusque miasmaticae regionis studio operam dandam censeo, historicas circa miasmatis evolutionem notitias exquirendas, omnes denique relationes examinandas, quae inter illud coeterosque intercedunt morbos, qui diversis temporibus in eademque regione se illi imiscuerunt, variasque vices subierunt. Majorem enim hygienicarum quaestionum partem simul persequi opus est, et realis observatio non modo diligenter et distincte est efficienda, sed et generalis, imprimisque historiam intueri debet, quaeque in geographicis constitutionibus tempus immutavit. — Quorum studiorum tentamen feci in Aquini et Casini valle, cujus ego ad hunc finem topographiam delineari curavi. Haud brevis in exercendo medicam artem acquisita experientia clinicas mihi observationes suppeditavit, neque historicarum notitiarum documenta monumentaque defuerunt. Dicam huic sapienti Conventui generalia illa criteria, quae in his elucubrationibus secutus sum, novo operi seponens quidquid ad facta et observationes spectat.

I. Vallis quam inferior Lyris cursus alluit quatuor et viginti millia passuum in longitudinem habet, in latitudinem septem: comprehenditur duo inter Apenninorum juga, quorum alterum ad meridiem in Cajetae sinum procurrit, alterum ab Aprutio veniens vergit inter septemtrionem et orientem. Quae montium corona evehitur ad septemtrionem in monte qui Carius vocatur, ad Merididiem in Petrella, ad orientem vero et occidentem imminuitur, duas quasi angustias efficiens, qua Lyris alveus ingreditur, mox in marinam vallem dilapsurus. Multa minora flumina in decursu recipit, Melphim, parvum Sognem, Rapidum et Vandram dextra ripa, sinistra vero Tolerum, parvum Cosam aliosque minoris nominis torrentes.

Hic montium ordo frigidos septemtrionis ventos et meridiei calidissimos arcendo, mitem huic regioni temperiem facit, ubi hyeme aridi frigidique graecales venti medii inter septemtrionem et orientem dominantur, aestate vero medii inter occidentem et meridiem, aestum, humiditatem et caliginem transferentes. Ex densis frequentibusque autumnalibus hyemelibusque nebulis, nec non ex abundis verni aestivique temporis roribus imum humidumque clima recognosces (1). Nives in superioribus jugis a novembri ad majum perdurant, in mediis a januario ad majum saepe cadunt, in imis vallibus frigoribus maximis apparent, diem vix duraturae. — Soli natura ut universum plyogienicum subapenninum marinaeque originis *marga* argillosa constat, calcari elemento

---

Circa miasmatis causas sic concludit Lombard. « Je puis conclure hardiment, que partout où la mortalité est estivale ou automnale, il existe une influence tellurique ou paludéenne, qui résulte de la décomposition des matières végétales et animales amenées ou par le mélange des eaux douces et salines, ou par le dessèchement des marais salants, ou même sans qu'il soit possible de reconnaître une influence vraiment palustre, mais qui coïncide presque toujours avec des conditions spéciales du sol ». Idem exceptiones notat, et Simonot easdem generales leges admittens ait: « L'acclimatement des Français à Taïti et dans la nouvelle Calédonie nous offrent un remarquable exemple: il y a des marécages sans production du miasme paludéen, alors même que le sol est fouillé et remanié dans ses profondeurs. Ces colonies cependant sont encore trop jeunes pour qu'on puisse rien affirmer, et il faut attendre que les probabilités actuelles aient subi le contrôle du temps ». Congrès Médical International. Paris. 1867.

(1) Quamvis exactae desint meteorologicae observationes, tamen pro certo haberi potest in ima valle mediam temperiem aestivo tempore 24 Réamur gradus attingere, autumnali 12, hyemali 7, verno 15. — Si montes ascendas, demissiorem reperies; aestivo enim tempore in Montis-Casini jugo 20 gradus non solet excedere, hyemali vero nunquam ad 0. descendere.

exuperante, et vulcanici soli vestigia identidem existunt (1). Ex Dureau de la Malle observationibus demonstratur nihil in Italiae climate viginti abhinc saeculis immutatum (2), sed in his regionibus vetusta etiam testimonia nihil in naturae panoramate immutatum confirmant (3). Attamen in eodem imo, calido humidoque climate, eodemque solo argilloso, vulcanicis vestigiis commixto, quod Linneus, Boudin (4) alique miasmata generare arbitrant, easdem inter abundantes aquarum derivationes veteres mira salubritate fruebantur: in Medio-Aevo exitiale miasma exhalabat, frequentesque ibi erant pestilitates: nunc vero haec eadem regio de die in diem sanior fit.

Harum, quaeso, mutationum quae causae? Quam ex his studiis utilitatem publica medicina elicere potest? Hanc ego quaestionem mihi resolvendam propono.

II. Quatuor veteres civitates percelebres Romanorum coloniae in hac ultima Lyris valle floruerunt, Fregellae, Aquinum, Interamnium et Casinum, omnes in planitie conditae, in profluentibus positae. Geographi sic illarum topographiam determinant: Cellarius — *Ad Lyrim, supra confluentes Treri Fregellae fuerunt* (5): et Strabo — *Aquinum urbs magna, juxta quam Melphis fluvius magnus labitur* (6): *Interamnium sita urbs ad confluentes duorum fluminum Lyris et alterius* (7): *Casinum ipsa quoque*

---

(1) In ea vallis parte, quae ad orientem vergit, substantiis calcaribus quodammodo dissociatis, aquarum vi ab imminente apennino monte elapsis, condstratam superficiem reperimus: intrinsecus autem thofum nec non aliquod ex pumice stratum. A Mortula ad Sujum usque, Lyris alveis vulcanicis circiter ad duo millia passuum continetur. In agro vulgo dicto Fontana et in Fregellarum campis, magna cum probabilitate vulcanus forte extitit, affirmante Silio Italico « Et quae fumantem texere giganta Fregellae » (L. IV). Aquae fossiles sulfureae ad Arcem, Aquinum, Casinumque conspiciuntur; magno vero in pretio sunt thermae et fossiles aquae ad Sujum delabentes. Plinius Lyris aquam aestuantem habet, et Silius Italicus nomine sulfureis donat.

(2) Dureau de la Malle, sur la Climatologie d'Italie. Paris 1850.

(3) Silius Italicus lib. 4. vers. 277.

. . . . . . *nebulosi rura Casini.*

    Lentus quietusque Lyris cursus sic ab Horatio describitur, Ode XXXI.

        Rura quae Lyris quieta

        Mordet aqua taciturnus amnis.

    Et Silius Italicus, lib. 4. vers. 356.

        Et Lyris nutritus aquis qui fonte quieto

        Dissimulat cursum, ac nullo mutabilis imbri

        Perstringit tacitas gemmanti gurgite ripas.

    Et idem hunc agrum aquarum decursibus abundantem sic celebrat lib. 4.

. . . . Nimphisque habitata Casini

    Rura, etc.

(4) » Ubi febres intermittentes grassantur semper, etiam argillas observavi. » Linnaei amoenitates academicae De febrium intermittentium causa.

» Puccinotti. — In genere la malaria si presenta più intensa dove il suolo è » a preferenza vulcanico, perocchè quivi i calori estivi si rendono più intensi: » e gli strati argillosi che soprastanno, come quelli che trattengono le acque, » e le fanno facilmente ristagnare, valgono ad unire all' atmosfera cocente l'al- » tra condizione dell' umidità ond' essa acquista il carattere di caldo-umida, che » la fa passare facilmente a quella di miasmatica ». Storia delle febbri intermittenti perniciose di Roma lib. 2 cap. XVII.

(5) Cellarius. Geographia lib. 2. cap. 9. de Italia.

(6) Melphis flumen alium cursum tunc temporis habuisse videtur; cujus etiam nunc aliquod vestigium, et forte Aquinum circum fluebat prae coeteris amplissimum. « Ingens Aquinum » Silius Italicus. « Magna civitas » Strabo.

(7) « Ubi enim Interamna olim, illic ex una parte Lyris, ex altera vero » oram alluit parvulus quidam Amnis, vulgo le Sogne, qui proinde Straboni forte » ignotus, proprio nomine indicari non potuit et sub alterius nomine indigita- » tus est ». Gattula Access. ad istoriam Casinensem Vol. 2 pag. 370.

memorabilis et Latinarum ultima. Quae quidem non solum Vinio flumine, quem nunc Rapidum incolae vocant, abluebatur, sed aliis quoque variis aquarum fontibus, qui e montis latebris exilientes in Scatebram, quem Plinius recordatur, congregabantur (1). Haec loca nullo afflictari miasmate priscis temporibus certum est: Romani enim priusquam ad novam aliquam regionem habitandam se conferrent, pecus, quod ibi paverat, immolare solebant, ut ex splenis jecorisque examine aeris salubritatem dignoscerent (2). Inspicienda quoque sunt quae de veteribus monumentis supersunt. Casinum inter orientem et meridiem positum videbimus, et coeteras, quas memoravi, civitates occidentem solem adspectare, quod quidem nebulosa in regione non mediocris utilitatis est, cum solis radiis latissime refoveantur. Aquinum vero et Interamnium quid aliud nomine praestant nisi magnam his locis aquarum copiam extitisse? (3) Hygienicam, quae eos praecoeteris seligebat, sapientiam admiremur. — Nec satis. Intueamur attentius antiquitatis reliquias, muta illorum vitae testimonia qui haec loca incoluerunt: ibi extensi aquaeductus, hydrothecae, amplae portae viaeque (4), decora amphitheatra, vasta venalia fora (5) in vestigiis recognosces; privatorum vero civium aedes, vestibula et impluvia habentes, non mediocrem certe magnificentiam praeferebant. Ibi Romanorum nobilissimi rura condiderant, quorum celeberrimum M. Varronis est, ad Vinii ripas, compluribus rivulis irrigatum, ut descriptum nobis in libris *de re rustica* Varro ipse reliquit (6). In publicis hygienes praescriptionibus hae civitates Romanorum morem sequebantur: inde aediles cereales, alimentarii, aquilegi et cloacarum systemata; inde cadaverum procul ab urbe removendorum leges, adeo ut solemne dictum: *hominem mortuum in urbe neve sepelito, neve urito.* Publica

---

(1) « In Casinate fluvius appellatur Scatebra frigidus, abundantior aestate. Plinius lib. 2. cap. 103.

« Et Gattula: Situm est Casinum in latere excelsi montis inter Orientem
» aestivum et meridiem quo loco situs distenditur in quasi planitudinem et de-
» clive per tria fere miliaria. Op. cit. pag. 730. Vol. 2. »

(2) « Majores enim e pecoribus immolatis, quae pascebantur in iis locis,
» quibus aut oppida aut castra stativa constituebantur, inspiciebant jecinora...
» Cum pluribus experti erant, et probaverant integram et solidam naturam je-
» cinorum ex aqua et pabulo, ibi constituebant munitiones ». Vitruvius, De architectura lib. I. Cap. IV.

(3) Cayro in Aquini historia tradit, oppidum positum in aquoso loco; et ideo ab aquarum copia nomen sumpsisse — Adde Varronis sententiam: Oppidum Interamna dictum, quod inter amnes est constitutum. Lib. IV, de LL. — et Festus: Interamnae, et Antemnae dictae sunt, quod inter amnes sunt positae, vel ante se habeant amnes. *De verb. signif.*

(4) Adhuc extant reliquiae latinae viae, quae attingendo Casinum, Aquinum, Fregellas, Romam ducebat; idemque habetur de via Herculanea, quae ab Aquino Interamnam praeteribat et Formiam ferebat — De hac habet Cicero: Adjungitur et illa via Herculanea multarum delitiarum, et magnae pecuniae.

(5) « In Cassino si faceva una rinomata fiera, ossia mercato, siccome si ri-
» leva da una iscrizione che si legge presso Cratero, ed era il *forum*, che 'si
» nomina tra i prodigi da Livio, e parimente da Varrone si é scritto *Casinum*
» *forum vetus*: al dir di Festo è *negotiationis locus* — Cayro — Lazio nuovo e
» vecchio — Tom. 1.º pag. 197 — Napoli 1816 ».

(6) « Huic ego: Cum habeam sub Oppido Casino flumen, quod per Villam
» fluat liquidum et altum marginibus lapideis, latum pedes LVII, et e villa in
» villam pontibus transeatur, longum p. DCCCCL directum ab Insula ad Mu-
» saeum, quae est a Vinio fluvio (Hunc Vinium Rapidum appellat Gattula pag.
» 753) ubi confluit alter amnis ad summum flumen ubi est Musaeum. Circum
» hujus ripas ambulatio sub dio pedes lata denos ». Varro, de re rustica Cap. V.

balnea, gymnasia, valetudinaria, ea omnia denique quae sapienti illi populo intelligens hygiene suadebat, ibi deesse non poterant. Prospera cultura, fertilissima regio (1) neque minus admiranda plantatio et nemorum dispositio. Rus quod ibi Varro, ut diximus, struxerat, *sylva grandi, arboribus tecta, ut infima perluceat*, circumdari refert. Id ostendit scire veteres nemora plantare, ut solum siccarent. Quum vero legitur Lyris cursum hinc inde nemoribus protectum, (2) sylvamque Moricem ad orientem positam haud procul ab angustiis Suji, aliamque ad occidentem inter Aquinum et Fregellas ventorum, qui medii inter meridiem et occidentem, septemtrionem et orientem perflant, impetum compescere, et salutares auras urbem afflantes oxygeno imbuere, jure scientia, mirificum hunc rerum ordinem meditata, laudes, queis eam amoena poetarum carmina celebrarunt, prosequitur (3). — Penes populos qui in ipsa liberalitate naturae sanitatem et robur hauriebant, empirica et superstitiosa medicina parvi existimabatur; sed scientia, usus, consilium hygienen inducebant. Cicero simul nobis et salubritatis Campaniae testimonium mandat, et hygienes necessitatem potentiamque recognoscit his verbis: *Non ingenerantur hominibus mores tam a stirpe generis ac seminis, quam ex iis rebus, quae ab ipsa natura loci et vitae consuetudine suppeditantur, quibus alimur et vivimus:* idque inter coetera addit exempla: *Campani semper superbi bonitate agrorum, fructuum magnitudine, urbis salubritate, descriptione, pulchritudine.*

III. Fregellae sociali bello fuerunt deletae; coeterae civitates variam Romani Imperii fortunam passae: quae quidem ad rem nostram non faciunt. Meum est videre qualis ibi rerum mutatio facta sit, quum, V saeculo volvente, urbes illae non intermissis barbarorum incursionibus e stirpe eversae sunt. Ferox illa colluvies omnia igni ferroque vastabat: inculta vallis deserebatur: nemoribus caesis, lapillos glareamque praecipites e montibus torrentes transferebant, et fluviorum ob id alveus extollebatur: belli damna turbabant cursum, stagnaque formabantur, ubi putrefactus limus palustre miasma gignebat (4). Natura foedis nullus vitae cultus barbaris erat: interfectos non sepeliebant; qua de re fiebat, ut species nova miasmatis, quod *putridum animale* dicam, oriretur. Praetereamus venena, quae ignota unicuique horum miasmatum insunt; sed non est inficiendum in eodem loco et ob eamdem causam duos distinctos morbosos fomites generari, alterum *telluricum miasma* febrium intermittentium causam, alterum miasma *putridum animale*, ex quo pestilentiae coeteraeque omnes infirmitates e putrida corruptione scatentes, originem ducebant. Et re quidem vera anno quingentesimo alia aliam subsequebatur, quum terribilis pestis hanc regionem desolavit; et Gregorius Magnus intermittentium, quae secutae sunt,

---

(1) « Denique eos fundos, quos in agro Casinate optimos, fructuosissimos » continuavit. Cicero Orat. de lege Agraria in Rull. 1. 25 ».

(2) « Il Liri era navigabile, e presso Fregelle vi era il porto, che ancora » conserva il nome di porto dell'Isola ». Cayro, Op. cit. pag. 197. Tomo 1.º

(3) Martialis:

    Coeruleus nos Lyris amat, quem Sylva Moricae
    Protegit.....

Et Lucanus:

    Et umbrosae Lyris per regna Moricae
    Vescinis impulsus aquis.

(4) Doctissimus Nicolaus Corcia asserit in Medio-Aevo Lyrim *Garilianum* appellatum esse ab arabo *garil*, quod quidem limosam et stagnantem aquarum fluminis qualitatem apud stationem quam ibi in IX saeculo Saraceni posuerunt, alludit. Vide Lettieri, Due lapide Saraceniche nel Museo Nazionale di Napoli Vol. XIII. tav. XXX. pag. 7. n. 2. Corcia, Storia delle due Sicilie p. 403.

epidemiam narrat (1). Ab anno trecentesimo nonagesimo quinto ante Christi adventum, in Diodori pestilentia, quae in Carthaginiensium exercitu apud Syracusas fuit, intermittentium *concomitantia* animadversa est: quod si solertissimi et praestantis professoris Corradi opus de epidemiis, quae in Italia fuere, leviter attingamus, continenter accidisse videbimus, ut intermittentes vel epidemias comitatae sint vel secutae: quod quidem a recentioribus etiam observatum est.

In horrendis illis subversionibus non *palustre* modo *miasma* et *putridum animale* tantis bellorum damnis gignebantur, sed malis vivendi habitandique conditionibus inter illos infelices populos insederunt.

Limosa stagna in inculta desertaque valle perstabant; quique victi profugique montes petierant, ibi asyla, quo se reciperent, extruebant, spem habentes se loci natura posse tueri (2). Ex quo fiebat, ut domus essent angustae et, ut ita dicam, superadditae, arctae viae, turrita moenia altissima, perbrevem aeri lucique aditum praebentia. Aquarum inopia ultimae impuritatis causa. In communibus etiam feudalitatis tempore fondatis editam Baronis aedem, subditorum vero domos humiles et angustas videmus; et sepultura erat in templis, quo populus convenire consuescebat. Aquarum necessitas adeo negligebatur, ut Manso Abbas castellum conderet, quod *Roccasiccam* appellavit, ut nomine indicaret montem, ubi illud construebat, aquis carere: quin etiam aliquantulo longius ab aquarum cursu habitationes excitabant, sicuti in vetustiori S. Germani parte aquis destituta innotescit, cum in inferiori copiose labantur.

Terribile in Medio-Aevo palustre miasma in ima valle saeviebat (3);

---

(1) Non possum quin haec ipsa confirmem iis ipsis adiunctis, quibus temporibus inter se dissitis pestilentiae acerrimae invaluere, quibus sat afflicta universa vallis. Revera exeunte anno quingentesimo populationes, vastitates, Longobardorum excursiones aliae alias excepere vicissim: et Cayro in Aquinatium historia habet, anno quingentesimo nonagesimo peste omnino absumptos cives. Gattula (vol. 1.º p. 66. op. cit.) meminit, eo quod diuturno probe certamine inter se Abbas Rycherius et Aquinates Comites contendissent, anno millesimo trigesimo nono, pestem inde exortam pergravem: neque praetermittendum quod pugnantium opera aquarum cursus pertubarentur eo consilio, uti transitu per flumina hostis prohiberetur, nec non diutissime illis in locis castrametati sunt. Ab eodem Gattula scriptum accepimus ab anno millesimo quingentesimo trigesimo tertio ad octavum, ea tempestate, qua Princeps Orangius, qui, Roma vastata, Borbonii exercitum ductabat, castra intra Aquinatium et Casinatium fines posuerat, omnes ferme mortales peste interemptos. Et postremo cum Ferdinandus Borbonius, quo facilius Gallos regni aditu prohiberet, totam regionem sui copiis complevisset, terribilem epidemiam febrium castrensium invaluisse, anno millesimo septingentesimo nonagesimo octavo, cum teste P. Colletta autumnale tempus imbribus abundaret et terra lutulenta atque mollis esset. (Storia del Reame di Napoli Ediz. Lemonier p. 215) Contra ea juvat hic et animadvertere, neque ferme verbum de peste, quum Aquinum mense novembri anni millesimi ducentesimi quinquagesimi primi depopulatum ac funditus eversum ab Corradi copiis fuit.

(2) Re quidem vera prope Fregellas, dextrorsum, in summo monte Carica, oppidum extruebatur, quod nostra aetate nuncupatur S. Giovanni Incarico et super Arcano monte Arx celebratissima ac munitissima evadebat, quae sat apud majores obscura, Medii-Aevi tempore clarescere coepit, eo quod septingenti ex Gotorum gente, quo facilius se ab Narsete insectante liberarent, illic delituerint. Haud longe ab deserto Aquino in praerupto Monte Asprano olim erigebatur oppidum Castri-coeli dictum; eodem modo quo nihil ferme de antiquo Casino supererat, praeter perpaucas domos circum Templum ideo dictas Castrum Sancti Petri.

(3) In oppido quod S. Angelus in Theodice nuncupatur, prope locum qui Marco Varroni tam in deliciis fuit, adeo exitiales febres saeviebant, ut qui erant

sed in illis domorum coacervationibus, quas rectius immunda aeris stagna dixerim, putridum miasma frequentes pestilentias fovebat. Quibus de causis generationes illae, identidem imminutae, familiari infirmitatis statu sensim debilitabantur. Itaque, ut in amoenis Romanorum urbibus variae hygienicae institutiones robur pariebant et sanitatem, in Medii-Aevi communibus caritas, egenis occurens, varia pro necessitate nosocomia, novis aegritudinibus laborantes receptura, in illarum institutionum locum surrogabat, et, provida hygieni seposita, empirica et soperstitiosa medicina tantis malis inconsulte auxiliabatur. Quae vero historicae illarum infirmitatum notitiae ad nos pervenerunt, ut ab effectibus causae omnino recolantur, non sufficiunt: has prosequi observationes satius duco, eisque rerum, quas videmus, experientiam consociando, per analogiam de iis quae fuerunt dijudicare.

IV. Grave in summis montibus vitae genus inopia rerum; adeo ut diutius ibi commorari homines non potuerint, novaque inferius oppida extruxerint, quum jam altera Medii-Aevi aetas praeterierat: tum vero abundantior aqua (1). Extrusa deinde feudalitate, moenium ambitus eversi sunt: qui subjecti diu vixerant, libertatem opesque adepti, ampliores sibi domos exaedificarunt: agricola, utpote qui non aliena colebat, meliorem fecit agrum, et domo ibi condita, imam vallem frequentiorem reddidit: aquarum cursus non horruit, imo etiam non mediocriter purgavit, magis ut agriculturae quam hygieni consuleret. Hoc in melius processu nunquam interrupto, quinquaginta abhinc annis vallis incolae succrescunt; et agris prudentius cultis factum est, ut nec perniciosae, nec complicatae frequentesque saeviant intermittentes his iisdem locis, qui antea non impune incolebantur. Nullum quasi in vallis incola anemiae palustris vestigium viginti abhinc annis apparet. Non est dubium quin palustre miasma montium cacumina remissius contingat; sed ubi propter aquarum inopiam corporis cultus seponitur, condendique domos ratio late aerem spatiari non sinit, ibi subcontinuae febres, gastro-entericis, nervosis vel putridis phaenomenis complicatae.

Quum vero cholericae epidemiae, typhicae, dysentericae superincumbunt, corrupto jam aere aluntur, nullaque pene requies et salutis spes male cohabitantibus datur. Quod autem, his constitutionibus epidemicis recurrentibus, observatione dignum videtur, est, typhum, choleram, dysenteriam

---

affecti prope desperarent, uti Gattula reffert: « Id apud hujus castelli incolas » usuvenit, ut cum prima quis febri corripitur, statim poenitentiae et eucha- » ristiae Sacramenta recipit ».

(1) Sat perspicue ex historia constat haec secunda Medii-Aevi aetas; Cayro enim memoriae prodit, incolas Castri-coeli vel aquarum inopia pressos, vel incommodo ascendendi montes et inde planitiem repetendi agrorum cultu, adactos pedetentim fuisse primarias linquere sedes et recentissimum Aquinum jam nunc restitutum ac frequentatum uti sedem recipere. (Historia Aquini et Dioecesis Vol. 2. p. 49). Oppidum Castri-coeli Aquinates Comites incolis celebratissimum reddere contendere; adeo ut anno tertio et millesimo ad triennium, quo faciliorem ad cultus agrorum viam munirent, possessiones longe lateque patentes, his, qui eas incolerent, traderent. (Cayro op. cit. Vol. 1. pag. 56). At nulla tamen ratione efficere potuerunt, ut diu illic consisterent: anno enim millesimo septingentesimo tertio non amplius quam duodecim familiae extabant, quae non secus ac coeterae et sedem hanc deseruere; et nomen Castri-coeli ab pago nunc *Palazzolo* dicto sumptum accepimus, quod oppidum ad montium radices conspicere est. Patet etiam antiquae Roccae Siccae sedem olim fuisse ab incolis desertam: et quam hisce temporibus habemus, in aequiore probe loco videre fas est, uti oppida, quae extruenda curarunt Casinenses Abbates in collium fastigio, aut ferme in planitie erecta conspiciuntur; exempli gratia illud Sancti Apollinaris ab Abbate Gisulfo extructum anno octingentesimo decimo septimo et Sancti Angeli in Theodice ab Abbate Aligerno nonagentesimo quinquagesimo anno.

intermittentibus modo consociari, modo perniciosas, typhicas, dysentericas, cholericas, prout locales conditiones id efficiant, ut vel *palustre miasma*, vel *putridum animale* exoriatur.

Temporum mutationes non minimam sibi partem his morbis creandis vindicant. Re quidem vera, ubi dies nimis aestuat, putridum miasma quodammodo vivificatur, si contra humiditas alternatim recurrat, palustre. Ex quo fit, ut id autumnali tempore potissimum saeviat frequentioresque sint intermittentes: quod si id temporis sat constantibus imbribus affluens, aut omnino aridum sit, tunc inde necesse est, ut miasma sua virtute remittat: quocirca minores febres; perniciosiores tamen facile evadunt, et pulmonalibus morbis, si humiditas praevalet, nervosis phaenomenis et gastro-entericis, si vel aestuosi vel aridi dies suppetant, adnectantur (1).

Cum has observationes cum clinicis communes habeamus, non ulterius tendo. Ut vero causarum studium physicis legibus possit illustrari et praevenienti medicinae utile fieri, opus exarandum censeo, quo morborum typus secundum causarum naturam simplificetur et fortuitis casibus varietates referantur. Dicam tantum, ut rem absolvam, minus quidem infensos, (cum jam satis homines sanitati suae consuluerint), eosdem tamen ibi morbosos extare fomites, alternatim incidentes, inter se copulantes, alterum alteri vim invicem afferentes. Medii-Aevi temporibus prolixior et ferocior morbida vis erat; terribiliores inde quae subsequebantur infirmitates; at, mea quidem sententia', quadam analogica qualitate. Quin imo, his criteriis praemissis, quaedam singularia contagia dijudicamus, quae variae, quas diximus, causae opitulatae sunt, rem satis exploratam habebimus (2)

Redeamus ad causarum examen secundum physicas leges. Exhalationes putridae animales simplices *gas* sunt, et facillime per aerem propagantur; item facillime venena quae asportant effunduntur, et epidemicae fiunt. Contra vero telluricae emanationes aquosorum vaporum formam habent, cumque majori constent densitate, endemiam plerumque constituunt, nec nisi ventorum impetu transferuntur. Palustre miasma ab imis in altiora evehi loca plerique asserunt; quod quidem non in hac modo regione, sed etiam compluribus aliis, ventorum influxu, exceptionibus obnoxium experimur. Et re quidem vera paucis abhinc annis inter Aquinum et Palatiolum limosum stagnum excrevit, cujus miasma medii inter meridiem et occidentem venti directius ad Palatioli colles, indeque in Pedemontem, quam in suppositam Aquini planitiem inferunt. Rocca Evandri et S. Ambrosius in collibus positae, cum Suji angustias adspectent, ventisque supradictis exposita sint, acrius quam vallis oppida intermittentibus excruciantur.

Si vero perpendamus pluvialibus tempestatibus saepe in collibus aquarum fieri stagna, vel, siccitate superveniente, limum, quem prius aquae tegebant, in apertum prodire, manifesta res erit geographicam miasmatis partitionem non modo particulari uniuscujusque regionis situ, sed tempestatum etiam qualitate variari.

---

(1) Praesertim his diebus, scilicet extremis huiusce augusti mensis et primis septembris, nimios aestus imbribus excipientibus, in vallis incolis aequo jure quo in Alpinis, mederi mihi ipsi forte licuit perniciosis febribus tiphoideis, pulmonalibus affectionibus complicatis, cum duobus praeteritis annis prope rarissimae recurrerent..

(2) Pulmonites typhicae quae in Charoli Magni exercitus debaccatae sunt, Italica febris qua anno 877 Germani afflicti sunt, quorum *plurimi tussiendo spiritum exhalarent*, haec eadem febris quae anno 899 fuit, quo in anno pluviam, grandinem et rerum omnium inopiam perpeti necesse fuit, mortalitas quae anno 1167 Friderici Primi exercitum perculit post pluviale tempus quod ariditas excepit, nonne tot perniciosarum epidemiae esse potuerunt?

V. En quae ex his studiis corollaria derivantur. — Non soli, non climatis malignitate palustre miasma aliique infirmitatum fomites in hac intermedia Lyris valle proruperunt, sed habitantium incuria. Quemadmodum vetus hygiene, naturae liberalitate usa, sanitatem prosperitatemque instituit, ita barbaries omnia pessundans, ignorantia et superstitio naturae leges adversatae, morbos varios et secundum loci conditiones et generales physicas influentias immutatos sufficiebant. Ut hi morbosi fomites destruantur, si hygiene, praeter diligens specialium geographiae et topographiae varietatum studium, sapientem antiquitatem ducem sequatur, expeditius erit ejus iter, maturiora judicia, utiliora consilia.

Re quidem vera, cum in hac valle aliisque miasmaticis regionibus frequentiores intermittentes videantur, sponte venit in mentem altiora loca habitatum concedere: nec dissentiunt medici; licet tali modo amoveri miasma, sed nec destrui fateantur (1).

Hoc tamen sapiens consilium foret si mons habitandus seligeretur, in quem importari miasma non possit, neque fortuita tempestatum qualitate in eodem oriri: idem dicendum si forte e rerum defectu quae ad vitam rite degendam pertinent, nulla alia aegritudo ingeneraretur: quae nisi sint, nos jam vidimus, ingravescit remedio malum (2). Contra autem qui vallem habitatum descendit, aquarum cursum non praetermittit, eisque ad munditiem corporis curandam abundanter utitur, prosperitatem colendo auget, nec sanitate, nec robore indiget. Quum tranquillior hominibus aetas erat, in vallibus vita degebatur. Strabonem audiamus: « Conjicit Plato post diluvia tres vitae degendae formas extitisse, primam in summis montium simplicem et agrestem, metuentibus aquam hominibus, alteram ad radices montium paullatim recepto animo, quum campi etiam resiccare coepissent, tertiam in planis ». Nunc vero in regionibus ubi altera malorum series homines in montes compulit, iisdem temporibus revertentibus, provida hygiene reditum in valles suadeat.

Abundae aquae hygieni perutiles procul dubio sunt; si corruptae, quantumvis modicae, late officiunt. Sed corruptae in melius aquae convertantur, nemora plantentur obvenientibus miasmaticis exhalationibus obstantia, aedificentur domus ventis miasmata invehentibus inaccessae, brevique fiet, ut vel sanae, vel minus accedentibus infestae illae regiones reddantur, quae stagnis paludibusque exitiales, sine summa difficultate et sumptibus siccari nequeunt; saepe etiam imperfecte et inefficaciter.

Denique medentium officium est socialem progressum hygienes cultu comitari, sedula cura constantique studio adhibita. Pro viribus orsus sum, ut ferventissimo animi desiderio indulgerem; sed non levibus postea infir-

---

(1) « On peut affirmer que, dans un grand nombre de circostances, l'habitation des lieux élevés est le plus puissant des moyens aux quels il soit donné à l'homme des recourir pour se garantir contre l'action des maladies endémiques ou épidémiques ». Boudin Op. cit. Tom. 1. pag. 200.

« A misura che ci eleviamo sul piano pare che insieme colla temperatura decrescente si accresca nei climi meridionali la salubrità dell'atmosfera; e a gradi a gradi si vada passando dall'aria malsana alla sospetta, alla buona ed alla ottima. Così si potrebbe formare una carta indicante i gradi di bontà nell'aria come sono state già indicate le zone per la vegetazione ». Puccinotti Storia delle perniciose di Roma.

(2) Quod quidem non huic tantum regioni particulare est, cum idem Boudin dum insistit « sur l'influence prophylactique et curative de l'altitude du séjour, spécialement dans les contrées tropicales »: addat: « Un point important dans le choix des lieux consiste à ne pas s'arrêter à de faibles élévations; qui, loin de modérer, accroissent souvent le chiffre de la mortalité des Européens ». Op. cit. pag. 204.

mitatibus implicitus, veniam posco si non dignum satis et imperfectum opus exhibeo. Non mihi tanta temeritas est ut pro tribunali sedeam sententiam dicturus; liceat mihi tantum profiteri, medicam geographiam et topographiam hygieni et praevenienti medicinae necessarias omnino esse, uti exercituum duci non ignoranda loca, in quibus proelium committere instituit. Et quoniam salus publica in Italia cum veteri romana magnitudine collapsa est, si quidquid insalubritatis, ne pejus dicam, inferior aetas intulit, removere velimus et collapsam relevare, scientiarum naturalium auxilio illam hygienen nobis renovare necesse est, quae romani civis virilitatem peperit ».

La lecture de tous ces travaux est accueillie par de vifs applaudissements.

M. le Président lève la séance à midi et $^1/_4$, et invite MM. les membres du Congrès pour la séance de l'après-midi qui commencera à deux heures.

A. CARRUCCIO
Secrétaire de la Séance.

DEUXIÈME SÉANCE DU MATIN

Vendredi 24 septembre à 9 heures du matin.

Lectures et communications sur la première question

LE MIASME PALUDÉEN.

———

Ouverture de la séance.
Discussion sur le langage officiel du Congrès.

———

Lectures sur la première question du Programme.

A. Galassi — De febre recurrente periodica accessionibus suis febres per-
    niciosas simulante.
Mingronk Bernardino. — Pauca dicta ad Quaesitum 1. « miasma palustre. »
Balestra Doct, Pierre. — Recherches et expériences sur la nature et
    l'origine du miasme palustre.
Communications verbales sur la 1ª Question.
Baccelli Prof. Guido. — De perniciositate in febribus periodicis — Démon-
    straction de la circulation gastro-splénique.
Lombard. — Petrera. — Selmi. — Salvagnoli.

DEUXIÈME SÉANCE DU MATIN

Vendredi 24 septembre

Président honoraire Prof. BOUILLAUD.
Président Prof. DE-RENZI.
Vice-Présidents Prof. DE-MARIA.
    »   »   Prof. LOMBARD de Genève.
Secrétaire général Prof. BRUGNOLI.
    »   particuliers Doct. CARRUCCIO.
    »   »   Doct. FARALLI.

La séance est ouverte à 9 heures $\frac{1}{2}$, par la lecture du procès verbal de la séance précédente, qui est approuvé sans discussion.

M. le Prof. BRUGNOLI Secrétaire général présente les livres et brocheures, envoyés en hommage au Congrès.

M. le Prof. GHINOZZI demande la parole pour développer la proposition qu' il avait faite dans la 1.re séance, d'adopter la langue italienne comme langue officielle de ce Congrès, tout en laissant aux membres étrangers la liberté de se servir dans la discussion de la langue française. Il prie le bureau de vouloir donner l'exemple de ce respect à la langue nationale, en l'adoptant lui-même le premier.

M. le Prof. PANTALEONI s'oppose à cette proposition, en insistant surtout sur la différence qui passe entre les Congrès nationaux et les Congrès internationaux, et en faisant observer que l'adoption d'une proposition pareille constituirait un précédent fâcheux dans le cas où une des sessions futures serait tenue dans un pays, dont la langue serait peu connue des étrangers.

MM. les Docteurs HERZEN, FARALLI et CARRUCCIO présentent au Bureau la proposition conciliatrice suivante: Le Congrès international adoptant la langue française comme langue officielle, on pourra néammoins se servir indifféremment dans les discussions de la langue française, ou de la langue parlée dans le pays où chaque session sera tenue.

M. GHINOZZI insiste sur sa motion. Après quelques remarques de MM. les Doct. BOUCHER et UMANA, M. le Prof. BOUILLAUD prend la parole. Tout en rendant justice au sentiment généreux et patriotique, qui a inspiré la proposition de M. GHINOZZI, pour la quelle il éprouve de la sympathie, comme les Français en éprouvent toujours pour tout ce qui est patriotique et généreux, il observe que dans ce cas le patriotisme doit céder la place à l'intérêt général. Il ajoute des paroles pleines de sympathie pour l'Italie et pour son idiome. La langue française et italienne sont sœurs, comme les deux peuples sont frères, mais cependant, s'il est à regretter qu'il n'y ait pas une langue universelle, il faut reconnaître que la langue française est plus répandue que toute autre.

Après quelques autres observations faites par MM. VERSARI, GHINOZZI, DE-MARIA, etc. on met aux voix l'ordre du jour pur et simple, qui est approuvé à une grande majorité.

Il est donné lecture du mémoire suivant de M. le Prof. GALASSI:

« *De Febre recurrente periodica accessionibus suis febres perniciosas si-
mulante. Epistola A. Galassi medicinae Doctoris et in Romana
Studiorum Universitate Prof. medicinae theoreticae et practicae.*

A. Galassi Collegis suis salutem.

Quae noxiorum paludum effluviorum sit natura et qua ratione in humana corpora suam vim exerceat ut in iis febres intermittentes tum simplices tum perniciosas suscitet, aliis disputandum relinquo. Id mihi demo-
strandum sumo, unam eamdemque causam alios quosdam effectus nondum
satis exploratos aliquando gignere, qui quamvis et intermittentiae et mali-
gnitatis nempe perniciosae indolis speciem quamdam praeseferant, tamen
nec vere intermittentes febres communiore sensu dictae sunt, nec veram
perniciosam naturam habent.

Iam initio hujus nostri saeculi Romanus Medicinae Doctor Vincentius
Ambrogi librum de cognoscendis et curandis pseudo-perniciosis febribus
(Romae 1805) edidit, sed cum, multis characteribus adnotatis, peculiarem
quandam harum febrium naturam ille non assignaverit in medicorum ani-
mis hoc ejus opus fere nullam vim exercuit.

Equidem attenta satis et perdiligenti duodetriginta annorum apud aegro-
rum lectulos observatione usus, febrem quandam *recurrentem* detexi quam
periodicam dixi tum quia intermittentium febrium pedissequa et comes
semper sit, ideoque miasmaticae sit originis, tum ut facilius eam secernerem
ab alia febre recurrente a Britanniae primum deinde etiam a Germaniae
Medicis observata et descripta, quae typhi soboles et idcirco contagiosa est.

Hujusce febris descriptionem accuratiore quo potui modo duobus retro
annis publici juris feci. Hic tantummodo praecipuas quasdam notas Vobis,
Praeclarissimi viri, indicabo.

Febris haec igitur, quae nunc regulari prorsus gressu progreditur,
nunc et saepius irregulari quodam incessu obrepit, a vere intermittentibus
quarum inter agmina semper se immiscet, tum ratione febrilium accessionum, tum ratione apyrexiae differt. Febriles accessiones id habent proprium,
quod saepius non ex uno tantum paroxysmo certo quodam horarum spatio
intra diem sese solvente, sed ex duobus vel etiam pluribus insimul junctis
et fere fusis constent, duobus et ultra diebus perdurantes, et in postremi
solummodo paroxysmi exitu, profuso sudore, rapide delitescentes, ut tandem
post certum quoddam intervallum fere ex propriis cineribus reviviscant.
Quod vero attinet ad apyrexiae tempus id in primis adnotari debet, quod
quamvis saepius minoribus concludatur, tamen ad unam alteramque hebdo-
madem extendi possit. Praeterea haec febris quae in longum plurium men-
sium spatium excurrere solet, ordinem illum quo incoeperit, paucis immu-
tatis firmiter usque ad exitum servat.

Cum regulariter febris recurrens sese offert, tunc post quatuor, quinque
aut sex accessiones intervallo primum duarum hebdomadum, deinde unius
tantum redeuntes, quae plerumque ex primo paroxysmo admodum miti,
quem alter gravior cum frigore et vomitu secundo die insequitur, constant,
aegrotus in paroxysmos gravissimos quarta quaque die revertentes incidit.
Atque ita, primo semper paroxysmo mitiore manente, secundae diei exa-
cerbatio sensim sensimque intenditur ut prae corporis violenta perfrigeratione vomitus alvique profluvii effraenati abundantia, virium omnimoda abo-
litione, facieique et universi corporis rapidissima et poene incredibili exte-
nuatione, qui mane ante hunc febrilem paroxysmum aegrotum visitaverit
medicus, post illum recognosere vix possit, et in maximo vitae descrimine
eum versari videat. Verum post quatuor aut quinque horas cum sudor profusus

per totam corporis superficiem effluat, et omnis morbi impetus a mucosa gastro-enterica ad cutem conversus videatur, rursus aegrotus a febre liberatur.

Paroxysmi isti gravissimi tantam cum febribus perniciosis comitatis similitudinem praeseferunt, ut omnes Medici pro talibus habeant et magnis sulphatis chininae dosibus eos debellare studeant. Verum cum hujuscemodi sint indolis quamvis larga manu porrectus ne hilum quidem proficit, et rarissime admodum similium accessionum reditum retardare valet, nunquam vero impedit quominus per tres quatuorve alias vices eodem impetu aegrotum opprimant, et certo certius eumdem morte ipsa multarent, nisi in intervallis, quae propinato vel non propinato remedio, semper pari modo locum obtinent, aegri vires aliquantulum reficerentur. Hos paroxysmos *perniciosas spurias* aut *falsas* ut secernerem a veris appellavi. Et re quidem vera nullum aegrotum eorum impetu vel repetitione vitam amisisse vidi ut in veris perniciosis contingit. Quod vero etiam accidit cum de eorum vera indole certior factus, nullum chinae-chinae praeparatum exhibui, semperque in hoc casu post eorum rapidam solutionem profuso sudore peractam par apyrexiae intervallum secutum est.

Praeterea considerandum est hujusmodi paroxysmos januario saepe vel februario mense contingere scilicet tertio ut plurimum mense a febris recurrentis initio, quibus verae febres perniciosae non amplius grassari solent, et ipsa repetitionis constantia post chininae propinationem omnem de vera perniciosarum natura suspicionem excludit. Cum id in veris perniciosis, quae aut remedio fugantur aut necant evenire omnino non possit.

Hyeme declinante de sua violentia paroxysmi isti aliquantum remittunt, et longioribus sensim intervallis recurrunt ut tandem vere vel aestatis initio aegrotum valde debilem et variis nervosi systhematis et hepatis affectionibus obnoxium omnino relinquant.

In morbi vero progressu lienis et potissimum hepatis intumescentia et dolor facile apparent. Violentioribus sub paroxysmis aliquando dejectiones biliosae sanguine miste apparent et levi icterico colore cutis inficitur. Haec est recurrentis regularis facies.

At saepius regularem istam formam febris recurrens non induit et praesertim in invasione continuae remittentis sub specie latet. Hac de causa difficillime dignosci potest, et solummodo temporis progressu suum caput sensim effert quamvis nunquam ordinem quem supra diximus servet. Haec aestatis ultimis diebus atque autumno horripilatione incipit atque ut valida et assidua febris procedit remissionesque et exacerbationes suas obscure admodum usque ad sextam septimanque diem profert quarum in nocte copioso sudore magna remissio fit et perbrevis interdum apyrexia sequitur. In tota hac invasione gravissimarum febrium symptomata exhibet et praesertim vespere et ad mediam noctem mentis et loquelae perturbatione aegrotus tenetur. Ut primum illa manifestior febris remissio apparet, vel etiam vera apyrexia de ejus febris indole intermittente certior medicus factus, chinae chinae praeparata propinare incipit, sed in hac propinatione diu persistere, ob subitum febris reditum, non potest. Postea vero manifestiores fiunt paroxysmi ad 24, 36 vel interdum etiam ad 48 horarum spatium producti, qui semper cum magna sudoris effusione solvuntur, et breves evidentioresque apyrexias linquunt, quibus pariter ad chinae chinae praeparata propinanda medicus utitur, eaque larga saepius manu ministrat. Nihilo tamen secius paroxysmi assidue redeunt, et semel tantum vel bis aegrotum una die vel amplius sine febre relinquunt ceterum solummodo paucis quietis horis concessis. Tandem post tam assiduas febres aegrotus apyrecticus evadit unius plerumque hebdomadis spatio sed viribus omnino exhaustis, extincto appetitu, fractisque stomachi viribus. Tunc debellata febris chinae chinae preparatis existimatur sed post quinque aut septem dies longi paroxysmi sese invicem excipientes denuo redeunt, eodem pariter tempore sine ulla intermissione, ut iterum, exhibito vel non remedio, pari modo cessent. Ea de causa larga chininae propinatio hac in febre a medicis instituitur, quia haec itidem cum febre subcontinua Torti confunditur, cum qua vero similitudinem non habere ex ejusdem auctoris verbis apparet qui illam describens dixit. « Octava species est cum febris nullo licet praecipiti stipata » symptomate, pluribus tamen aliis gravibus, sibique impropriis paulatim » afficitur accidentibus, qualibus febres acutae, malignaeque solent ut plu- » rimum insigniri, ac propterea et ipsa de intermittente sensim in continuam » acutam et malignam migrat (Therapeut. special. p. 122) ». Ex quibus elucet contrarium omnino cursum hanc recurrentem irregularem sequi. Subcontinua enim ex intermittentibus vere paroxysmis in continuam ; nostra vero ex continua in intermittentes recurrentesque accessiones sensim migrat. Praeterea illud certissimum est has recurrentes febres quas irregulares diximus quia fere nullum accessionum et apyrexiarum ordinem servant et quae saepissime etiam veris periodicis intermittentibus succedunt, praeparatis chinaceis omnino resistere, neque alio modo quam accessionum imminutione atque apyrexiae productione post diutinam durationem sensim evanescere. Febris recurrens vel regularis sit vel irregularis mares et foeminas cujuslibet aetatis temperamento praesertim bilioso aut nerveo praeditas adoritur. Loci sed imprimis temporis mutatio vim in ipsam maximam habere videtur. Larga nimis copia chinae-chinae preparatorum, cum satis explorata sit medico ejus natura, profecto reprimenda foret, et longioribus ea intervallis cautiore manu ministranda. Ferri praeparata potius in convalescentia quam in ipso morbi decursu utilia experiuntur. Arsenicalia vero hanc febrem non propulsant sed tantum aliquam vim in stomachi functione relicienda habuisse videntur.

Concludimus igitur:

1.° Duas esse febris recurrentis species, unam typhi sobolem, ideoque contagiosam, alteram miasmaticarum febrium pedissequam et comitem et plerumque sporadico modo sese offerentem.

2.° Febrem recurrentem periodicam vel miasmaticam duas habere formas alteram regularem alteram irregularem, quae postrema vel primaria vel secundaria esse potest cum nimirum veris intermittentibus periodicis supervenit, aut non.

3.° Irregularem in invasione minime confundendam esse ut fieri solet cum subcontinua Torti, et graves paroxysmos regularis distinguendos esse a perniciosis ejusdem auctoris comitatis.

4.° Febrem hanc, in nostra hac regione usque dum pertinacem et longissimam non vero lethalem apparuisse.

5.° Chinae-chinae praeparata aliquando, si opportune et apte propinentur, apyrexiae tempus protrahere, febrem vero ipsam sanare, vel a suo tramite deflectere non posse.

Valete. »

———

M. le Doct. MINGRONE BERNARDIN donne lecture de la brochure suivante:

« Pauca a Medico Bernardino Mingrone dicta ad Quaesitum primum: Miasma Palustre, propositum a Congressu Medico Internationali, II Sessione Florentiae nono Kalendas Octobris Anno Salutis millesimo octingentesimo sexagesimo nono.

Vestrum quaeso, EXIMII VIRI, miretur nemo quod inter tot tamque illustres Scientiae Medicae Professores, Doctores Cultoresque huc undequaque, ut solvant maximi momenti quaesita, congressos surgam ego infimus e

Medicis Brutiis pauca de palustri miasmate dicturus. Philanthropia, quae fecit et facit ut vos non paucos neque leves suscipiatis labores caussa providendi quo melius fieri possit publicae salutis curationi, iubet me sperare fore ut a vobis verba mea qualiacumque sint benigno vultu accipiantur. Ipsa enim ab uno eodemque desiderio iuvandi homines proficiscuntur, atque ego ter quaterque beatus essem, si bonae meae voluntati succederet effectus qui vobis populisque omnibus maxime est in votis. Hac igitur spe innixus incipio meas explicare conceptiones de miasmate palustri.

Caussa precipua infirmitatum eudemicarum, quae affligunt populos nec non animalia variis epizoziis peculiaribus, videtur mihi inesse paludibus. Hae, cum abundant aqua, parvum nullumve damnum hominum brutorumque saluti afferunt; sed cum incipiunt exsiccari vel aucta thermogenesi naturali, vel absorbentibus aquam meatibus terrae, tunc vitae animali nocent. Et quoniam notum est aquis residentibus innasci plantas atque insecta infusori, utraque sequuntur vices aquarum: illae vegetant virentes cum multa aluntur aqua; at contra deficiente aqua solis radiis aduruntur et aegrescunt donec impares diu ferendo solis aestum decidunt sine vita et paullatim corrumpuntur eremocaussiae ergo, atque fiunt vehiculum miasmatis diffusioni.

Miasma ipsum, ut omnes norunt, potest diffundi hac affluentius, illac minus affluenter pro natura ventorum lubito suo agentium nubeculas palustres quae certis horis suspiciuntur parum altae super aquis paludum. Quapropter, nisi me fallit opinio, hoc miasma emanat e substantiis organicis putrescentibus; et quoniam corruptio unius est generatio alterius, hinc fit ut inde enascantur innumera infusoria atque aligera insecta quae absorpta ab aeconomia animali fiunt caussa morborum endemicorum, sporadicorum, epidemicorum mitium vel gravium.

En brevi natura miasmatis et conditiones faventes ipsius actioni, quae alicubi palamfit magis aut minus vehementer, sed proculdubio quum adsurgit ad regiones altas non est tanto nocumento quanto est in regionibus intermediis aut in regionibus marittimis et in planitie, ubi saepenumero puram putamque epidemiam cholericam efficit.

Hisce praenotatis videtur mihi discernenda febris miasmatica genuina a febri amiasmatica, et quod haec pertinet ad classem penitus diversam, et quod caussa efficiens huius febris haud est communis, neque communis est methodus therapeutica ad ipsam hanc febrim repellendam. Quare ubi nulla adhibetur discretio, miasmatica spuria praeter modum furit atque indomita antifebrilibus remediis suam ob contrariam indolem resistit. Febris miasmatica genuina crebrescit ampliori forma, at febris amiasmatica rarior apparet ob suam fallacem apparentiam: illa inquinat sanguinem quem inficit idiopatia specifica, haec nullam affert mutationem, idque probat morbi simplicitatem non emanantis e palustri miasmate sed aliunde. Ideoque si quis putaret se posse agere triumphum de huiusmodi febribus therapia empirica et falsa, ingrederetur labyrintum unde aegerrime posset egredi, et admodum noceret infirmis nisi prius consideraret omnia et singula symtomata, ac unoquoque ad ordinem suum redacto, inde inferret unitatem seu essentiam morbosam quam expellere cuperet. Quod si facilis videri potest diagnosis febrium periodicarum pene ubique frequentium, non est item facilis diagnosis erraticarum, protractarum, incompletarum, inversarum, topicarum, larvatarum, aliarumque id genus, quae praeter unam tantum periodicitatem febrium intermittentium, nullum aliud symthoma essentiale earumdem exhibent. Sed iam accedendum est mihi propius ad quaesitum et meis pro viribus proponenda ratio impediendi aut innoxiam reddendi parvo sumptu actionem miasmatis palustris caussae febrium accessionalium, quae et si perpensae sunt a multis summisque auctoribus etiologice, nosographice ac therapeutice, tamen (nisi fallor) mihi videtur ipsas ad igienem haud satis esse adhuc consideratas ut, si fieri possit, earumdem caussa destruatur. Idcirco impulsus dumtaxat amore hominum societatis iuvandae palamfaciam opinionem meam de hac re quod attinet ad igienem. Nihil autem dicam de bonificatione paludum aut de aliis rationibus ipsas exsiccandi per emissaria aut aliquid simile, cum sint factu difficilia et minime tuta, sed iuvat me respicere paludes prout nunc sunt, et rationem reddendi ipsas quam minime noxias hygiaeni publicae suggerere.

E superius dictis prono alveo fluit esse praeligendam rationem aptam ad impediendam plantarum organicarum palustrium vegetationem nec non insectorum prope modum invisibilium generationem quae inde consequitur. Experientia notum est febres miasmaticas usque a vere affligere habitantes secus paludes, pergere graviores insequenti aestate et autumno, quoniam tunc temporis fere accidit aquae palustris defectus, qui efficit ut putrescant plantae, et generentur insecta aligera-infusoria, et morbiferum palustre miasma diffundatur. Attamen in dubium revocari non potest febres miasmaticas quibusdam annis excitari vel hieme rigente; et generatim in temporibus pluviis parum aut nullatenus sentiuntur effectus tristes decompositionis substantiarum organicarum-animalium, quia tunc non subiacent influentiae atmosphaerae, scilicet illi arcano mari deputato ad perficiendas omnimodas mutationes super omnibus existentibus in natura ac praesertim super aqua residenti et inerti. Aquae copia tollit meleficam actionem miasmatis aut profecto multum imminuit virus illud, quod annis nimis calidis fit origo permultarum febrium et perquam gravium.

Igitur impediendo seu reddendo innocuos effectus miasmatis ratio quam mox explicaturus sum probabiliter poterit prodesse. — Primo biennio ad duodecimum Kalendas Junias (quo tempore plantae palustres maximo pollent incremento, nec aqua tunc decrescit) et ad duodecimum Kalendas Septembres (quo tempore miasmatis caussae sunt exerciturae omnem vim suam) existimo utilem lapidem calcarem *sotto carbonato di calce* utpote destructorem plantarum aquaticarum, et toxicum insectis quae ab illarum putrefactione gignuntur, et demum tamquam purgatorem aeris infecti miasmatibus. Annis vero sequentibus biennium sufficere poterit haec ratio semel tantum, scilicet ad undecimum Kalendas Julias. Lapis calcaris deberet coqui aut more antiquo in amplis fornacibus in Brutio dictis *calcaie*, aut multo melius in fornacibus actione continua nuper inventis, per quas lateres et cetera coquuntur magna parsimonia materiei combustibilis. Coctus lapis calcaris eadem die deponitur in pluribus et praesignatis locis peripheriae paludis, cuius miasmatibus debeat indici bellum et mors, ut ita dicam, afferri. — Ad duodecimum Kalendas Septembris autem haec ipsa ratio eodem modo adhibenda proderit, dummodo deponatur lapis calcaris in aliis locis paludis, ut per totam ipsius superficiem actio lapidis calcaris diffundi possit et ipse lapis ima subsidens palude claudat veluti quadam crusta quemlibet meatum caussa impediendi novarum plantarum germinationem.

Attamen heic meo exiguo ingenio occurrit quaedam difficultas propter lapidem calcarem injiciendum media palude cum ipsa sit admodum late patens et aliquibus locis impervia. In spem equidem adducor vos me perspicaciores propositum ire quod ad rem faciat. Hoc obstaculo remoto, lapis calcaris (ut opinor) sparsus per totam paludem, cum sit affinis aquae, efficiet ferventem ebullitionem et cito exercebit vim suam in vitam vegetativam plantarum, quae non amplius florentes virentesque, sed squalidae et languentes vi illius alcalis calcarei subactae decident.

Praeterea animadvertendum est lapidem calcarem coctum, prout superius dictum est, ponendum esse in palude eadem die qua fuerit coctus, aut saltem proxime sequenti die, ne expositus aeri, propter huius humiditatem et propter porositatem suam tumescat, dehiscat et in pulverem redigatur; quod quidem impedire quin lapis ipse proderet inter aquas fervidam ebullitionem et huius effecta descripta nuperrime.

Non amplius vos moror, VIRI MAXIMO HONORE DIGNI. Iam pro viribus meis tenuissimis quod proposui explicavi et nulla est causa cur diutius abutar longanimitate vestra. Nescio utrum rudis meus sermo consecutus sit finem ad quem pervenire mens mea optabat et optat. Hoc unum scio me voluisse afferre meum lapillulum ad magnum Hygaeae aedificium. Quod si lapillulus iste habebitur dignus qui fiat quamvis minima pars ipsius aedificii, sine dubio exceptis febribus miasmaticis a Pyretologia, haec complecteretur paucas febres continuas, febres eructivas, febresque pestilentiales atque hominum societas nunquam amplius opprimeretur ab hoste fero qui permultos quotannis interficit. Dixi. »

M. le doct. BALESTRA communique quelques recherches sur l'air et les eaux des Marais Pontins, exposées dans le mémoire suivant:

Recherches et expériences sur la nature et l'origine du Miasme Palustre par le docteur Pierre Balestra de Rome.

« Messieurs et très-honorables Collègues,

N'ayant pas le temps d'exposer tous les travaux que j'ai faits sur les eaux des Marais Pontins, comme sur les eaux et l'air de ceux d'Ostie, je parlerai seulement de quelques recherches et expériences et des conclusions qui en dérivent, en me réservant de publier le reste de mes observations dans un mémoire qui paraîtra plus tard.

Les eaux de nos Marais Pontins, de Maccarese, d'Ostie, en général, sont un peu troubles, ont un goût saumâtre et, pendant l'été, sentent mauvais. Elles donnent une très-légère réaction acide sur le papier de tournesol; leur pesanteur spécifique est de 1,008. Desséchées, elles laissent un résidu de 1,40 pour cent de matières organiques et de sels.

En les examinant au microscope, on voit une quantité extraordinaire d'infusoires de différentes espèces, selon la provenance de l'eau et son degré de corruption (Bursariens, Trichodiens, Vorticelliens). Mais, parmi ces êtres organiques, celui qui frappe le plus par sa présence constante dans les eaux des différents marais, et toujours en nombre proportionné au degré de putréfaction de l'eau, c'est une petite plante, un microphyte granulé qui appartient à l'espèce des algues d'une forme spéciale et constante, ressemblant un peu au *Cactus Peruvianus*. Il est toujours mêlé à une quantité extraordinaire de petits spores de la grandeur de $\frac{1}{1000}$ de millimètre, ovoïdes, jaune-verdâtres et transparents, et des sporanges ou vésicules, dans lesquelles les spores sont contenus, de $\frac{1}{300}$ à $\frac{1}{200}$ de millimètre à formes très-caratéristiques.

Cette algue nage à la surface de l'eau, elle est irridescente si elle est jeune et ressemble à des taches d'huile. Exposée à l'air et aux rayons du soleil, en présence de végétaux en décomposition, l'algue pousse fort bien en dégageant de petites bulles gazeuses. Après avoir grandi, elle tombe au fond de l'eau, n'augmente plus, et, en quelques jours, sa structure est altérée. Au contraire, les spores se conservent très-bien et longuement et se montrent plus libres et distinctes.

Après avoir divisé en trois portions égales une certaine quantité d'eau palustre corrompue avec l'algue nageant, j'ai ajouté à l'une quelques gouttes d'une solution neutre de sulfate de quinine, à une autre une solution de sulfite de soude, et à la troisième seulement de l'eau distillée. Le lendemain l'eau avec le quinine présentait tous les infusoires morts, elle avait perdu toute mauvaise odeur, et, à sa surface, il n'y avait plus aucune nouvelle végétation d'algue, tandis que celle qui existait déjà était décidément altérée, modifiée, ainsi que les spores et les sporanges. Celles-ci surtout étaient tellement atrophiées, qu'on ne pouvait les reconnaître. La même chose arriva dans l'eau avec addition de sulfite; néammoins quelques espèces d'infusoires vivaient encore.

Pour bien connaître l'action rapide du quinine sur les petits animaux comme sur l'algue et sur les spores, on n'a qu'à faire traverser par capillarité une solution de sulfate de quinine parmi les petits vers que contient cette eau pendant qu'on l'observe au microscope. On voit les infusoires mourir à l'instant et l'algue et les spores devenir bien vite grêles et transparentes.

Il en est de même, néammoins avec des effets moins énergiques, en faisant réagir sur l'eau des marais une solution saturée d'acide arsénieux.

La petite algue ne pousse même qu'après plusieurs jours si l'eau des marais, quoique pleine de spores, est claire et sans végétaux. Mais, si on ajoute des feuilles de plantes écrasées, on la voit alors bien vite naître et grandir avec une rapidité surprenante. Ainsi toute production de l'algue est suspendue ou retardée pendant quelques jours, en conservant l'eau des marais dans des caves à la température de huit centigrades.

Je passe sur plusieurs autres observations faites sur les eaux pour dire quelque chose de celles concernant l'air des marais.

J'ai fait condenser l'eau atmosphérique en proximité des marais sur de grands récipients en verre remplis de glace pendant les mois de juillet et d'août. Cette méthode, cependant, n'est pas la seule que j'ai suivie; j'en ai essayée une autre qui consiste à faire traverser, par petites bulles, dans très-peu d'eau distillée de un à huit mètres cubes d'air aspiré par deux petites pompes mises en mouvement par une fort mouvement d'horloge. Je disposai cet appareil un peu avant le coucher du soleil tout près des marais, 20 centimètres au-dessus du sol.

Sur trois centimètres d'eau des marais renfermée dans un vase à large ouverture, j'ai suspendu un tube à expérience fermé d'un côté et rempli de glace. Dans l'eau qui se condensait à l'extérieur, j'ai toujours observé au microscope nager une quantité extraordinaire de spores et de sporanges. Pour lever tout doute, j'ai répété plusieurs fois cette expérience qui démontre la volatilité considérable de ces spores, propriété assez singulière et remarquable, qui me semble tout-à-fait spéciale à ces corps.

L'eau condensée par la glace près des marais est rendue un peu opaline par des flocous légers d'une odeur particulière, mais non corrompue. Sa réaction sur le tournesol est légère, mais décidément acide. Au microscope on voit cette rosée claire qui ne contient d'autres corps qu'une quantité surprenante des mêmes spores et moins de sporanges. On les reconnaît bien facilement à leurs formes spéciales et caractéristiques. Ces corps par leur pesanteur tombent au fond de l'eau, où d'ordinaire ils sont réunis entre eux par une espèce de substance visqueuse.

Dans cette eau condensée je n'ai jamais découvert aucun infusoire vivant même après avoir été quelques jours exposée au soleil dans une bouteille remplie à moitié.

La rosée réchauffée avec quelques gouttes d'une solution de chlorure d'or prend une couleur violette et se trouble un peu par l'ébullition.

La teinture d'iode n'a aucune réaction sur les spores; mais d'autres petits corps qui y étaient mêlés, et que je crois être des granules amyloïdes, se coloraient en bleu.

L'eau distillée traversée par l'air des marais, aspirée par la petite pompe, prend tout-à-fait les mêmes propriétés de la rosée condensée, c'est-à-dire l'odeur, la saveur, la réaction au tournesol, et retient les mêmes spores et sporanges, mais pas d'autres corps.

J'ai aussi condensé l'air atmosphérique dans plusieurs localités, et, à diverses époques, dans la ville de Rome et ses environs, et j'ai toujours trouvé les mêmes spores, mais en quantité différente selon l'endroit et la saison : ils étaient bien plus nombreux à la fin d'août et surtout le lendemain d'une journée pluvieuse, quoique bien moins que dans l'eau concentrée près des marais.

En faisant réagir le sulfate de quinine, l'acide arsénieux et le sulfite de soude sur cette rosée, comme je l'avais déjà fait sur les eaux palustres, on est frappé de trouver même dans ce liquide un changement bien sensible dans la structure des spores. Toute odeur s'évanouit et l'eau exposée au soleil se conserve très-bien sans aucune altération pendant plusieurs jours.

Si l'on ajoute à la rosée quelques feuilles écrasées d'une plante de n'importe quelle espèce, dans un jour ou deux, la même algue apparaît à la surface de l'eau. Dès que j'y ajoutais du quinine, toute végétation était suspendue et la petite algue, en deux jours, était modifiée et presque détruite.

Mes recherches chimiques faites sur l'air des marais ne m'y ont jamais fait découvrir l'ammoniaque, même dans l'eau acidulée avec quelques gouttes d'acide chlorhydrique, dans laquelle j'avais fait traverser par petites bulles huit mètres cubes d'air des marais.

Par l'analyse des gaz qui se développent de l'eau palustre, j'ai pu constater que leur qualité et leur proportion changent beaucoup selon le degré de fermentation et la provenance des eaux.

Voici le résultat d'une analyse des gaz dégagés de l'eau d'un étang d'Ostie dans sa plus grande putréfaction.

Quantité des gaz 15 $\frac{1}{2}$ pour cent, composés comme ci-dessous :

Hydrogène sulfuré 8
Acide carbonique. 48
Hydrogène carboné 44
Azote hydrogéné . . . . traces.

———
100

J'ai recherché l'effet de la rosée et de l'eau palustre sur quelques animaux, mais j'ai dû me convaincre que ceux-ci sont, en général, assez réfractaires à l'action du miasme, et nous voyons les buffles qui nagent, vivent et se portent très-bien au milieu de ces eaux corrompues.

Mais l'homme n'a pas ce bonheur, et moi-même, pendant ces recherches, j'ai attrapé deux fois la fièvre intermittente. Le premier accès, qui fut assez fort, arriva sept heures après avoir senti, malgré moi et d'une manière assez forte, de l'eau palustre en fermentation. Cette eau examinée au microscope était alors couverte d'algue nouvelle en pleine végétation, mêlée à un nombre extraordinaire de spores et de plusieurs infusoires qui appartenaient à une espèce de monades que je n'avais jamais vus dans les autres eaux palustres.

Les eaux impaludées, étendues et peu élevées sur le sol couvert de plantes en végétation se corrompent au commencement de l'été. Par cette décomposition, les spores poussent et la petite algue grandit sur l'eau. Dès qu'elle arrive à une certaine dimension, elle se détache et tombe au fond de l'eau, en même temps qu'à la surface de l'eau l'algue nouvelle grandit et tombe également ou se rassemble en abondance.

La chaleur de la saison fait que les eaux en s'évaporant se retirent et laissent aux bords une boue pleine d'animaux, de végétaux et de cette petite algue avec des spores en quantité extraordinaire. Celles-ci, n'étant plus retenues au fond de l'eau, sont transportées dans l'air et produisent la *malaria*.

La chaleur en augmentant, ce limon se dessèche complètement et forme une espèce de croûte assez dure qui renferme les spores et l'algue. En effet, si la saison se conserve sèche, l'endémie des fièvres intermittentes devient légère ou se suspend temporairement. Mais, vers la moitié d'août, et plus facilement en septembre, aussitôt que les pluies nouvelles mouillent cette large surface desséchée, la décomposition des substances organiques recommence, la petite algue pousse de nouveau et les innombrables spores humides et gonflés se détachent. Ceux-ci, transportés par le vent, rendent l'air vraiment pestilentiel, comme nous le prouvent les très-graves et fréquentes fièvres intermittentes dans les mois où se vérifient ces conditions hydrométriques.

Les paysans, changeant les effets avec les causes, appellent l'odeur qui se dégage après la pluie l'*odeur de la fièvre*.

Pour faire revivre l'algue, ou seulement pour détacher et disperser plus facilement les spores, il suffit quelquefois des épais brouillards qui se lèvent de la mer ou des étangs.

Pendant l'hiver, l'endémie des fièvres palustres ne se suspend pas autant à cause du froid qui retarde la décomposition des subtances organiques et empêche toute végétation de l'algue, que par les abondantes pluies qui couvrent les dépôts des vieilles algues et des spores.

Je n'ai pas le temps de parler ici, comme je le fais dans mon mémoire, de l'absorption des spores et de leur manière d'agir sur l'organisme, et de démontrer pourquoi, après le coucher du soleil, il est bien plus facile de prendre l'infection palustre.

Par les recherches et les observations que je ne fais qu'indiquer et par bien d'autres que je n'ai pas pu vous exposer, je suis conduit à retenir le principe miasmatique palustre d'origine végétale et plus particulièrement dérivant des spores ou des principes vénéneux renfermés dans ces petites semences d'une plante qui appartient à l'espèce des algues.

Cela est confirmé:

1° Par la présence constante de cette algue et surtout des spores et des sporanges dans toutes les eaux marécageuses des différents marais et par leur quantité proportionnée au différent degré de corruption de l'eau; tandis que les infusoires changent d'espèces, selon la différente provenance des eaux palustres et des circostances particulières.

2° Par la végétation et la fructification des spores à la surface de toutes les eaux, pourvu qu'elles se trouvent en présence de l'air et des substances végétales en décomposition.

3° Par la volatilité surprenante des spores, et, en conséquence, par la seule présence abondante de ces mêmes spores et sporanges dans l'air et dans l'eau atmosphérique, condensés dans les marais et dans d'autres endroits infectés, où se trouvent toujours en nombre proportionné au degré de la *malaria*, en même temps qu'on ne découvre jamais, ni dans l'air ni dans la rosée, un seul infusoire ou autre substance organisée.

4° Par l'analyse des gaz développés de l'eau des marais, dont aucun n'est capable de produire les formes ou les symptômes de la fièvre intermittente.

5° Les effets morbides périodiques que j'ai essayés sur moi-même, après avoir seulement flairé l'air contenant les spores.

6° Enfin, par l'action décidée, rapide et sensible du sulfite de soude, de l'arsenic et surtout des sels de quinine d'empêcher toute végétation ou propagation de l'algue et des spores, et même de modifier la structure de ces corps en empêchant tout effet morbifique sur l'organisme, telle est la circonstance qui nous explique très-bien la puissante vertu anti-miasmatique des sels de quinine.

M. le Prof. BACCELLI monte à la Tribune pour faire au Congrès une communication relative à la question qui nous occupe: en parlant des fièvres miasmatiques, il se borne à l'étude de ce qu'on appelle la *perniciosité.*

» Illustres Collegae,

Clinicorum est palustris aeris deterrimum influxum in humana compage metiri. Ea nonnisi quae ad severissimos atque rapidos effectus referunt coram Vobis exponam, sub *perniciositatis* vocabulo synthetico recollecta.

Perniciositatis nomine venit factum illud morbosum atque complexum, quod pravi palustris aeris actione progenitum, sistit, aut in ratione directa *caussae* inficientis, aut in ratione composita caussae atque *individui,* necem inferre minitans.

Formula chemica quae intrinsecam palustris aeris naturam patefaciat, adhuc desideratur: nemo tamen dubitat de ejusdem existentia, nec pariter ignorat quibus praesertim locorum, temporum et tempestatum adiunctis pathogenicum momentum plusve minusve severius erumpat.

Roma et finitimae terrae prope Thyrenum, usque ab antiquo mali aeris influentiae obnoxiae praedicantur; et rationes eatenus increbuerunt, ut necessarium omnino non sit de iis sermonem facere. Decade hac nostra res in peius ruebant, quum ad ferream viam adstruendam, nemora excisa fuerint, terraque lateraliter systematice excavata ut aggere facto lineae prosternerentur.

Palustris aeris momentum non semper toto anni curriculo eadem vi pollet. Ex 748 febrium perniciosarum studio, maximum, medium, minimum etiogenicae intensitatis hoc modo resultat, ut apud nos mali aeris infensior gradus mensibus *Iulii, Augusti, Septembris* atque *Octoris* contingat; mediamque potentiam adquirat *Iunio, Novembri, Decembri, Ianuario;* ferme delitescat aut minimus sit *Februario, Martio, Aprili* et *Majo.*

Annus Perniciosarum Romae

Maximus

Iulius	107
Augustus	230
September	154
October	109

Medius

Iunius	20
November	42
December	28
Ianuarius	25

Minimus

Februarius	5
Martius	7
Aprilis	8
Maius	13
	——
	748

Mali aeris effectus non ex simplici *caussa* aut *obiecto* perpendantur oportet, sed etiam ex *individuo* sive *subiecto*.

Vitalis resistentia ea est quae caussae inficientis ictus modificat, non vero ab iis ex integro servat: etenim citius aut serius quum momentum pathogenicum egerit, homines afficiuntur in iisdem humanae compagis elementis.

Subiectum illud est quod, *praedispositione* aut *actualitate* sua, vel ob *exantlatae aegritudinis reliquias* variimode symptoma, aut formam morbosam peculiarem ciet, licet *symptoma* aut *forma* quibus individui ratio singulariter originem dabit, non determinentur nisi sub pravi aeris influxu. Sic vidimus puellulos *eclamptica* perniciosa correptos, foeminas *metrorragica*, thorace debiles *haemoptoica* et sic millena.

Palustris aeris influxus inter *inficientes* causas cooptatur. Quare absorptionis vias morbigena virtus excurrens, potest esse *continua* aut *intermittens*, *laevis* aut *valida*. Effectus inde eruuntur proportionales, in quibus tamen videre contingit aut *genericam* mali aeris reactionem quae *febris* est, aut *peculiarem* quae *symptoma* aut formam constituit.

Datur igitur perniciositas *individualis* et *causalis*. Prima in *forma* consisit, altera in *febre*.

Attamen lenta licet aut acuta fuerit mali aeris infectio, eam eiusmodi noscere oportet, ut tandem humanae oeconomiae elementa prae coeteris fatiscentia probentur. Atqui examen accuratissimum id, hercle! revelat quod palustris aeris actio laedat in sanguine *globulos rubros*, in nerveo systemate *fibras ganglionicas*. Uti pariter ex accuratissima tum aegrotantium quum cadaverum animadversione constat processus morbosi fundamentum in congestione dyscrasica consistere.

Quod si facillimi negotii fuerit *individuam perniciositatem* ex symptomatis violentia praenosere, non ita res vertitur quoad *perniciositatem causalem* quae ex febris qualitate eruenda est.

Perniciositas febris in *subcontinuitate* reponitur. Fallunt qui in Germania, in Anglia, in Gallia subcontinuitatem cum remittentia confundunt. Fallitur praecipue Griesinger qui subcontinuae et subintrantis discrimen ignorare visus est.

Subcontinua est in paroxismorum numerico augmento intra temporis spatium bene definitum.

Subintrans in vera paroxismorum extentione.

Palustris aeris effectus in humanam oeconomiam intensissimos sedula opera consideranti mihi, praeter ea omnia quae in *Perniciositate* nuperrime tradebam, factum attentione dignissimum obviam venit. Hoc peculiaribus studiis iamdiu prosequutus hodierna die in adspectabili Virorum Conventu nec uti *Dogmaticus* nec uti *Novator* brevissime exponam, satis eo superque contentus si studio vestro rem non indignam indicaverim.

Experientia duce, atque ex Clinicis animadversionibus ratum erat exploratumque aegrotantes, periodicis febribus correptos, vel in primissimis febrium earundem accessionibus inter defervescendum dum splenis tumor omnino vel ferme prorsus abiret, tali ciborum appetitu divexari, ut propemodum famelici renuntiarentur.

E contra, postquam periodicae febres diutissime renovatae fuerint, splenisque tumor, antea mollis et fugax, in durabilem denuo hypertrophiam atque hyperplasiam conversus sit, quadam peculiari dispepsia laborabant aegri, quae praesertim ad substantias albuminoideas referri posse videbatur.

Febrientes enim huius ordinis quibus exantlato paroxysmo dioeta carnea vel renuentibus obtrusa erat, vomitu excitato, non modo post horas aliquot sed post unum alterumve diem carneas fibras propemodum immutatas microscopio exhibebant, ita ut facillime judicium de labefactato digestionis munere ferendum esset.

Quare quum ipse mecum hac omnia rite et funditus perpendissem, nec ea poteram catharro gastrico simpliciter, neque pressioni quam ventriculus ab immodico splene passus esset, neque mechanicis eiusdem motubus imminutis referre. sed potius vitio cuidam in parte chemica digestionis oborto.

At in qua re vitium eiusmodi collocandum erat? Quomodo splen se gereret coram ventriculo dum ipse digestionis munere fungeretur? Splen et hodie mysteriis obsitus saeculo hoc nostro ineunte admodum pauca de se patefecit. Beau, Beclard, Virchow, Bennet, laudabili conatu, aliquid egerunt at certe nemini in mentem venit physiologica visceris munia prorsus demonstrasse, ita ut omnes quotidie universalem ignorantiam candidissime fateantur.

Veteres quum viscus describerent ventriculo lateraliter impositum, cum eoque vasorum gratia coniunctum, de eius in digestionem influxu ideam arripuere, quam tamen temporum noctes rursum et diutissime obvolvebant. Canali excretore destitutus lien, si quid agat, in venis est disquirendum.

Venae quae super lienem conspiciuntur in duo veluti plana resolvuntur, quorum unum inferius a vena splenica (improprissimae sic dicta) statuitur, alterum est in brevibus vasis, Per illam hepati, per haec ventriculo iungitur. At leviter admodum super re anatomici desiluere: quare novis studiis hanc venosam circulationis provinciam prosequi, necessarium vel apprime visum est.

Venae breves sunt quatuor aut quinque canales rectilinei, qui ab splene ad ventriculum migrant, et membranosi visceris parietes pervadunt ab cardiaco orificio ad ventriculi fundum; dextera haec visceris extremitas, uti omnes noscunt, racemis pepsinicis adamussim respondet.

Hae venae breves, quae ramusculis nonnullis interpositis gaudent, praesidio valvulari carent. Iniectionum ope compertum fuit venas breves per ventriculum eiusmodi distribui, ut polygona constituant, in quorum medio cellularum pepsinicarum acervi reperiuntur, eo propemodum distributionis more quo capillares venulae portarum haepaticas cellulas circumire consuescunt.

Iniectiones, de quibus loquor, iterum iterumque institutae servantur.

Venae breves exonerantur in angulo anastomotico quem coronaria vena sinistra cum splenica init, vel interdum ex parte in angulo alio quod fit ex quodam ramo coronario anteriori sinistro cum altera vena ex ipso liene profecta, vel in vasculis absque ordine omenta reptantibus ex quibus tandem portarum truncus attingitur.

Vena splenica, improprissime sic nuncupata, canalis est omni attentione dignissimus. Ipsa enim unica corporis humani vena est quae longum iter horizontale discurrat. quaeque valvulis omnigenis carens, vertebralem columnam duobus angulis quasi rectis, intersecat. Ea tam conspicua interdum praesto est ut Cavam dimidiam exsuperet, uti facillimo negotio demonstratur in iis praesertim qui mali aeris tristes effectus passi fuerint.

Praeter haec, singulari animadversione dignissimum reor iter quod ipsa carpit supra pancreaticam glandulam. Nam prope lienem in anteriori atque inferioriori pancreatis parte reperitur, inde posticam pancreatis superficiem arripit, et haec superficiei immutatio prope columnam vertebralem usuvenit, ita ut videatur data arte natura hanc eiusmodi fabrefecisse, ut si qua pressio daretur, sanguini ex splene defluxus valide praepeditus esset. At *splenica vena* ex eo vel maxime improprietatem *vocabuli* aperit ex quo, non dumtaxat sanguinem recolligat ex liene profectum, verum quidem venulas pancreaticas valvulis destitutas accipiat, nec non venam coronariam laevi lateris. Quare splenica Anatomicorum vena ceu *Canalis emissarius* potius meliusque consideranda est, in quo confluant trium organorum venae, ut cunctae datae cuidam circulationis legi obtemperent.

Quae omnia si laevissimis nunc labiis proferam ex eo est quod aliis in locis analytice um opus publici juris fecerim.

Nemo inde non videt quidnam contingere debeat quum ventriculus alimentis tumeat. Gradualis super pancreatem pressio exerceatur oportet, inedeque super canalem illum emissarium quem venam splenicam anatomici iniuria dixere. Hinc fit ut, defluxione splenica per hoc iter intercisa, debeant peri splenicae contractilitatis gratia venae breves sanguine maiori copia scatere, per easque ditius allui dextera ventriculit extremitas, quodam veluti circulationis collateralis officio. Ventriculus enim premat oportet pancreatem ac perinde canalem emissarium, si ventriculi dilatationi ut par est obsistant, tum parietes abdominales quum diaphragma, dum viscus membranaceum intestinis innititur. Eo tempore quo eiusmodi pressio necessarissime fit, et venosi sanguinis unda uberior ad ventriculum ex altera splenis praepedita defluxione dimanat, par instat pancreati necessitas, quum venulas suas in splenicam exonerare non possit. Inde facillimum intellectu est quomodo venosa stasis ad ventriculum et ad Pancreatem pari tempore et modo oboriatur. Iniectiones gestae probant ex vena splenica iter pandi ad stomachum per coronariam laevi lateris et per venas; breves et quod possibile demonstratum erat iniectionis ope, realiter usuvenire constabant ex animantibus brutis, stomachalis digestionis tempore sacrificatis. Etenim si venae breves recidantur dum ventriculus cibis sit distentus hoc videre apertissimum liquet, nempe, *sanguinem ex liene ad stomachum*, *non vero ex stomacho ad lienem progredi* siquidem venarum earumdem extremitates stomachicae sanguinem non fundant, extremitates splenicae vero sanguinem fundant.

At haec omnia cum altera demonstratione adamussim conveniunt quam brevissime exponam. In superiori abdominis parte *altera venosa parva circulatio* reperitur quae cum illa thoracica in functionum antagonismo sistit. Thoracica enim parva venosa circulatio eo ordinatur ut oxygenium hauriat hydrogenium carboniumque dimittat; abdominalis e contra ut carbonium atque hydrogenium, quibus scatet, impendat; si enim pepsina et succus pancreaticus et bilis tanta carbonii quantitate gaudeant ut 65 0/0 aut 60 0/0 chemica analysi reperiatur, unde haec tanta carbonii abundantia ni ex venoso sanguine? Posset ne ex cellulis elementum istud se promere quin ex venis haustum non esset, vel posset tanta Carbonii summa ex arterioso cruore progigni. At ecquaenam erit haec parva venosa circulatio?

Arteria Coeliaca omonimam venam non habet.

Ex arteriosis Coeliacae capillaribus venosi oboriuntur qui in magnum circulationis alveum nempe in Cavam directe non confluunt.

Venosi trunci qui ex his capillaribus originem ducunt omnes valvulari praesidio carent.

Venae ex organo in organum migrant.

Trunci venosi in capillares primum resolvuntur indeque capillares ipsi in truncos iterum conflantur, ex quo functionale munus luce meridiana nitidius elucescat.

Tota circulationis huiusce provincia, vel ex modo quidem quo ipsa fit, singularis evincitur. Etenim potiusquam rami in truncos per dichotomiae legem assurgant, in arcus et formas polygonales abeunt, tum in maximis quum in minimis vasibus, tum oculis quum microscopio demonstrabiles.

Pulcherrimae quae apud nos existunt Flajani iniectiones id omne ineluctabili veritate confirmant. Ergo studiis recollectis in hanc synthesim quoad splenis munia concedendum est ut « *splen per venas breves sit id ad cellulas pepticas ventriculi, quod portarum vena est ad cellulas cholegenicas hepatis.*

Praeter clinicas, anatomicas et physiologicas disquisitiones adsunt et chemicae quas sub oculis meis discipulus atque amicus Rinaldus Roseo iuxsta consilia gerebat. Et si qua erit ab hoc suscepto labore laus, sua potius quam mea refert, uti adserere mihi carissimum est ».

M. le Prof. LOMBARD communique au Congrès quelques faits très-remarquables sur la malaria, principalement au sujet de ses effets sur la mortalité, sur la durée de la vie, sur la taille et sur la fécondité. L'époque de la plus grande mortalité est partout déplacée là où règne la *malaria*. En Europe la plus forte mortalité tombe en hiver ou au printemps, mais, quand les miasmes paludéens existent, la plus grande mortalité est en automne et en été. Après avoir démontré, par des données statistiques, que la vie est abrégée par la *malaria*, à cause d'une mortalité, qui atteint surtout les vieillards et les enfants, et que la *malaria* produit aussi l'affaiblissement de la race. Qui a-t-il donc à faire, se demande-t-il? À rechercher les circostances locales et à dresser des cartes sanitaires comme celles de M. Salvagnoli et de M. Spatuzzi, et comme la carte sanitaire de l'Empire d'Autriche. En second lieu, le mal une fois bien connu dans son étendue, en chercher le remède; heureusement il y en a, comme l'a signalé Salvagnoli pour Massa Marittima, comme on l'a fait à Rochefort, où le desséchement d'un marais a diminué la mortalité de un sur seize à un sur quarante et un.

Ensuite M. le doct. PETRERA de Bari lit une Note touchant l'influence de l'arrosement du coton sur la production du miasme palustre.

« De l'influence de l'arrosement du coton sur la production
des fièvres paludéennes.

En étudiant la topographie médicale et les causes de l'endémie paludéenne qui a reçue dans la ville de Bari et dans une partie de la province, on ne tarde pas à s'apercevoir qu'à côté des algues marines qui forment une grande partie des engrais des terres à côté des canaux où s'établit la mélange de l'eau douce avec l'eau de mer, il faut placer d'autre causes que l'expérience clinique et les donnés de la science font considérer comme de vrais foyers d'infection palustre.

Chez nous à Bari et sur une étendue assez considérable du rivage de l'Adriatique on a l'habitude d'arroser le coton pour obtenir une recolte abondante. L'arrosage commence en Mai pour finir en Septembre; il est pratiqué au moins trois fois la semaine et abondamment. C'est encore un usage de notre pays de laisser, sur pied la plante du coton jusqu'à la complète maturité des capsule cotonifères, ce qui n'a lieu que vers la fin d'octobre et même au delà. Il arrive que toutes les feuilles tombent peu à peu, et pourrissent dans l'eau d'arrosage; la chute des feuilles a lieu en plus grande quantité alors que la température s'abaisse rapidement. Je n'en dis pas d'avantage pour montrer dans quelles conditions s'effectue l'arrosage parmi nous; grande humidité; chute de substances facilement putrescibles; température assez élevée, comme dans tout le climat méridional de la province.

Ce qui, m'a frappé ainsi qu'un grand nombre de praticiens de la province de Bari, c'est que les individus qui habitent aux environs des champs de coton, et surtout les cultivateurs eux-mêmes sont presque tous sérieusement attaqués de la fièvre paludéenne et surtout sous la forme de fièvre pernicieuse. Je dois rappeler ici pour rendre hommage à la vérité que le Prof. Vincent Chiaja a été le premier non seulement à noter le fait, mais encore à élever la voix pour que l'on prit des mesures efficaces en vue de sauvegarder la santé des populations; vœux qui furent exhaussés en partie par le Gouvernement d'alors. Pour en revenir à ce que je disais, les cas de fièvres pernicieuses que j'ai observés prennent presque tous la forme typhoïde, et quelque fois la forme cholérique. Mes confrères de Bari ainsi que moi, nous avons parfois eu à déplorer, malgré un traitement rationnel et énergique des cas de mort causés, parmi les cultivateurs du coton, par la pernicieuse typhoïde. D'ailleurs les paysans eux-mêmes savent par avance la mauvaise influence miasmatique produite par l'arrosage du coton; et un grand nombre d'entre eux m'ont répondu que cultiver le coton et être malade une bonne partie de l'année était absolument la même chose; puisque leurs père avaient souffert pour la même cause les mêmes maladies. Il est inutile de rappeler les maux causés par un tel état de choses; maux qui affligent non seulement les adultes, mais surtout les enfants, les fils de ces cultivateurs, qui meurent dans le marasme ou présentent une constitution affaiblie.

L'observation nous montre donc que la culture du coton, telle qu'elle est pratiquée chez nous donne un fort contingent aux fièvres miasmatiques; ce qui d'ailleurs est en harmonie avec la science qui, si je ne me trompe, a montré la nécessité de la coexistence de l'humidité, des substances végétales en putréfaction et d'une chaleur suffisante pour la production du miasme; conditions qui, personne ne le contestera, se rencontrent dans l'arrosage du coton.

On peut encore admettre que la virulence plus forte des fièvres, permettez-moi cette expression, que l'on remarque chez les cultivateurs du coton est une conséquence soit des arrosages abondants et périodiques, soit de la chute graduelle et toujours considérable des feuilles de la plante et très-probablement aussi de la nature même des matières végétales. Ce qu'il y a de certain, c'est que les fièvres malignes les plus obstinées coincident en automne avec la chute la plus abondante des feuilles.

Je crois donc que l'on peut conclure:

1° Que l'arrosage du coton doit être pris en considération, ainsi que les rizières, en traitant de l'étiologie des fièvres paludéennes; 2° qu'il serait désirable de pouvoir trouver des moyens hygiéniques et avec l'aide des sciences auxiliaires de la médecine, des procédés d'agriculture qui, tout en conservant à notre province une source de richesse, enlèvent à la culture du coton les dangers qu'elle présente maintenant pour la santé des cultivateurs; 3° que dans la loi sanitaire qui sera publiée après une enquête complète, on n'oublie point parmi les foyers d'infection paludéenne, l'arrosage du coton.

Doct. DANIEL PETRERA.

M. le Prof. Herzen lit une Note de M. le Prof. A. SELMI, qui fait connaître au Congrès le résultat des expériences faites par cet auteur à Mantoue dans le mois de septembre 1868 et dans le courant de cette année. Suivant ces observations le liquide condensé sur les parois d'un appareil de Moscati, possède les propriétés suivantes: 1° Ce liquide mis en contact du sucre de canne cristalisé y a excité la fermentation lactique, en déterminant la formation d'un micoderme, analogue au micoderme de Pasteur, mais qui n'est pas de la même nature; 2° En dissolvant du lactate de quinine dans le liquide recueilli, la quinine change peu à peu de nature et perd la faculté de se rendre fluorescente; 3° Ces qualités disparaissent quand on expose le liquide à l'action de l'oxigène ozonisé. Et, comme la végétation développe de l'oxigène dans cette modification allotropique, l'Auteur croit qu'il serait bon, afin de combattre le miasme paludéen de faire de grandes plantations d'arbres autour des Villes. Le Prof. Selmi a observé aussi que la rosée recueillie par la même méthode, et abandonnée à elle-même dans une bouteille bouchée avec du coton bien lavé avec une solution de potasse caustique, ne tarde pas à se remplir d'une dépôt blanc, qui examiné au microscope apparait comme formé par une myriade d'algues, que M. Selmi n'a pas pu classer, et qu'il espère faire observer aux membres du Congrès. L'Auteur a observé aussi qu'à l'époque, où les fièvres intermittentes commencent à dominer, la sueur des habitants est très-riche en aide lactique, et cette richesse est encore plus grande chez les personnes qui sont déjà attaquées par la maladie.

M. le doct. SALVAGNOLI appelle en premier lieu l'attention de ses Collègues sur les faits suivants: 1° La *malaria* existe dans certains endroits situés à une certaine hauteur au dessus du niveau de la mer, et loin des régions marécageuses; 2° la *malaria* ne règne pas seulement dans les marais, où existe un mélange de l'eau salée de la mer avec de l'eau douce. Les améliorations, produites à la fin du siècle dernier dans la province de Lucques par Zendrini, par la simple séparation de l'eau salée et de l'eau douce, démontrent de quelle manière puissante ce mélange peut contribuer à la génération du miasme. M. Salvagnoli parle ensuite des observations de M. Balestra, qu'il voudrait voir répétées partout où existe la *malaria*. Enfin, en parlant des moyens de bonification des marais, qu'il voudrait faire connaître aux Gouvernements, il propose au Congrès de vouloir bien nommer une Commission *ad hoc* chargée de visiter les lieux, où se manifestent les phénomènes de la *malaria*.

La séance est levée à midi et demi.

J. FARALLI,
Secrétaire de la Séance.

TROISIÈME SÉANCE DU MATIN

SAMEDI 25 SEPTEMBRE À 9 HEURES DU MATIN

Lectures et discussions sur la première question

LE MIASME PALUDÉEN

COMMUNICATIONS de la Présidence.
DISCUSSION. — MM. Pantaleoni — Salvagnoli — Cipriani Pierre — De Maria
— Salvagnoli — De Maria — Ponza — Spatuzzi — Coletti —
Cipriani.
PROPOSITIONS diverses. — Propositions de M. Salvagnoli approuvées.
AUTRES COMMUNICATION sur le miasme paludéen.
PREDIERI. — Les Règlements pour les Rizières.
UMANA. —
DISCUSSION sur une fonction de la rate.
HERZEN. —
SCHIFF. —
BACCELLI. —

TROISIÈME SÉANCE DU MATIN

Samedi 25 septembre

Président honoraire, M. BOUILLAUD.
Président effectif, M. DE RENZI.
Vice-Présidents MM. DEMARIA, BURCI, CIPRIANI, MICHELACCI
et MARCACCI.
Secrétaire Général, M. BRUGNOLI.
Secrétaire de la Séance, M. CARRUCCIO.

La séance est déclarée ouverte à 9 heures et $^1/_2$.

M. le Vice-Président De-Maria fait connaître au Congrès une Communication de M. le prof. Parlatore Directeur du Musée royal de Physique et d' Histoire naturelle de Florence, par la quelle il invite MM. les membres du Congrès à se rendre au Musée le 28 courant, à deux heures de l' après-midi, pour y assister à diverses communications et expériences qui seront faites par des professeurs de cet établissement.

L' invitation étant acceptée avec plaisir de la part de l' assemblée, M. le Vice-Président De-Maria propose que la séance du Musée tienne lieu de celle qui devrait avoir lieu dans la salle ordinaire du Congrès. Cette proposition est acceptée à l' unanimité.

M. le Vice-Président De-Maria informe le Congrès que MM. Lollini Frères de Bologne (Italie), fabricants bien connus d'instruments de Chirurgie, désirent faire une exposition de leurs produits dans une salle de l' hôpital de *S. M. Nuova*; par conséquent MM. les membres du Congrès sont invités à vouloir honorer cette exposition de leur visite. Cette invitation est également bien acueillie par l' assemblée.

Le Vice-Président De-Maria déclare ensuite que la discussion continue sur la première question du programme.

M. PANTALEONI prend la parole pour résumer les debats des séances précédentes, et il se félicite de l' uniformité de vues qui règne chez tous les médecins au sujet du miasme palustre. Tous admettent son origine et sa nature végétale, son transport par le vent. — Il fait voir comment les travaux de M. Balestra ont pleinement confirmé l' hypothèse qu' il avait déjà personnellement émise, et il montre la différence qui passe entre les travaux du Doct. Balestra et ceux du Doct. Salisbury; car les objections élevées contre ce dernier ne s' appliquent pas à l' autre. Il conclut que d' après les mémoires lus jusqu' ici, il se croit autorisé à dire que, dans l' état actuel de la science: — 1° l' agriculture, le développement des forêts et l' augmentation de la population sont les moyens les plus surs et les premiers à recommander pour combattre ou borner au moins les effets du miasme; — 2° il faut ajouter le changement d' un marais en un lac, ou en un port par l' immission de l' eau douce ou salée, là où c' est possible; — 3° il faut également citer le dessèchement par *colmate*, et enfin la canalisation, qu' il croit le moyen le plus dangereux surtout si on l' adopte isolément; 4° les moyens cliniques, en admettant qu' on en trouve.

M. Pantaleoni ajoute encore quelques paroles pour affirmer que le mélange de l'eau douce avec l'eau salée n'est pas par soi-même une cause générale mais exceptionnelle d'infection.

La parole est demandée par M. SALVAGNOLI, lequel dit devoir s'empresser de faire la déclaration suivante: c'est-à-dire qu'il se trouve en accord avec son ami et collègue M. Pantaleoni, néammoins il ne peut pas s'abstenir de rectifier diverses observations faites par ce dernier. Et avant tout si M. Pantaleoni retient que le mélange des eaux douces avec les eaux salées peut produire le miasme paludéen parcequ'il favorise l'accroissement de la putréfaction des plantes, M. Salvagnoli au contraire retient que ce mélange des eaux suffit par soi-même à la production de l'infection palustre. Il dit en avoir une preuve assez évidente dans le fait de Viareggio, dont on a parlé dans la séance précédente, et auquel on peut ajouter celui de la bonification de l'air qu'on a obtenue à Naples et à Pozzuoli.

On en a une preuve nouvelle dans le fait de la bonification des *lagunes* de Venise, obtenue par la seule séparation des eaux douces des eaux salées, séparation déjà pratiquée depuis longtemps. Tout cela est confirmé par Simon Statico, et par le célèbre Zecchini, mathématicien et ingénieur de la République de Lucques — celui même qui réussit à obtenir la bonification du littoral de ce dernier pays.

A l'appui de tous ces faits M. Salvagnoli en cite encore d'autres. Et de tout ce qui précède il se croit en droit de conclure que les moyens connus pour rendre salubres les régions désolées par les miasmes paludéens, sont tout-à-fait des moyens mécaniques. Ceux-ci peuvent se réduire aux suivants: 1° *colmature* des terrains marécageux, qui peut être considéré comme le moyen plus radical; 2° desséchement naturel, s'il est possible, ou artificiel; 3° enfin, séparation de l'eau douce, soit en reduisant le marais entièrement en un lac d'eau douce, soit en entroduisant exclusivement les eaux salées, et par conséquent en empêchant absolument le mélange des eaux.

M. Salvagnoli démontre ensuite par des raisonnements et des faits que les cas ne sont pas rares où l'on pourrait appliquer la dernière méthode de bonification des marais littoraux péninsulaires et des îles de l'Italie.

Sans vouloir s'opposer aux belles observations de M. Balestra, l'orateur dit qu'il ne saurait, dans l'état actuel de la science, se mettre d'accord avec ceux qui croient que dans le miasme paludéen il n'entre aucun élément animal, et qu'il soit entièrement de nature végétale. Cette opinion est aussi celle de M. le prof. Bechi qui l'a fait connaître dans ses intéressants travaux sur *la malaria*, qui datent de 1859. (V. à pag. 52 n. 43).

En terminant M. Salvagnoli dit qu'il croit nécessaire que M. Balestra veuille bien étendre ses études aux régions où se développe *la malaria*, sans qu'on y trouve des marais; et même très-loin des marais, comme dans le Volterano, et dans la vallée d'Orcia, qui est située absolument dans les terres. Ces terreins, qu'on appelle en Toscane *mattajoni* sont formés d'argiles métamorphosées, et contiennent en grande quantité des restes d'animaux marins, et du chlorure de sodium. L'orateur recommande enfin de n'adopter aucune conclusion, mais de vouloir faire connaître toutes les études pour consolider les faits énoncés par tants des savants Collègues, et à bien vouloir dans un autre Congrès discuter cette question, qui intéresse à un si haut degré non seulement l'Italie mais le monde entier; on pourra alors donner aux Gouvernements des renseignements bien sûrs que la science offre et offrira pour la solution de cette question si importante pour la santé des populations.

M. le Vice-Président CIPRIANI demande la parole pour appeler l'attention du Congrès sur un fait assez grave, déjà mentionné dans la lettre que M. Salvagnoli a bien voulu adresser à la Présidence. L'orateur dit que justement dans cette lettre on a proposé d'envoyer des Commissions dans les endroits ravagés par les miasmes. Il cite par exemple le lac d'Agnano. Mais mon but principal, ajoute M. Cipriani, est de rappeler ici la question des rizières, question dont la gravité va toujours en augmentant, depuis qu'on a promulgué la loi sur la risiculture. C'est depuis 1866 que nous assistons à des malheurs et à des ravages presque inconnus. Les effets très-funestes de cet accroissement rapide de la culture du riz sont évidents pour tout le monde. L'orateur note cette contradiction que c'est précisément lorsque la nation fait des sacrifices pour obtenir des améliorations dans les conditions de la santé publique, que l'on favorise cette cause réelle d'insalubrité.

M. Cipriani rappelle aussi les démonstrations solennelles qu'on a faites dans diverses provinces de l'Etat pour empêcher les effets de la culture antihygiénique du riz, et qu'il déplore avec plusieurs de ses collègues, qui en ont parlé soit dans de savantes publications, soit dans le sein des académies; parmi lesquelles il cite l'Académie Royale de Médecine de Turin. Quelques Communes ont dépensé 14000 francs en quinine sur une population de 3000 habitants ont eu les 9|10 attaqués par des fièvres, à cause de la culture du riz.

Pour empêcher ces funestes conséquences l'orateur propose au Congrès de vouloir bien nommer une Commission chargée d'étudier spècialement et sur les lieux, les causes, les effets et les remèdes du miasme dérivant de la culture du riz, afin d'être en mesure du présenter un travail complet au nouveau Congrès, et d'exciter les Gouvernements à prendre à cet égard des mesures énergiques dans l'intérêt de la santé des populations.

M. Demaria tout en approuvant les idées émises par son collègue M. Cipriani, déclare ne pouvoir pas s'empêcher de rectifier un fait concernant la prohibition des rizières dans le Canavais, où on a obtenu par un Décret Royal, la prohibition de la colture du riz. Cela dit, il fait des vœux pour obtenir les mêmes mesures énergiques dans tous les endroits plus ou moins ravagés par les effets de la risiculture. Par conséquent il appuie et soutient la proposition de M. Cipriani pour la nomination d'une Commission, laquelle pourra faire revivre un projet très-sage et utile voté seulement par le Senat, et formulé en 1860 par une Commission, dont faisait partie M. Lanza.

M. Salvagnoli fait à ce propos quelques observations, auxquelles répondent MM. Demaria, Ponza, Spatuzzi, Coletti et Cipriani. Ce dernier, sur l'invitation de la Présidence, communique une proposition ainsi conçue:

» Je propose que le second Congrès international nomme une Com-
» mission avec la mission d'étudier et de constater les conditions des ri-
» zièr es, sourtout dans les localités où les rizières tendent à se propager:
» et donne en même temps à cette Commission le soin d'étudier les con-
» di tions du ruissage du chanvre et du lin ».

M. Salvagnoli propose pour son compte cette autre motion:

» Le Congrès, après avoir pris en considération les mémoires et la
» discussion sur la première question concernant le miasme paludéen,
» et tenant compte de l'état actuel des connaissances sur cette question,
» retenant qu'il convient de continuer dans les recherches pour donner une
» base plus solide aux faits énoncés, délibère de charger la Présidence de
» nommer une Commission qui, après avoir visité les divers centres de *la*
» *malaria*, fera son rapport au futur Congrès »

M. Cipriani adhère à cette proposition et retire la sienne.

M. Petrera fait observer qu'il a déjà fait une communication sur l'influence miasmatique de l'arrosement du coton, et par conséquent il voudrait qu'on tint compte de l'étude de cette influence dans l'ordre du jour Salvagnoli-Cipriani. La Présidence observe à son tour qu' on pourrait remplacer les mots « miasme paludéen » par ces autres « source des miasmes ». Cette substitusion est approuvée par M. Petrera, et la proposition Salvagnoli mise aux voix, est approuvée à l' unanimité par le Congrès.

La parole est à M. Predieri, qui donne lecture d' un mémoire sur la question en discussion.

« Les Règlements sur les Rizières doivent être prescrits par la Loi en vigueur dans l' intérêt de l' hygiène publique par le Docteur Paul Predieri de Bologne.

Messieurs,

Il y a en Italie trente provinces adonnées plus ou moins à la culture du riz. Dans plusieurs, les médecins, les philantropes, les populations habitantes près des rizières réclament, depuis de longues années, des mesures favorables à la salubrité de ces régions.

Le 12 juin 1866 le Ministère, étant investi des pleins pouvoirs, crut nécessaire de promulguer une loi qui accordait aux propriétaires la liberté d' établir des rizières et qui en même temps, imposait des règlements spéciaux, dressés par les soins des Conseils provinciaux et propres à fournir toutes les garanties nécessaires pour la santé des populations.

Il y a, en Lombardie, des provinces où les rizières sont alternées avec d' autres cultures humides, ou se trouvent mêlées depuis longtemps à des cultures sèches; là les effets des rizières ne sont pas toujours également funestes. Il y a d' autres localités où les rizières nouvelles sont suivies d' effets pernicieux, particulièrement dans les terrains secs, ou lorsqu' elles sont intercalées avec des cultures sèches, et parmi des populations qui ne sont point habituées aux émanations humides.

Aujourd' hui l' on doit aux règlements publiés par les Conseils provinciaux et approuvés par le Gouvernement, que les rizières ne produisent plus les résultats hygiéniques qu' on en attendait, car on se plaint du grand nombre de fièvres périodiques obstinées, d' obstructions des organes alimentaires et d' autres maladies consécutives qui affligent les populations chez lesquelles, dans ces dernières années, on a substitué aux cultures sèches les cultures humides. Les habitants de Ribera, dans la province de Girgenti; de Vischè, de Caluso, de Montanaro, dans la province de Turin, et de Cesenatico, dans la province de Forlì, et beaucoup d' autres se trouvaient dans cette condition qui causa de grandes perturbations dans leur état sanitaire, perturbations que l' on pouvait reconnaître à la grande quantité de maladies qui en dérivèrent, aggravées encore, d' une manière sensible et durable, par la diminution des naissances et l' accroissement de la mortalité.

Je me propose de vous parler des règlements en vigueur sur les rizières, à la suite desquels il est arrivé que, par exemple, dans la province de Modène, il a été interdit de convertir en rizières des terrains secs ou susceptibles d' une culture sèche; tandis que, dans la province de Bologne, à l' exception des distances prescrites, on jouit de la faculté de cultiver le riz. Je vous propose donc un remède à cet état de choses, et je commence par citer les dispositions de la loi.

« La culture du riz est permise à une certaine distance des habitations et aux conditions prescrites, *dans l' intérêt de l' hygiène publique,* par les règlements spéciaux qui, après l' avis des Conseils communaux et sanitaires, sont votés par les Conseils provinciaux et approuvés par le Roi, également après l'avis du Conseil supérieur de santé et du Conseil d'Etat ».

Quoique cette loi laisse aux Conseils provinciaux la faculté de faire les règlements particuliers, peut-on la considérer comme bien favorable à la santé publique, lorsque ces Conseils ne se conforment pas à l'intérêt hygiénique que la loi a eu évidemment en vue ? Le Congrès ne pourrait donner son approbation à l'esprit des divers règlements approuvés par le Gouvernement, lorsqu'il y en a qui prescrivent des distances insuffisantes sans égards pour la salubrité pubblique, et, ce qui est plus grave, lorsqu'ils permettent que l'on convertisse en rizières des terrains secs, au milieu de populations qui n'y sont pas habituées. On ne peut garder le silence sur l'inégalité de traitement des deux provinces de Bologne et de Modène. Dans la première, on permet ce qui est interdit dans la seconde ; dans la province de Bologne, il n'y a d'autres prescriptions que celles des petites distances, tandis que dans celle de Modène, il y a, en outre, la prohibition nécessaire de la culture du riz dans les terrains secs.

Afin que les règlements sur les rizières soient favorables à l'hygiène publique, il ne faut pas qu'ils se bornent à tracer des distances, mais il faut encore les adapter à la qualité des terrains et à l'importance de la population, ce qu'ont fait les Conseils provinciaux de Bologne et de Modène ; en effet, en ayant uniquement en vue les distances, le but évident de la loi n'est pas rempli. Le Gouvernement, après avoir obtenu l'avis du conseil d'Etat et du Conseil supérieur sanitaire, doit approuver, je crois, tout ce qui est favorable au but de la loi et ne pas détruire les prescriptions qui sont en sa faveur, comme pour le règlement de Bologne, qui a supprimé l'interdiction de convertir en rizière les terrains secs, tandis qu'en 1867 il l'approuva pour Modène.

Grand nombre d'écrivains ont démontré clairement et sous de tristes couleurs l'insalubrité générale des rizières, et on ne peut avec d'autres les proclamer salubres, parce que, dans quelques provinces rizicoles, la population s'est accrue et qu'on y remarque la longévité : c'est confondre des choses compliquées et diverses avec d'autres simples et différentes et plus étendues. En effet, dans une province rizicole de trois à quatre mille kilomètres, l'insalubrité des rizières est ordinairement limitée à 7 ou 8 mille hectares de surface, distribués en quelques plaines et dans des territoires d'une nature diverse. Il n'est pas surprenant que les 49me parties de la même province, dans lesquelles on ne cultive pas le riz, mais le blé, les autres céréales, la vigne et les fourrages, dans le cours de 30 ou 40 ans, la population ait augmenté, et que le peuple y vive sainement, de façon à exclure et annuler les effets nuisibles de la riziculture pratiquée dans une partie moins étendue de la même province. Ne doit-on pas distinguer les différents effets, c'est-à-dire, le nombre des naissances et des morts, la vie moyenne, la vigueur, la longévité dans chaque localité différente, dans chaque paroisse limitée et dans chaque commune, soit humide, soit sèche, ou plate, ou montueuse, diverse de climat et de natre chimique ? Les statistiques, en ce qui regarde les rizières, ne doivent pas embrasser des provinces entières, mais seulement les territoires et les endroits où le riz est cultivé, en confrontant les résultats obtenus avant et après l'établissement des rizières. C'est le mélange de choses différentes qui obscurcit la vérité, tout en ne l'excluant pas; les statistiques trop générales n'établissent pas l'état de la salubrité.

Ce n'est ici ni la place ni le moment de parler de tout ce qui concerne les rizières; je vous rappellerai néanmoins une vérité plusieurs fois démontrée, c'est-à-dire qu'*établir des rizières dans un terrain sec et au milieu de populations qui n'y sont pas habituées, c'est apporter l'insalubrité à ces mêmes populations, qui ne sont pas acclimatées à la culture humide*. Pourquoi donc ne cherche-t-on pas une interprétation de la loi dans le sens vrai de l'hygiène, afin d'éviter les maladies et la mortalité, qui sont la conséquence de l'oubli de cette pratique salutaire?

Que l'on établisse des rizières dans les terrains humides, dans ceux qui n'ont pas d'écoulement dans l'hiver et même dans ceux qui ont un écoulement suffisant, et qui sont très-éloignées des villes, des bourgades et des maisons; mais que l'on interdise l'établissement de nouvelles rizières dans les terrains secs et au sein des populations qui n'y sont point accoutumées.

Les lois et les règlements doivent être inspirés par cette vérité, que les cultures humides, les nouveaux étangs, les prés à *marcita* sont malsains lorsqu'on les introduits parmi les populations qui n'y sont pas acclimatées et parmi celles qui, de tout temps, vécurent dans les lieux cultivés à sec.

Nous ne pouvons trouver de remède aux fièvres et aux obstructions abdominales, si nous ne cherchons pas à empêcher les maladies que les nouvelles rizières apportent à des milliers de personnes robustes, qui ne sont pas habituées à l'air humide paludéen.

Je terminerai donc en proposant que cette illustre assemblée déclare que, pour la véritable interprétation de la loi, dans l'intérêt de l'hygiène, il est nécessaire d'apporter une grande attention, non-seulement aux distances, mais à la qualité du terrain dans lequel on veut établir une rizière, et de s'assurer de la plus grande proportion de la population non acclimatée.

Vous êtes déjà convaincus que la distance seule ne suffit pas, car, souvent, près des bourgs et des villes, il y a des terrains si peu élevés que l'eau les recouvre, même dans l'été. Par conséquent, la prohibition d'établir des rizières dans des terrains de cette sorte produirait des maux économiques et sanitaires; tandis que les rizières dans les endroits peuplés et fréquentés, celles mêmes établies aux distances fixées par les règlements produisent, si on les établit dans des terrains secs et parmi des populations nouvelles, des dangers et des dommages irréparables.

Je dirai enfin qu'il faut déplorer que, dans la compilation de quelques règlements, on a perdu de vue la nécessité des considérations que j'ai exposées, et qu'il faut applaudir ceux qui en ont tenu compte. Je crois donc que le Congrès devrait exprimer ou le vœu de la réforme du premier article de la loi, ou bien une interprétation du même article ayant pour but de mettre les pays à l'abri des maladies, non-seulement par les distances, mais encore par les considérations auxquelles donnent lieu la qualité du sol et l'agglomération des habitants.

Après ces observations M. Umana rappelle au Congrès que pour les médecins de la Sardaigne c'était une vieille pratique que de soigner avec des doses quotidiennes de poudre de quinquina les rechutes fréquentes des fièvres marécageuses. Mais malheureusement chez les malades affaiblis, chez les constitutions hepato-veineuses, chez les femmes enceintes la pratique de Cotugno et de Folchi n'est pas suffisante. Il dit que sa pratique et celle de son père, qui était lui aussi professeur de médecine, lui en donne la plus profonde conviction. Dans ces cas, qui malheureusement ne sont pas rares, il croit qu'on doit tout espérer de l'opium, du fer, mais surtout du bon régime.

Après quoi il pose une autre question: y a-t-il dans les pays marécageux des fièvres qui, tout en étant miasmatiques, ne sont ni intermittentes simples, ni pernicieuses, et que l'on ne pourra jamais guérir avec le quinquina ? Il dit franchement non. Chez les femmes en couche, les opérés et les blessés bien souvent la première attaque de fièvre est suivie, sans que le médecin s'en doute, par une fièvre intermittente. De-même il peut arriver, et il arrive souvent, que l'action rhumatismale, catharrale etc., ou d'autres causes morbifiques, qui ont agi avant ou avec le miasme, soient suivie d'une fièvre remittente, qui est l'effet de la cause commune. Survient ensuite la fièvre périodique, produite par le miasme, qui démasque son action pestilentielle. Et ainsi s'explique, sans invoquer des hypothèses exceptionnelles, pourquoi dans la première phase le sulphate de quinine n'opère pas, pendant que dans la seconde il déploit toute son énergie spécifique.

Le Président donne ensuite la parole à M. le Doct. HERZEN sur la communication déjà faite par M. le prof. Baccelli.

« Messieurs,

Ce n'est pas seulement le *but* de la médecine qui doit nous intéresser, mais aussi son *fondement ;* or comme c'est la *physiologie* qui est la base de la médecine, je vous demande la permission de vous soumettre quelques observations sur la partie physiologique de la communication de M.r Baccelli.

Je ne veux en aucune façon contester la haute importance que pourraient un jour acquérir les idées que l'illustre clinicien de Rome nous a communiquées hier sur la fonction de la rate, et leur application à la pathologie des fièvres intermittentes; mais il est des raisons pour lesquelles il me serait très-difficile de concilier la supposition à la quelle les considérations de M.r Baccelli le conduisent avec certains résultats expérimentaux que la physiologie possède depuis sept ou huit ans.

Je ne vous retiendrai guère, Messieurs, pour vous dire des choses qui vous sont à tous plus ou moins connues. Vous savez sans doute que depuis Aristote jusqu'à notre temps on a toujours considéré la rate comme un organe auxiliaire de la digestion, sans en avoir, bien entendu, aucune espèce de preuve expérimentale; plus tard, au commencement de ce siècle, Oken dit que la rate est l'organe vasculaire de l'estomac, et qu'elle joue vis-à-vis de lui le rôle d'une *branchie ;* et vers le milieu de ce siècle Burdach dit dans le 6.° vol. de la physiologie, p. 374: « on a cru de préférence à un étroit rapport entre la rate et la digestion. Mais après l'extirpation de la rate ce n'est que dans des cas isolés que l'on a observé un trouble digestif; les anciens ont cru que la rate fournissait à l'estomac, au moyen des veines gastriques, un suc acide ou un ferment servant à la digestion. »

Que cette liaison anatomique entre la rate et l'estomac ait été élucidée d'avantage par M.r Baccelli, je ne le nie pas; mais ce que je conteste c'est la compatibilité avec les données expérimentales de la conclusion qu'il en tire et qui est fort semblable du reste avec celle que Burdach attribue aux anciens.

Dans la physiologie actuelle, Messieurs, c'est seulement et uniquement l'expérience directe qui décide, et les analogies anatomiques quelque prononcées qu'elles puissent être n'ont à côté d'elle qu'une valeur tout-à-fait secondaire.

M.r Baccelli affirme que la rate est à l'estomac ce que la veine porte est au foie.

Eh bien! quel est le rôle de la veine porte dans la formation de la bile?

Il est vrai que la ligature des artères afférentes du foie laisse persister la sécrétion de la bile; il est vrai que la ligature de la veine porte la supprime complètement et cause une mort rapide. Cela paraît indiquer que la veine porte est nécessaire pour la formation de la bile. Mais est-ce la veine porte elle-même, ou le sang qu'elle charrie? Vous savez tous, messieurs, que si au lieu de lier la veine porte, on en produit, d'après la méthode d'Oré, une lente oblitération, la secrétion de la bile continue même après que l'oblitération est devenue complète. Dans ce cas il s'établit une circulation collatérale, qui conduit le sang des origines de la veine porte vers ses ramifications périphériques dans le foie. Ce n'est donc pas la perméabilité de la veine porte elle même, mais bien l'arrivée du sang dans sa distribution à l'intérieur du foie qui est essentielle pour la formation de la bile. Faisons encore un pas, et demandons nous; faut-il que ce sang ait précisément la composition caractéristique du sang qui ordinairement circule dans la veine porte, ou bien suffit-il que ce soit du sang en général, du sang artériel par exemple? Or, l'expérience démontre, que si on supprime complètement l'arrivée au foie du sang de la veine porte, et si de plus on dévie le sang de l'artère rénale, au moyen d'un tube, et si on le conduit dans les ramifications hépatiques de la veine porte, la bile continue à se former. Il est donc prouvé que ni la veine porte en elle même, ni son sang caractéristique ne sont indispensables à la formation de la bile.

Mais alors à quoi conduit l'analogie que M.r Baccelli croit apercevoir entre la veine porte et la rate? Si il y a analogie, la rate n'est pas plus indispensable à la formation de la pepsine, que la veine porte ne l'ait à celle de la bile. Eh bien, messieurs, c'est effectivement ce qui a lieu.

Des chiens nouveaux-nés, privés de la rate, ne montrent aucun symptôme de dispepsie, aucun trouble de la nutrition générale; ils se nourrissent et grandissent comme les autres, et arrivent parfaitement à l'âge adulte; ces chiens qui quelques mois aupararant ont subi l'extirpation de la rate, qui se trouvent en parfaite santé, et auxquels on fait une fistule stomacale, ne laissent voir aucun dérangement dans la marche de la digestion stomacale. Si l'on fait des expériences quantitatives sur la digestion de l'albumine dans leur estomac, on trouve que, loin d'être diminuée, elle est légèrement augmentée.

De plus, si au lieu de faire les expériences sur l'animal vivant, on se sert de la méthode d'*infusion*, on obtient des résultats encore plus frappants.

Prenez deux chiens en deux états, l'un normal, l'autre bien guéri après l'extirpation de la rate, tous les deux au moment culminant de la digestion, c'est-à-dire entre la 6e et la 7e heure après un bon repas; tuez les rapidement, faites l'infusion des deux estomacs, chacun dans 200 grammes d'eau acidulée; tenez les infusions une ou deux heures à l'étuve, à 35 ou 40° centigrades; et examinez le pouvoir digestif des deux infusions.

Messieurs, si vous avez eu soin de choisir les deux animaux aussi égaux que possible pour la grandeur, et si vous faites l'expérience exactement dans les conditions que je viens de vous indiquer, vous trouverez toujours et infailliblement que le pouvoir digestif de l'estomac appartenant à l'animal sans rate est *beaucoup plus considérable* que celui de l'estomac de l'animal normal; il est souvent *double*; il est quelque foit *triple*; voici quelques exemples de chiffres obtenus dans quelques expériences, dont j'ai eu l'occasion de voir un grand nombre dans notre laboratoire, puisque depuis cinq ans j'ai le bonheur d'assister, en qualité d'aide, aux vastes recherches de mon maître et ami, le prof. Schiff.

Quantité d'albumine digérée par l'estomac d'animaux normaux. (Chiens et chats).	Quantité d'albumine digérée par l'estomac d'animaux sans rate. (Chiens et chats).
Grammes: 42 ½ — 67 ½ — 38 — 65 — 72 ½ — 70.	Grammes: 100 — 200 — 115 — 172 — 100 — 125 — 111 ½ — 205 — 300 — 108 ½ — 160.

J'ai à peine besoin de vous avertir, messieurs, qu'il faut bien se garder de conclure de ces faits que la fonction de la rate consiste dans une espèce d'inhibition qu'elle exercerait sur la production de la pepsine dans l'estomac; la rate a sa fonction positive, nettement prononcée, et très caractéristique, qui par un déplorable hazard, semble avoir échappé a M. Baccelli, quoiqu'elle soit depuis plus de six ans enregistrée dans la littérature. L'excès que l'on observe dans le pouvoir digestif de l'estomac des animaux privés de la rate, n'est qu'un symptôme consécutif et tout à fait secondaire du manque complet ou de l'inactivité de la rate; il est en rapport avec sa fonction, mais il ne peut à lui seul jeter aucun jour sur cette fonction elle-même.

Quoiqu'il en soit, c'est un fait constant, lequel réuni aux autres faits que je viens de vous exposer rend très-probable l'idée que la rate, lorsqu'elle fonctionne normalement, est un *empêchement* plutôt qu'autre chose pour la formation d'une quantité maximale de pepsine dans l'estomac. Cet empêchement, ainsi que j'espère vous le démontrer dans une autre occasion, n'est point physique ou mécanique mais purement chimique.

Ces faits suffisent, de plus, pour rendre complètement impossible l'idée, non seulement que la rate soit indispensable à la formation de la pepsine, mais même l'idée qu'elle puisse y contribuer d'une façon quelconque.

La parole est à M. le prof. SCHIFF, qui se propose de compléter la réfutation de M. Herzen.

« Le discours du prof. Baccelli contient des questions importantes adressées aux physiologistes et la réponse de M. Herzen ne réfute qu'une partie des assertions du clinicien de Rome.

Je me propose de compléter cette réfutation en montrant que les faits sur lesquels s'appuie le raisonnement de M. Herzen, et qui sont tirés de l'observation sur les animaux, trouvent leur pleine confirmation dans un ordre analogue de faits observés sur l'homme.

Quant à la disposition des veines spléniques, décrite comme nouvelle ou peu connue par le prof. Baccelli, elle ne diffère en aucun point des descriptions qu'on trouve dans les livres classiques d'anatomie de notre siècle et du siècle dernier.

Il n'y a de nouveau que l'assertion que quelques veines spléniques qui se rendent à l'estomac, se subdivisent de nouveau dans l'intérieur de cet organe pour fournir du sang aux glandes peptiques.

Cette assertion pêche au point de vue anatomique et physiologique. Les veines de la rate ne se subdivisent pas dans l'estomac, et si même (ce qui n'est pas) il était constaté par l'anatomie que ces veines envoient des ramifications dans l'intérieur des parois stomacales, la disposition bien connue et caractéristique des petits vaisseaux entourants les glandes peptiques, exclurait à coup sûr la possibilité d'un rapport plus ou moins intime entre ces derniers vaisseaux et ceux émergeant de la rate. Les injections microscopiques ne laissent aucun doute à cet égard. L'opinion de M. Baccelli est d'ailleurs en opposition formelle avec les données de la Physiologie expérimentale. Alors même qu'il existerait des communications entre les vaisseaux de la rate et ceux des glandes peptiques, il y aurait un seul cas où les communications pourraient faire affluer le sang veineux splénique aux organes sécréteurs de l'estomac, à savoir dans le cas où la pression dans les veines spléniques deviendrait supérieure à celle dans les artères stomacales. Il y aurait alors un véritable mouvement rétrograde du sang des capillaires artériels vers le tronc: l'artère fonctionnerait comme une veine et vice versa. Il n'existe pas en effet dans l'estomac, comme dans le foie, un troisième conduit, permettant au sang veineux de sortir de l'organe sans refouler en arrière le sang artériel.

Inutile, du reste, de chercher ce troisième conduit, puisqu'une expérience des plus élémentaires démontre que la pression du sang, dans les petites artères de l'estomac, est toujours supérieure à la pression dans les veines qui sont en communication avec le cul-de-sac, et cela même durant la période digestive et au moment le plus actif de cette période. Si, sur un animal en pleine digestion, on ouvre une très-petite artère de l'intérieur des parois stomacales, le sang sort en jet, tandis que si l'on ouvre une des veines allante de la rate au cul-de-sac, le sang ne jaillit pas, mais suinte en nappe. C'est ce qu'on a souvent occasion de voir en pratiquant l'opération de la fistule stomacale. Toutes ces considérations prouvent que l'hypothèse anatomique de M. Baccelli repose sur une erreur.

M. Baccelli admet qu'une compression de la veine splénique principale doit faire gonfler la rate et les petites veines accessoires qui vont de cet organe au cul-de-sac. Cette compression, d'après l'hypothèse anatomique réfutée tout-à-l'heure, devrait donc amener une plus grande quantité de sang dans les parois de l'estomac. Partant du fait réel que pendant une certaine période et au sommet de la digestion stomacale, on observe un gonflement notable de la rate et une plus grande réplétion des petites veines spléniques, M. Baccelli croit voir dans ce gonflement et dans la circulation liéno-gastrique plus active qui en résulterait, selon lui, une des causes qui provoquerait la sécrétion du suc gastrique. Le gonflement de la rate, d'après cette manière de voir, serait produit par la compression exercée par l'estomac tendu et rempli d'aliments sur les veines spléniques situées entre cet organe et la colonne vertébrale; et c'est ainsi qu'il s'explique qu'après l'ingestion des aliments il se produit une quantité considérable de suc gastrique. — Cette explication est entièrement dénuée de fondement. En premier lieu il faut se rappeler qu'après l'ingestion des aliments, l'éstomac sécrète non seulement chez l'homme, mais aussi chez les quadrupèdes, dans lesquels la compression de la veine splénique, selon le mécanisme imaginé par M. Baccelli, ne peut pas avoir lieu, vu la station *horizontale* de ces animaux. De plus, l'observation directe prouve que ce n'est pas la réplétion et la tension de l'estomac qui produisent le gonflement de la rate, ni par conséquent la sécrétion du suc gastrique, ainsi que le voudrait M. Baccelli. Pour que cette hypothèse eût un semblant de probabilité, il faudrait que le gonflement de la rate prît des proportions d'autant plus considérables que l'estomac fût plus tendu. Mais il n'en est rien. Tous les observateurs sont d'accord sur ce point que le gonflement de la rate, dans toutes les espèces d'animaux sur lesquelles on a expérimenté, ne commence que vers la quatrième heure et ne devient bien distinct que vers la cinquième heure après l'ingestion des aliments, c'est-à-dire à une époque où l'estomac (ainsi que l'ont déjà fait observer Leuret et Lassaigne), a commencé à déverser son contenu dans l'intestin; — c'est à dire lorsque sa tension et par suite la compression hypothétique de la veine splénique ont déjà considérablement diminué. Au commencement de la digestion il n'y a pas trace de gonflement de la rate, même si l'estomac est rempli outre mesure. Ce fait, ainsi que celui du gonflement de la rate à la quatrième heure de la digestion, ont été confirmés sur l'homme, en 1850, dans des expériences nombreuses faites à l'aide du plessimètre par Vogel et Dittenar.

Dans les premières heures après la section des nerfs pneumogastriques, l'estomac peut être énormément distendu par des masses alimentaires, sans qu'il survienne de gonflement de la rate, ni à la première, ni à la cinquième heure après l'ingestion des aliments, attendu que la sécrétion peptique, dans ce cas, est abolie, pendant les premières heures, par l'influence du traumatisme. (Il est essentiel, pour cette expérience, que les aliments ne contiennent pas de principes solubles dans l'eau pure).

Pour sauver son hypothèse de la compression de la veine splénique par l'estomac, M. Baccelli pourrait opposer à ces faits que la compression doit durer un certain temps, jusqu'à ce que le gonflement de la rate se montre; qu'en général les compressions des veines ne produisent pas leurs effets immédiatement, et que pour cette raison la ramification splénique ne devient appréciable qu'à la quatrième heure. Il est inutile de faire observer que, de cette manière, M. Baccelli sacrifierait une partie essentielle de son hypothèse qui voit dans le gonflement des petites veines spléniques la source de la sécrétion stomacale puisque le suc gastrique est sécrété plus abondamment pendant les premières heures de la digestion que plus tard, alors que le gonflement de la rate a commencé. — Mais il est inexact de dire que la tuméfaction de la rate tarde à se montrer après la compression des veines spléniques.

M. Bouillaud, l'illustre maître de M. Schiff, a déjà montré, il y a plus de 40 ans, que l'occlusion des veines produit une altération double, dont l'une, l'hypérémie, se montre immédiatement, tandis que l'autre, l'infiltration, n'apparaît que beaucoup plus tard. L'expérience directe sur la veine splénique prouve que c'est l'hypérémie et non pas l'infiltration qui produit le gonflement énorme de la rate après la compression directe de ses veines. Une expérience, mainte fois répétée sur des chats, des chiens et des lapins, démontre que déjà 3 minutes après l'occlusion artificielle des veines spléniques, la rate peut avoir acquis un volume énorme qui, chez le chat, p. ex., dépasse le double du volume normal de l'organe. Si ensuite, après plusieurs heures, on relâche la compression, la rate se dégonfle et reprend son volume primitif, — preuve qu'il n'existe pas encore d'infiltration. — Celle-ci, toutefois se montre aussi, si la compression a duré pendant un temps beaucoup plus long. — La tuméfaction de la rate qui existe à la cinquième heure de la digestion et le gonflement de ses veines n'ont donc rien à faire avec la sécrétion du suc gastrique.

Afin de démontrer que ce n'est pas dans la rate qu'il faut chercher la source du principe digestif de l'estomac, ainsi que la suppose M. Baccelli, M. Herzen a déjà cité les effets de l'extirpation de la rate. Ajoutons que des expériences directes ont prouvé:

1.° Qu'après l'ablation de la rate, l'estomac ne se borne pas à *dissoudre* les aliments albuminoïdes, mais qu'il les transforme en peptone et en parapeptone, comme cela a lieu dans la digestion normale.

2.° Que ces peptones n'ont pas seulement les caractères chimiques normaux, mais qu'elles sont des substances directement assimilables, c'est-à-dire pouvant servir à la nutrition des animaux. La preuve en est fournie par l'observation de plusieurs jeunes chiens qui, privés de la rate peu de temps après leur naissance, furent conservés en vie pendant un an et acquirent leur plein développement. On a même remarqué que les animaux sans rate ont une tendance à prendre de l'obésité. Cette remarque a déjà été faite, avant M. Schiff, par Stinstra, qui travaillait sous les auspices de Van Deen. Certes ce n'est pas là un signe de mauvaise nutrition à mettre en parallèle avec le dépérissement qui survient à la suite de fièvres pernicieuses et que M. Baccelli attribue en première ligne à une perturbation des fonctions « stomacales » de la rate. Qu'on ne dise pas que la digestion stomacale est néanmoins troublée après la destruction de la rate, mais qu'elle est alors compensée par un plus grand développement de la digestion intestinale. Cette supposition est inadmissible, ainsi qu'il ressortira clairement des communications qui seront faites au Congrès, dans une de ses séances prochaines par M. le Doct. Herzen.

Ajoutons que les expériences sur la suppression des fonctions de la rate ont été faites non seulement sur des animaux dératés, mais aussi sur des chiens chez lesquels on avait produit une atrophie de la rate, en badigeonnant, avec de l'ammoniaque, le faisseau névro-vasculaire de l'hile splénique.

Les conséquences tirées de l'expérimentation sur les animaux se confirment chez l'homme. Le clinicien de Rome a fait observer qu'il survient, à la suite des dégénérescences de la rate, des irrégularités de la digestion, qui, dans quelques cas, se sont manifestées par un appétit insatiable. Eh bien, il existe un certain nombre d'observations faites sur des hommes qui, par des accidents ou des opérations, ont perdu la rate. Les anciens se sont bornés à mentionner que ces malades ont survécu; mais M. Adelmann le premier dans notre siècle, a publié l'histoire complète d'un cas d'extirpation de la rate, chez une femme, et il dit expressément que plus tard, lorsque la malade était complètement remise, son appétit était devenu énorme. Deux observations plus récentes, faites en France, confirment également cet effet, à la suite de l'ablation de la rate. Il n'est guère permis de supposer que cette augmentation de l'appétit ait été la conséquence d'une insuffisance de la digestion stomacale et du plus grand besoin de nourriture qui aurait pu en résulter, attendu que nous savons, par des observations cliniques non équivoques, que partout où la digestion stomacale souffre, l'appétit diminue. Les malades ont une aversion contre les aliments, quelque grand que soit le besoin de nutrition de l'organisme. Leur répugnance s'accroît même en raison directe de leur dépérissement et de leur besoin d'alimentation. — Si donc, dans les cas mentionnés, l'appétit a augmenté, il s'en suit que la digestion stomacale est devenue plus énergique, et en tout cas, qu'elle n'a *pas souffert* par l'ablation de la rate.

Après une longue exposition de faits expérimentaux, M. Schiff en concluant dit:

Ces observations multiples concourent à démontrer que ce n'est point dans la rate qu'il faut chercher la source du principe digestif stomacal, comme le veut l'hypothèse de M. Baccelli. Faisons observer que c'est sur cette hypothèse que repose toute la théorie émise par M. Baccelli sur le caractère pernicieux de certaines fièvres, et comme cette hypothèse ne peut pas être maintenue, on peut juger de la valeur des conséquences qui l'auteur en a tirées ».

———

M. le prof. Baccelli demande le parole et dans le peu de temps qui lui reste pour répondre à MM. Herzen et Schiff, il adresse ses objections en langue latine, et comme il se réserve de continuer sa confutation dans la séance prochaine son discours tout entier sera rapporté dans le procès verbal de la séance suivante (V. pag. 127).

A. Carruccio
Secrétaire de la Séance.

QUATRIÈME SÉANCE DU MATIN

LUNDI 27 SEPTEMBRE À 9 HEURES DU MATIN.

Discussion sur la première question

LE MIASME PALUDÉEN

COMMUNICATIONS de la Présidence.
DISCUSSION sur une fonction de la rate.
BACCELLI — SCHIFF — BOUILLAUD.
AUTRES COMMUNICATIONS sur le miasme paludéen.
POLLI J. — Sur un remède prophylactique et curatif des fièvres dues aux miasmes marécageux.
CONTI D. — Aperçu sur les miasmes marécageux de la Calabre Citérieure.

Lectures et discussions sur la deuxième question.

TRAITEMENT DES MALADIES CANCÉREUSES.

LECTURES ET COMMUNICATIONS.
NEFTEL W. — Traitement des tumeurs malignes par l'Electrolyse.
ALBANESE H. — Du traitement des cancers par les injections abortives.
UMANA.
LUSSANA. — Sur le traitement du cancer à l'aide du suc gastrique du chien.
DISCUSSION.
PAVENTA — BURCI — GOBBI — BORSATTI.

QUATRIÈME SÉANCE DU MATIN

Lundì 27 septembre

Prés. honor. M. Bouillaud.
Présid. M. De Renzi.
Vice-Présid. M. De-Maria.
» M. Burci.
» M. Cipriani.
» M. Marcacci.
Secrét. gén. M. Brugnoli.
Secrét. part. M. Carruccio.
» » M. Faralli.

La séance est ouverte à 9ʰ ¼. Le procès verbal de la séance précédente lu et approuvé, M. le prof. Bouillaud communique à l' Assemblée une Dépêche de M. le doct. Tessier, qui exprime son regret de ne pas pouvoir, vu l' état de sa santé, se rendre à Florence, pour assister aux séances du Congrès.

M. le prof. De Maria annonce que MM. les doct. Umana et Missagli ont déclaré de vouloir continuer leurs études sur le miasme, dans l' ile de Sardaigne, en se mettant à la disposition de la Commission qui sera nommée.

M. Baccelli continue son discours en réponse à MM. les prof. Schiff et Herzen interrompu à la fin de la dernière séance.

« Illustres Collegae,

Postquam prof. Schiff, illustris Florentiae Physiologus, ejusque egregius Adjutor doct. Herzen, sua in me foederata argumenta converterint, una ambobus refutatione subsumam, ut objecta deleantur.

At priusquam ad argumenta descendam, rite intelligamur oportet. Quum enim Physiologus insignis asseruerit « me, febrium perniciosarum fundamentum in hypothetico splenis erga ventriculum digerentem officio, reposuisse » se sua tantum opinio fefellit, ut ego tenear dicere nihil prorsus adversarium meum intellexisse.

Praeterea si dum rueret disceptatio dixerim « qu' il y a des expériences amusantes et des expériences concluantes » illud repetere meus fuit quod omnes agnoscunt. Erat sagitta per aera volitans, nec nonnisi ex gravissimo quesitu, quem adversarius duxit, illum sauciatum esse deprehendi. Nunc frustra jocos nugasque fingit qui vulnus tetigit !

Pariter, modestiae gratia si dixerim, susceptos a me labores, me pauci facere, quum ista loquutionis temperantia quin suos ederet fructus in me audacia incredibili retorquetur, nunc asseram atque affirmabo; nihil omnino nihil, praeter valida et vera argumenta, quibus adversarius egregius destituitur, me poterit ab profunda animi persuasione deflectere. Ego moriar, at parva abdominis venosa circulatio manebit, et demonstratum splenis in ventriculi digestionem officium.

In hac saeculi libera scientiarum discussione nominum majestas abiit facta perpetua facta valent, et quae manant ab his logica corollaria. Physiologus noster non concedit Physiologiam Experimentalem Clinicis universi patere, hanc ipse sibi exclusivo jure reclamat ut coeteri in verbo jurent Ambitio quaedam, ne immodica sit laudabilis potius quam damnanda videtur: at aliis ex. gr. obtrudere, quod possint venam cum arteria, microscopio indulgentes, confundere; quum haec dicantur quin ulli evenerint mihi apprime confirmat ipsum, *hepate* magis quam *cerebro* scientiae disceptationes in hac aulla pertractandas arripuisse..... At qui ita se gerit adverso Marte pugnat.

Quum pariter innuat, in aulla ad fuisse viros, qui verborum lenocinio rapti veritatem non viderunt, id fumidum omnino est, et profecto valet ac si tribuna isthaec in cathaedram, et hic virorum concursus in discipulorum frequentiam, sua gratia, converti possent.

Compescat Egregius iram quam fudit incaute; si attici sales arrideant, itala aceta non desunt.

Nunc fronte serena argumentorum pondus ad examen revocabo.

Herzen prior haec obiecit: Burdach adtribuit veteribus eadem ferme quae Baccelli adhuc propugnat.

Burdach ait « des anciens ont cru que la rate fournissait à l'estomac au moyen des veines gastriques un suc acide, un ferment etc.

Propositio haec juxta Herzen huic nostrae acquipollet — lien per venas breves in pepsinicarum glandularum provinciam, quae in ventriculo est, sanguinem invehit, ex quo irritatio cellularis oborta haurit elementa ad functionem endogastricam accomodata. — Ec quis non videt enorme quod inter duas propositiones intercedit discrimen?

Herzen inde considerans physiologicam aequationem quam ego primus institui nempe « Splen per venas breves est ad cellulas pepticas ventriculi, id quod vena portarum est ad cellulas cholegenicas hepatis » subiungit: propositionem meam irritam esse ex quo hepar non indigeat portarum vena, neque sanguine venoso, ut bilem secernat. Hic ratiocinandi modus quid valeat logice unusquisque satis intelligit. Si dixerim « sanguinem venarum brevium esse ad pepsinam fabrefaciendam absolute necessarium » tunc propositio utique infirmaretur; non infirmatur ea quam *simpliciter* emisi. Exceptionis cujusdam eventus jus non indicit contra normam: et primum, quae quantaque probanda essent ut obiectio ex integro staret! dein posset defectus compensari. Quid inde? hoc pariter splene ablato occurret.

At quaeso: quum venarum functionalium ordo in capillaribus ab Coeliaca obortis reponendus sit, nemo non videt quomodo interciso coronariae sinixtrae in splenicam venam defluxu, ob lienem avulsum, stomachus in constanti venosa hyperhaemia reperiatur oportet, quae brevium venarum defectum reparabit, quin immutat venarum originem.

Schiff addit.

Ea quae nobis tradidit Romanus Clinicus circa venarum splen carum dispositionem, omnia penes anatomicos hujusce nostri atque anteacti saeculi reperire fas est.

Quae quantaque veritas in verbis hisce sit, unusquisque per se judicabit. Qui noverit mea in argumentum studia, et quomodo fuerint instituta, et ab studiis hisce erutas paullatim consequentias; et cuncta haec cum aliis anatomicis, sed absque hepate, comparabit, hunc judicem appello.

Quum autem, ut aliquid in re dictitet, Schiff asserit contra me, *venas breves non dividi in capillares intra stomachi parietes,* tunc adeo hallucinatur, ut revera ab eo adprecaremur quod magis suo nomini consulat.

Ratiocinium pariter quod instituit contra capillarium dispositionem, ex brevibus venis, circa glandulas pepsinicas, hoc est, ut facile demonstrabitur, nempe: *noscitur circa glandulas pepsicas circulus sanguineus, alius admittendus non est*..... Oh Diva Logica tibi adversarium meum confido, in illum in ratiociniis protege!!

Pulcherrima est et revera potens quae ab venarum arteriarumque pressione adducitur argumentatio, et quo modo probatur. Si perpendendae rei tranquillo animo Schiff incubuisset, tunc admisso defluxionis per venam splenicam, ut ajunt, impedimento, nec non splenis contractilitate considerata vidisset quomodo vis a tergo poterat super venas breves exerceri, nihil prorsus obstante arteriolarum gastricarum pressione.

Physiologus Florentiae declarat fundamento carere venae splenicae pressionem, quam ego luce meridiana nitidiorem probavi. Super hoc nil addam, praeter simplex praeparationis anatomicae studium.

Admissa ineluctabili digerentis ventriculi super venam splenicam pressione, restat considerandum quomodo pressio istaec exerceatur per gradus alimentorum ingestioni proportionatos; restat consideranda splenis fabrica quae nonnisi paullatim intumescere poterit; restat considerandus tumor qui quum nequeat ictu temporis evanescere, poterit hercle se prodere in maximo gradu quando alimenta quidem stomachus in duodenum egerit. Quamobrem suppetit et illud gravissimum argumentum ex aucta venarum subhaepaticarum pressione. Nam venae functionales absorbendis intestinorum elaborationibus ordinatae, locupletiorem rivum ad portarum truncum inferunt, quo fit ut splenis per suam venam fluxus moras adhuc patiatur.

Exceptio quam in brutis animantibus Illustris adversarius sibi confinxit, propemodum ridicula est. Animantia enim vel verticali vel horizontali positione gaudeant, in utroque casu pressionem in ventriculo per cibos distento patientur, si vis opponens diaphragmatis atque abdominalium parietum in utroque casu non desit. Nec bruta ad experimentum sacrificata rem solvent, si quum parietes abdominales incidantur, ablata eorundem pressione, res aliter, ac usuvenit, contingere debet.

Quum vero Florentiae Physiologus auctoritate imitatur Magistri sui Ill. Bouillaud studia referendo super venarum occlusionem instituta, nescio quo pacto studia haec objectionibus prosint, quas ipse mihi obtrudebat.

Illud potius sciat opportunissimum arbitror quod tanti magistri implorata auctoritas haec sua manu Romano Clinico scripserit super istud argumentum . « Je ne saurais trop vous engager, bien cher confrère, à pour-
» suivre vos recherches sur un sujet si IMPORTANT à la fois et si NOUVEAU
» en pareille matière. Les recherches cliniques et les expériences sur les
» animaux doivent être répétées bien des fois, pour obtenir l'assentiment
» général. Vos efforts ne resteront point au dessous du sujet, *et ils fini-*
» *ront par triompher de tous les obstacles* ».

Tandem Illustris Physiologus uti argumentorum conclusionem haec ait: non est in splene disquirendum digestivae facultatis principium quae ad ventriculum pertineat, super quam hypotesim Prof. Baccelli theoriam Perniciositatis reposuit.

Ad quae postrema verba responsum est, contradictorem, ejusmodi loquendo, nihil prorsus intellexisse. Quod autem a nemine sit in splene disquirendum principium alicujus facultatis digestivae ad ventriculum pertinentis, faveat aure atque animo tranquillo.

Sub oculis et consiliis meis egregius discipulus et amicus Rinaldus Rosco haec gessit: humani splenis frigida horarum circiter decem et octo carriculo infusio peracta, liquidum dedit quod post filtrationem lacessitum fuit acetate neutro Saturni. Praecipitatum aqua expiatum, et destillata solutum, sulphurati hydrogenii actione suppositum, Saturni Oxydum amisit.

Post alteram filtrationem praesto fuit liquidum, absque colore, peculiari odore praeditum, saporis nauseabundi, ex quo Pepsina propemodum sentiebatur. Laeviter reagebat acidum.

Eadem praeparatio pari methodo super splenem suinum atque vaccinum pari resultato acta fuit.

Humani splenes spectabant ad homines phlogisticis aegritudinibus exemptos, sed aliis quoque morborum speciebus enecatos, natura toto coelo diversis.

Succus splenicus, ea ratione paratus variis disquisitionibus obnoxius fuit, fideli chemicarum reationum indicatione conductis.

Inde praesentia notiorum substantiarum albuminoidum eliminata, quae sequuntur reactiones edidit praeclarissimas.

Has reactiones cum illis Pepsinae spectantibus comparabimus.

Reactiones Solutionis Pepsinicae.	*Reactiones Succi Splenici*
1. Limpiditas ebullitioni resistit.	1. Limpiditas ebullitioni resistit.
2. Nulla ab Acido Nitrico praecipitatio.	2. Nulla ab Acido Nitrico praecipitatio.
3. Laevis opalescentia Alcohole addito.	3. Laevis opalescentia Alcohole addito.
4. Nulla per nitraten Acidum Mercurii immutatio.	4. Opalescentia.
5. Praecipitatum album acidi tannici ope, tempore quidquam ad violaceum tendens.	5. Praecipitatum album Acidi tannici ope, breviori temporis intervallo violaceum, ni fuerit ex tempore.

Hujuscemodi reactiones maximam analogiam inter splenicum succum Pepsinaeque solutionem ostendunt. Quare etiam super digestionis virtutem pericula facta fuere.

Substantiae, digestioni suppositae, fuerunt, albumina ovi coagulata caloris subsidio, nec non caro vaccina tam cocta quam cruda.

Albuminae digestio frigida facta fuit carnis vero inter temperiem 30 et 37 C.

Relate ad albuminam notabilis ejusdem pars dissolvebatur non solum, sed etiam modificationem subibat, ceu analysis chemica demonstrabat.

Caro eatenus se gerebat ac si succo gastrico lacessita fuisset, et liquidum referebat adipem liberum, nec non substantias albuminoideas abundanter solutas.

Periculum explebatur, tam albuminam coagulatam, quam carnem solutionibus acidi lactici submittendo, nullo prorsus resultato praecipue quoad carnem.

Observationibus his tam unisonis inter se, demonstratur in splene principii cujusdam albuminoidis existentia, quod non solum chemice sed etiam physiologice cum Pepsina arctissimum foedus init.

Principium istud dumtaxat in splene repertum fuit, non in haepate, non in pancreate, non in sanguine universae circulationis.

Splen ergo substantiam proteicam conflat, quae relate ad pepticarum glandularum productum *rudimentalis pepsina* dicenda esset, cui addenda oret specifica cellularum pepticarum actio, ut omnibus numeris absolvatur ».

———

M. Schiff monte de nouveau à la tribune et répond en ces termes:

« Messieurs,

Je demande seulement la permission de lire la déclaration suivante, je dis de lire, parceque la parole écrite se prête beaucoup moins qu' un discours libre à certaines interpretations. Je ne veux plus occuper le Congrès par une discussion sur un point spécial auquel M. Baccelli, selon ce qu'il vient de nous dire, n'attache aucune importance et sur lequel contrairement à ce que nous avons cru pouvoir déduire de la première communication il n'a voulu prononcer aucune opinion arrêtée ou appuyée sur des raisons et des expériences suffisantes. Il y a, dit M. Baccelli, des expériences *amusantes* et des expériences *concluantes*. Il ajoute que, quand il veut faire des expériences sérieuses et concluantes lui, comme clinicien, il se tient surtout à l'observation clinique au lit du malade, et que seulement dans le peu de loisir qui lui reste il se permet quelquefois de faire quelques expériences d'une autre nature sur lesquelles d'ailleurs il n'a jamais voulu appuyer une découverte ou une conclusion nouvelle pour la science. Si donc ses expériences, selon son propre aveu, ne sont pas concluantes il faut les ranger nécessairement parmi les *amusantes*. Nous pourrons donc passer outre et nous n'aurons pas la hardiesse de demander pourquoi l'illustre clinicien de Rome a cru occuper le temps précieux du Congrès par la description d'expériences qui selon lui ne sont que amusantes. Nous sommes pleinement d'accord avec lui ; un médecin praticien pourra dans ses heures de loisir s'occuper de telles expériences sans être un parfait physiologiste ; car, comme il le dit, lier une veine, couper un nerf, injecter une artère, ce ne sont pas là des manipulations qui demandent des études très-approfondies. Mais, Messieurs, si l'opération est très-facile, l'observation de l'animal et les conclusions qu'on en tire demandent une sagacité, un exercice et une dextérité de l'esprit, que l'on ne peut acquérir que par des études physiologiques profondes, continuées et souvent repetées. Qui n'est pas versé dans les recherches anatomo-microscopiques peut bien injecter un organe et regarder avec le microscope, mais il risque, comme vous avez vu, de prendre une veine pour une artère. Qui n'a pas passé par une école physiologique sévère et rigoureuse, peut bien oser des conclusions prematurées, mais il s'expose à des contradictions et même à des retractations, et toute l'éloquence d'un Cicéron et d'un Démosthène ne peut valoir qu'aux yeux de ceux qui ne sont pas habitués à peser exactement les faits et les paroles et qui ne donnent raison qu'à celui qui parle le dernier. Monsieur Baccelli dit que nous ne l'avons pas compris, et, j'en conviens volontiers, il ne nous a pas été donné de le comprendre. Pour finir cette discussion il ne nous reste donc qu'a nous excuser devant cette assemblée et devant M. Baccelli lui-même pour avoir essayé de commencer une polémique dans laquelle nous avons affirmé des choses que Monsieur Baccelli dit ne jamais avoir niées, et dans laquelle nous nions des faits qu'il ne veut jamais avoir affirmés. Heureusement la réponse de Monsieur Baccelli nous rend cette excuse très-facile. Vous vous rappelez qu'il a parlé des attaques dirigées contre lui non pas seulement dans cette assemblée mais déjà *antérieurement* dans les feuilles publiques, attaques qui sont toutes de la même nature, en ce qu'elles partent des mêmes fausses suppositions. Il n'y a qu'un seul article de l'*Imparziale*, que je sache, auquel M. Baccelli peut faire allusion, un article dirigé contre une lettre de M. Baccelli sur les fonctions de la rate, si selon M. Baccelli on peut identifier la critique de M. Herzen avec la nôtre, sa lettre écrite doit être aussi exempte des erreurs que nous lui avons reprochées que sa communication au Congrès et il nous donne le droit d'identifier sous ce rapport ses deux communications qui traitent le même sujet.

Eh bien, Monsieur Baccelli a publié ses études deux fois dans des journaux différents, nous sommes donc excusés si nous avons cru qu'il y attachait quelque importance. La lettre est intitulée : *Sur une nouvelle fonction de la rate* nous avons donc pu facilement tomber dans l'erreur qu'il y voulait *prouver* quelque chose, qu'il y voulait prouver un fait *nouveau* en physiologie. Il commence par dire que ses assertions se fondent sur des études et des réflexions profondes physiologiques, anatomiques et pathologiques. Avant son intervention personelle il était donc permis de croire qu'il avait voulu faire des expériences concluantes et non pas seulement *amusantes*. Entendant M. Baccelli répéter ici les mêmes conclusions basées sur les mêmes considérations on comprend que nous avons cru de notre devoir de protester contre une doctrine erronnée que M. Baccelli, à ce que nous savons maintenant par sa réplique, n'a jamais voulu défendre sérieusement.

Nous disons tout cela pour nous excuser, car depuis avant hier nous savons tous que le clinicien de Rome n'attache aucune importance à des conclusions qui ne doivent pas prouver un fait nouveau en physiologie et que tout ce qu'il a dit sur la rate n'était qu'un appendice accessoire qu'il a peut-être cru pouvoir ajouter pour remplir le temps qu'il lui restait encore après sa communication principale qui a été si justement appréciée par beaucoup d'entre vous. »

M. BOUILLAUD, reprenant la question générale, assigne à la physiologie la place éminente qui lui est due ; depuis Galilée personne ne doute plus que tous les progrès des sciences naturelles sont dus à la méthode expérimentale; on ne pourrait le nier sans vouloir créer un antagonisme fâcheux, une espèce de guerre civile entre la physiologie et la clinique. La première se sert très-souvent des expériences sur les animaux, lesquelles ne sont qu'une forme particulière de la méthode expérimentale. La clinique a ses expériences à elle, que la nature se charge malheureusement de lui fournir sur le corps de l'homme. La physiologie et la clinique s'aident l'une l'autre, et l'Auteur lui-même, quoiqu'il ait observé incomparablement plus de maladies que fait des expériences physiologiques proprement dites, s'est cependant servi de ces dernières dans ses études sur les maladies du cœur. S'il est vrai, dit-il, que la physiologie est la base de la médecine, il faut considérer la clinique elle-même comme une espèce de physiologie expérimentale.

M. le prof. Jean POLLI, présente le mémoire suivant.

Sur un remède prophylactique et curatif des fièvres dues aux miasmes marécageux.

« La nature des miasmes marécageux avec leur action morbifique sur l'organisme humain recevra, sans doute, la plus grande dilucidation possible par les contributions scientifiques des médecins, qui auront traité cette importante question à ce Congrès médical. Mais la *malaria* ne peut, à mon avis, manquer d'être comprise dans la classe des causes pathogéniques, qui engendrent des maladies que l'on est convenu aujourd'hui d'appeler *zymotiques*. Or c'est sur un remède *antizymotique*, qui n'a pas été appris par l'empirisme, comme tous les autres remèdes, mais que l'induction scientifique, d'abord, osa proposer, et dont l'expérience clinique ne tarda pas à confirmer l'efficacité thérapeutique dans les fièvres lymnémiques, que j'aime à appeler l'attention de mes honorables Confrères.

Depuis que j'ai pu constater, que l'acide *sulfureux* jouit de ses propriétés réductives non seulement, mais aussi de ses propriétés *antiseptiques* et *antifermentatives*, même à l'état de sel, c'est-à-dire en combinaison avec les alcalis et les terres; et qu'à l'état de *sulfite* il pouvait être administré aux animaux en dose bien plus grande qu'à l'état libre, sans porter aucun des inconvéniens inséparables, soit de l'inspiration du gas acide sulfureux, soit de l'ingestion de sa solution aqueuse plus ou moins concentrée, j'ai conçu l'espoir de l'appliquer au traitement des maladies infectieuses. Après de nombreuses expériences sur les animaux (les chiens) j'ai pu établir la dose *tolérable* et *active* du *sulfite de soude*, de l'*hyposulfite de soude* et du *sulfite de magnésie* et j'ai pu prouver leur efficacité *prophylactique* et *curative* dans plusieurs formes morbides artificiellement produites par l'injection dans le sang de diverses matières septiques ou contagieuses (du sang putride, du pus corrompu, de l'humeur morveuse, etc.). Je passais ensuite à déterminer la dose de ces sulfites, convenable à l'économie humaine, au moyen d'expériences sur moi-même et sur un de mes amis, afin de pouvoir proposer à mes confrères l'expérimentation clinique de ces sels dans les maladies infectieuses humaines, et principalement dans la septiémie due à la résorption purulente et dans les fièvres lymnémiques dues aux miasmes paludéens. — Je me bornerai ici à parler de l'application des sulfites dans ces dernières maladies.

Ma proposition date de 1861. C'est dans mon premier Mémoire: *Sulle malattie da fermento morbifico e sul loro trattamento* (1), que j'ai invité les praticiens à faire des expériences avec les sulfites dans les fièvres miasmatiques. Et déjà dans mon second Mémoire (partie clinique) lu à l'Institut royal de Lombardie trois ans après (1864), j'ai pu présenter le résultat de plus de *mille* observations cliniques faites, soit dans les hôpitaux, soit dans la clientèle privée, par des médecins très-habiles (2). Les expériences ont continué jusqu'à ce jour, et les premiers résultats favorables à la thérapie sulfitique ont été ainsi confirmés sur une vaste échelle. L'*index* des Mémoires et des Notes publiées à part ou dans les journaux scientifiques par ces divers expérimentateurs, et qui montent déjà à plus de 40 (Voir les *Annali di Chimica applicata alla medicina*, du docteur Polli, années 1861-69), suffira à démontrer l'importance qu'on a donnée en Italie à cette nouvelle thérapie.

Ces expériences ont été presque toujours comparatives avec le sulfate de quinine, et leur ensemble fournit des faits suffisants pour établir:

1. Que la fièvre miasmatique peut être guérie par les *sulfites* seuls.

2. Que l'action des *sulfites* est moins rapide sur les accès que le sulfate de quinine; les *sulfites* n'interrompent pas toujours aussi brusquement le cours périodique de la fièvre, mais d'ordinaire en affaiblissent graduellement les symptômes, jusqu'à les faire disparaître.

3. Que les *sulfites*, en revanche, empêchent beaucoup plus sûrement le retour de la fièvre que la quinine (3).

---

(1) *Memorie del R. Istituto Lombardo di scienze e lettere*. Vol. VIII. Milano, Tipografia Bernardoni.

(2) Ce sont les docteurs Pietro Scottini de l'Hôpital de Pavie; Giuseppe Saltini médecin à Grosseto; Angelo Poma à Crémone; comm. Giovanni Ferrini à Tunis; Raffaello Lepri à Massa Marittima; Felice Formenti à Melzo; Cabrini à Chiaravalle; Gaetano Moretti à Cannero; L. Moretti à Romano; Galli à Vespolate; Liverani à Fusignano; Silvano Santini à Florence; Melari à Reggio-Calabria; Nachtigal à Goletta (Tunis); A. Rota à Chiari; Francesco Mazzolini à Locate-Triulzio; Carlo Ambrosoli, Carlo Pasta et Antonio Cavaleri au Grand-Hôpital de Milan.

(3) Sur 403 malades traités avec les sulfites la rechute n'eut lieu que dans la proportion de 5, 7 pour 100: tandis que sur 183 malades traités avec le sulfate de quinine les retours de la fièvre se sont vérifiés dans la proportion de 44,5 pour 100. (*Dell'azione dei solfiti di magnesia e di soda nelle febbri da miasma paludoso;* esperienze cliniche del dottor Francesco Mazzolini. *Annali di chimica applicata*, ecc. Gennaio 1864, p. 50) — Une proportion égale dans le retour de

4. Que plusieurs cas de fièvre miasmatique, depuis longtemps rebelles au traitement par le sulfate de quinine et les autres préparations de quinquina, ont été guéris complètement par les sulfites seuls (1).

5. Que les sulfites peuvent être employés avec succès, même *prophylactiquement*, et qu'on peut en continuer l'usage bien longtemps sans aucun danger, ce qui n'est pas des préparations de quinquina (2).

6. Que les *sulfites* peuvent être administrés sans danger, même pendant des complications irritatives gastro-intestinales, et pendant les accès, et que beaucoup de *reliquats pathologiques* des fièvres (excepté l'anémie), sont aussi très-utilement traités par les sulfites.

Depuis que les sulfites ont guéri des fièvres intermittentes marécageuses aussi bien que le quinquina et qu'ils ont eu même plus de succès que la quinine dans la fièvre jaune (3), on s'est demandé si l'on ne pouvait pas expliquer la mystérieuse action fébrifuge du quinquina, par une action antifermentative analogue à celle que les sulfites exercent sur les matières fermentables, c'est-à-dire si le quinquina ne jouissait pas aussi, jusqu'à un certain degré, de l'action antiseptique, antiputride etc. que possèdent les préparations sulfitiques.

Et c'est dans ce sens que M. Charles Pavesi de Mortara (4) a fait une série d'expériences en vue de démontrer l'action antiseptique et antifermentative du sulfate de quinine sur les matières organiques, végétales et animales, en comparaison avec les sulfites il a pu en effet établir d'une manière incontestable l'action antizymique du sulfate de quinine, que le prof. Binz de Bon a plus tard confirmée et éclairée par des observations microscopiques (5).

On ne trouve plus étrange maintenant que l'acide phénique, que la créosote, que le pétrole, etc. aient pu déployer une action curative bien prononcée contre les fièvres miasmatiques. Et c'est peut-être dans le même sens qu'agit l'acide arsénieux, du moins sur les globules blancs du sang, si ce n'est sur la matière fermentescible qui constitue la partie liquide du sang, et sur laquelle est principalement dirigée l'action des sulfites.

La pathogénie des fièvres en serait éclairée non moins que l'action thérapeutique des remèdes qui les guérissent. L'infection du sang portée par un agent morbifique, qui agit comme un *ferment*, y produit une al-

---

la fièvre traitée avec le sulfate de quinine, c'est-à-dire presque dix fois supérieure à celle pour les cas traités par les sulfites, a été également observée par le docteur Alexandre Cantieri à la Clinique médicale de Sienne (*Lo Sperimentale*. Octobre, 1864).

(1) Les observations de ces cas ont été publiées par les docteurs Francesco Viglezzi, médecin en chef de l'Hôpital de Milan; Parigini, médecin à Grosseto; Ceresani, à Figino; prof. Leonzio Capparelli de Naples; Isacco Galligo à Florence; Francesco Mazzolini à Locate-Triulzio; Beroldinger à Mendrisio; Fontana à Lugano.

(2) Le docteur Mazzolini à Locate-Triulzio, où la fièvre miasmatique est endémique, a pu confirmer depuis 4 ans l'action préservative et tout-à-fait innocente des sulfites pris prophylactiquement par un grand nombre de cultivateurs. Cette action prophylactique a été aussi reconnue par les docteurs Saltini et Pietro Sestini, et des essais ont été faits avec succès par l'initiative de M. les barons Bettino et Vincenzo Ricasoli à Grosseto, et par le comte Ugolino de la Gherardesca à Castagneto.

(3) D. Alex. Fiddes de la Jamaïque (*Edinburg Medical Journal*, Octob. 1867).

(4) V. *Annali di Chimica applicata*, vol. XXXVIII, pag. 127.

(5) *Annali di chimica*, Aprile 1868, p. 253.

ération crasique; et c'est à la lutte, qui s'engage dans l'économie troublée par des principes intrus, ou par des produits anormaux, que l'on doit toute la symptomatologie de la pyrexie. Les remèdes fébrifuges et antipériodiques ne seraient actifs qu'en raison de leur action fixative de la composition des matières fermentescibles du sang, ou destructive des ferments miasmatiques.

Je me bornerai ici à exposer brièvement le *traitement sulfitique curatif et prophylactique* des fièvres que l'expérience clinique a montré comme le plus facile et le moins dispendieux.

1° *Traitement curatif:*

a) Avec le *sulfite de soude*, en solution aqueuse édulcorée :

> 20 grammes de sulfite de soude;
> 200 grammes d'eau.

On ajoute à la solution 50 grammes de miel, ou de sirop aromatique, ou, mieux, de suc de réglisse, qui en modifie plus agréablement la saveur — Cette potion est donnée en 4 ou 5 fois pendant les 24 heures.

b) Avec le *sulfite de magnésie:*

12 grammes de sulfite de magnésie, divisés en 4 ou 6 paquets, à prendre dans les 24 heures, avec un verre d'eau pure ou simplement sucrée.

c) Avec l'*hyposulfite de soude:*

> 15 grammes d'hyposulfite de soude;
> 300 grammes d'eau.

On ajoute à la solution 30 grammes de sirop de pavot (diacode). Cette potion est donnée en 4 fois.

Il est essentiel de prendre le remède au moins *une* heure avant, ou *deux* heures après les repas, et de ne boire que longtemps après des boissons acides telles que les limonades, le tamarin, les sucs des fruits acides, l'acide acétique, etc.

2° *Traitement prophylactique:*

Six grammes de sulfite de magnésie, divisés en deux prises; — ou bien 10 grammes de sulfite de soude; — ou bien 8 grammes d'hyposulfite de soude, en solution, dans l'eau pure, à prendre en deux fois, soir et matin, telle est la dose généralement suffisante pour préserver un individu adulte de la fièvre dans la saison de l'épidémie. Cette dose peut être prise sans inconvénient pendant des mois.

Pour plus d'économie et de commodité on peut faire usage d'une solution d'hyposulfite de soude, aromatisée avec un peu de teinture d'absynthe et d'anis.

Voici les doses pour une bouteille d'un litre:

> Hyposulfite de soude, 200 grammes.
> Eau distillée, 900 grammes.
> Teinture alcoolique d'absynthe et d'anis, 15 grammes.

C'est la dose pour un mois. On n'en prend qu'un petit verre à liqueur le soir et le matin.

Les sels sulfitiques, qu'une longue expérience semble le mieux recommander pour l'usage thérapeutique, sont jusqu'à présent:

Le *sulfite de magnésie* ($Mg\,O,\,S\,O^2$), quoique moins soluble que les autres, a une saveur moins désagréable et, à proportion égale, est le plus actif;

Le *sulfite de soude* ($NaO, SO^2 + 7 HO$), qui est soluble en ½ partie d'eau froide et se prête bien à l'administration soit en potion, soit en clystère (surtout chez les enfants);

L'*hyposulfite de soude* ($NaO, S^2 O^2 + 5 HO$), qui est le plus économique de tous les sels sulfitiques, et qui, étant très-soluble, est d'une administration facile. Le seul inconvénient qu'il présente, est d'être un peu *purgatif*. C'est pour cela qu'on ajoute le sirop de pavot; et en tout cas il faut le donner à dose non cathartique, sans quoi il perd son action. L'effet antizymique de ce sel n'est possible qu'après avoir été transformé en sulfite par l'oxigène du sang pendant son séjour dans la circulation.

Je n'emploie jamais le *sulfite de potasse* ou le *sulfite de chaux* (1), car le premier a une saveur trop désagréable, et est d'une action trop déprimente; il s'altère facilement, il coûte plus du double que le sulfite de soude, et ne pourrait avoir une indication spéciale, à cause de sa base, que dans les fièvres rhumatismales aiguës; le second (sulfite de chaux) très peu soluble, très-altérable à l'air, moins actif que le sulfite de soude, a une saveur fort caustique, et ne pourrait être employé avec avantage qu'en chirurgie comme escharotique ou détersif, jamais à l'intérieur. C'est l'*hyposulfite de chaux* qui, étant très-soluble, peut être employé à l'intérieur, et jouit de propriétés précieuses, surtout à cause de sa base, dans certaines phases de la phthisie tuberculeuse.

Le remède curatif et prophylactique que je recommande à mes Confrères d'employer contre les fièvres miasmatiques, sans nous rendre ingrats envers le quinquina, dont le médecin ne pourra jamais se passer, rendra peut-être un bon service à la médecine, surtout à cause de son innocence, de son bas prix, et de l'explication rationnelle de ses effets. »

M. le prof. Polli fait suivre la présentation de son mémoire de quelques observations sur la superiorité des sulfites aux autres médicaments jusqu'ici employés dans le traitement des fièvres intermittentes. L'expérience clinique a desormais démontré d'une manière positive, selon M. Polli, que ces sels, beaucoup moin chers que tout autre agent antipyrectique, guérissent les fièvres intermittentes; que, si leur action est moins rapide que l'action du sulfate de quinine, ils s'opposent plus souvent à la récidive, qu'ils peuvent être employés prophylactiquement, sans qu'on ait rien à craindre par leur administration prolongée; qu'ils peuvent enfin être pris par les malades pendant les accès, et même quand on a à combattre des complications irritatives gastro-intestinales.

M. Conti lit ensuite une Note sur le miasme palustre dans la Calabre Citérieure.

Aperçu sur les miasmes marécageux de la Calabre Citérieure.

Très-illustres Messieurs et Confrères

Je n'entreprendrai pas d'examiner minutieusement la première question sur les miasmes, doctement discutée par d'autres, et sur laquelle je

---

(I) J'ai été étonné de lire dans les *Commentaires du Codex medicamentarius* de Gubler la description du sulfite de chaux comme le prototype et le plus actif des sels sulfitiques, proposés contre les maladies zymotiques, tandis que l'auteur néglige presque complètement les sulfites de magnésie et de soude, qu'il assure être parfaitement remplacés par le *sulfas calcicus* (!).

publierai un autre mémoire raisonné; mais je dirai en abrégé tout ce qu'on peut dire dans un Congrès où le temps est limité pour tous, je parlerai de préférence de la province que j'habite, et je proposerai les meilleurs moyens, d'extirper, sinon entièrement, tout au moins en partie, les causes de destruction, de misère et de mortalité chez nous, qui sont, comme vous le savez bien, les marais.

Il est indubitable que les miasmes marécageux occupent une vaste étendue de la superficie de la terre, et qu'ils naissent de nombreuses causes géologiques. De là les diverses espèces de marais *argileux*, *vaseux tourbeux*, *salins*, *maremmali*, *sableux* et *fangeux*, à la suite de dépôts d'eaux thermales. De tous ces marais, les argileux et les *maremmali* sont les plus meurtriers. Les premiers sont couverts de couches de terre végétale, variable selon la culture des terrains. De là la permanence de l'eau sur leur superficie par suite de l'imperméabilité des couches inférieures. Une autre cause retient également l'eau sur la surface des marais vaseux, elle est due au défaut de flux et de reflux, propriété nécessaire à la mer.

La province de Cosenza abonde en marais argileux, parce que ses terrains se composent d'abord d'argile et ensuite d'une petite quantité de substances alumineuses et tufacées; ils sont riches en minéraux (or, argent, fer, cuivre, charbon fossile et eaux thermales), et ils produisent en abondance la soie, les céréales, l'huile, les figues, les châtaignes, le vin et la réglisse. Toutes ces terres sont sillonnées par les eaux des fleuves Crati et Busento et d'un grand nombre d'autres confluents qui forment des étangs permanents, particulièrement dans les inondations. Maintenant on y rouit le lin au détriment de ces populations délaissées, parce qu'elles n'ont pas même des chemins de fer qui constituent aujourd'hui la vie de toutes les villes, qui rapprochent les individus, donnent lieu à l'échange des produits et portent avec eux la civilisation. Nos fleuves produisent donc des miasmes très-meurtriers, et, le soir, on y voit des myriades d'insectes ailés, et particulièrement de petits mollusques et des testacés.

La ville de Cosenza est entourée de sept collines ouvertes seulement au nord-est et au nord-ouest, de sorte que, quand les vents soufflent, les fièvres intermittentes sont plus nombreuses et plus nuisibles. Une autre cause de miasmes réside dans la végétation des champignons, qui naissent, croissent et meurent dans la saison des fièvres, et notamment ceux de la famille des rahmenaires, sur laquelle un grand nombre de savants médecins ont appelés l'attention des Académies de France et d'Italie. Nos fièvres intermittentes ont diminué considérablement, mais elles ont des particularités qui les rendent protéiformes. Celles qui prédominent depuis peu d'années sont la pernicieuse sténocardiaque, que j'ai décrite la miliaire, l'apoplectique et l'épileptique. Je pourrais en fournir une statistique. Ceci pour les variations atmosphériques et pour les variétés électro-telluriques qui nous font souvent sentir des secousses de tremblement de terre et des vicissitudes atmosphériques excessivement variables et instantanées. Pour ne pas sortir de mon sujet, je vais m'occuper de mon pays, qui doit à sa situation topographique la cause des miasmes, et à ses fleuves abondants, la production de ses marais, de sorte que, dans la *Macchia della Tavola*, lieu marécageux et très-meurtrier., le courrier reste embourbé pendant plusieurs jours. En agissant ainsi, j'ai aussi l'espoir que le Gouvernement jettera un regard de pitié sur cette terre qui a produit tant d'hommes de talent et de cœur, et qui a toujours cultivé les arts et les sciences. Que ce soit donc une heureuse coïncidence qui me permette de rendre à ma patrie le service de la débarrasser des marais calabrais, selon le précepte de Simonot, qui a dit dans le Congrès médical de Paris: ou détruire les marais, ou être détruit par eux.

La province de Cosenza a une étendue de 7,358 kilomètres carrés, dont 606 ont un gisement presque plat. Le reste se compose de collines et de montagnes. Ces dernières occupent la plus grande partie du pays. Elle est bornée au nord par les montagnes de Campotenese et par le Pollino, qui est le mont le plus élevé de la province; son sommet est à 2,342 mètres au-dessus du niveau de la mer ; à l'est, par les monts Silani qui descendent par une pente douce vers le littoral ionien ; à l'ouest, par les Apennins, qui s'inclinent par une forte pente vers la mer Thyrrhénienne, et, au midi, par le plateau du Lago.

Les versants de ces montagnes s'appuient et se rattachent à diverses collines dans le centre de la province et rendent le sol mouvementé en tous sens. Ils forment un grand nombre de vallées, dont les principales sont celles du Crati, du Coscile et de l'Esaro qui se réunissent ensuite en une vallée unique et forment une vaste plaine entre le Pollino, les monts Silani et le littoral de la mer Ionienne. Le fleuve Crati, qui a sa source dans les monts Silani, passe par Apigliano, Cosenza, au-dessous de Terranova, et, après un cours de 87 kilomètres, se jette dans la mer Ionienne. Sous Cosenza, il se joint au Busento, et, de là, pendant tout son cours, jusque sous Tarsia, il forme un marais de la longueur de 42 kilomètres et de la largeur de 3 kilomètres au plus: puis il court jusque sous Terranova, sur une étendue d'environ 5 kilomètres. Là, on n'a pas de marais, parce que la vallée est resserrée. Ils reparaissent à partir de Terranova jusqu'à la mer Ionienne, sur une vaste plaine de plus de 350 kilomètres carrés.

Ces marais proviennent des matières solides transportées par les nombreux affluents du Crati, lesquelles, restant déposées dans la vallée qu'il traverse, rendent son lit variable et sa marche tortueuse, que la décroissance des eaux de crue ordinaire laisse diverses stagnations qui non-seulement enlèvent des terres considérables à l'agriculture, mais sont aussi des foyers de miasmes meurtriers qui rendent la contrée à peu près inhabitable. Aussi ne trouve-t-on pas un seul village dans toute la longueur de 44 kilomètres entre Cosenza et Tarsia. Que les fièvres miasmatiques proviennent des conditions anormales du lit du fleuve, le fait ne paraît pas devoir être mis en doute, pour peu qu'on réfléchisse que la vaste zône sujette aux débordements se convertit, en été, en un champ de végétations marécageuses et en un réceptacle de subtances animales qui se pourrissent par la chaleur en viciant l'air.

Si l'on consulte l'histoire, on trouve que, depuis l'antiquité la plus reculée jusqu'au moyen-âge, on n'a pas eu de fièvres de marais dans ces contrées. Elles sont à peine mentionnées dans les écrits à partir du XV\ siècle. Elles ont progressé peu-à-peu et ne sont devenues imposantes que dans le siècle actuel, ce qui a décidé l'Académie de Cosenza à mettre au concours l'étude de la cause des fièvres miasmatiques et des remèdes possibles.

Se restreindre à proposer les remèdes pour combattre un mal, c'est l'affaire du médecin considéré dans le cercle restreint de *praticien* ; mais un Congrès de médecins doit remonter plus haut pour voir quelles sont les causes principales et chercher à les écarter, en appelant, faute de mieux, l'attention du gouvernement pour prendre des mesures salutaires en regle.

La cause des fièvres qui affligent les populations réside dans les conditions anormales du lit du fleuve Crati et dans la pente même. En corrigeant ces défauts, on croit pouvoir venir à bout d'améliorer l'air et de faire disparaître le mal qui afflige toute une bonne partie de cette province, à la condition, cependant, qu'on tâche d'écarter la possibilité que ces mêmes défauts se reproduisent, ce qui ne tarderait pas à arriver si l'on n'appliquait pas des remèdes efficaces.

En effet, tout le monde sait que, lorsqu'on a abattu les arbres qui couronnaient les montagnes, pour les défricher, le terrain, qui en formait l'enveloppe extérieure, n'étant plus retenu par les racines, ni défendu par les rameaux des arbres, a été entraîné dans les vallées par les pluies. La superficie des montagnes restée découverte et attaquée par les eaux, n'a pas tardé à subir le même sort. Il en est résulté l'exhaussement du bassin du Crati, produit d'année en année au moyen des matériaux transportés par ses nombreux affluents, et, en outre, la variation de son lit causée par les profondes courbes tracées par le dépôt des alluvions; et partant la campagne latérale est restée avec des bas-fonds remplis d'eau stagnante, foyer de miasmes nuisibles. Il paraîtrait, à première vue, que le remède pût consister à reboiser les montagnes pour empêcher le transport des alluvions, si l'on n'était impressionné par l'avis contraire de M. Raffaele Panto, inspecteur central de bonification. Dans son rappot imprimé en 1865, il n'a pas hésité à affirmer, sur la question de boiser de nouveau les montagnes, ce qui suit :

» « Pour ma part, je ne suis pas convaincu que cet expédient soit d'une
» grande efficacité, lors même qu'on pourrait l'appliquer sur une grande
» échelle; mais il me semble évident que reboiser environ un millier de
» kilomètres carrés cultivés en partie aujourd'hui, et qui contiennent de
» nombreux villages, spécialement sur la rive droite du Crati, parmi les-
» quels, au premier rang se trouve Basignano, ne peut être une proposi-
» tion sérieuse, et doit être abandonné à l'imagination des poètes. »

L'inspecteur précité, pensant que, sans adopter une autre mesure qui tiendrait lieu du reboisement inopportun des montagnes, toute tentative pour régler le cour du Crati serait inutile, proposait un remède possible mais non radical et fort coûteux : la construction de nombreux barrages (*serre*) dans les lits des affluents afin d'empêcher le transport des matériaux dans le bassin du Crati, en tentant ensuite de rectifier et de creuser son lit dans la partie la plus couvenable de la vallée.

C'est à l'ingénieur à décider auquel des deux systèmes on doit donner la préférence; pour empêcher les alluvions de parvenir jusqu'au Crati, d'en altérer le bassin et rendre inutiles des ouvrages tendant à redresser et régler son cours. Il paraît cependant évident qu'une fois ce but atteint, le meilleur moyen de bonifier les terrains, et rendre par conséquent salubre l'air de la contrée, consiste dans les comblements en tirant parti des eaux troubles mêmes du fleuve. Je crois qu'il n'est personne qui n'ait vu ou entendu dire que les fleuves grossis débordent dans les campagnes au-dessous de leur niveau, où ils déposent la terre qu'ils charrient, et que, par conséquent, ils relèvent peu à peu le niveau jusqu'au point qu'ils se creusent un nouveau lit en laissant les terrains latéraux qui étaient auparavant sujets aux submersions. Une personne technique doit faire en sorte que les crues soient dirigées par des digues appropriées, et que la zône sujette aux inondations soit divisée par des vasques à comblement dans lesquelles ne resteraient que les matières charriées. Les eaux clarifiées s'écouleraient dans des canaux spéciaux. Il est certain que, de cette façon, les terrains maintenant inondés deviendraient, par le dépôt des matières charriées, peu à peu inclinés vers le lieu plus bas de la campagne où le fleuve s'ouvrirait son lit, qui serait ensuite redressé et restreint, afin que les eaux pussent acquérir la vitesse nécessaire pour maintenir le lit creusé. Après avoir indiqué rapidement que l'insalubrité de l'air provient des marais formés par le Crati, et qu'on pourrait les faire disparaître par des comblements soigneusement exécutés par des personnes techniques, on fait le vœu que le Ministère d'agriculture, industrie et commerce fasse compléter le projet de bonification de la vallée du Crati, déjà commencé en 1865 et resté incomplet à la suite de l'ordre donné de suspendre les travaux préliminaires du rehaussement de la campagne.

Il ne serait pas sans profit de faire compléter le projet en question, maintenant que M. le Préfet chevalier Miani a déjà fait les démarches pour la formation du *Consorzio* demandé par quelques propriétaires, et qu'on a aussi rédigé le projet de règlement du *Consorzio* pour la bonification de ladite vallée depuis Cosenza jusqu'à Tarsia. L'entreprise est, à la vérité, ardue et coûteuse, et elle ne peut être réalisée avec les seuls moyens des particuliers; elle exige le concours puissant de l'État, qui, on l'espère, ne sera pas refusé, en vue de l'utilité publique qu'il y a à améliorer l'air de cette contrée. Et, quoique ces ouvrages ne soient pas compris dans ceux prévus par la loi du 20 mai 1865 sur les travaux publics pour être subventionnés par l'État, toutefois, les grands avantages qu'on en retirerait, puisqu'il s'agit de la santé de presque toute la province de la Calabre Citérieure, donnent la certitude que le Gouvernement prévoyant saura trouver le moyen de concourir à la dépense pour mettre cette province dans les mêmes conditions de salubrité que les autres provinces de l'Italie ».

2me QUESTION — TRAITEMENT DU CANCER

M. le Vice-Président De-Maria proclame la clôture de la discussion sur la 1re Question. La discussion est ouverte sur la 2me Question. Le premier à prendre la parole sur cette question est le Prof. QUAGLINO, qui lit une lettre adressée par M. le Doct. NEFTEL de New-Yorck à M. le Prof. Palasciano, dans laquelle on donne l'histoire d'un cas très singulier de cancer de la région mammaire droite traité heureusement et sans récidive par l'électrolyse.

« *Traitement des tumeurs malignes par l'Électrolyse*
par le Docteur NEFTEL *à New-York*

Monsieur le Professeur PALASCIANO à Naples.

New-York le 18 *Août* 1869.

Puisque l'une des questions choisies par le Congrès Médical International de Florence se rapporte au traitement du Cancer, je me permets de vous écrire sur un cas que j'ai récemment observé, et dont je donne les détails dans le *Medical Record* de New-York, qui paraît au mois de septembre. Il s'agit d'une cure d'un vrai cancer, et il me semble que le fait est d'une importance si grande, que je me vois obligé de vous prier, Monsieur, de vouloir bien en faire part au Congrès.

T. T. D., membre du Congrès des États Unis, souffrait à 68 ans d'une tumeur dans la région mammaire gauche. Quelques chirurgiens distingués de Londres et de Paris, entr'autres M. Nélaton, lui déconseillaient toute opération, comme pouvant seulement accélérer une rechute, puisque le mal était constitutionnel. Le malade insista pourtant sur l'excision du cancer, et M. Marion Sims à Paris la fit avec un parfait succès. Aussitôt après la cicatrisation de la plaie, les glandes axillaires du même côté commencèrent à enfler et au mois de Janvier de cette année-ci il a fallu recourir à une seconde opération. Le Docteur Marion Sims (à New-York) extirpa cette nouvelle tumeur, que l'examen microscopique prouva être un carcinôme des glandes axillaires et qui fût présenté à la Société de Pathologie de New-York. La plaie cette fois se consolida lentement, et un érysipèle, accompagné d'une fièvre intense (41,6° C) et de délire, mit le malade en danger de mort. A peine était il en convalescence qu'une nouvelle tumeur scirrheuse se formait déjà dans la région mammaire droite; elle atteignit bientôt la grosseur d'une orange et même plus. Une troisième opération était maintenant hors de question, et je proposai l'Electrolyse dans le but d'anéantir la tumeur, mais n'ayant aucun espoir de modifier la maladie constitutionelle. Je fis l'opération à trois reprises, le 27 avril, le 4 et le 7 mai, en présence des professeurs Metcalfe, Howard et Nott.

J'introduisis dans la tumeur deux, trois et puis quatre aiguilles dorées, réunies par des serres-fines aux branches du pôle négatif, et j'appliquai non loin de la tumeur l'électrode positif en forme d'une grande plaque. Le courant constant fut fourni d'abord par dix, puis par vingt et par trente éléments du grand appareil de Kruger-Hirschmann (de Berlin). La première séance dura deux minutes, la seconde cinq, et la troisième dix. Tout en affaiblissant le courant, j'enlevai une à une les aiguilles, en sorte que le courant ne s'ouvrit qu'à l'extraction de la dernière aiguille. Le malade ne perdit pas une goutte de sang, et aucun symptôme d'inflammation, ni de suppuration ne suivit l'électrolyse. La tumeur qui avait visiblement grossi après l'opération, mais devint molle et élastique, commença à s'absorber peu à peu et au bout de deux mois et demi il n'en resta plus aucun indice. Le malade très affaibli, anémique avant l'opération, regagna toutes ses forces et son état général est maintenant sous tous les rapports parfait. On ne trouvent nulle part de nouveaux dépôts cancéreux.

L'histoire de ce malade m'amène à croire, que l'Electrolyse ne doit pas être considérée comme un agent local seulement, comme le pense M. Althaus (On the electrolytic treatment of tumours pag. 10), mais plutôt comme pouvant modifier et guérir la diathèse générale. Certes maintenant cela ne peut être expliqué que par des conjectures. Le courant électrique exerçant une grande influence sur les formations protoplasmatiques, il serait probable que l'Electrolyse modifie le protoplasme des cellules (porteurs de la contagion et de la généralisation de la maladie), au point de lui faire perdre ses qualités spécifiques et infectieuses et rendre impossible l'existence et la propagation du néoplasme cancéreux.

Ce cas parfaitement authentique, puisque le malade a été examiné par beaucoup de médecins en Europe et en Amérique, est le premier connu, où un cancer accompagné de diathèse générale ait été guéri.

M. Althaus qui a perfectionné la méthode électrolytique n'a pourtant jamais pu obtenir un succés dans le traitement des tumeurs malignes (Medical Times 1868 p. 469), et je pense que cela tient à l'imperfection de l'appareil dont il se sert. J'en ai fait venir un comme le sien de Londres, je l'ai essayé et je me suis convaincu de la faiblesse du courant qu'il fournit par le peu de déviation de l'aiguille de mon Galvanomètre et par la faible réaction musculaire qu'il produit. Par là s'explique aussi le grand nombre et la longue durée des séances ($^1/_2$ heure) que M. Althaus est obligé de faire subir à ses malades, tandis qu'avec l'excellent appareil de Kruger-Hirschmann on atteint des résultats infiniment meilleurs et en bien moins de temps.

P. S. Le malade depuis sa guérison a été revu à New-York par les médecins qui l'avaient examiné avant l'Electrolyse.

Veuillez agréer, Monsieur, l'assurance de ma considération distinguée.

Doct. W. Neftel. »

A cette communication suit la présentation d'un mémoire de M. le Prof. Albanese Henri de Palerme. M. le Secrétaire général chargé par M. Albanese de la présentation de son travail, déclare a nom de l'Auteur même que celui-ci a publié ce mémoire sur le traitement du Cancer par la méthode de M. Thiersch, pour rendre compte de tout ce qu'il a observé à sa Clinique.

« Du Traitement des Cancers par les injections abortives selon la méthode Thiersch, Notice par le Docteur HENRI ALBANESE *chargé de la clinique chirurgicale à l'Université de Palerme.*

C'est un principe fondamental de la pratique chirurgicale, qui se rapporte aux cancers de toute espèce de forme, et aux tumeurs qui peuvent avoir la même marche clinique que les cancers, de procéder toujours à leur extirpation par le bistouri, sans se permettre jamais d'en essayer la destruction au moyen de substances caustiques, qui servent à mortifier partiellement et successivement et même totalement et en masse le tissu de nouvelle formation. La pratique avait déjà démontré les périls auxquels pouvait conduire la cautérisation des cancers, et spécialement des cancers épidermoïdaux de la peau; ces derniers, et par leur position superficielle, et par la facilité avec laquelle, dès le commencement de leur évolution, ils peuvent être confondus avec d'autres tumeurs de la peau d'un caractère bénin portent souvent les chirurgiens à en tenter la destruction par les caustiques, plutôt que de recourir à leur extirpation par le bistouri, opération qui dans la plupart des cas cause aux malades beaucoup plus d'effroi que la simple cautérisation. On avait vu que la cautérisation avait rarement apporté la guérison, et qu'au contraire elle apportait très-souvent une activité plus grande dans la marche de la maladie, et en avait augmenté plus rapidement l'extension. C'est pourquoi, dès la plus haute antiquité, les chirurgiens se laissant guider par les seuls enseignements de la pratique, avaient donné à cette forme de cancer le nom expressif de *Noli me tangere*, voulant exprimer qu'on ne devait y toucher, que pour l'enlever entièrement et d'un seul coup par le bistouri; précepte qui, beaucoup plus encore que pour le cancer épidermoïdal ou cancroïde, était recommandé pour les autres formes de cancer, dans lesquels le processus de formation marche avec une rapidité beaucoup plus grande que dans le cancroïde, et montre une tendance beaucoup plus grande à envahir les tissus environnants et les localités lointaines qui se trouvent liées par une connexion vasculaire directe ou indirecte avec la partie primitivement malade.

Ce précepte, donné par la seule pratique clinique, a trouvé sa sanction dans les études récentes d'histologie sur le mode de production des cancers. Dans toutes les nouvelles formations pathologiques en général et dans les cancers spécialement au delà des limites apparentes de la tumeur, on trouve une zône plus ou moins étendue de tissus, qui semblent être en parfait état physiologique, mais où par un examen microscopique des plus attentifs, nous pouvons nous assurer que le processus formateur et générateur de la production pathologique est déjà en activité. On comprend bien alors le péril que l'on peut rencontrer, en appliquant des substances caustiques sur la production même. Au de-là des limites entre lesquelles le caustique agit en mortifiant le tissu de nouvelle formation, la subtance caustique exerce une action irritative sur les tissus qui paraissent être dans un état physiologique, mais dans lesquels le processus formateur de la production pathologique est déjà commencé. Aussi arrive-t-il que l'activité de cette marche s'accroît en une proportion d'autant plus grande en rapport avec la profondeur et l'étendue de l'action irritative que la substance caustique exerce au delà des limites dans les quelles est restreinte son action mortifiante. C'est sur cette action irritative qu'est fondée la pratique qui existe en chirurgie depuis un temps immémorial d'employer les caustiques pour modifier utilement les granulations des plaies suppurantes, de manière à obtenir plus promptement la production du tissu connectif de la cicatrice. Dans ce cas l'action irritative que le caustique exerce au delà des limites de l'escarre, active, si elle est modérée, la nouvelle formation du tissu connectif; si elle est excessive, elle ne porte aucun autre dommage que celui de produire un tissu transitoire, le pus, au lieu d'un tissu connectif *cicatriciel*. C'est pourquoi dans les cas de cancers, ou de sarcomes qui ont en commun avec les cancers la malignité de la marche clinique, l'action irritative des caustiques sur la zone de tissus qui environnent la tumeur, et où réside le processus formateur, ne peut que conduire à un résultat nuisible, c'est-à-dire à une production plus active de tissu hétéroplastique qu'il s'agit précisément d'éliminer de l'organisme.

Nonobstant ce caractère rationnel que les observations scientifiques modernes ont donné à la pratique recommandée par tous les chirurgiens, de n'agir sur les cancers qu'en les enlevant totalement par le bistouri ou par tout autre agent mécanique, on n'a pas cessé de faire des tentatives pour en procurer la destruction d'une autre manière. Ce qui n'est pas étonnant quand on pense combien sont fréquents les cas où une opération chirurgicale devient impossibile, soit par la répugnance invincibile du malade, soit par l'extension et par le siége de la nouvelle formation pathologique.

En pareil cas il est bien naturel qu'un chirurgien consciencieux, plutôt que de se résigner à une complète inaction, cherche d'autres voies et moyens pour arriver à éloigner la maladie, ou au moins à en modifier l'allure, de manière à prolonger la vie du malade. Et même dans ces derniers temps des chirurgiens distingués se sont appliqués à la recherche des moyens propres à détruire les tissus cancereux déjà formés et arrivés à une période avancée de leur évolution.

Barclay (1) dans la traitement des cancers qu'on ne peut opérer et qui sont déjà ulcérés à la surface, a répété l'emploi des solutions concentrées d'acide citrique, d'acide acétique, ou d'acide phénique, appliquées localement. Il a observé que par fois, grâce à l'usage de ces solutions, les douleurs qui avaient résisté obstinément à l'action des narcotiques cessaient tout-à-fait; tandis qu'en même temps, les ulcérations prenaient un meilleur aspect, et parfois on observait des cicatrisations partielles. Quelquefois il lui est arrivé de voir toute la tumeur devenir un peu plus petite.

Beneke (2), dans les mêmes circostances, a voulu mettre à profit l'action dissolvante que l'alcool et le chloroforme exercent sur la miéline que l'on trouverait, suivant ses observations, en grande quantité dans les cancers. Dans trois cas de cancers déjà ulcérés il a fait localement des lotions d'alcool ou de chloroforme.

Une fois il put obtenir par ce moyen la disparition d'une nodosité cancéreuse restée après une extirpation qui par nécessité avait été incomplète; et deux autres fois une amélioration transitoire et une diminution de l'ulcération cancéreuse. Aucune vive irritation ne fut jamais produite par l'usage de ces moyens; ils furent également utiles, en faisant disparaitre presque tout-à-fait la mauvaise odeur des plaies cancéreuses due principalement, selon Beneke, à la décomposition de la miéline qui au moyen de ces dissolvants se trouvait éliminée.

Néanmoins de telles tentatives comme celles faites par d'autres chirurgiens qui se sont servis du suc gastrique naturel ou artificiel, n'arrivant qu'à détruire le tissu cancéreux déjà formé sans attaquer en aucune ma-

---

(1) J. Barclay, The citric, acetic and carbolic acids in cancer. — *British med. jour.* 1866.
(2) W. Beneke, Zur behandlung offener carcinome. — *Archiv für wissenschaf.* Heilkunde 1865.

nière le processus qui lui donne naissance, ne peuvent être considérées que comme des moyens palliatifs. Elle peuvent en quelques cas diminuer les souffrances des malades ou même retarder l'issue fatale, en détruisant une partie plus ou moins importante du foyer d'infection. Mais la cause efficiente de la maladie, c'est-à-dire le processus formateur du cancer, ne subit de leur part aucune modification utile: elle persiste, et avec elle la formation d'un nouveau tissu et le danger d'une infection progressive de la localité, ou de lointaines métastases.

Pour arriver à obtenir un résultat utile et définitif, la voie à tenir est différente. Il faut chercher le moyen de détruire le tissu cancéreux déjà formé, et, en même temps, d'arrêter dans sa marche la formation du cancer, dans la zone des tissus qui l'environnent.

Cette voie nouvelle a été ouverte par Thiersch (1). Il a proposé de pratiquer à la distance de 0,015 m. à 2 cent. du bord apparent de la tumeur des injections avec une légère solution aqueuse de nitrate d'argent (1 : 2000 — 3000 — 5000), suivies, après 10 minutes, d'autres injections d'une solution aqueuse de cholure de soude (1 : 2500). Ces injections sont faites autour de la tumeur à la distance de 3 — 3 cent. l'une de l'autre, avec la seringue de Pravaz, en direction horizontale. On en fait d'autres ensuite verticalement sur les bords et sur la surface de la tumeur elle-même. On peut les répéter beaucoup de fois, et augmenter dans ce cas le degré de concentration des solutions, en prenant pour règle l'irritabilité des tissus. Dans les cas les plus heureux le résultat que l'on obtient est le suivant: le volume de la tumeur va graduellement en diminuant, tandis qu'en même temps sa consistance augmente.

J'ar fois la tumeur disparait au moyen d'une réabsorption insensible de sa substance; d'autres fois au contraire, il s'en détache des portions sous forme d'escarres sèches. Dans l'un et l'autre cas, il reste une plaie couverte de granulations de bonne nature qui déterminent promptement la formation de la cicatrice.

Herrmann et Nussbaum ont pu obtenir, en divers cas de cancer et de sarcome, de bons résultats par l'application de la méthode de Thiersch. Nussbaum même a employé trois fois, pour les injections, une solution de pepsine et d'acide acétique (suc gastrique artificiel), au lieu de la solution de nitrate d'argent et de chlorure de soude. Il eut des résultats assez satisfaisants; mais il dut noter qu'avec ce moyen on arrivait à susciter une réaction inflammatoire beaucoup plus grave que celle déterminée par les injections de nitrate d'argent.

J'ai employé la méthode de Thiersch, modifie par Nussbaum en 7 cas de cancer épidermoïdal (cancroïde) de la peau, dont je rapporte ci-dessous une histoire succincte. Dans 4 de ces cas j'ai pu, grâce à ce traitement, obtenir la guérison complète de la tumeur (2). Chez une cinquième malade encore en traitement, on a déjà obtenu la cicatrisation de la plus grande partie de l'ulcère qui envahissait la face. Dans le sixième cas, encore en cours de traitement, je n'ai réussi jusqu'à présent qu'à obtenir une réduction notable du volume de la tumeur. Le septième cas est relatif à un vieillard de 70 ans, qui avait à l'avant-bras droit un vaste et profond cancroïde, sur lequel l'application de la méthode de Thiersch ne produisit aucun effet utile.

J'ai encore employé cette méthode de traitement en 4 cas de cancer

---

(1) Thiersch, Ueber eine neue Heilmethode gegen Krebs. Bay ärtzt. Int. Blatt. 1866.

(2) Dans les parties mortifiées qui se détachèrent des tumeurs, le prof. Tommasi a pu constater avec le microscope la structure du cancer épidermoïdal.

Pl. II. A 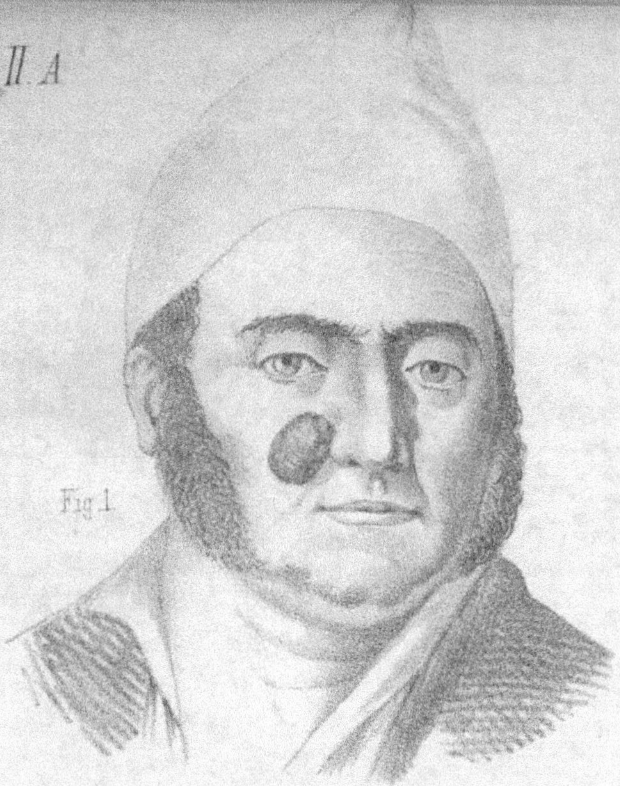
Fig 1 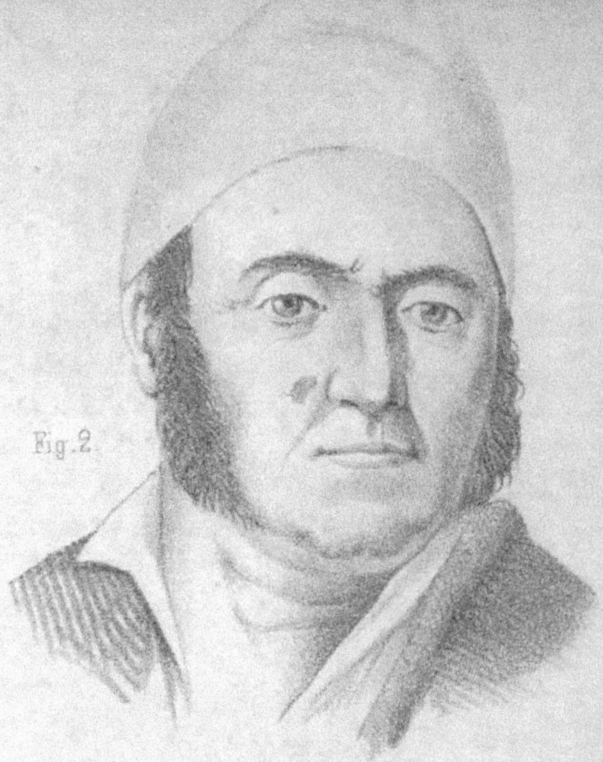
Fig. 2

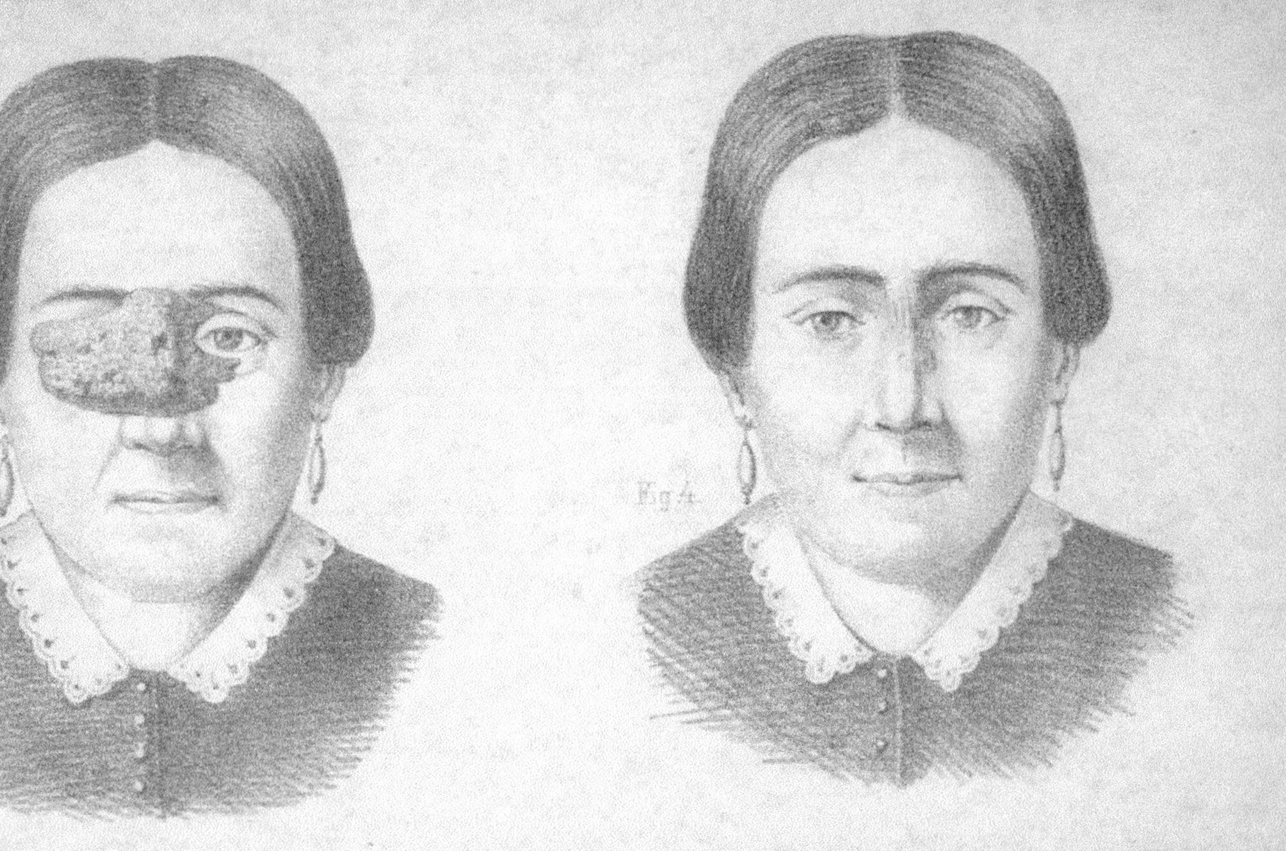

Pl. II. B.
Fig. 3.
Fig. 4.

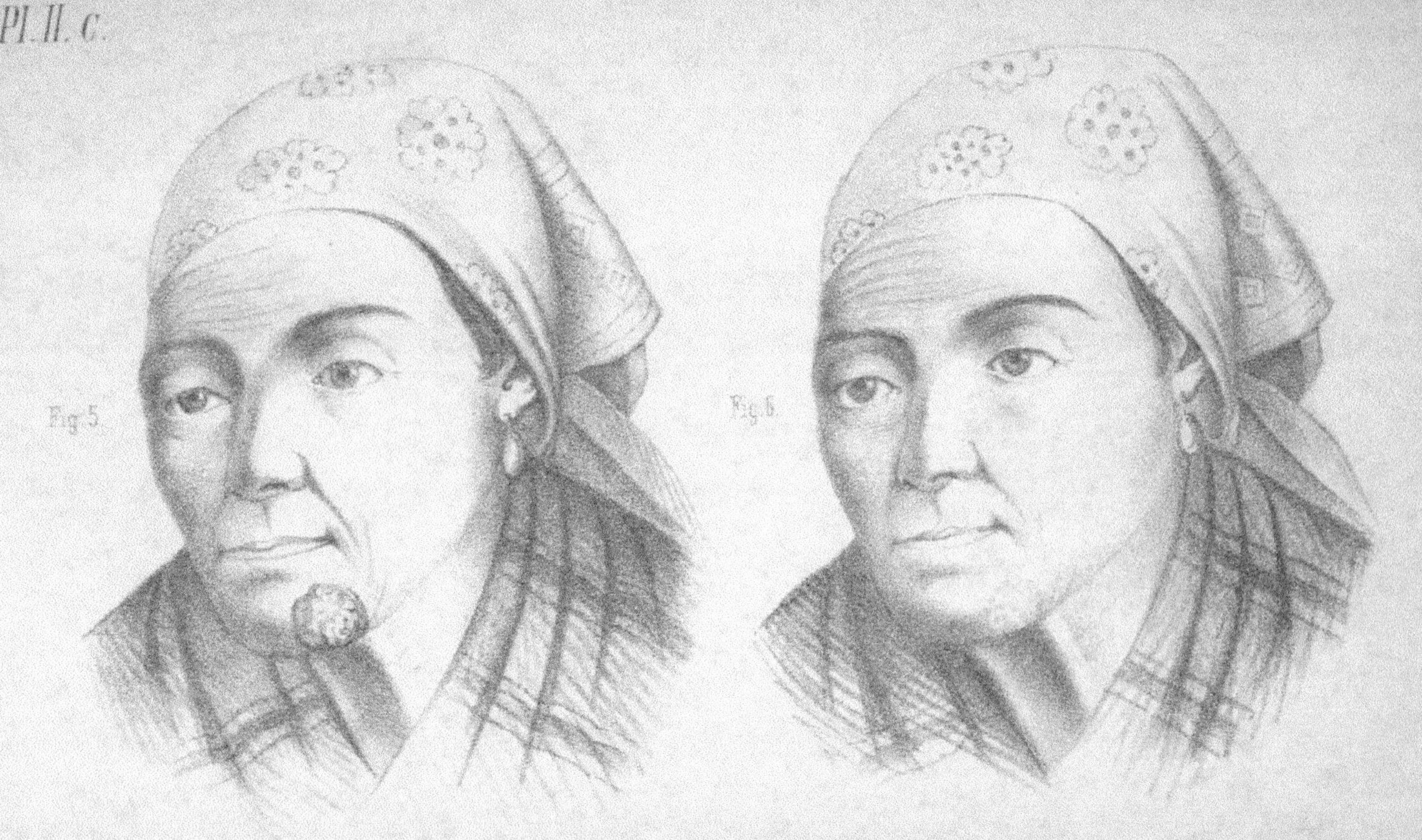
Pl. II. c.
Fig 5.
Fig. 6.

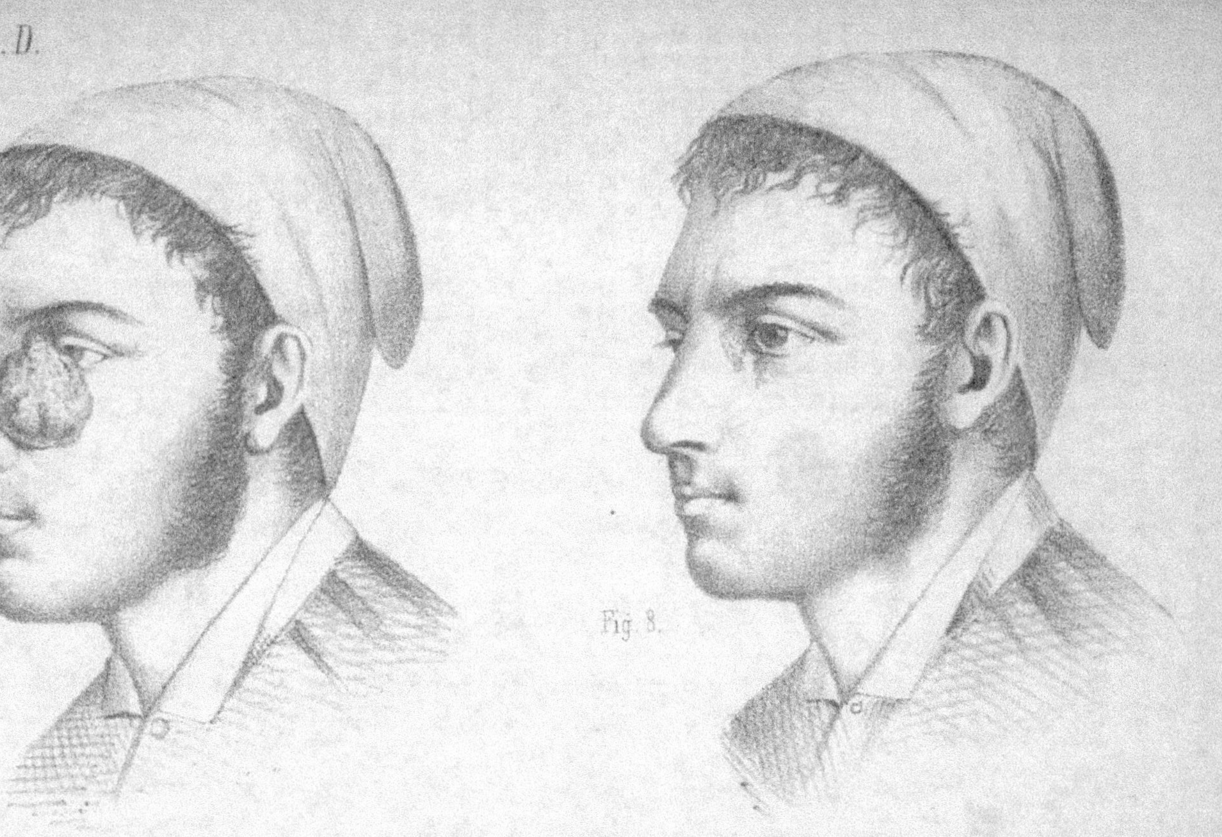
Pl. II. D.
Fig. 7.
Fig. 8.

fibreux de la mamelle; dans trois le résultat fut nul, dans le quatrième j'obtins une notable réduction du volume de la tumeur qui acquit une consistance quasi pierreuse.

En même temps les glandes lymphatiques de l'aisselle correspondante qui étaient gonflées et douloureuses, diminuèrent de volume et devinrent très-dures et insensibles.

Iᵉ Observation. — Le 1ᵉʳ juillet 1868 entra à l'hôpital de la Conception Marianne Massare de Bisacquino âgée de 18 ans. Deux années auparavant elle avait été affectée d'un fibrome papillaire à la base du nez, tumeur qu'elle fit exirper, mais qui bientôt se reproduisit en envahissant presque tout le nez et une partie de la joue droite. En effet elle présente une tumeur qui de la racine du nez s'étend inférieurement jusqu'à la paupière supérieure de l'œil droit; la surface de cette tumeur est couverte de larges écailles, la tumeur présente une couleur rouge foncé, et le centre est occupé par une ulcération profonde d'où découle un pus sanieux. La tumeur est douloureuse, dure aux bords; la peau qui l'entoure est érysipélateuse. On vient à savoir qu'une tante maternelle de la malade mourut d'un cancer à l'utérus. (fig. 3ᵉ).

Je soumis la malade aux injections hypodermiques avec le nitrate d'argent suivant la méthode de Thiersch, en me servant de la seringue de Luër.

Je pratiquai quatre injections à l'intervalle d'un mois, l'une de l'autre, en cherchant chaque fois à saturer complètement la tumeur, en me servant de la formule recommandée par Nussbaum qui est la suivante: nitrate d'argent cinq centigrammes — eau distillée 100 grammes; chlorure de soude cinq centigrammes en 50 grammes d'eau distillée.

À la première injection faite le 3 juillet dans la quelle on injecta douze grammes de solution de nitrate d'argent, et six grammes de solution de chlorure de soude — il survint une fièvre violente, précédée de frissons et suivie d'un érysipèle à la face qui disparut au bout de quatre jours.

La tumeur se couvrit de quelques escarres sèches, qui tous les jours se détachaient à l'aide des pincettes ou des doigts.

On faisait usage localement de lotions d'eau Pagliari, qui favorisait ce dessèchement progressif.

Le 3 août nouvelle injection de 10 grammes de solution de chlorure de soude avec la seringue d'Anel qui fut suivie de la fièvre, sans autres phénomènes.

La tumeur diminue graduellement de volume — chaque jour on enlève des escarres à sa superficie.

Le 2 septembre troisième injection de 6 grammes de solution de nitrate d'argent et de deux grammes de chlorure de soude, qui détermine la presque complète guérison: en effet la malade sort le 24 novembre de l'hôpital et y retourne le 6 décembre — la tumeur a entièrement disparu; seulement vers les bords on observe encore un léger gonflement, pour lequel je me détermine à pratiquer une quatrième injection de deux à trois grammes de solution de nitrate d'argent et d'un gramme de solution de chlorure de soude.

Après quoi la malade est tout-à-fait guérie: il ne reste à la place de la tumeur qu'une cicatrice aplanie et égale (Voyez fig. 4ᵉ).

IIᵉ Observation. — La Veuve Rosa Collorà de Corleone âgée de cinquante ans, entrée à la clinique le 10 avril 1869, nous rapportait qu'à la suite de l'ablation d'une petite tumeur au côté gauche du menton, elle vit se reproduire trois ans après une tumeur semblable à l'endroit même de la première et qui, croissant graduellement de volume, a atteint la grosseur d'une noisette; pour la plus légère cause elle saigne facilement et en abondance. Elle est de forme presque sphérique, inégale à sa surface, très-dure à la base, et produit des douleurs spontanées, lancinantes. D'après ces signes et l'examen microscopique fait sur une parcelle détachée il n'est pas douteux qu'il s'agit d'un cancer épidermoïdal (Voyez fig. 5e).

Le 15 avril on soumet la malade aux injections de nitrate d'argent par la méthode de Thiersch, toujours dans les proportions indiquées dans la 1re observation et au nombre de trois à l'intervalle de quinze jours, l'une de l'autre; on injecta chaque fois de quatre à six grammes de solution de nitrate d'argent et de 2 à 5 grammes de solution de chlorure de soude.

Voici les résultats obtenus: à la première injection, la tumeur se réduisit de moitié et l'on a eu des escarres constituées par le tissu de la tumeur mortifiée et détruite. A la seconde, la diminution de volume est encore plus marquée; la tumeur présente une surface irrégulière, dont le diamètre est, un peu plus d'un centimètre; les parties qui l'environnent sont gonflées. A la troisième, la tumeur a presque entièrement disparu, et il ne reste qu'un petit endurcissement à surface presque plane, avec une escarre qui le récouvre. Deux autres séances d'injection furent répétées: après la première la tumeur prit la forme d'une surface rouge ovale de 4 à 5 centimètres de pourtour; vers le centre elle présente une petite ulcération d'environ 2 centimes dont une moitié est blanchâtre, plus relevée, et l'autre plus enfoncée, recouverte d'une escarre. À la cinquième enfin succède la guérison complète, et il ne reste à la place de la tumeur qu'une superficie peu résistante, formée par le tissu de cicatrice qui s'est substitué à la tumeur. Ainsi la malade après 70 jours put laisser l'hôpital le 20 juin complètement guérie (Voyez fig. 6e).

IIIe OBSERVATION. — Le 28 janvier 1868 entrait à la clinique Joseph Manfré de Palerme, charretier, âgé de soixante ans et marié; depuis deux ans il portait à la joue gauche une tumeur située vers la fossette myrtiforme (Voyez fig. 1e).

La tumeur a la grosseur et la forme d'un abricot, elle est très-dure et enflée sur bords, elle n'a fait souffrir au malade aucune douleur. La mère du malade est morte d'une tumeur de nature maligne.

Le 1er février, on soumit le malade aux injections suivant la méthode de Thiersch dans les proportions notées ci-dessus, de six à huit grammes de solution de nitrate d'argent, et de trois à quatre grammes de solution de chlorure de soude — on pratiqua dans l'espace de 60 jours quatre injections par intervalles de 15 jours. La première séance fut suivie d'un érysipèle flegmoneux étendu à la tumeur et à la paupière inférieure, avec ulcération spontanée de la tumeur, et sécrétion d'un peu de pus. Pourtant l'on put constater que la tumeur commençait à subir une mortification progressive. Les symptômes phlogistiques passés, 22 jours après la première injection, on fit une seconde séance à laquelle succéda l'augmentation de la marche destructive de la tumeur, avec notable diminution de son volume. Au bout de quinze jours, on en pratiqua une troisième qui produisit la guérison complète; il ne restait plus qu'un simple engorgement aux bords de l'ulcère déjà complètement cicatrisé. On fit encore une quatrième séance, et le malade partit guéri le 30 mars.

Cinquante jours après il se présenta de nouveau à la clinique, et après avoir observé une certaine dureté à la périphérie de la cicatrice, je pratiquai encore une injection d'un gramme de solution de nitrate d'argent, qui donna une légère suppuration du tissu connectif sous-cutané.

Peu après le malade fut renvoyé complètement guéri (voir fig. 2e).

IVe OBSERVATION. — Calogero Calderaro de 40 ans, paysan de Petralia-Soprana, souffre depuis 20 ans d'une tumeur à l'angle interne de l'œil gauche, la quelle a continuellement augmenté de volume; elle est dure, indolente, et a complètement résisté aux moyens employés. La tumeur est limitée en haut par l'arcade sourcilière et par la racine du nez, en bas par l'aile du nez, sur les côtés par la pommette. Elle est irrégulière, soulevée de deux centimètres environ au dessus de la peau, molle, ulcérée, elle verse une sanie ichoreuse et est couverte à la superficie d'escarres et de croûtes (Voir fig. 7e).

En employant la méthode Thiersch, nous avons eu les résultats suivants. On fit neuf séances de 15 en 15 jours, en injectant chaque fois six grammes de la solution de nitrate d'argent et quatre grammes de celle de chlorure de soude.

Après la première on eut seulement un œdème à l'œil gauche et aux parties environnantes, qui peu de jours après disparut complètement. Le même résultat eut lieu après la seconde séance. La troisième fut suivie de la fièvre précédée de frissons, dont on eut promptement raison : œdème à l'œil et conjonctivite qui furent guéris avec le laudanum après un mois et 8 jours. À la quatrième, l'œdème se renouvela, mais il dura peu de jours, ainsi que la conjonctivite. À la cinquième, à la sixième et dernière séance aucun phénomène à noter, si ce n'est qu'au centre de la tumeur il se forma une fistule d'où coulait un peu de pus. Pourtant la tumeur diminuait sensiblement, diminution qui continua après la huitième et la neuvième séance, si bien que le malade put partir de l'hôpital avec la tumeur réduite des trois quarts, très-dure et couverte d'escarres.

Dans la suite le malade s'est présenté deux fois, et l'on fit deux séances, après lesquelles l'amélioration de la tumeur, c'est-à-dire sa diminution et la cicatrisation firent des progrès satisfaisants. Durant le séjour du malade on lui fit quotidiennement des lotions d'eau Pagliari sur la tumeur. Le 28 juin le malade se présenta à l'hôpital complètement guéri (Voir fig. 8e).

Ve OBSERVATION. — Speciale Giacoma de Palerme, âgée de 60 ans, racontait qu'il y a environ deuze ans, il lui était venu sur la paupière inférieure de l'œil gauche une petite tumeur, qui croissant graduellement avait acquis le volume d'une amande ; il y a trois ans elle entra, à l'hôpital de S. Saverio, où elle fut soumise à l'usage réitéré du caustique, mais sans aucun résultat favorable, la tumeur prenant toujours un plus grand développement. Quand elle fut admise à la clinique, la tumeur avait détruit toute la paupière inférieure et s'étendait du côté externe jusqu'à l'arcade zygomatique et du côté interne jusqu'à la racine du nez et à la paupière supérieure.

La tumeur donne un pus fétide et a amené un grave dépérissement général.

La malade est soumise aux injections par la méthode Thiersch avec la solution de nitrate d'argent et de chlorure de soude dans les proportions ci-dessus indiquées, à l'intervalle de 15 jours l'une de l'autre. On injectait chaque fois huit grammes de solution de nitrate d'argent, et quatre de chlorure de soude. Jusqu'aujourd'hui, on a pratiqué quatre injections. La tumeur a presque entièrement disparu ; il reste encore un point vers l'angle interne de la paupière inférieure d'environ dix millimètres.

Cette malade a fait quotidiennement, comme tous les autres, les lotions d'eau Pagliari.

VIe OBSERVATION. — Ingrassia Nicoletta, de 60 ans, de Cinisi, veuve, s'est présentée à la clinique chirurgicale le 29 avril 1869 avec une tumeur qui partait de la commissure droite des lèvres et occupait les deux tiers de la lèvre inférieure, et un tiers de la lèvre supérieure. La tumeur est dure, sphérique, et produit des douleurs lancinantes. Examinée au microscope elle présente tous les signes anatomiques d'un cancer épidermoïdal.

Elle fut soumise aux injections de solution de nitrate d'argent et de chlorure de soude dans les proportions accoutumées. Jusqu'aujourd'hui on a fait quatre séances de 15 en 15 jours, en injectant chaque fois 15 grammes de la solution de nitrate et 7 de la solution de chlorure de soude. Chaque injection a été suivie d'un érysipèle sur toute la joue droite.

Quotidiennement la malade a fait les lotions d'eau Pagliari et d'acide acétique. La tumeur, aujourd'hui, est réduite presque de moitié; de larges croûtes continuent journellement à se détacher, si bien qu'on doit espérer la guérison.

VII° Observation. — Migliore Giuseppe campagnard de 60 ans, de Palerme, entra dans cette clinique le 22 avril 1868 en nous rapportant qu'il y a plusieurs années, à la partie inférieure et antérieure de l'avant-bras gauche, il se manifesta un petit ulcère qui graduellement, par les travaux continuels, s'est tellement étendu, qu'il présente maintenant une superficie de forme circulaire de cinq centimètres environ de diamètre.

On le soumet aux injections hypodermiques de solutions de nitrate d'argent et de chlorure de soude par la méthode Thiersch, et ensuite d'acide acétique, et à intervalles d'un mois d'abord et ensuite de 15 jours. Plusieurs injections furent pratiquées sans produire aucune modification; et le malade partit dans les mêmes conditions où il était entré.

VIII° Observation. — Marie Russo de 64 ans, de Termini, est admise le 28 juillet 1868, dans mon service chirurgical à l'hôpital de la Conception pour une tumeur à la mamelle droite qui dure depuis deux ans.

La tumeur occupe presque toute la mamelle; elle est dure et pleine de nodosités avec des douleurs lancinantes et la maladie s'est répétées aux grandes de l'aisselle du même côté.

L'état général de la malade est très-détérioré; son teint est jaune. Ne voulant pas tenter l'extirpation, je pratiquai les injections de solutions de nitrate d'argent et de chlorure de soude suivant la méthode Thiersch en injectant 15 grammes de la solution de nitrate d'argent, et sept grammes de celle de chlorure de soude, par intervalles d'un mois. Il s'en suivit de graves symptômes de réaction générale et d'inflammation locale, des vomissements incoercibles, une diarrhée excessive et la suppuration du tissu connectif de la glande mammaire; des matières en voie de décomposition sortaient par les conduits galactophores; de vastes ulcérations se produisirent à la mamelle et à l'aisselle.

La malade continua en cet état environ un mois, puis elle se remit graduellement. Les ulcérations locales se cicatrisèrent complètement dans le mois d'octobre; la tumeur se réduisit à la moitié de son volume et resta insensible et comme pétrifiée. Le 24 novembre la malade quitta l'hôpital très-améliorée.

IX° Observation. — Bosco Giovanna, de 37 ans, de Palerme, se retira à la clinique le 17 mars 1868 pour être opérée d'une tumeur à l'aisselle.

Elle raconte qu'il y a quatre ans il lui survint une tumeur à la mamelle droite, qui fut opérée en décembre 1867 avec un heureux résultat; que huit mois après, une tumeur dure, résistante avec les mêmes caractères physiques de la tumeur extirpée à la mamelle lui vint à la cavité de l'aisselle droite.

La tumeur est grosse comme une noix, profondément implantée, et, en observant bien à la paroi antérieure de la cavité de l'aisselle et à la fossette claviculaire, on sent de petites nodosités glandulaires résistantes et dures au toucher.

Ne voulant pas, vu l'extension de la maladie, pratiquer l'extirpation, je soumis la malade à l'injection des solutions de nitrate d'argent et de chlorure de soude par la méthode Thiersch, dans les proportions indiquées. On en pratique plusieurs de 15 en 15 jours sans aucun avantage — aussi suspendit-on toute tentative.

X° Observation. — Lentini Antonia de 42 ans, mariée à Carini, fut reçue à la clinique, le 15 novembre 1869, pour un cancer fibreux à la mamelle droite, qui datait de quatre ans avec répétition dans les ganglions de l'aisselle correspondante.

Elle fut soumise aux injections par la méthode Thiersch; on injecta 10 grammes de solution de nitrate d'argent et cinq de chlorure de soude.

Survint une suppuration dans les points où l'on avait introduit la canule-aiguille de la seringue de Luer.

La malade 4 jours après voulut absolument abandonner la clinique; l'observation resta ainsi incomplète.

XIe OBSERVATION. — Manuela Maria, de 38 ans, mariée à Calatafimi, reçue à la clinique le 31 mars 1869, raconte qu'il y a dix-huit mois, elle remarqua la présence d'une tumeur au bord droit de la langue, de la grosseur et de la forme d'une fève, qui lui causait des douleurs lancinantes; qu'après avoir subi diverses applications de caustiques, elle se décida à se rendre à Palerme.

La tumeur à la langue est grosse comme une petite noix, elle est ulcérée et dure au toucher.

La malade fut soumise aux injections de solutions de nitrate d'argent et de chlorure de soude, dont deux furent pratiquées à l'intervalle de 15 jours, mais inutilement; aucune modification locale ne survint; on convint par conséquent de recourir à l'amputation de la moitié droite de la langue, opération à la quelle la malade ne voulut point se soumettre; elle partit, le 4 juin, étant encore en traitement. »

M. le prof. UMANA observe que le cancer, considéré juqu'ici comme maladie absolumment incurable, n'a été traité par les chirurgiens qu'avec le couteau. Il y a maintenant des chirurgiens, qui aspirent à se servir de moyens locaux à l'esclusion de l'opération. Jusqu'à présent le succés est manqué. Cela s'explique, quand on réfléchit que le danger du cancer ne se limite pas à l'étendue de la tumeur, mais qu'il s'étend aussi aux environs, aux petites veines, qui mettent en rapport le cancer et l'économie entière. Les moyens locaux ne peuvent pas atteindre ce siége de la maladie. En conséquence l'orateur croit que quand un cancer est opérable, il doit être operé le plus tôt possible; quand il ne l'est pas, on doit essayer, — *melius est anceps experiri remedium, quam nullum.*

Il est ensuite présenté au Congrès un travail déjà publié à Padoue, et accompagné d'une lettre de l'auteur, *sur le traitement du Cancer à l'aide du suc gastrique du chien et sur la manière d'extraire ce suc et de l'employer,* par M. le prof. Philippe LUSSANA. Ce physiologiste distingué après avoir observé depuis quelques années la fluidification digestive des tissus vivants eux-mêmes, conçut l'espoir que ce dissolvant organique pourrait être tôt ou tard heureusement employé pour remplir plusieurs indications chirurgicales. Il rapporte l'histoire de quelques résultats heureux, obtenus par cette méthode. Il observe que même avec un suc gastrique artificiel, c'est-à-dire avec une solution acidule de pepsine, on a essayé en Allemagne et en Egypte quelques expériences curatives. Mais il croit que le suc gastrique artificiel ne suffit pas et qu'il est absolument nécessaire de se servir du suc gastrique naturel. De plus ce même suc gastrique ne doit pas être obtenu par les méthodes ordinaires, qui produisent l'inconvénient d'un état irritatif de l'estomac, dont le suc devient très-faible. Après avoir indiqué la méthode qu'il croit préférable pour se procurer du suc gastrique de bonne qualité, il donne les règles pour employer le suc gastrique dans le traitement des maladies chirurgicales. Le carcinome de l'estomac n'est pas digéré par son propre suc gastrique, parce que, quand il n'est pas couvert par l'épithélium qui l'empêche d'être attaqué par le suc gastrique, et, quand il est ulcéré, alors les altérations de l'organe sont telles que le suc gastrique ne peut plus avoir les propriétés physiologiques nécessaires pour la digestion.

Dans sa lettre M. le prof. Lussana annonce qu'il va envoyer au Journal de médecine l'*Imparziale* une réponse à des objections que lui a présenté M. le doct. Herzen qui donnerait la préférence, comme bien plus efficace, au suc gastrique artificiel préparé avec l'infusion acidulée de la membrane muqueuse stomacale. « Il ajoute que le suc gastrique, préparé de cette manière (procèdé d'extraction décrit à pag. 14 de sa brochure) peut être rendu plus efficace encore; — il aurait en outre l'avantage de pouvoir être préparé à l'instant pour des expériences que le Congrès aurait l'intention de faire faire en sa présence. — D'ailleurs les disparités entre moi et M. le doct. Herzen existent seulement dans la partie physiologique-technique, c'est-à-dire sur la méthode de préparation d'un suc gastrique plus efficace — la question chirurgicale plus importante reste entièrement réservée. »

————

M. Paventa rapporte deux observations de cancers traités par l'injection de l'acide phenique uni à la glicérine dans la proportion de 5 %. Il croit que ces faits, quoiqu'isolés, méritent d'être pris en considération par les chirurgiens, surtout quand on a à faire avec des cancers, qui ne sont pas opérables ou avec des malades, qui se refusent absolument à l'opération.

M. le prof. Burci, à l'occasion des paroles prononcées par M. Umana, fait des observations très-remarquables sur la nature du cancer, au point de vue de la possiblité de son ablation complète. Il dit qu'il ne faut pas se borner à considérer le cancer qu'il apparait à la vue et au toucher, mais le considérer dans son ensemble, dans ce qu'il appelle avec une heureuse expression l'atmosphère du cancer, c'est-à-dire dans les tissus environnants (tissu conjontif, veines, et vaisseaux lymphatiques) qui sont infiltrés de la matière cancéreuse. C'est pour cela que tous les efforts de la chirurgie sont si souvent inefficaces, puisqu'ils n'attaquent que la tumeur, et ne pouvent atteindre la maladie dans les dernières limites de son atmosphère.

M. le doct. Gobbi dit qu'il faut distinguer le cancer, qui est seulement lié à la localité, du cancer qui tient à une diathèse générale. Le traitement local pourra certainement nous donner des résultats heureux pour le premier; mais il ne sera d'aucune efficacité contre le cancer diathésique.

Après quelques remarques de M. le doct. Borsatti, qui voudroit voir écarté le couteau dans une maladie absolument incurable, comme le cancer, — aucun membre ne demandant plus la parole sur ce sujet, la discussion sur la 2e Question est clôse, et la séance est levée a 11ʰ ¼.

J. Faralli
Secrétaire de la séance.

SÉANCE EXTRAORDINAIRE

TENUE AU MUSÉUM D'HISTOIRE NATURELLE DE FLORENCE

Le mardi 28 *septembre, 2 heures de l'après-midi.*

———

Les membres du Congrès s'étant réunis au Muséum d'histoire naturelle, où ils avaient été convoqués sur l'invitation de M. le prof. Parlatore, M. le prof. SCHIFF expose quelques points de physiologie en rapport avec l'application, récemment proposée, du suc gastrique au traitement des tumeurs cancéreuses. L'orateur avertit qu'il ne s'occupera pas de la question de savoir s'il vaut mieux extirper les tumeurs malignes par le couteau ou les attaquer par un moyen chimique. Il suppose que l'emploi des moyens chimiques soit indiqué et que ce soit aux sucs digestifs que l'on veuille avoir recours. Quel est, dans ce cas, le liquide digestif à mettre en usage et d'après quelle méthode devra-t-il être préparé?

Déjà à la fin du siècle dernier, Senebrier avais obtenu des résultats favorables en traitant avec le suc gastrique diverses ulcérations cancéreuses(?) en plus tôt variqueuses. L'emploi du suc gastrique tomba plus tard dans un discrédit complet, attendu que son action, inconstante au plus haut degré, s'était montrée entièrement nulle dans un grand nombre de cas. Cette inactivité et cette inconstance d'action du suc gastrique, d'où provenait-elle? C'est qu'on ne connaissait pas les conditions physiologiques, présidant à la production du suc gastrique actif, ni, par conséquent, un mode de préparation apte à fournir toujours un suc véritablement peptique. La même ignorance des lois de la sécrétion peptique et la même inconstance d'action du suc digestif obtenu sur les animaux, se rtrouve dans des expériences récemment publiées par le prof. Lussana, à Padoue. Quelles sont donc les lois qui régissent la production du ferment peptique dans l'estomac?

Et d'abord la sécrétion du suc gastrique actif n'est pas continue, ainsi qu'on l'admettait autrefois. L'estomac qui vient d'accomplir une digestion copieuse, ne contient plus de pepsine, après s'être vidé de son contenu, et il n'en contient pas davantage 5 ou 6 heures plus tard, ce qui exclut la possibilité d'une sécrétion continue du principe digestif. Les glandes peptiques ne sécrètent leur ferment qu'à une seule condition, c'est que le sang en ait reçu les matériaux par une absorption préalable. Ces matériaux, les substances peptogènes entrent dans le sang, à l'état physiologique, par l'absortion stomacale; mais leur action est la même si elles sont absorbées par un autre point du corps ou si elles sont directement injectées dans les veines. Ces substances sont: l'extrait aqueux d'un grand nombre d'aliments azotés, la peptone ou le produit digestif de ces mêmes aliments et de plus une substance non azotée, la dextrine. Partout, excepté dans l'intestin grêle, l'absorption des matières peptogènes a pour résultat presque immédiat de faire sécréter à l'estomac la pepsine dont il était dépourvu auparavant. L'orateur cite diverses expériences à l'appui de cette assertion, et donne les règles suivantes pour obtenir d'un animal, d'un chien, par ex. un suc gastrique applicable aux usages chirurgicaux. En premier lieu il faut exclure le suc gastrique naturel, celui qui s'écule par une fistule stomacale par ex. attendu que ce suc est toujours affaibli dans son action et en partie neutralisé par son mélange avec la salive déglutie. C'est donc de l'infusion stomacale qu'il faut se servir. On fera faire à l'animal un repas modéré de substances peptogènes; après lequel on liera immédiatement le pylore et l'œsophage au cou, afin d'empêcher l'expulsion du contenu stomacal soit dans l'intestin grêle où les peptogènes perdraient leur action, soit par la bouche, dans le cas où il surviendrait des vomissements. On tuera l'animal à l'apogée de la digestion, c'est-à-dire 5 heures après le repas et on infusera l'estomac dans 200 gr. d'eau acidulée avec environ $^1/_{50}^{me}$ d'acide chlorhydrique concentré. — On peut également ne faire l'infusion qu'avec une fraction de l'estomac, et conserver le reste dans la glycérine, qui, selon Wittich, en empêche indéfiniment la putréfaction. Le professeur fait voir à l'Assemblée une solution digestive d'albumine, récemment obtenue avec un estomac conservé dans la glycérine depuis 3 mois, et il fait les diverses réactions démontrant la présence dans ce liquide de trois substances chimiquement distinctes : 1° l'albumine simplement dissoute par l'acide dilué, et non transformée; 2° la parapeptone; 3° la peptone.

Malheureusement les inconvénients de l'application du suc gastrique aux usages chirurgicaux sont plus grands que ses avantages. Sans être une substance à réaction chimique très-prononcée, le suc gastrique, préparé dans le mode indiqué, est un dissolvant puissant de tous les tissus albuminoïdes du corps animal, capable de liquéfier plus de la moitié de son poids d'albumine concrète dans l'espace de 6 ou 7 heures. — Injecté dans une veine, il peut produire la mort ou des thromboses graves; et à supposer même que ce danger n'existe pas, comme la pepsine n'agit que dans un milieu acide, son action dans l'intérieur des masses néoplastiques toujours alcalines, s'épuise bientôt et exige un renouvellement incessant à son application. Abstraction faite de l'irritation locale, causée par son acidité et des dangers sérieux que présente son injection dans les veines, les effets du suc gastrique ne seront donc jamais que de courte durée et resteront toujours limités à quelques points peu étendus.

M. Schiff ne proscrit pas entièrement, pour cela, l'application du suc gastrique, mais il voudrait en limiter l'emploi à l'intérieur des tissus malades, sans jamais en permettre l'injection dans l'intérieur des masses encéphaloïdes, surtout de celles qui sont richement vascularisées.

Mais il est un autre suc digestif qui, sans présenter les inconvénients du suc gastrique, jouit d'une action dissolvante très-prononcée sur les tissus animaux. Quiconque a suivi les progrès de la physiologie de la digestion dans ces dernières années, a déjà deviné de quel suc il est ici question; et l'idée de l'appliquer aux usages chirurgicaux, de préférence au suc gastrique, était venue pour ainsi dire simultanément à M. le prof. Schiff et à son aide le doct. Herzen. C'est le suc pancréatique, obtenu par l'infusion aqueuse non acide du pancréas, 6 heures après l'indigestion et l'absorption par l'estomac d'une certaine quantité de matières peptogènes. L'action de ce suc pancréatique artificiel n'est pas, en tout point, la même que celle du suc gastrique. C'est tout spécialement sur la partie cellulaire des organes que s'exercent ses propriétés fluidifiantes, tandis qu'il laisse inattaquée la trame fibreuse et fibro-élastique des tissus, que la pepsine, au contraire, liquéfie toujours après un contact assez prolongé. — L'orateur donne l'histoire succincte de la découverte, du mode de sécrétion du suc pancréatique, et il spécifie les conditions physiologiques particulières sous lesquelles a lieu cette sécrétion, dont le produit transforme en peptone les matières albuminoïdes. Les recherches initiatrices de M. L. Corvisart n'avaient pas déterminé ces conditions. Il résulte des travaux postérieurs de M. Schiff que le suc pancréatique n'acquiert la propriété de dissoudre les substances albuminoïdes que vers la 6ᵐᵉ heure après l'ingestion des aliments, et grâce à l'absorption préalable des substances peptogènes par la muqueuse stomacale. Ce qui distingue la production du ferment peptique et celle du ferment pancréatique, c'est que, pour la première, l'absorption des peptogènes peut avoir lieu d'un point quelconque des corps, à l'exception de l'intestin grêle, tandis que pour la seconde, les peptogènes n'agissent que s'ils sont absorbés par l'estomac. De plus, cette absorption n'agit pas immédiatement, mais seulement au bout d'un temps de 6 heures environ.

Pour préparer un suc pancréatique applicable aux usages chirurgicaux, on fera donc faire à l'animal un repas de soupe et de viande, on l'éthérisera et on liera le pylore ainsi que l'œsophage au cou, afin d'obtenir une absorption aussi copieuse que possible de matières peptogènes par l'estomac. La fièvre ne survenant que 8 à 9 heures après cette opération, la digestion s'accomplit tout à fait normalement; 6 heures plus tard, on tue l'animal, on extirpe le pancréas et on en fait l'infusion, en ayant la précaution d'ajouter de la glycérine afin d'empêcher la putréfaction.

On a souvent attribué la malignité du cancer à la résorption des sucs contenus dans leur intérieur, résorption qui aurait pour conséquence l'engorgement des ganglions lymphatiques voisins. Si l'on réussissait à transformer ce suc, composé en majeure partie de cellules, en un liquide indifférent, en une peptone directement assimilable, on abolirait nécessairement l'influence funeste de cette résorption. Eh bien, le suc pancréatique, injecté dans l'intérieur des tumeurs cancéreuses, en dissout l'élément cellulaire, sans produire d'engorgement des ganglions voisins; en outre, comme son action ne s'étend pas au tissu élastique et fibreux, il n'y a jamais à craindre d'érosions de gros vaisseaux, et puis, circonstance essentielle, le suc ne laissera subsister que la charpente fibreuse des néoplasmes, imitant en quelque sorte ce que fait la nature elle-même dans la guérison spontanée des tumeurs qui s'observe quelquefois; on voit alors également disparaître peu-à-peu l'élément cellulaire, prolifique, et ne subsister que la charpente fibreuse. — Enfin son avantage le plus marqué est d'agir et de digérer à l'état neutre et de ne pas être neutralisé au bout d'une heure ou deux, comme le suc gastrique, par l'alcalinité de l'intérieur des tissus morbides.

Le professeur démontre, par des expériences, que le suc pancréatique digère en effet à l'état neutre, preuve que tous les observateurs qui n'ont réussi à faire digérer ce liquide qu'à l'état acide, n'ont évidemment pas eu entre les mains le véritable suc pancréatique actif, tel qu'on l'obtient toujours en se mettant dans des conditions convenables et en opérant sur des animaux sains.

M. Schiff fait passer sous les yeux des assistants deux flacons contenant l'un du suc gastrique, l'autre du suc pancréatique, mis en contact, pendant un temps égal, avec des morceaux d'un fibrôme, enlevé de la glande mammaire d'une femme. Dans le premier flacon tout est liquéfié: dans le second, le tissu fibreux reste intact, tandis que la partie cellulaire est ramollie et devenue gélatineuse. — L'orateur présente ensuite à l'Assemblée une femme de 40 ans, portant une grosse tumeur en avant de l'asselle droite, avec compression des vaisseaux et gonflement considérable du bras droit. La tumeur est apparue après une opération de cancer au sein; elle a déjà subi une diminution évidente, et s'est ramollie sensiblement dans les parties inférieures, d'abord très-dures, — sous l'influence d'un certain nombre d'injections de suc pancréatique, faites au moyen de la seringue de Pravaz.

M. le prof. Schiff fait observer encore une fois, en terminant, qu'il ne recommande ni ne préconise ce moyen pour le traitement des tumeurs malignes, mais que si l'application d'un suc digestif est indiquée, c'est d'après les préceptes exposés dans cette conférence, que le suc gastrique ou pancréatique doit être préparé. — La séance est levée à 3 heures et demi.

Doct. LÉVIER
Secrétaire de la Séance.

CINQUIÈME SÉANCE DU MATIN

MARDI 28 SEPTEMBRE À 9 HEURES DU MATIN.

Lectures et communications sur la troisième et la quatrième question

DU TRAITEMENT DES PLAIES D'ARMES À FEU;
HYGIÈNE DES HÔPITAUX SECOURS À DOMICILE.

———

RETTIFICATION au Procès verbale de la Séance précédente par la Présidence et par M. MACÈ.

COMMISSION pour assister aux opérations chirurgicales de M. GRITTI.

COMMUNICATION de la Présidence.

PROTESTATION de M. BOUILLAUD.

———

Lectures sur la troisième question du Programme.

MAZZONI — Du traitement des plaies d'armes à feu dans ses relations avec les progrès de l'art de la guerre et du droit international moderne.

DOCUMENTS ANNEXÉS à ce mémoire. — 1.° De la neutralisation des blessés en temps de guerre et de ses conséquences thérapeutiques par PALASCIANO. — 2.° La Revisione della Convenzione di Ginevra per la neutralità dei feriti. — 3.° Extrait du compte-rendu des travaux de la VIe Session du Congrès international de statistique réuni à Florence - 1867 - Moyens de pourvoir à l'insuffisance du service sanitaire dans les armées en campagne. — 4.° Projet de révision de la Convention de Genève par F. PALASCIANO.

3.ª VOTE DU CONGRÈS international de statistique de Florence ratifié et appuyé.

BIANCHI. — Documents pour démontrer les dommages de l'insuffisance du personel sanitaire en guerre.

Lectures et Communications sur la quatrième question

MAZZONI. — Sur la fondation des hôpitaux à Rome considérée sous le rapport de l'hygiène et des secours à domicile.

PANTALEONI — BORSATTI — MAZZONI — BORGIOTTI.

SEITZ. — Des conditions hygiéniques des hôpitaux et de la valeur des secours à domicile.

CUTURI.

TIMERMANS. — Quelle est l'influence de l'air de la montagne et de l'air maritime dans le traitement de la phthisie pulmonaire?

PAROLES de M. BOUILLAUD.

———

CINQUIÈME SÉANCE DU MATIN

Mardi 28 septembre

Président honoraire, M. BOUILLAUD.
Président effectif, M. DE RENZI.
Vice-Présidents, MM. DEMARIA, BURCI, CIPRIANI, MICHELAC-
    CI et MARCACCI.
Secrétaire général, M. BRUGNOLI.
Secrétaire de la séance, M. CARRUCCIO.

La séance est ouverte a 9 heures $\frac{1}{2}$.

On donne lecture du procès verbale de la séance précédente.

Le Vice-président M. DEMARIA prend la parole pour demander au Congrès la permission de faire insérer dans le procès verbal qu' on vient de lire, une lettre que M. le prof. Lussana a adressée à M. Palasciano en lui envoyant un travail qu' il a publié sur le traitement du cancer par le suc gastrique du chien. M. Demaria expose brièvement au Congrès les raisons pour lesquelles il croit convenable l' insertion de cette lettre. La demande faite par le Vice-président Demaria est acceptée par le Congrès, et le procès verbal est approuvé (V. à pag. 150).

M. MACÉ demande la parole pour rappeler au Congrès la lecture faite dans la séance précédente d' une observation sur un cancer traité par l' électro-puncture. Ce cancer, dit-on, n' a pas reparu: or comme l' opération ne remonte qu' à quelques mois, l' auteur, observe M. Macé, n' est pas en droit de dire que c' est une opération sans récidive.

Le Vice-président DEMARIA donne lecture d' une communication de M. GRITTI qui invite les membres du Congrès à vouloir bien assister aux opérations qu' il pratiquera sur le cadavre, avec des procédés qui lui sont propres, dans l' hôpital de *S. Maria Nuova*. Ces opérations auront lieu le 29 à 8 heures de matin. La présidence nomme une Commission pour assister aux opérations. Elle est composée de MM. Burci, Corradi (Joseph), Ferro, Marcacci, Palasciano, Umana, Vanzetti et Zannetti.

Le Vice-président rappelle ensuite au Congrès que la séance de l' après-midi aura lieu au Musée d' histoire naturelle.

M. le Secrétaire Général donne communication d' une lettre et des travaux envoyés en hommage au Congrès par M. le prof. Namias de Venise.

M. le Secrétaire Général fait aussi hommage au Congrès, au nom de la Municipalité de Florence, de son dernier Bulletin de statistique.

M. BOUILLAUD demande la parole pour protester contre l' assertion d' un journal qui a écrit qu' il avait retiré la parole à M. Lombard pendant qu' il faisait au Congrès ses intéressantes communications. Comme c' est là une assertion complètement gratuite, il demande que cette rectification soit insérée au procès verbal.

M. MAZZONI a la parole pour lire une brochure sur la troisième question.

« *Du Traitement des Plaies d'armes à feu dans ses relations avec les progrès de l'art de la guerre et du droit international moderne par le Docteur* Costanzo Mazzoni *de Rome.*

Messieurs,

Dans les conditions actuelles de l'Europe, hérissée d'armes et d'armées et toujours prête au combat, la question du traitement des plaies par armes à feu, dans ses relations avec les progrès de l'art de la guerre et du droit international moderne, me semble non seulement une question d'opportunité, mais le point le plus essentiel de la thérapeutique future des plaies d'armes à feu.

Le perfectionnement des armes, la forme et la petitesse des projectiles, la grande distance qu'ils peuvent parcourir, la précision avec laquelle ils frappent et la facilité avec laquelle on peut multiplier les coups, doivent produire en quelques heures de grands ravages dans les rangs des belligérants.

Nous savons en effet qu'à Solferino, dans l'espace de neuf heures, trente sept mille soldats furent mis hors de combat; à Chickmanga vingt sept mille, et à Sadowa un nombre encore plus grand. Si on songe que, dans les deux années qui ont suivi cette grande bataille, les armes ont été encore plus perfectionnées et multipliées, on arrivera facilement à établir comme règle générale, que plus de la quatrième partie des combattants doit être mise hors de combat; de plus, soit par la force d'impulsion, soit par la forme des projectiles et la précision de leur portée, le plaies sont en général très-graves, très-compliquées et le nombre des morts et des blessés incurables se trouve démesurément augmenté.

Dans les batailles en rase campagne les plaies par armes à feu les plus fréquentes, sont celles des extrémités inférieures, de la tête, de la poitrine, de l'abdomen et du bassin; on comprend facilement comment le plus grand nombre des blessés et surtout des plus graves doit rester sur le champ de bataille.

Parmi les blessés, il y en a plusieurs qui ne peuvent être transportés, à cause de la nature des plaies et qui ont besoin d'être pansés sur place; d'autres qui ne peuvent être transportés qu'à une petite distance pour être opérés, les uns et les autres ont besoin d'un traitement urgent et intelligent.

Il n'est pas difficile de comprendre de combien de moyens et de combien de personnes il faut pouvoir disposer, pour donner un secours quelconque à tant de monde, surtout si l'on a encore à soigner des blessés de l'ennemi. Ces moyens comprennent l'organisation des ambulances sur place et la nécessité d'y traiter immédiatement les blessés.

C'est la tâche difficile à la quelle doit se vouer le chirurgien militaire, et je dirai avec un chirurgien allemand que dans les guerres actuelles, le centre de gravitation de l'activité médicale tombe précisément sur les ambulances.

Cette tâche a été rendue plus facile par un des nos confrères, qui a eu l'heureuse inspiration de proposer, le 28 Avril 1861, à l'Académie Pontanienne de Naples, le programme sur la neutralité des blessés en temps de guerre, programme discuté dans la conférence philanthropique de Genève en 1863, et accepté par un Congrès tenu dans la même ville en 1864 et dernièrement dans le Congrès de Berlin. Le docteur Palasciano a rendu ainsi un véritable service à la science, à l'art et à l'humanité; et par la force de l'intelligence, il a opposé au fléau des armes perfectionnées un véritable soulagement qui s'accorde avec le progrès de la civilisation moderne: le soldat blessé y trouve un confort à la pensée qu'il pourra bientôt suivre de nouveau son drapeau et le chirurgien militaire la tranquillité nécessaire pour s'occuper de ses malades.

Maintenant quels sont les rapports entre la neutralisation des blessés et le traitement des plaies d'armes à feu dans ses relations avec le progrès de l'art de la guerre?

L'histoire de la chirurgie et la statistique des plaies d'armes à feu nous donnent la réponse, que je répéterai, avec les paroles mêmes de M. Palasciano qui a démontré (1) « que lorsque ces armes étaient peu employées et sans précision, et que les armées avaient d'immenses bagages et se mettaient en mouvement avec une grande lenteur, on avait très-rarement l'occasion d'amputer ; plus tard, les armes étant perfectionnées et devenues plus nombreuses, les armées ayant plus d'élan, d'imprévoyance et ayant moins de ressources, les cas d'amputation sont devenus innombrables, tandis que dans les armées pourvues d'une organisation solide et méthodique, on peut presque abolir l'amputation. Ainsi le chirurgien Bilguer, dans un livre fameux publié à Berlin en 1761. comptait 6,618 blessés traités sans amputation, dont 653 morts, 213 invalides, 183 vétérans et 5,557 guéris. Avec l'invention des ambulances volantes, dans les premières années de ce siècle, la plus grande perte des amputés est de 15 0[0 et dans les batailles navales d'Aboukir, de Brest, de la Nouvelle-Orléans et de Navarin, le chiffre le plus élevé des amputés morts est de 24 0[0, tandis que dans les guerres de ces dernières années, en Crimée et en Italie, on voit le chiffre des amputés morts s'élever à 77 0[0. »

« En recherchant toutes les causes de l'énorme différence des résultats obtenus par les chirurgiens des époques mentionnées, je fus principalement frappé par les deux suivantes : 1° par les transports plus longs et plus rapides auxquels on soumet les blessés en vue de la rapidité des guerres modernes ; 2° par leur encombrement dans les ambulances et dans les hôpitaux, par suite de la plus grande puissance des moyens de destruction que l'on emploie. En conséquence je pensais que, lorsque l'on voudra diminuer la proportion si grande des morts à la suite des amputations, il faudra pouvoir opérer et traiter les blessés dans la plus grande proximité de l'endroit même du combat, dans les villages, les maisons, les fermes, les chaumières et autres abris semblables et pouvoir les y laisser jusq'au commencement de la période de cicatrisation. Si l'on ne fait pas cela, disais-je, « il est à craindre que le progrès des moyens de destruction augmentera bientôt au point que, pour les combattants blessés ou gravement malades, on ne trouvera pas d'autre moyen de salut que le remède demandé par la logique inflexible pour les pestiférés de Jaffa ».

L'armée prussienne, dans la guerre de 1866, donnant des preuves splendides de l'application des principes de la neutralisation des blessés en guerre, entrait en bataille avec de grands moyens et des matériaux considérables et un nombre respectable de médecins, d'assistants et d'infirmiers. Parmi les médecins figuraient les Professeurs de Clinique les plus distingués d'Allemagne. Le sorte de la guerre ayant été favorable à la Prusse, dans cette mémorable campagne de Koenisgraetz et Sadowa, et le champ de bataille étant resté aux Prussiens, on vit bientôt sur le lieu même et dans les environs surgir des tentes et des baraques, où l'on soigna les blessés, avec un succès inoui jusq'alors, la chirurgie conservatrice ayant été pratiquée dans toute son extension. En effet dans le château de Hradeek sur 9 amputations de la cuisse on obtint 7 guérisons. Dans la petite ville de Kozzenoves où il y avait 1500 blessés à soigner, répandus dans la campagne et abrités sous des tentes, sur dix amputés de la cuisse il y eut neuf succès, exemple unique, je crois, dans l'histoire de l'art,

---

(1) De la Neutralisation des Blessés par le Docteur *Palasciano*.

Lors des derniers faits d'armes arrivés dans les environs de Rome, on obtint plus de succès parmi les blessés et les opérés qui furent soignés sur le lieu du combat que parmi ceux qui furent transportés à Rome et sur sept amputations des membres on a compté un seul décès.

Au contraire, là où les blessés furent transportés, sans les précautions indiquées plus haut dans des endroits mal appropriés et fournis d'un personnel sanitaire insuffisant, la statistique signale un grand nombre de décès : en sorte que les résultats ont exactement correspondu aux sages prévisions du D.ʳ Palasciano.

On peut donc affirmer avec sûreté que la neutralité des blessés de guerre fera ses preuves, des preuves brillantes, et le succès sera d'autant plus splendide qu'il y aura des moyens, des vivres et un personnel en proportion des besoins, et lorsque le principe de l'immobilité des blessés, principe fondamental de la chirurgie traumatique, pourra être complètement appliqué.

Ainsi donc pour obtenir que les effets thérapeutiques dans le traitement des blessés soient proportionnels au progrès des armes et à la neutralité des blessés, il est indispensables que, sur le lieu du combat, on élève des tentes pour les blessés qui ne peuvent pas être transportés, que l'on conduise les autres à une courte distance, dans les environs, et qu'on les place dans les maisons, dans les baraques et dans quelque endroit que ce soit pour les soigner jusqu'à cicatrisation avancée ; que l'on évite le réunion de beaucoup de blessés dans les maisons ou dans les hôpitaux, si l'on veut prévenir de funestes conséquences ; qu'il y ait abbondance de vivres ; que le personnel sanitaire soit très-nombreux et capable.

La neutralité des blessés en temps de guerre étant un droit accordé à la science et à l'humanité, il faut qu'elle soit appliquée dans toute son étendue, et c'est dans ce but que le Gouvernement doit s'en occuper, et non les Comités de secours, qui, toujours admirables pour le zèle et l'ardeur, ne sauraient répondre à l'exigence du système militaire.

Le Gouvernement a donc le devoir d'apporter un remède à l'actuelle organisation des ambulances en pourvoyant à *l'insuffisance numérique du personnel nécessaire*, insuffissance qui est en désaccord avec le grand nombre de blessés produit par les nouvelles armes, en fournissant l'armée d'un grand nombre de tentes où seront soignés les blessés, selon les progrès de la chirurgie, qui pratique les résections et non les amputations.

Pour ces raisons, je suis d'avis que le 2ᵐᵉ Congrès Médical de toutes les nations à Florence doit ratifier et appuyer le vote émis dans cente ville même par le Congrès de Statistique tenu en 1867.

M. MAZZONI lit ensuite une note en présentant au Congrès les brochures suivantes de M. PALASCIANO.

« Vous verrez, Messieurs, par les documents annexés à mon travail qu'il y a beaucoup encore à faire pour le soulagement des victimes de la guerre.

La révision de la Convention de Genève est encore loin d'avoir fixé les bases de la neutralité des blessés d'une manière efficace.

La pénalité contre les transgresseurs de la Loi des neutres n'est encore établie dans aucun pays : l'inviolabilité de la propriété des blessés et des malades n'est pas entièrement obtenue, et à peine la Prusse commence-t-elle à s'occuper sérieusement de mettre dans son propre État les secours en rapport avec les besoins possibles de la guerre.

Ces documents sont les suivants :

*De la neutralisation des blessés en temps de guerre et de ses consé-
quences thérapeutiques par M. le docteur* PALASCIANO *de Naples
Vice-Président du Congrès médical de Lyon.*

Messieurs,

La neutralisation des blessés en temps de guerre sera bientôt un fait
accompli dans le droit public des nations, et un progrès très-important de
la civilisation moderne. Sans méconnaître le service éminent rendu à l'humanité par les philanthropes et les diplomates, laissons-leur encore pour
un instant la douce illusion d'avoir inventé ce progrès, et tâchons d'envisager au point de vue de la thérapeutique quelles seront les suites de
l'application de ce principe au traitement des lésions graves produites par
les armes de guerre.

Frappé par plusieurs inconvénients observés en traitant les blessés de
la révolution de l'Italie méridionale, je fondai, le 21 janvier 1861, près de
l'Académie Pontanienne de Naples, un prix pour avoir une centaine d'apho-
rismes de chirurgie conservatrice sur le traitement des plaies d'armes à
feu. La *Gazette médicale de Lyon* en publia le programme. Mais, le manque d'un travail complet, la bonne volonté des hommes compétants qui
répondirent à notre appel, le nombre et l'importance des Mémoires parvenus dans le bref délai accordé, et surtout les remarques que l'Académie
se crut obligée de faire à chacun d'eux, démontrèrent clairement, qu'avec
notre programme, nous avions dévoilé un des plus urgents besoins de notre
époque. L'histoire chirurgicale de la plaie à jamais mémorable du général
Garibaldi dira si nous avons tort ou raison.

Le 28 avril de la même année, en proposant un nouveau programme,
publié aussi par la *Gazette médicale de Lyon*, je le faisais précéder par
un discours *sur la Neutralité des Blessés en temps de guerre.*

Le titre était délicat; il mérita quelques bons mots dans mon pays;
mais il a fait fortune. Je partais du principe que les moyens capables de
faire épargner les mutilations, et conserver les membres fracassés par les
armes de guerre, ne sont pas tous au pouvoir du médecin comme ils
sont tous au pouvoir de la science. A l'aide de l'histoire de la chirurgie et de la statistique des plaies d'armes à feu, je démontrai que
lorsque ces armes étaient peu employées et sans précision, et que les armées avaient d'immenses bagages et se mettaient en mouvement avec une
grande lenteur, très-rarement l'occasion d'amputer se présentait; plus tard,
les armes étant perfectionnées et devenues plus nombreuses, les armées,
ayant plus d'élan, d'imprévoyance et de manque de moyens, les cas d'amputation sont devenus innombrables, tandis que dans les armées pourvues
d'une organisation solide et méthodique, non seulement on peut abolir presque l'amputation, mais le chirurgien Bilguer, dans un libre fameux publié
à Berlin en 1761, comptait 6,618 blessés traités sans amputation, dont
653 morts, 213 invalides, 195 vétérans et 5,557 guéris. Avec l'invention
des ambulances volantes, dans les premières années de ce siècle, la plus
grande perte des amputés est de 51 %; et dans les batailles navales d'Aboukir, de Brest, de la Nouvelle-Orléans et de Navarin, le chiffre le plus élevé des
amputés morts est de 24 %, tandis que dans les guerres de ces dernières
années, en Crimée et en Italie, on voit le chiffre des amputés morts s'élever jusqu'à 77 %.

En recherchant toutes les causes de l'énorme différence des résultats
obtenus par les chirurgiens des époques précédentes, je fus principalement
frappé par les deux suivantes : 1° Par les transports plus longs et plus rapides

auxquels on soumet les blessés en vue de la rapidité des guerres modernes ;
2° par leur encombrement dans les ambulances et dans les hôpitaux, par
suite de la plus grande puissance des moyens de destruction que l'on emploie. En conséquence je pensais que, lorsque l'on voudra diminuer la proportion si grande des morts à la suite des amputations, il faudra pouvoir
opérer et traiter les blessés dans la plus grande proximité de l'endroit
du combat, dans les villages, les maisons, les fermes, les chaumières et
d'autres semblables abris, et pouvoir les y laisser jusqu'au commencement
de la période de cicatrisation. Si l'on ne fait pas cela, je disais, « il est
à craindre que bientôt le progrès des moyens de destruction augmentera
au point que, pour les combattants blessés ou gravement malades, on ne
trouvera pas d'autre moyen de salut que le remède demandé par la logique inflexible pour les pestiférés de Jaffa.

Tout ceci paraissait alors impossible et exagéré ; et cependant nous
avons tous entendu parler l'année dernière dans les journaux d'une incroya-
ble quantité de blessés polonais ensevelis vivants dans la même fosse avec
les morts ! — Ayant ainsi reconnu la nécessité de l'immobilité, de l'air
pur et de plus grands secours à donner aux blessés pour en améliorer le
sort, je faisais des vœux pour que les gouvernements vinssent en aide à la
science médicale, laquelle seule ne peut exempter de transporter les blessés et ne peut leur fournir le personnel et les moyens nécessaires pour
qu'ils soient traités dans l'endroit même du combat. Il faudrait, disais-je,
que les puissances belligérantes, dans la déclaration de guerre, reconnussent réciproquement le principe de *la neutralité des combattants blessés
ou gravement malades, pendant tout le temps du traitement,* et qu'ils
adoptassent chacun pour eux *l'augmentation illimitée du personnel sanitaire pendant toute la durée de la guerre.*

Le Consul général de la Confédération suisse, à Naples, fut présent à la
lecture de ce premier discours sur la neutralité des blessés, dont une copie fut envoyée à Paris par le chargé d'affaires de France, le même jour,
tandis que le gouvernement italien le recevait par les comptes rendus de
l'Académie au Ministère de l'instruction publique.

Des exemplaires, comprenant le rapport sur le concours, le discours de
la *Neutralité* et le nouveau programme pour un autre concours, furent
remis par moi-même entre les mains du Consul suisse, le priant de les
faire parvenir à M. le docteur Appia, de Genève, qui, en se conformant à
ce programme, remporta une partie du prix.

Le 10 juin 1861, M. Arrault, fournisseur de l'armée française, publiait à
Paris une *Notice sur le perfectionnement du matériel des ambulances
volantes,* dans laquelle, en réclamant l'inviolabilité des médecins militaires,
des infirmiers et des ambulances, il formulait, pour quatrième demande, que
« lorsque les chirurgiens d'une armée en retraite auront mis leurs blessés
« entre les mains des chirurgiens de l'armée victorieuse, ils seront proté-
« gés et reconduits dans les rangs de leurs nationaux, avec le respect et
« la considération que méritent des hommes qui consacrent leur vie pour
« sauver celle de leurs semblables (1). »

---

(1) Voici, dans son intégrité, le texte de M. Arrault :

Déclarons qu'à l'avenir :

1° Seront regardés comme inviolables les personnes des chirurgiens militaires ;

2° Ne serons plus regardés comme prise de guerre les fourgons d'ambulances, les ambulances légères et tous les objets qu'ils renferment ; ce bien
étant celui de tous les blessés :

3° Sera regardé comme inviolable et sacré l'endroit du champ de bataille

Les idées de M. Arrault furent publiées sur l'avis de M. le baron Larrey, et trouvèrent l'appui de M. Borie dans le *Siècle* du 1ᵉʳ août 1861. Je me crus alors obligé de discuter des mesures qui me paraissaient erronées ou imparfaites ; et le 29 décembre 1861, dans un autre discours *sur la Neutralité des blessés* à la même Académie, je donnai de plus amples explications sur mon principe, et surtout je m'occupai des moyens de le réaliser.

J'exprimais alors des doutes sur l'acceptation de la neutralité de leur personne de la part des médecins militaires et j'en faisais voir les inconvénients ; et surtout en repoussant cette écharpe blanche qui devait être le symbole de la neutralité de chirurgiens, j'exprimais aussi mes craintes que ce symbole ne devint au contraire un point de mire très-embarrassant.

Et comme à cette époque un congrès international paraissait imminent pour régler les droits des neutres à cause d'un conflit anglo-américain pour le *St-Jacinthe*, j'exprimais l'opinion que le principe de la neutralité des blessés une fois adopté, soit par stipulation dans le congrès, soit par consentement réciproque des belligérants, il aurait été extrême-

---

choisi par les chirurgiens pour le pansement des blessés ; on y plantera des drapeaux noirs, comme ceux qu'on place sur les hôpitaux d'une ville assiégée et qui diront à tous que cet asile des nobles souffrances doit être respecté ;

4° Lorsque les chirurgiens d'une armée en retraite auront remis leurs blessés entre les mains des chirurgiens de l'armée victorieuse, ils seront protégés et reconduits dans les rangs de leurs nationaux avec le respect et la considération que méritent des hommes qui exposent et consacrent leur vie pour sauver celle de leurs semblables ;

5° Les soldats infirmiers seront également respectés et ils suivront leurs chefs.

Comme signe distinctif de leur mission humanitaire, les chirurgiens porteront une écharpe blanche ou tout autre signe visible qui puisse les faire immédiatement reconnaître.

J'ignore si de pareils traités internationaux seraient facilement réalisables ; mais, s'ils existaient, je crois qu'ils seraient un éclatant hommage rendu à la civilisation, à l'humanité. Je crois que les souverains s'honoreraient en les signant.

Reconnaître officiellement la solidarité morale qui doit exister, au point de vue de l'humanité, entre les chirurgiens militaires de toutes les nations ;

Placer ces chirurgiens en dehors de la sphère où s'agitent les intérêts et les passions de la politique ;

Détruire les causes qui peuvent les empêcher d'accomplir leur sainte mission et *qui les ont forcés quelquefois à abandonner leurs blessés !*...

C'est là, Monsieur (Larrey), une entreprise qui mérite d'être tentée. C'est une tâche qui vous appartient.

Avec le crédit mérité dont vous jouissez près d'un puissant prince et avec le nom que vous portez... entreprendre c'est réussir...

Tout en approuvant mon idée, quelques personnes m'ont fait observer qu'elle était reconnue et acceptée par toutes les nations civilisées et que les chirurgiens militaires n'étaient plus aujourd'hui considérés comme prisonniers de guerre.

C'est beaucoup sans doute, et cela fait honneur à la civilisation de notre époque ; mais ce n'est pas assez, et il est plus sage d'enchaîner la volonté des hommes par un droit écrit, que de se fier à leur générosité qui est mobile et capricieuse comme leurs passions.

Un contrat synallagmatique entre les souverains serait plus fort et plus rassurant *qu'un usage* et donnerait à l'institution que je propose une auguste sanction, qu'elle ne saurait avoir sans cela.

Que de choses surgiraient de cette institution ainsi placée sous la protection officielle des chefs des peuples ! Le *chirurgien* deviendrait, sur le champ de bataille, l'objet d'un respect égal à celui dont le prêtre est entouré dans le temple, et il puiserait, dans ce respect de tous, le calme, le sang-froid et la ment facile de le mettre en pratique. Il aurait suffi que les armées belligérantes fussent obligées de se restituer réciproquement tous les prisonniers blessés, immédiatement après chaque combat; de faire soigner sur l'endroit même du combat par le personnel sanitaire respectif tous les blessés qui n'auraient pas pu être rendus à cause de la gravité de leurs lésions. Le personnel sanitaire suffisant pour soigner les hommes laissés en traitement sur le territoire ennemi, devrait y passer avec escorte et sauf-conduit, y rester le temps nécessaire, et être ensuite reconduit, en ce moment de trêve, aux avant-postes ou à la frontière ennemie: les vivres, le logement et les médicaments seraient fournis sur le territoire ennemi par le commissariat local contre billets de médecins autorisés, et payés après la guerre: dans le siège des places, outre la restitution réciproque des blessés, il pourrait être permis aux assiégés de faire sortir leurs propres malades toutes les fois qu'un état neutre voudrait les recevoir ou lorsque la générosité des assiégeants leur offrirait un asile.

Ces deux discours furent également publiés par l'*Imparziale*, journal de Florence. Mais ce ne fut qu'à la fin de l'année suivante 1862 que commença à Genève, après la publication d'un ouvrage pathétique et à *grand retentissement* de Henri Dunant, cette succession de faits qui, après l'intervention de mon confrère le docteur Appia, ont donné lieu à un congrès où a été proclamée la neutralisation des blessés en temps de guerre.

Désormais les blessés ne pourront plus être faits prisonniers: on ne sera pas obligé de les éloigner du champ de bataille; et par conséquent la cause la plus grande des amputations venant à disparaître, on pourra conserver une quantité de membres fracassés qu'autrefois on vouait à la destruction.

Les cas d'amputation venant ainsi à être notablement diminués, il y aura aussi une diminution correspondante du nombre des morts parmi les blessés.

Puisqu'il sera devenu possible de laisser en pleine sûreté les blessés à la campagne sans craindre qu'ils soient prisonniers ou mal traités, il s'en suit qu'on ne sera pas obligé de les réunir en grand nombre dans les hôpitaux des villes et par suite on verra disparaître cette autre cause du typhus et de la pourriture qui moissonnent les blessés et le personnel sanitaire à la guerre.

Néanmoins, on ne doit point se dissimuler que ce n'est pas seule-

---

force nécessaire, sans lesquels il ne pourrait jamais qu'incomplètement remplir sa mission.

Le *soldat* verrait ses souffrances amoindries;

Sa vie mieux protégée;

Son moral mieux raffermi!

Ce serait en vérité un bien splendide spectacle que cette réunion de deux corps de chirurgiens militaires échangeant entre eux ces paroles sur le champ de bataille:

« Nous vous remettons nos blessés qui sont vos frères, comme vos blessés sont les nôtres! »

Ce serait la plus magnifique application de ces paroles du Christ: *Aimez-vous, secourez-vous les uns les autres!*

Si me laisse bercer par des illusions, si je fais un rêve, je demande qu'on ne me réveille pas!

Henri ARRAULT.

Paris, ce 10 juin 1861.

Notice sur le perfectionnement du matériel des ambulances volantes, par Henri Arrault, chez l'auteur, 11, rue de l'Empereur, Paris, 1861, p. 29.

ment pour éviter qu'ils deviennent prisonniers que l'on transporte les blessés et qu'on les entasse dans les hôpitaux; c'est bien aussi à cause du manque de bras suffisants pour les soigner. Donc, pour obtenir les effets thérapeutiques de la neutralisation des blessés, il faut que le personnel sanitaire des armées qui entrent en guerre soit augmenté en proportion des pertes possibles que ces armées vont avoir à subir. On calcule aujourd'hui qu'une armée de 150,000 hommes, peut avoir 15,000 blessés dans un jour de combat. Eh bien, aucune armée actuelle, entrant en campagne, n'a le nombre de médecins suffisants pour soigner les blessés dans une telle proportion. Et, si à la première bataille de cette même armée en succède une seconde et puis une troisième, qu'est-ce qu'il arriverait? Sans doute il arriverait que la neutralisation deviendrait inutile et embarrassante, et qu'on devrait transporter et entasser les blessés pour leur procurer les soins nécessaires, c'est-à-dire les exposer aux deux plus terribles causes de mort pour avoir l'air de les soigner.

Je sais qu'à cette proposition on oppose deux objections : l'économie et les ressources fournies par la philanthropie et par la charité publique.

Pour moi, j'avoue franchement que, quand je vois les budgets des nations presque entièrement absorbés par l'entretien des armées permanentes, et quand je suis ébloui par la vue de tant de brillants militaires, couverts de cordons, aiguillettes, broderies en or et en argent, de peaux d'ours et de tigres, de plumes de héron et d'autres oiseaux plus ou moins rares, je ne puis comprendre comment, faute de matériel suffisant, on expose ces mêmes hommes qu'on habille si richement et si splendidement à la chance d'avoir les membres amputés pour cause d'économie, lorsqu'ils sont blessés, ou d'attendre les secours de la philanthropie et de la charité publique, lorsqu'ils ont acquis, par leur dévouement à l'honneur et à la patrie, un droit incontestable aux plus généreux secours.

Je ne puis pas admettre que, lorsque la loi défend à un armateur de faire entreprendre à son navire un voyage de long cours, sans être pourvu de médecins et de médicaments, il soit permis aux États d'entreprendre la guerre sans avoir le personnel suffisant pour soigner régulièrement les malades et les blessés, sans avoir pris toutes les mesures destinées à leur supprimer la chance d'être mutilés.

L'économie qu'on objecte est une illusion, car il faut ne pas oublier que la véritable économie est celle qui épargne des hommes qui coûtent énormément cher à l'État.

On peut admirer les œuvres prodigieuses de la philantropie et de la charité publique, mais personne ne niera les bienfaits de la discipline et du sentiment de la dignité personnelle.

Et après tout, comme c'est toujours le peuple qui paye, il doit lui être indifférent de payer plutôt d'une façon que d'une autre.

Le congrès de Genève, après avoir adopté la neutralisation des blessés, m'a fait l'honneur, peut-être sans s'en apercevoir, d'adopter mes idées sur le rôle du personnel sanitaire dans cette neutralité. Or, je ne puis pas cesser de persister dans mes sollicitations, parce que, dans la convention du congrès de Genève, on a employé cette phrase : *participera aux bénéfices de la neutralité, lorsqu'il fonctionnera et tant qu'il restera des blessés à relever ou secourir (Art. 2).*

Il aurait peut-être mieux valu dire « *sera respecté* », car la neutralité n'est pas seulement un droit, elle comprend des devoirs que, je suis sûr, aucun médecin ne voudrait accepter, lorsque son propre pays est en guerre.

Surtout on aurait pu s'épargner la peine d'imposer un *brassard distinctif*, lorsque d'après la condition de l'article cité pour assurer l'immunité du médecin l'on exige la présence du blessé ou du malade.

En conclusion :

1° Une chirurgie plus conservatrice, la diminution de la fréquence et de la gravité du typhus et de la pourriture doivent être les conséquences immédiates de la neutralisation des blessés en temps de guerre.

2° Pour produire ces effets thérapeutiques, il n'est pas nécessaire que cette neutralisation dure tout le temps de la guerre, il suffit qu'elle ne dépasse pas le temps du traitement de la maladie ou de la blessure.

3° Le personnel sanitaire de toutes les armées de notre époque n'a pas besoin d'être neutralisé pour faire son devoir envers les blessés. Il a seulement besoin d'être augmenté, et il faut que le médecin en chef d'une armée qui entre en campagne, ait à sa disposition le personnel nécessaire pour traiter régulièrement, loin des villes, tous les blessés et malades graves, soit que ce personnel provienne des volontaires, soit qu'il appartienne aux cadres de l'armée.

4° Quel que soit le signe distinctif de la neutralité du personnel sanitaire, écharpe blanche ou brassard, il est aussi inutile qu'il peut devenir embarrassant.

« La Revisione della Convenzione di Ginevra per la neutralità dei feriti. — Lettera al Commendatore U. Rattazzi, Presidente del Consiglio dei Ministri.

Onorevolissimo Signore.

La risoluzione presa ieri dalla Camera dei Deputati di non più discutere, ma di votare soltanto i bilanci in quei capitoli in cui la commissione apposita è dissenziente dal ministero, mi ha tolta la opportunità, che io attendeva nella discussione della Marina, d'invitare il Governo ad iniziare la revisione della Convenzione di Ginevra per anche farne in avvenire profittare i naufraghi ed i feriti nelle future guerre navali. E poichè credo che una tal faccenda non ammette dilazione sotto qualunque aspetto la si riguardi, prendo la libertà d'indirizzarmi a Lei pregandola di volgere l'attenzione a quanto segue.

L'idea della neutralità del combattente ferito, appena da me emessa il 28 aprile 1861 nel seno dell'Accademia Pontaniana di Napoli, trovò fautori dovunque, meno nel governo italiano il cui Ministero dell'Istruzione pubblica la lasciò sepolta nei suoi archivi col rendiconto dell'Accademia. I filantropi della Svizzera, il cui console generale in Napoli ebbe conoscenza di quella lettura accademica, fra tutti furono quelli che seppero meglio coltivarla e trovarono modo di convocare la Conferenza di Ginevra del 1863, dove rispinte le loro pretensioni sui comitati internazionali, fu ampiamente discusso ed adottato il principio della neutralità da scienziati competenti di ogni paese, inviati dai propri governi, meno l'Italia che si fece rappresentare dal suo console generale a Ginevra. Siffattamente che il congresso di Ginevra del 1864, nel quale intervenne un medico militare italiano, non servì che all'adozione degli articoli della convenzione già stabiliti nel 1863, poscia comunicati agli Stati contraenti ed accettanti.

Appena conosciute la Convenzione di Ginevra e la relazione dei plenipotenziari svizzeri che l'accompagnò, io non mancai di mettere in evidenza la necessità di correggerla, e profittai del congresso medico di Francia del 1864, per interessare la profession medica di una tale necessità, pubblicando a Lione il 1° ottobre di quell'anno il mio discorso : *de la neutralisation des blessés et de ses conséquences thérapeutiques*; cui poscia tennero dietro le mie *Annotazioni*, del 1866, *al rapporto dei plenipotenziari svizzeri al Consiglio federale sul Congresso di Ginevra.*

Ed un mese prima dell'infausta giornata di Lissa, precorrendo col pensiero i terribili effetti dello incontro delle due flotte nemiche nell'Adriatico, io deplorava che il Congresso del 1864 non si fosse occupato punto della sorte delle vittime delle battaglie navali, e temeva che il comma dell'art. 1° della Convenzione, facendo cessare la neutralità degli ospedali ed ambulanze, quando fossero guardate da una forza armata, non dovesse mettere in situazione troppo precaria i marinari feriti per lo più sopra bastimenti armati. Io paventava per i superstiti lo stato miserabile dei pontoni inglesi ai tempi del blocco continentale, ovvero degli steccati orribili di Richmond nell'ultima guerra americana. La storia si è incaricata di mostrare potervi essere qualche cosa di peggio degli uni e degli altri, e quind'innanzi additerà le acque di Lissa, dove naufraghi e feriti sono abbandonati al furore delle onde dalla dappocaggine più che dalla ferocia dei combattenti.

Io sperava che nella guerra navale fra l'Austria e l'Italia i diritti dei neutri essendo affidati alle due più grandi potenze navali del mondo, i cui vessilli seppero non macchiarsi del bombardamento di Odessa nel 1855 ed i cui Governi nell'aprile 1856 accettarono il gran principio che *la bandiera covre la mercanzia* e l'altro che *la mercanzia neutrale non corre la sorte della bandiera nemica*, abolirono *la corsa* e si obbligarono a rispettare i soli *blocchi effettivi*, io sperava che la *carità verso il proprio simile* fosse stata largamente esercitata ad edificazione delle genti future ed a sollievo delle presenti miserie.

Infatti oggidì si conviene generalmente da tutti i pubblicisti che i soccorsi forniti dall'umanità sia isolatamente, sia in massa, alle vittime della guerra dell'una o dell'altra parte, sono considerati come atti inoffensivi ed esenti da ogni penalità. Del pari il passaggio nelle acque che bagnano le coste di un territorio non è reputato costituire una violazione della neutralità; e perciò il diritto dei neutri ad esercitar la carità verso le vittime della guerra, a qualunque dei belligeranti si appartengano, è pienamente assicurato e non contrastato da alcuno. Imperciocchè il primo diritto delle nazioni neutrali essendo la inviolabilità del territorio neutro, ossia il pieno esercizio dei diritti di sovranità nel territorio neutro con libertà intera senza alcuna *restrizione*, ed i bastimenti essendo considerati porzione del territorio della nazione cui appartengono, io ne conchiudeva che le persone ricoverate a bordo dei bastimenti neutrali sono inviolabili, come se fossero su territorio neutrale, purchè adempiano i doveri dei neutri, vuol dire di non servirsi del bastimento nello scopo di nuocere ad una delle parti belligeranti; e consigliava si noleggiassero bastimenti di bandiera neutrale, e si facessero trovar pronti nelle acque dell'Adriatico pei bisogni dei feriti e dei naufraghi, inaugurando la *carità*, come primo dritto dei neutri nelle battaglie navali.

Nei quaderni dell'Archivio di chirurgia pratica che sono periodicamente inviati al Ministero dell'interno si trovano pubblicati tutt'i lavori ai quali ho finora accennato.

L'ultima guerra ha sventuratamente provato che gli appunti da me fatti alla convenzione di Ginevra non erano che troppo giusti: e la revisione su cui ho insistito dal primo momento della sua pubblicazione è oggi generalmente creduta necessaria.

L'art. 1 della convenzione,

« *Les ambulances et les hôpitaux militaires seront reconnus neutres, et, comme tels, protégés et respectés par les belligérants aussi longtemps qu'il s'y trouvera des malades ou des blessés.*

La neutralité cesserait, si ces ambulances ou ces hôpitaux étaient gardés par une force militaire ».

intendendo innanzi tutto preservare gli ospedali da invasione nemica, impose al principio della neutralità queste due restrizioni, che usciti i feriti l'ospedale restasse soggetto alle leggi ordinarie della guerra, divenendo proprietà del vincitore, e che cessasse la neutralità ove gli ospedali fossero guardati da una forza militare.

Ma è evidente ad ognuno la petizion di principio insinuatasi in questo primo articolo della convenzione, la quale stipulando in termini precisi dal bel principio la neutralità del soldato infermo o ferito, come erasi da me proposto, avrebbe evitato un tal inconveniente.

Il Congresso di Ginevra era riunito per riformar le leggi della guerra in quanto si appartiene ai feriti, e commise una petizion di principio facendosi imporre dalle leggi ordinarie della guerra l'attribuzione al vincitore di ogni suppellettile di ospedale. Esso, non obliando le guerre marittime, poteva senz'alcun ostacolo ed in forza del proprio mandato statuire che le suppellettili da ospedale quind'innanzi nè fossero buona preda, nè contrabbando di guerra. Nessuno avrebbe avuto ragione di opporsi ad una tale decisione, sì perchè vi era la reciprocità e sì perchè si aveva in mente e si era disposti a far assumere al vincitore la cura dei vinti rimasti sul territorio nemico, come si fecè con l'art. 6.

La cessazione della neutralità nel caso in cui una forza militare fosse lasciata presso un'ambulanza od ospedale, sotto pretesto di guardarlo, fu motivata dal voler impedire che si fosse abusato della neutralità per mantenersi in una posizione strategica importante. Ma non si pensò agl'imbarazzi che si sarebbero recati al principio della neutralità nelle guerre navali; e la mancanza di buona fede e di lealtà del combattente si punisce sull'infelice ferito. Questo assurdo si potrebbe appena comprendere fra guerrieri con le armi in mano ed acciecati dal furor della pugna, ma reca meraviglia in persone che discussero pacificamente in tempo di calma ed in territorio di classica neutralità. Sarebbe stato molto più giusto stabilire una pena pel guerriero che abusasse della neutralità e dei suoi dritti per favorire uno stratagemma di guerra. Discutendo un esempio pratico avvenuto durante l'ultimo assedio di Gaeta nel 1861, io non seppi immaginare allora che due pene, pel combattente fedifrago, la privazione del dritto di capitolare e la fucilazione. Il Congresso avrebbe potuto proporzionare, variare, o cambiar le pene, ma non assolvere il colpevole e punire l'innocente, che si aveva missione di difendere e tutelare.

Gli art. 2. « *Le personnel des hôpitaux et des ambulances, comprenant l'intendance, les services de santé, d'administration, de transport des blessés, ainsi que les aumôniers, participera au bénéfice de la neutralité lorsqu'il fonctionnera, et tant qu'il restera des blessés à relever ou secourir* »

e 3, « *Les personnes désignées dans l'article précédent pourront, même après l'occupation par l'ennemi, continuer à remplir leurs fonctions dans l'hôpital ou l'ambulance qu'elles desservent, ou se retirer pour rejoindre le corps auquel elles appartiennent* ».

« *Dans ces circostances, lorsque ces personnes cesseront leurs fonctions, elles seront remises aux avant-postes ennemis, par les soins de l'armée occupante* ».

subordinano la neutralità del personale sanitario a tali condizioni e vi fanno così importanti restrizioni da renderla quasi una illusione; ed io per parte mia amerei meglio rinunziarvi che renderne giudice fin anco un caporale. Del resto sul proposito la medica professione, che era direttamente interessata, sembra piuttosto decisa a ritenere quella neutralità in siffatto modo sancita come un benefizio, e come un vantaggio. E perciò non vi sarebbe altro a dire.

L'art. 4. « *Le matériel des hôpitaux militaires demeurant soumis aux lois de la guerre, les personnes attachées à ces hôpitaux ne pourront, en se retirant, emporter que les objets qui sont leur propriété particulière.*

Dans les mêmes circonstances, au contraire, l'ambulance conservera son matériel ».

ritiene ancora come contrabbando di guerra il materiale delle ambulanze, le suppellettili, i medicamenti ed altri oggetti pei feriti senza por mente, che la neutralità senza mezzi di soccorso sarebbe peggiore della prigionia, come le acque di Lissa furono peggiori dei pontoni inglesi e degli steccati di Richmond pei poveri feriti.

Il materiale delle ambulanze non può essere più oggidì nè buona preda nè contrabbando di guerra, siavi o non siavi la presenza dei feriti per tutelarlo.

L'art. 5. *« Les habitants du pays qui porteront secours aux blessés, seront respectés et demeureront libres. Les généraux des Puissances belligérantes auront pour mission de prévenir les habitants de l'appel fait à leur humanité, et de la neutralité qui en sera la conséquence.*

Tout blessé recueilli et soigné dans une maison y servira de sauvegarde. L'habitant qui aura recueilli chez lui des blessés sera dispensé du logement des troupes ainsi que d'une partie des contributions de guerre qui seront imposées ».

il cui merito appartiene tutto al Congresso di Ginevra, consacra i dritti dei borghesi che accolgano i feriti nelle proprie case. Dopo la neutralità del combattente ferito, la neutralità del pacifico cittadino che corre volenteroso a soccorrerlo è tale un avvenimento, che non solo tende a migliorare efficacemente la sorte del ferito, ma inizia la distruzione di uno dei più inutili rigori della guerra ch'è la persecuzione del pacifico cittadino. Questo nuovo principio introdotto nel dritto delle genti può divenire il punto di partenza di ulteriori riforme che dovranno essere l'onore del secolo decimonono.

Con l'art. 6. *« Les militaires blessés ou malades seront recueillis et soignés, à quelque nation qu'ils appartiendront.*

Les comandants en chef auront la faculté de remettre immédiatement aux avant-postes ennemis les militaires blessés pendant le combat, lorsque les circonstances le permettront, et du consentement des deux parties.

Seront renvoyés dans leur pays ceux qui, après guérison, seront reconnus incapables de servir.

Les autres pourront être également renvoyés, à la condition de ne pas reprendre les armes pendant la durée de la guerre.

Les évacuations, avec le personnel qui les dirige, seront couvertes par une neutralité absolue ».

il Congresso adottò la neutralità del ferito per *tutto il tempo della guerra,* dove io la domandava per *tutto il tempo della cura.* I Plenipotenziari svizzeri tacquero nella loro relazione i motivi da cui erano stati indotti a tanta severità o tanta mitezza: imperciocchè parrebbe che questa norma dovesse riuscire troppo severa per coloro i quali assumono per carriera la nobile professione delle armi e troppo mite per coloro i quali sono chiamati dalla sorte a pagar questo tributo alla patria. È possibile che siano stati indotti a tal partito dal fine di evitare che i feriti rimasti sul territorio nemico profittassero delle conoscenze acquistatevi per nuocergli, ovvero dal volere indebolire maggiormente le forze del combattente che ebbe maggior numero di feriti. Nel primo caso lo scopo non si raggiunge affatto, perchè chi è stato capace di acquistar cognizioni strategiche sull'inimico durante la malattia, sarà anche capace di farle pervenire a chi vuole al suo ritorno, comunque obbligato a deporre le armi. Nel secondo caso è anche illusorio il mezzo, perchè gli organamenti odierni delle forze militari di tutti gli Stati di Europa sono fatti in modo che ogni esercito belligerante entrando in campagna possiede tali riserve da rimpiazzare con esuberanza morti o feriti per lungo tempo.

Nondimeno io penso che ove non si possa emendare il dettato della Convenzione su tal punto, esiste un modo utile e vantaggioso di riparare ai cattivi effetti di quella disposizione, almeno per quanto si appartiene ai soldati e sotto ufficiali che godettero della neutralità. Induriti alle fatiche del campo, agguerriti per provato coraggio, assuefatti alla ubbidienza ed alla disciplina, essi potranno essere, e saranno i migliori infermieri. E rendendo un tal servizio senz'armi, non trasgredirebbero in alcun modo l'obbligo imposto loro dalla Convenzione.

Finalmente per l'art. 7:

« *Un drapeau distinctif et uniforme sera adopté pour les hôpitaux, les ambulances et les évacuations. Il devra être, en toute circonstance, accompagné du drapeau national.*

Un brassard sera également admis pour le personnel neutralisé, mais la délivrance en sera laissée à l'Autorité militaire.

Le drapeau et le brassard porteront croix rouge sur fond blanc ».

banderuola e bracciale sarebbero per lo meno inutili quando la neutralità del materiale delle ambulanze e del personale sanitario dovesse rimanere sottoposta alle restrizioni a cui l'assoggettò la Convenzione di Ginevra.

Son queste signor Ministro, le rettifiche che io credo necessarie doversi apportare alla Convenzione di Ginevra, pur esprimendo il desiderio di veder ben precisati i diritti ed i doveri dei neutralizzati e dei neutri sì nelle guerre terrestri, che nelle navali.

Rivedendo la Convenzione di Ginevra, bisognerebbe non mettere in non cale le garanzie che darebbero i capitani dei bastimenti neutrali, perchè i doveri della neutralità fossero strettamente mantenuti. È quasi assurdo pretendere che il personale delle ambulanze dipendendo o facendo parte dell'armata o dell'esercito belligerante, possa osservare strettamente e fedelmente i doveri della neutralità ed astenersi dalle ricognizioni, trasporti, corrispondenze ed altre azioni più o meno ostili, come sarebbe costretto a farlo un capitano di bastimento neutrale, il quale per non perdere il proprio legno avrebbe dritto ed interesse a pretendere che siano mantenuti fedelmente i patti del noleggio.

Nella battaglia di Lissa, nell'atto che migliaia d'italiani feriti e naufraghi erano o stavano per essere miseramente ingoiati dalle onde, privi di qualunque soccorso, il Washington, bastimento ospedale della flotta italiana, che teneva ancora a bordo molti posti vuoti per feriti, riceveva ordine di rimorchiare a Manfredonia le pirocannoniere che mancavano di carbone, e poi recarsi coi feriti ad Ancona. Se il Washington fosse stato bastimento neutrale, il cui comandante per osservare i doveri della neutralità avrebbe dovuto negarsi a dare il rimorchio ad un legno belligerante, il Washington si sarebbe trovato nelle acque di Lissa pronto a dar soccorso ai naufraghi; ed i feriti già raccolti da quel bastimento non sarebbero stati condannati a percorrere per mare più del doppio della distanza che li separava dallo spedale di Ancona, dove dovevano esser curati; e si sarebbero esentati dai dolorosi incomodi del rimorchio.

Quando ho udito nella Camera dei Deputati il Ministro degli affari esteri compiacersi che il governo italiano sia stato ammesso alla conferenza di Londra per la vertenza del Lussemburgo, io ho maggior ragione di sperare che questa volta il nostro Governo non vorrà farsi sfuggire l'occasione ed il diritto d'invitare i soscrittori della Convenzione di Ginevra a rivederla e rettificarla, e non aspettare che un tal invito venga dai filantropi espositori di Parigi che si riuniranno nella fine di agosto, siccome avvenne per Ginevra nel 1863.

Mi creda intanto con la più alta stima e profonda considerazione.

Di vostra signoria onorevolissima

Firenze 14 giugno 1867.

Devotissimo
F. PALASCIANO — *Deputato.*

« *Extrait du Compte-Rendu des travaux de la VI Session du Congrès international de Statistique réuni a Florence — 1867.*

MOYENS DE POURVOIR À L'INSUFFISANCE DU SERVICE SANITAIRE DANS LES ARMÉES EN CAMPAGNE.

Les statistiques des amputations pratiquées sur les militaires blessés en temps de guerre ont montré:

1. Que des lésions violentes, qui auraient pu être guéries sans amputation en temps de paix, réclament cette opération en temps de guerre;

2. Que l'amputation est cause de mort plus fréquemment en temps de guerre qu'en temps de paix;

3. Que dernièrement cette mortalité a pris des proportions effrayantes, puisque dans les premières années de ce siècle la plus grande perte des amputés fut de 51 p. 0⁄0, tandis que dans les guerres de ces dernières années en Crimée et en Italie on voit le chiffre des morts à la suite d'amputation s'élever jusqu'à 77 p. 0⁄0.

Parmi les causes nombreuses de ces fâcheux résultats j'étais principalement frappé par:

1. Les transports plus longs et plus violents, auxquels on soumet les blessés, en vue de la rapidité dans les guerres modernes;

2. L'encombrement des blessés dans les ambulances et dans les hôpitaux;

3. La plus grande puissance des moyens de destruction employés aujourd'hui: cela paraîtra d'autant plus évident si l'on considère que pour les batailles navales d'Aboukir, de Brest, de la Nouvelle-Orléans et de Navarin, le chiffre le plus élevé des amputés qui sont morts a été de 24 p. 0⁄0.

En conséquence, en 1861, je pensais que, si l'on voulait diminuer la proportion, si grande, des morts à la suite des amputations et des plaies d'armes de guerre, il faudrait pouvoir opérer et traiter les blessés dans la plus grande proximité de l'endroit même du combat, et pouvoir les y laisser jusqu'au commencement de la période de cicatrisation.

Ayant reconnu la nécessité de l'immobilité, de l'air et de sa pureté pour les blessés, comme aussi celle d'augmenter les secours qu'on leur donne, le tout afin d'en améliorer le sort, je faisais des voeux pour que les gouvernements vinssent en aide à l'action des médecins, qui seuls ne pourraient empêcher de transporter les blessés, et ne pourraient leur fournir le personnel et les moyens nécessaires pour qu'ils fussent traités dans l'endroit même du combat. Il faudrait, disais-je, que les puissances belligérantes, dans la déclaration de guerre, reconnussent réciproquement le principe de la *neutralité des combattants blessés ou gravement malades, pendant tout le temps du traitement*, et qu'elles adoptassent, chacune de leur côté, *l'augmentation illimitée du personnel sanitaire pendant toute la durée de la guerre.*

En suivant ces idées, un Comité de philanthropes genevois, en 1863, proposa au Congrès international de statistique de Berlin l'institution de

Comité de secours internatinaux, comme moyen de pourvoir à l'insuffisance du service sanitaire dans les armées en campagne.

Le Congrès de Berlin décida qu'une Conférence internationale dans le but d'examiner les moyens de pourvoir à l'insuffisance du service sanitaire des armées en campagne, serait convoquée à Genève le 26 octobre de la même année.

Presque tous les Gouvernements de l'Europe s'empressèrent d'envoyer à cette Conférence, comme délégués, les hommes les plus compétents. Ceux qui ne purent pas s'y rendre, se hâtèrent d'exprimer leur avis par écrit.

Il en résulta que:

1° Tous les membres de fla Conférence adopterent le principe de la neutralisation des blessés, des ambulances et du personnel sanitaire;

2° La majorité, en acceptant les comités de secours, ne manqua pas de déclarer qu'on pourrait en espérer bien peu;

3° Tous les délégués, sans exception, affirmèrent l'insuffisance de ce que l'organisation actuelle du service sanitaire des armées permanentes permet, de préparer pour soulager les blessés le jour de la bataille.

À cette Conférence succéda le Congrès de Genève en 1864, où une convention fut signée par les représentants plénipotentiaires de douze Puissances européennes, qui établit comme lois internationales la neutralité des ambulances, du personnel sanitaire et des blessés, et l'immunité des impôts de guerre en faveur des citoyens qui abritent et soignent les blessés.

La convention ne s'occupa point des comités de secours internationaux, mais malgré cela ils furent institués et ils ont fonctionné pendant la guerre de 1866. Il se sont fait exposants à Paris, et tout le monde a pu se persuader qu'ils ont pleinement justifié les prévisions des membres de la conférence de Genève de 1863.

L'Autriche n'ayant pas encore accepté, en 1866, la convention de Genève, on ne put pas profiter de la neutralité en faveur des victimes des guerres d'Allemagne et d'Italie. D'un autre côté je n'ai jamais cessé, depuis le Congrès médical de Lyon, d'insister sur les imperfections qui existent dans la convention de Genève.

Ce n'est qu'au commencement du mois d'août dernier que le Gouvernement italien, à ma sollicitation, a invité la Suisse à la révision de la convention de Genève.

Il reste toujours à s'occuper de l'insuffisance des moyens de secours qu'on prépare pour les jours de bataille, insuffisance qui sera encore plus marquée, lorsqu'on mettra en pratique la neutralité, car il ne faut pas méconnaitre que la neutralité des blessés a été conçue dans le but de faciliter et de rendre possible le traitement des blessés graves près du champ de bataille et d'empêcher l'encombrement des hôpitaux par les malades.

Je propose donc d'adresser des voeux aux Gouvernements afin qu'ils décident que *le médecin en chef d'une armée, qui entre en campagne, ait à sa disposition le personnel et les moyens nécessaires pour traiter réguliérement, loin des villes, tous les blessés et malades graves, pendant la durée présumable de la guerre.*

On croit à propos d'ajouter le conseils suivants;

Pour les armées qui sont formées par recrutement il ne parait point difficile, ni coûteux, d'exempter du service tous les initiés à la profession médicale, à condition qu'ils soient engagés dans le cadre de réserve du service sanitaire de l'armée en temps de guerre.

Cela est moins difficile encore, lorsque toute la nation forme l'armée sans recrutement.

Pour les armées qui sont formées par engagements volontaires, il serait toujours plus facile et moins couteux de préparer, pour le service sanitaire un cadre de réserve en temps de paix, plutôt que d'attendre l'imminence de la guerre.

L'on pourrait plus sûrement compter sur l'efficacité de ces mesures si une loi obligeait tous les médecins à un stage de quelques mois près des hôpitaux militaires, avant de recevoir leur diplôme.

La neutralité, dispensant les infirmiers d'être armés, on pourrait les recruter parmi les hommes de basse taille, qui en fourniraient plus que le nombre suffisant.

D. PALASCIANO.

« *Extrait du journal de Genève 8 octobre 1868. — Projet de révision de la convention de Genève par* F. PALASCIANO.

Notre correspondant de Florence nous avait annoncé que le docteur Palasciano, député au Parlement italien, devait représenter son pays au Congrès actuellement réuni dans notre ville. La nouvelle était inexacte, mais l'erreur excusable, M. Palasciano étant naturellement désigné pour une pareille mission. C'est lui, en effet, qui le premier, dès 1860, avait réclamé la neutralisation des blessés sur le champ de bataille. C'est lui qui, récemment, a poussé le gouvernement italien à demander une seconde réunion du Congrès de Genève, pour reviser les decisions du premier. Par ces raisons — quoique sans mission officielle — M. Palasciano n'a pas cru pouvoir garder le silence sur une question qui l'occupe depuis plus de huit ans, et il a rédigé un projet de révision de la convention de Genève, qu'il nous prie de publier. Nous transmettons le projet à qui de droit, sans prendre parti dans un débat qui n'est pas de notre compétence. Le voici:

1. Tout militaire blessé ou malade en guerre est déclaré neutre, et devra, s'il tombe entre les mains de l'ennemi, être remis aux autorités de son pays.

2. Les militaires blessés et gravement malades seront recueillis sur le lieu même du combat et traités le plus près possible de ce lieu par les soins du vainqueur, jusqu'à ce qu'ils soient en état d'être renvoyés sans danger.

3. Cette restitution s'opérera immédiatement après le combat, dès que les circonstances le permettront et du consentement des deux parties.

4. Les objets nécessaires aux malades et à toute personne qui leur donnera des soins, seront fournis par l'armée occupante qui pourra être indemnisée ultérieurement.

5. Les convois de malades et de blessés couverts par la neutralité pourront sortir librement des places assiègées et des ports de mer bloqués.

6. Le matériel et les provisions en vivres, médicaments et instruments des ambulances, hôpitaux, infirmerie des bâtiments de guerre, navires-hôpitaux et de sauvetage, ne seront plus ni bonne prise, ni contrebande de guerre; mais reconnus comme effets appartenant aux neutres, ils seront protégés et respectés par les belligérants.

7. Le personnel sanitaire, administratif et religieux des armées de terre et de mer, tombé entre les mains de l'ennemi, pourra continuer à remplir ses fonctions auprès de ses nationaux; il sera soumis à l'autorité de l'ennemi, et conservera son traitement complet. Lorsqu'il n'aura plus de fonctions à remplir, il sera rendu aux avant-postes ennemis par les soins de l'armée occupante.

8. Un drapeau distinctif et uniforme est adopté pour les hôpitaux de terre et de mer, les ambulances, les bateaux de sauvetage, les dépôts du

matériel et les convois du service de santé. Il devra être en toute circonstance accompagné du drapeau national. Il portera croix rouge sur fond blanc.

9. Les habitants du pays qui porteront secours aux blessés seront respectés et demeureront libres.

Les généraux des puissances belligérantes auront pour mission de prévenir les habitants de l'appel fait à leur humanité et de la neutralité qui en sera la conséquence.

Tout blessé, recueilli et soigné dans une maison y servira de sauvegarde. L'habitant qui aura recueilli chez lui des blessés sera dispensé du logement des troupes ainsi que d'une partie des contributions de guerre qui seraient imposées.

10. Les hautes parties contractantes s'obligent à introduire aussitôt que possible dans la législation de leur pays des peines proportionnées aux délits contre les personnes qui méconnaîtront les droits sacrés des neutres et contre celles qui abuseront de cette garantie pour se livrer à l'espionnage, à la contrebande de guerre ou à d'autres actes pareils.

11. Elles s'engagent encore à subvenir à l'insuffisance actuelle des secours accordés aux victimes de la guerre, soit en prenant sous leur protection respective les sociétés de secours aux blessés de terre et de mer, soit en introduisant dans l'organisation militaire des réformes sérieuses et efficaces.

De semblables propositions devraient, ce nous semble, obtenir l'appui de tous les gouvernements. Puisque les peuples consentent encore à laisser déchaîner sur eux le fléau de la guerre, au moins faudrait-il chercher à rendre l'action de ce fléau la moins désastreuse possible. A ce point de vue le projet de M. Palasciano nous paraît mériter l'approbation universelle. Puisse le Congrès réuni à Genève s'inspirer de plus en plus de ces idées d'humanité et les faire passer dans l'ordre des faits acquis désormais à notre civilisation! »

M. Mazzoni après la lecture de son mémoire demande au Congrès de vouloir bien ratifier et appuyer le vote émis par le Congrès international de Statistique tenu à Florence en 1867. Ce vote est ainsi conçu:

« Le Congrès, vu l'empressement avec lequel différents gouvernements ont répondu au vote manifesté par le Congrès de Berlin relatif aux besoins des blessés en temps de guerre, manifeste le désir qu'on fasse une enquête sur les moyens de pourvoir à l'insuffisance du service sanitaire dans les armées en campagne ».

M. le Vice-Président De-Maria met aux voix ce vote, que le Congrès ratifie et approuve à l'unanimité.

M. Bianchi lit le mémoire suivant sur le même sujet:

« Je puis ajouter aux considérations, exposées précédemment par M. le docteur Constance Mazzoni, quelques documents importants qui seront d'une valeur incontestable pour démontrer les dommages qui dérivent de l'insuffisance numérique du personnel sanitaire en temps de guerre.

Pour raviver progressivement les études statistiques il faut substituer au vague des opinions l'inexorable logique des faits.

On lit dans la *Gazette hebdomadaire de médecine et chirurgie* de Paris, du 6 août de cette année, que le docteur Chenu a naguères publié une statistique médico-chirurgicale de la campagne d'Italie en 1859.

M. Chenu, après avoir démontré que la mortalité des blessés français, dans cette mémorable campagne, atteignit la moyenne de 63.09 pour 100, attribue cette énorme proportion à l'insuffisance du personel et du matériel médical, à l'abus du transport des blessés, à la suprématie toute puissante de l'intendance militaire, et il publie à présent ces faits qui avaient déjà été communiqués et soutenus, il y a dix ans, par M. le professeur Palasciano avec cette franchise d'opinion que lui valut son grand amour pour la science et pour l'humanité. Toutefois, ce qui rend important le travail de M. le docteur Chenu, c'est qu'il est appuyé par quelques documents officiels qui démontrent jusqu'à l'évidence la nécessité absolue de porter une salutaire réforme aux anciennes organisations militaires sanitaires.

Je reproduis textuellement ces documents:

1. Télégramme, 27 mai. Le major général à l'intendant général — Les derniers blessés de Voghera, transportables jusqu'ici par le chemin de fer, *seront tous évacués d'urgence si grave que soit leur situation...* — Vaillant.

2. 27 mai. Grand quartier général. Alexandrie. — M. l'intendant général — Les évacuations de malades ou de blessés ont été faites jusqu'à ce jour avec tant de précipitation qu'elles ont besoin d'être régularisées pour le service médical des hôpitaux... — Baron Larrey.

3. Valeggio, 7 juillet. — Les distributions de biscuit sont très-fréquentes; *depuis quinze jours* quelques régiments n'ont reçu, qu'*une ou deux fois* de pain de très-mauvaise qualité et présentant des moisissures... Le vin manque complètement; c'est à peine si, en quinze jours, une distribution a été faite... Mery médecin en chef de la garde.

4° Montebello, 24 mai. — Je vous informe à regret que par suite de l'inexpérience ou de préoccupations nombreuses, près de huit cents blessés ont été nourris pendant quatre jours par la commisération publique. Les régiments et les ambulances continuent à manquer de médicaments... — Champouillon, médecin en chef du premier corps.

5° Castiglione, 2 juin. — Sire, les blessés de Solferino, entassés à Castiglione, n'ont pas même encore été pansés, faute de moyens suffisants. Nous avons de la charpie, mais pas de linge, pas de chemises, pas de sucre, pas de vivres... — Lornet, hydrographe de la marine.

6° Quartier général du 2ᵉ corps. Sale, 17 mai. — Vous jugerez de notre embarras et de nos craintes quand vous saurez qu'il n'existe pour toute ressource en matériel dans ce corps d'armée qu'un caisson d'ambulance... Nous faisons faire cinquante brancards, car nous en sommes complètement dépourvus. Nous manquons également de couvertures... — Periter, médecin en chef du 2ᵉ corps.

7° Alexandrie, 19 mai. — Pas de litières, pas de cacolets, pas de fourgons; j'ai demandé avec instance du chloroforme, du perchlorure de fer, rien ne m'a encore été livré... — Mery, médecin en chef de la garde.

8° Voghera, 23 mai. — Le 1ᵉʳ corps ne possède pas un seul infirmier militaire. L'ambulance du quartier général du 1ᵉʳ corps est depourvue de caissons... — Champouillon, médecin en chef du 1ᵉʳ corps.

9° Montebello, 26 mai. — Jusqu'ici aucun des régiments compris dans le 1ᵉʳ corps n'a reçu les cantines d'ambulance. Il en est quelques uns dont le personnel de santé est réduit à un seul aide-major... — Champouillon, médecin en chef du 1ᵉʳ corps.

10° Alexandrie, 27 mai. — Monsieur l'intendant général, le 1ᵉʳ corps n'avait pas de caissons à la date du 24 courant... Un fait bien regrettable exprimé dans le rapport de M. Champouillon c'est que près de huit cents blessés de Montebello ont été nourris pendant quatre jours par la commisération publique... — Baron Larrey, médecin en chef de l'armée.

11° Livourne, 31 mai. — La plupart des régiments arrivent de France dépourvus de ressources médico-chirurgicales que doivent contenir les cantines d'ambulance régimentaires et quelquefois des cantines elles-mêmes. — Legouest, médecin en chef du 5ᵉ corps.

12° San Zeno, 19 juin. — Vous savez que nous n'avons toujours pas de cantine de pharmacie... — Périer, médecin en chef du 2ᵉ corps.

13° Castelnuovo, 5 juillet. — Depuis l'ouverture de la campagne, les médecins des régiments se plaignent de n'avoir reçu de la pharmacie centrale aucun des médicaments qu'ils ont demandés... — Champouillon.

14° Valenza, 30 mai. — Les régiments ont reçu des cantines, *mais elles sont vides !!*... — Champouillon, médecin en chef du 1ᵉʳ corps.

15° Milan, 9 juin. — Monsieur l'intendant-général. Une nouvelle bataille semble imminente du côté de Lodi, et il serait bien regrettable que nous fussions encore pris au dépourvu, comme à Magenta, pour assurer et régulariser l'assistance et le transport des blessés... — Baron Larrey.

Il résulte de tout cela qu'il faut abandonner, pour l'honneur de la science, et mieux encore pour le bien de l'humanité, le système ancien et pernicieux.

S'il est permis à l'ingénieur militaire d'échanger à volonté les droites contre les courbes pour arriver à ses fins, pourquoi ne sera-t-il pas permis au médecin d'employer librement tous les moyens qu'il croit nécessaires pour sauver les blessés.

Qui pourra prononcer sur la convenance du transport de ces derniers, si ce n'est l'homme de l'art?

Passant, donc, par dessus toutes les autres raisons d'intérêt secondaire auxquelles on pourrait donner place, il me semble que non seulement le progrès de la science suggère, mais que la civilisation moderne commande très-puissamment de pourvoir à l'insuffisance numérique du personnel sanitaire en temps de guerre; insuffisance qui est une conséquence nécessaire de la neutralité des blessés proclamée d'abord par M. PALASCIANO, discutée ensuite dans plusieurs réunions scientifiques, et sanctionnée dernièrement par un pacte international.

Et je suis heureux de pouvoir affirmer en présence de cette illustre assemblée que la neutralité des blessés fera l'honneur de la science médicale moderne.

S'il ne nous a pas encore été donné d'obtenir tout le bien qu'on en pourrait attendre, nous espérons que le temps et l'expérience viendront sanctionner par des résultats positifs les avantages de cette généreuse institution. »

———

M. le docteur CHIARINI de Bologne, fait hommage au Congrès d'une brochure; mais vu qu'on y fait mention d'un rèmede secret, on ne croit pas devoir en permettre la lecture.

Personne ne demandant plus la parole sur la troisième question, le Vice-Président M. DEMARIA prononce la clôture de la discussion sur la quatrième question.

QUATRIÈME QUESTION DU PROGRAMME

DES CONDITIONS HYGIÉNIQUES DES HÔPITAUX ET DE LA VALEUR
DES SECOURS À DOMICILE.

La parole est à M. Mazzoni, qui lit un mémoire intitulé:

« *Coup d'œil sur la fondation des hôpitaux à Rome considérée sous le rapport de l'hygiène et des secours à domicile par le docteur* Mazzoni.

Messieurs,

En 1867, au Congrès international de Paris, j'ai eu l'honneur d'ouvrir la discussion sur les complications générales qui causent la mort à la suite d'opérations chirurgicales. En exprimant mon opinion, j'exposai les exemples que les observations historiques et ma propre expérience me suggérèrent. Aujourd'hui, après un mûr examen et une étude continue, je suis heureux de proposer de nouveau la question sur les conditions hygiéniques des hôpitaux.

Comme point de départ, j'entrerai dans l'examen des hôpitaux de Rome où, pendant de longues années, j'ai fait mes études scientifiques. Il me sera facile, je l'espère, de démontrer que l'infection purulente, la phlébite, l'érésypèle, qui sont les complications les plus graves, peuvent aisément être évitées, si on établit un système rigoureux de ségrégation des malades.

La division des malades fut pratiquée dès l'origine de la fondation des hôpitaux, et ceci résulte clairement de ce fait, que les hôpitaux, dans leur principe, se composaient de petites maisons situées dans un même endroit, mais séparées les unes des autres par des espaces de terrain plantés d'arbres ou autrement cultivés.

Plus tard, l'augmentation du nombre des malades rendit cette séparation insuffisante, et on fut alors dans la nécessité d'élever de nouvelles constructions.

Remarquez, messieurs, comment nos ancêtres se proposèrent d'atteindre leur but. En établissant de nouveaux hôpitaux, ils eurent soin non seulement de tenir séparés les malades et les maladies; mais ils voulurent que les hôpitaux fussent éloignés les uns des autres par des distances notables; et en effet, nous les voyons aujourd'hui encore situés aux points extrèmes de la Ville.

Or, ne remarque-t-on pas clairement, dans cette manière de faire, que leur intention, en plaçant les hôpitaux à de si grandes distances, fut d'empêcher que les malades affectés de maladies différentes ne pussent se nuire les uns aux autres?

Pour moi la chose me parait évidente.

En effet, en 1204, fut fondé l'hôpital de *S. Spirito* pour les seules affections médicales du sexe masculin; en 1216 celui du *S. Salvatore* est établi à l'autre extrémité de la ville, pour les femmes et toujours pour les affections médicales seulement; en 1338 on construisit celui de *S. Giacomo in Augusta*, toujours à une grande distance des deux premiers; il fut destiné à recueillir les malades des deux sexes affectés de plaies, tumeurs et maladies syphilitiques. Sixte IV fonda, dans un quartier très-éloigné de *S. Giacomo in Augusta*, l'hôpital de la *Consolazione* pour soigner les blessures, fractures et tous autres cas instantanés de chirursie; enfin au commencement du siècle dernier, d'après le système des grandes distances, nous voyons bâtir l'hôpital de *S. Maria* et *S. Gallicano*, pour le traitement des maladies cutanées, et celui de *S. Rocco* pour les accouchements des femmes pauvres.

Cette division accomplie, les différents malades furent, selon les cas, envoyés aux hôpitaux respectifs. Il est en outre facile de démontrer que les médecins et les chirurgiens romains eurent toujours à cœur l'hygiène de leurs hôpitaux. Non contents d'avoir séparés les hôpitaux pour les différentes maladies; ils voulurent encore que dans chaque hôpital on divisât les malades selon leur catégorie. Aussi voyons-nous les maladies aiguës séparées des maladies chroniques. Dans la salle de *S. Giacinto*, les tuberculeux reçoivent un traitement à part. Les maladies contagieuses sont séparées de celles ordinaires; et la séparation est faite de telle manière qu'on dirait qu'il ne s'agit pas seulement de salles particulières, mais bien de petites habitations tout-à-fait distinctes, attendu que chaque catégorie a son service particulier, sa cuisine, ses ustensiles à part; qu'il est défendu aux infirmiers et aux malades d'une salle de communiquer avec les individus appartenants à une autre salle. Plus tard, on fut obligé d'établir dans les hôpitaux destinés aux maladies médicales, et en particulier dans celui du *S. Spirito*, une salle pour y soigner les blessures et autres maladies chirurgicales, qui, à cause de leur gravité, ne permettaient pas de transporter les malades aux hôpitaux spéciaux. On fit en sorte que ces maladies fussent soignées, autant que possible, séparément des maladies médicales. Pourtant je vous prouverai, messieurs, que dans une même enceinte, si la séparation des malades est bonne, elle ne donne pas des résultats utiles comme celle des grandes distances.

Je dois encore faire observer que la conviction qui poussait les médecins romains à cette séparation, était si puissante qu'ils firent installer, à côté de la salle de chirurgie, une autre petite salle dite des opérés. Cette disposition est des plus utiles, et l'hygiène moderne ne trouverait rien à y ajouter; car tout le monde sait combien les malades opérés sont susceptibles de recevoir les impressions diverses, provenant des exhalaisons putrides, qui se forment ordinairement dans les salles communes. Il convient de rappeler ici, ce que la tradition nous apprend, c'est-à-dire, que dans les hôpitaux de chirurgie, on établit des salles d'isolement pour soigner les malades atteints de gangrène. Il est en outre convenable de remarquer que les hôpitaux romains furent dès l'origine établis à un seul étage; et aujourd'hui nous voyons, par des expériences continuelles, que dans un hôpital élevé de plusieurs étages, le nombre des décès est plus considérable dans les étages supérieurs, à cause de l'augmentation des infections qui s'élèvent des étages inférieurs; aussi l'hygiène moderne qualifie de mauvais tout hôpital à plusieurs étages.

Quant à la convalescence il faut remarquer que dans les différents hôpitaux, et spécialement dans celui de *S. Spirito*, on avait ménagé des jardins entourants l'hôpital lui-même où l'on cultivait les simples et où les convalescents étaient admis à se promener.

Plus tard, afin de séparer encore d'avantage les convalescents du reste des malades, on les transporta, avec des moyens adaptés, à l'hôpital de la *Trinità de' Pellegrini* où, dès l'année 1550, on commença à les recevoir et à les garder jusqu'à parfaite guérison.

Cette manière de traiter les malades, pratiquée dans nos hôpitaux depuis 300 ans, est aujourd'hui recomandée par l'hygiène, laquelle veut qu'on ne retienne pas les convalescents dans les hôpitaux, afin de ne pas les exposer aux maladies épidémiques et nosocomiales.

En consultant l'histoire on remarque, combien nos médecins étaient pénétrés de la nécessité de l'isolement; car à l'apparition d'une maladie contagieuse, ils le proposaient incontinent à l'autorité. En effet, à l'occasion de la peste contagieuse qui envahit Rome, sous le pontificat d'Alexandre VII, sur l'avis des médecins, le Pontife prescrivit l'installation de cinq lazareths, et ordonna que chaque hôpital eût une salle exclusivement destinée à soigner les pestiférés contagieux. Grâce à ces dispositions, le Pontife parvint à circonscrire les tristes influences de la contagion et à en prévenir les funestes conséquences (1).

De même encore, pendant l'épidémie décrite par *Lancisi*, nous trouvons qu'on eût recours à de promptes et utiles séparations, en substituant provisoirement des hôpitaux nouveaux à ceux déjà existants, et on évita de la sorte l'encombrement et le contact (2).

Observons maintenant quelle influence historique les hôpitaux romains ont exercée sur le développement et les progrès de l'hygiène noscomiale. À cet effet je me servirai de la statistique et de la tradition.

La tradition par sa continuité, ou sa quasi non interruption, dans les choses essentielles à la science, à l'art, et à toute autre manifestion de l'esprit humain, quelqu'elle soit, prouve, comme le dit Tommaseo, sa bonté et son utilité.

La statistique, par l'éloquence de ses chiffres, rend compte des faits qui sont le résultat des observations et de l'expérience. La tradition nous apprend, en effet, que l'état des hôpitaux fut longtemps heureux et prospère, par le fait des conseils et avis des principaux médecins et chirurgiens. Parmi eux, à une époque éloignée, nous remarquons *Giovanni da Vico*, *Giovanni Argentaro*, *Tommaso da Ravenna*, le célèbre *Andrea Cesalpino d'Arezzo*, et *Marsilio Cagnati*, lesquels avec *Alessandro Petroni*, nous ont laissé des notices très-intéressantes sur les hôpitaux romains. Plus tard nous trouvons qu'une attention toute spéciale est donnée aux hôpitaux par *Alfonso Ferri*, et par l'illustre *Gio. Maria Lancisi* dans son ouvrage *De noxiis paludum effluviis* et *De Romani coeli qualitatibus*. Enfin l'histoire de nos hôpitaux a inscrit, dans ses fastes, en lettres d'or, les noms de *Guglielmo Riva d'Asti*, *Guattani*, *Pacchioni*, *Genga*, *Pane* et *Giuseppe Flajani*.

Toutefois, messieurs, il parait être dans la condition inévitable des choses humaines, que toute institution utile et sage soit entraînée par cette roue qui, en tournant sans cesse, change le temps et les mœurs. En effet, nous avons vu plus tard, relégués au dernier rang ceux qui occupaient le premier et qui avaient jeté les bases de l'hygiène la plus sage de nos hôpitaux.

Lorsque la voix des *Cesalpino*, des *Lancisi* et des *Cagnati* se fut éteinte, nous vîmes bientôt languir pour être enfin abandonnée l'ancienne pratique de la séparation des malades. En effet, dès 1660, nous trouvons que dans l'hôpital de *S. Spirito*, le commandeur *Virgilio Spada* fut obligé de destiner une petite salle, composée de huit lits, appelée « salle de S. Antoine » *dans laquelle on plaçait les malades qui par leur indiscipline ou leur puanteur génaient les autres* (3).

Plus tard encore, l'abandon des anciennes règles était arrivé au point qu'en 1800, *Giuseppe Flajani*, célèbre chirurgien romain, fut obligé d'écrire ce qui suit :

« *Les hôpitaux sont devenus une cause si fréquente de mortalité*
» *par le manque de propreté, de règle, par l'air corrompu, par la*
» *respiration de tant de malades accumulés dans les salles, que je*
» *vois les maladies empirer et, à la fin, les malades mourir victi-*

---

(1) Epidemia di Roma nel 1656. PALLAVICINO pag. 28.
(2) De romani coeli qualitatibus; pag. 174.
(3) Resoconto Statistico degli Ospedali di Roma per l'anno 1865, pag. XXII.

» mes de l'insalubrité de l'air. Pour s'en convaincre, IL SUFFIT DE
» CONFRONTER LES REGISTRES ANCIENS AVEC CEUX DE CES DERNIÈRES ANNÉES ET
» L'ON VERRA LA DIFFÉRENCE DES DÉCÈS ANNUELS, QUI ONT AUGMENTÉ DE
» MOITIÉ (1). »

Avec l'autorité de sa parole, il conseilla à Pie VII la séparation des salles, insistant pour que la division se fît, non seulement entre les maladies d'un même genre, mais pour qu'on revînt à la scrupuleuse observation des principes établis par nos ancêtres, c'est-à-dire, de *ne pas réunir dans une même enceinte les malades* QUI POURRAIENT SE NUIRE *par des communications directes ou indirectes.*

En effet, les mesures nécessaires ayant été adoptées, on vit en peu de temps la condition sanitaire des hôpitaux s'améliorer, et on put constater l'avantage réel du système de séparation qui avait été pratiqué lors de leur fondation.

Pour compléter la tâche que j'ai entreprise, il nous reste à considérer les résultats du traitement des maladies chirurgicales à Rome, et dans quelle proportion les complications générales des blessures occasionnent la mort dans nos hôpitaux. Puisque je ne peux me prévaloir des statistiques anciennes, attendu qu'elles font complètement défaut, pour démontrer la différence qui a dû, très-certainement, exister entre les résultats obtenus par nos ancêtres et ceux obtenus par les contemporains, je me dois contenter de citer l'autorité de *Flajani*, pour le passé, et pour le présent je me servirai de la statistique récemment publiée à Rome.

La statistique des hôpitaux de Rome, publiée en 1864 et 1865 par la Commission administrative de ces établissements, nous apprend que les maladies chirurgicales traitées furent au nombre de 6086, parmi lesquelles 94 décès qui furent signalés comme provenant des complications générales des blessures; soit 70 par infection purulente, 14 par érésypèle, et 10 par gangrène nosocomiale. Ainsi la proportion totale de la mortalité est de 1, 54 pour 100. Si l'on veut savoir la proportion par rapport à chaque hôpital on remarquera que dans celui de *S. Spirito* sur 343 cas chirurgicaux, il est arrivé 11 décès par infection purulente, 4 par érésypèle, et 1 par gangrène nosocomiale; en résumé: l'infection purulente est en raison de 3, 20 pour 100, l'érésypèle de 1, 16 et la gangrène nosocomiale de 0, 29.

Dans l'hôpital de *S. Salvatore* on a eu, sur 75 maladies chirurgicales, deux décès par infection purulente, c'est-à-dire 2, 66 sur 100.

A *S. Giacomo in Augusta*, hôpital exclusivement chirurgical, on a soigné 4141 maladies sur lesquelles 33 décès sont dus à l'infection purulente, 3 à l'érésypèle, 5 à la gangrène nosocomiale, ce qui fait pour l'infection purulente la proportion de 0, 79, pour l'érésypèle celle 0,07 et pour la gangrène nosocomiale celle de 0, 12.

Dans l'hôpital de *S. Maria della Consolazione* exclusivement chirurgical, sur 1527 malades, parmi lesquels 900 pour blessures, 24 morts ont été causées par l'infection purulente, 7 par l'érésypèle, 4 par la gangrène nosocomiale; d'où la proportion pour la première de 1,57 pour 100, pour la seconde de 0, 45, pour la troisième de 0, 26.

La statistique prouve donc à l'évidence que, dans les hôpitaux médicaux, où les maladies chirurgicales se trouvent en contact avec les autres maladies, la proportion de la mortalité dépasse de beaucoup celle que l'on constate dans les hôpitaux destinés exclusivement au soin des maladies chirurgicales.

Nous apprenons par le même compte-rendu, que dans l'hôpital de *S. Rocco*, destiné aux femmes en couches, il y a eu dans l'espace de

---

(1) Collezione di osservazioni e riflessioni di Chirurgia. Tom. II, pag. 4, Roma 1800.

deux ans, 407 accouchements; 15 opérations ont été faites, et un seul cas de fièvre puerpérale a eu lieu; tandisque dans l'hôpital de *S. Salvatore* les femmes accouchées, bien qu'en nombre très-inférieur, ont présenté 32 cas de fièvre puerpérale, parcequ'elles étaient en communication avec des individus souffrant de la fièvre ou d'autres maladies.

Cette comparaison qui fait honneur à notre hôpital de la maternité, comme l'a fait remarquer la *Gazette médicale* de Paris, dans sa livraison d'avril 1868, est aussi une éloquente confirmation de l'utilité absolue de la séparation.

Je conclus que les avantages incontestables qu'offrent nos hôpitaux ont été obtenus exclusivement: 1° parce que les hôpitaux destinés aux maladies chirurgicales, ne renferment pas d'autres affections morbides qui, par leur nature miasmatique infective, sont capables de vicier l'athmosphère dans laquelle se trouve le malade opéré; 2° parce que là où, par suite de conditions topographiques ou athmosphériques survient le développement d'une maladie nosocomiale, l'isolement, qui est aussitôt ordonné, aide à limiter et à faire disparaître en peu de temp les funestes effets de la maladie.

C'est pourquoi je suis convaincu que les hôpitaux, pourvu qu'ils soient distincts pour les diverses maladies, au lieu d'être de grands centres d'infection, peuvent être de la plus haute utilité pour les sciences et pour les classes pauvres, et aussi pourvu qu'aux préceptes de la sagesse antique on ajoute ceux de la science moderne.

La science enseigne que les hôpitaux, pour remplir leur but, doivent être placés sur des lieux élevés et découverts; entourés, si c'est possible, d'une culture florissante; qu'ils aient la forme rectangulaire, avec plus ou moins d'extension sur une seule et même ligne, afin de rendre plus facile l'accès de l'air, du vent, de la lumière et en même temps afin de simplifier la surveillance du service.

Les salles doivent être construites à un seul étage, sur de larges dimensions pour l'espace et l'air; mais elles doivent être limitées pour ne contenir que peu de lits, qui ne devront jamais dépasser le nombre de 10 à 20; il ne faut que 4 ou 6 salles dans chaque hôpital avec un escalier facile et spacieux qui serve à la bonne exécution du service.

Les latrines, les ventilateurs, l'aération, la manière de chauffer, d'établir les fenêtres, la disposition des lits, le traitement de la convalescence qui ne doit pas avoir un terme fixe, mais qui sera proportionné à la maladie; tout sera ordonné suivant les préceptes les mieux établis de l'hygiène moderne.

J'ai la confiance qu'à l'avenir, dans l'application de l'hygiène aux hôpitaux, on rendra justice à ce qui a été pratiqué lors de la fondation de ceux de Rome, et à ce que M. Palasciano a inutilement réclamé pour ceux de Naples, au point de devoir renoncer à sa chaire de professeur, et sans avoir pu retirer le moindre profit de la revendication qu'il avait réclamée pour l'Italie à la primauté de la séparation des malades.

Et j'ai la certitude qu'en appliquant, dans toute son étendue, la pratique de nos ancêtres sur la séparation des malades on parviendra à remédier à la grande mortalité qui existe en général dans les hôpitaux où les malades sont placés sans aucune distinction de maladie.

Quant aux secours à domicile, je suis convaincu que là où on peut les pratiquer sur de grandes proportions, ils sont d'une utilité considérable.

Mais aussi longtemps que le paupérisme n'aura pas disparu, par une équitable répartition du travail, il y aura toujours des misères pour lesquelles les secours à domicile seront impuissants. Il y a pourtant une classe de personnes auxquelles de pareils secours feront le plus grand bien. Ils existent à Rome depuis quelque temps, grâce à la charité splendide d'un noble et généreux citoyen. Sur une population de 12,000 individus, compris dans le rayon du Conservatoire Torlonia, les pauvres de cette partie de Rome, doivent à la magnanime institution du prince D. Alexandre Torlonia la gratuité du médecin, des médicaments et de tout ce qui est nécessaire dans chaque cas de maladie. Ce noble exemple sera suivi par d'autres personnes charitables, qui fonderont des dispensaires gratuits à domicile, pour les malades de la classe pauvre ».

La parole est à M. Pantaleoni, qui demande la permission de dire quelques mots à la hâte n'étant pas préparé pour la discussion de cette séance. Il applaudit à ce que le docteur Mazzoni a dit au sujet des hôpitaux de Rome. Mais tout en renchérissant sur les éloges faits par le docteur Mazzoni, il se permet d'ajouter quelques observations. Et d'abord il approuve bien la séparation des malades, sur laquelle a insisté le docteur Mazzoni, à la condition que l'on évite surtout l'agglomération habituelle qui se fait dans les grandes salles des hôpitaux de Rome en ajoutant une seconde et une troisième file de lits, ce qui fait perdre tous les avantages du système, en usage en Italie, des grandes salles de malades. Il reproche aussi aux hôpitaux de Rome de ne savoir pas employer l'immense quantité d'eau qu'ils ont à leur disposition pour désinfecter les latrines.

Mais pour bien comprendre la nécessité qu'il y a d'éviter l'agglomération des malades, il insiste sur la différence qui passe entre la peste qui ne se communique qu'à une petite distance, et les maladies dont les principes contagieux se répandent dans l'air et que les Anglais appellent *infections*. Il démontre que dans ces dernières maladies, plus on accumule les malades, et plus on s'expose à répandre la maladie et à infecter un pays. Il approuve dans certains cas, comme par exemple dans le choléra, la séparation à domicile des malades plutôt que leur agglomération dans un centre unique, et cela sous le rapport de l'hygiène publique. Il cite à ce sujet l'excellent résultat qu'a donné ce système à Bologne.

Il passe à la question des secours à domicile qui sont toujours à préférer sous le rapport social et hygiénique, excepté pour les maladies qui ne peuvent être bien soignées qu'à l'hôpital à cause du traitement spécial qu'elles demandent. Il recommande très-fortement la *polyclinique* allemande qu'il s'est efforcé jusqu'ici inutilement d'introduire en Italie, et qui non-seulement sert aux malades, mais aussi à l'instruction des médecins qui sont ainsi graduellement conduits de la clinique de l'hôpital au traitement des malades à domicile qui doit être le but de leur pratique ultérieure.

La parole est à M. Borsatti de Pordenone, qui insiste sur les inconvénients qui résultent de l'agglomération des malades dans les hôpitaux, surtout quand on met pêle mêle des tuberculeux avec d'autres malades. Il recommande au Congrès d'émettre un vœu tendant à faire disparaître ce grave inconvénient, et il propose l'institution d'établissements séparés pour les phthisiques, comme on l'a fait avec beaucoup d'avantages pour les scrofuleux, grâce à la généreuse impulsion donnée par M. Barellai. En tout cas il fait observer qu'il est très-important d'entourer de soins spéciaux les individus atteints par une maladie si fréquente, qui n'épargne pas ceux qui se trouvent dans les meilleures conditions hygiéniques, et encore moins par conséquent ceux qui, déjà prédisposés, sont laissés au milieu d'autres malades.

M. Mazzoni fait observer que depuis longtemps et surtout à Rome, on a tenu compte de cet inconvénient ; et que des précautions ont été prises dans plusieurs pays pour y remédier.

M. Borgiotti dit devoir rappeler au Congrès la maxime qui depuis plusieurs années a été hardiment proclamée par M. Combes, que « l'aumône administrative de l'hôpital doit céder, par le progrès même de la civilisation, devant un système bien organisé de secours à domicile. » M. Borgiotti croit que le temps a déjà confirmé en grande partie la justesse de cette opinion.

L'orateur ajoute qu'en sa qualité de médecin au service de la municipalité de Florence, il a eu l'honneur d'offrir, surtout aux collègues étrangers, un certain nombre de copies des règlements pour le service d'assistance des pauvres, qui depuis quatre années fonctionne à Florence: on trouve dans l'organisation de ce service un exemple de ce qu'on a essayé de faire à Florence pour arriver ensuite au but. M. Borgiotti, s'élevant à la question de maxime, au milieu du conflit d'opinions extrêmes et radicalement opposées, croit que le Congrès, en proclamant certains principes sur cette grave matière, fera avancer d'un pas très-important la médecine sociale. Il rappelle aussi au Congrès le besoin qu'on a d'avoir toujours présents les malheurs qui se vérifient dans les industries et les manufactures, et dans le mouvement d'une grande ville. Il pense fermement qu'on ne peut pas se rendre utile aux populations si on n'emploie pas une tutelle sanitaire aussi complète que possible ; et par conséquent en coordonnant et en réformant, par les soins des municipalités, les institutions de charité sanitaire, existantes en grand nombre, mais dont quelques-unes ne sont plus en harmonie avec les temps ou avec les nouvelles conditions de la civilisation actuelle.

M. Borgiotti, sur l'invitation de la présidence, formule ainsi ses conclusions :

1° Le système des secours à domicile est un des besoins les plus urgents dans l'état actuel de notre civilisation ;

Pour le rendre efficace, surtout dans les grandes villes et dans les villes manufacturières, il est indispensable de le diviser en deux sections : *Traitement à domicile*, et *Bureaux* de secours ouverts jour et nuit, pour parer aux accidents subits qui peuvent se vérifier.

3° Il est urgent de recommander aux municipalités de faire une inspection minutieuse de leurs établissements sanitaires en vue de réorganiser ceux qui dévient de leur institution primitive et d'abolir ceux qui font double emploi, et enfin dans le but d'établir chez tous une tutelle sanitaire régulière ».

La parole est demandée par M. le prof. Seitz, de Munich, pour donner lecture d'une brochure sur les conditions hygiéniques des hôpitaux et de la valeur des secours à domicile.

« Des conditions hygiéniques des hôpitaux et de la valeur des secours à domicile.

La question IV est sans doute de la plus haute importance. C'est pourquoi je veux contribuer de mon expérience à l'éclaircissement de cette question.

Le temps ne suffit pas pour approfondir ce vaste sujet. Je ne dirai donc que quelques mots sur le danger d'accumulation des malades dans les grands hôpitaux et sur la valeur des secours à domicile.

Au Congrès de Paris, la discussion de la 2ᵉ question sur les accidents généraux qui entraînent la mort après les opérations chirurgicales, a constaté le fait, que ces accidents graves et souvent mortels ne s'observent que très-rarement dans les campagnes, tandis qu'ils se montrent très-fréquemment dans les hôpitaux des grandes villes et les ambulances; en un mot au sein des agglomérations de malades. Dernièrement M. le docteur Simpson, d'Edimbourg, a publié (British medical Journal, 12 Juin; Gazette hebdomadaire, 25 Juin) une statistique sur la mortalité comparée après les amputations des membres dans les hôpitaux de Londres, d'Edimbourg et de Glasgow et dans la pratique privée à la campagne. Sur 377 amputations de l'avant-bras faites à la campagne, 1 mort sur 188. Sur 244 amputations de l'avant-bras faites dans les hôpitaux 1 mort pour 6. Ainsi dans ces cas la mortalité est trente fois plus grande dans les grands hôpitaux des villes que dans la pratique privée à la campagne. A la suite de telles expériences, la charité, qui a soutenu jusqu'ici les grands hôpitaux de Londres par des souscriptions annuelles et des donations volontaires, se dirige aujourd'hui vers les petits hôpitaux dans les campagnes « Cottage Hospitals. »

Tous les chirurgiens qui pratiquent dans les grands hôpitaux sont convaincus que c'est à l'agglomération des différents malades, et principalement de ceux qui sont affectés de maladies internes contagieuses, comme typhus, variole, diphthérite, qu'il faut attribuer la production des miasmes ou ferments, qui amènent des accidents si dangereux aux blessés et aux opérés : la suppuration de mauvaise nature, l'érysipèle, la pourriture d'hôpital ou les diverses sortes d'infection purulente. Et la preuve que c'est seulement l'agglomération des malades dans les hôpitaux, qui fait naître ces fâcheuses complications ne se trouve-t-elle pas dans le fait même que le déplacement de ces blessés ou de ces opérés, dans l'air pur, suffit pour les faire disparaître.

Dernièrement, de fréquentes fièvres typhoïdes causèrent, au printemps, dans l'hôpital civil de Munich, une accumulation de malades, et l'on vit bientôt à la 2ᵉ section chirurgicale les plaies de plusieurs blessés se compliquer d'érysipèles qui faisaient craindre la pourriture d'hôpital, nous avons vu disparaître en peu de temps ces complications fâcheuses après le placement de ces blessés dans les baraques à quelque distance de l'hôpital.

Ce campement des blessés dans des baraques bien aérées pendant les dernières guerres dans les deux hémisphères a été reconnu comme le moyen le plus sûr pour la prophylaxie et le traitement des accidents dangereux des plaies. On trouve maintenant de semblables baraques en plusieurs villes de l'Allemagne auprès des grands hôpitaux.

L'air pur n'est donc pas seulement le meilleur moyen pour les blessés et les opérés, mais aussi pour les maladies internes, la fièvre typhoïde, par exemple, que l'on accuse de vicier l'air des hôpitaux. La mauvaise influence de l'agglomération de tels malades dans les salles d'un hôpital sur la marche des fièvres est un fait évident. Que l'air pur convient plus que les autres remèdes aux malades de typhus, c'est une vérité constatée en temps de guerre dans les campements des malades en plein air, comme en Tyrol, après la bataille de Solferino. Des cas de fièvre typhoïde sous des tentes ont été moins graves que dans l'hôpital voisin. Depuis trente ans j'ai observé une mortalité plus grande chez les malades de fièvre typhoïde traités à l'hôpital civil et militaire de Munich que chez ceux qui se trouvaient isolés dans leur domicile.

L'épidémie de cette fièvre, qui éclata au printemps de l'année courante dans la capitale d'Angleterre a constaté de nouveau ce fait. Je vais donc donner quelques détails sur cette épidémie, pendant laquelle j'eus l'occasion de comparer le cours de nombreux cas dans le grand hôpital de la ville, où j'ai professé la clinique pendant ce semestre, avec celui d'un certain nombre de malades pauvres traités à domicile par la policlinique et dans ma pratique privée parmi les classes aisées. Les symptômes de la fièvre et principalement la chaleur n'atteignaient pas un si haut degré chez les malades isolés en leur domicile comme chez ceux de l'hôpital. Les complications fâcheuses de la fièvre typhoïde: les hémorrhagies, la perforation des intestins, les embolies des veines, etc., se présentaient beaucoup plus fréquemment à l'hôpital qu'en ville. Des maladies typhoïdes de la plus grande intensité se développaient à l'hôpital parmi les infirmières et les malades affectés de maladies chirurgicales.

En général l'épidémie de ce printemps était moins grave que les précédentes. Un bon nombre de cas se présentaient sous la forme de *typhus recurrens*, dont la mortalité ne monte qu'à 2—4%. Sur 17 malades dans notre pratique privée et sur 25 dans la Polyclinique, âgés de 7 à 58 ans, un seul est mort. La proportion de la mortalité dans le grand hôpital de la ville, qui contenait dans ce temps 500 malades de toute espèce, était bien éloignée de ce résultat. Sur 100 cas de fièvre typhoïde à la Ire section médicale pendant les mois de juin et juillet, 16 sont morts. Ce bâtiment à trois étages, situé hors de la ville, forme un carré qui, par une aile transversale, entoure deux cours sans circulation libre de l'air. C'est cette construction de l'hôpital, habité depuis un demi-siècle par les malades, qui cause cette proportion de la mortalité, car les soins par des sœurs grises et le traitement y sont mieux entendus qu'à domicile, principalement dans la classe pauvre.

La mortalité des malades traités de la même manière était bien moindre dans un hôpital plus petit, situé dans une position plus élevée sur la rive droite de l'Isar, n'ayant que deux étages, et exposé de tous côtés à la circulation de l'air pur. Cette maison est fondée depuis vingt ans et ne reçoit que 100 malades. Sur 41 cas de fièvre typhoïde, 2 ont succombé.

Sous les mêmes conditions hygiéniques de deux hôpitaux militaires, on a observé la même différence de mortalité. Elle était plus grande dans l'hôpital ancien, construit en 1777, à trois étages, entouré dans ces derniers temps de maisons hautes, qui au commencement de cette épidémie, contenait, relativement à son espace, trop de malades (230). Sur 100 cas de fièvre typhoïde traités du 1er juin au 12 août, 20 sont morts, tandis que dans une maison moins élevée d'un étage, nouvellement arrangée comme succursale de l'ancien hôpital, située hors de la ville qui ne reçoit que 500, de 52 cas de fièvre typhoïde, il n'en est décédé que 4. Des 20 malades qu'on avait placés dans des baraques élevées dans le jardin voisin, pas un seul n'a expiré. Le déplacement des troupes des casernes encombrées au camp hors de la ville, a été également, au printemps passé à Munich, un remède prophylactique de la fièvre typhoïde. Des deux bataillons campés pas un homme ne fut atteint de cette fièvre.

Ces faits, ainsi que d'autres très-nombreux publiés dans la littérature médicale, démontrent d'une manière incontestable que l'agglomération des malades dans les grands hôpitaux aggrave les maladies. Pour éviter l'accumulation si dangereuse des hôpitaux, les secours médicaux au domicile des pauvres se présentent comme principal remède. Chez nous en Allemagne, à Munich et ailleurs, ces secours sont donnés par des médecins des pauvres payés par les communes et par les polycliniques des Universités.

Depuis vingt ans directeur d'une telle clinique il me sera permis de dire quelques mots sur la valeur de ces institutions, fondées près de toutes les facultés de médecine allemandes pour l'instruction médicale et pour l'humanité. La polyclinique de l'université de Munich a donné dans cet espace de temps des soins gratuits à plus de 50,000 malades pauvres. Plus de 600 jeunes médecins et étudiants en médecine ont profité de l'occasion qu'elle offre pour l'exercice à l'observation et à la pratique médicale. Dans plusieurs universités de l'Allemagne, à Erlangen et à Greifswalde, dans le siècle dernier, la leçon clinique se faisait exclusivement comme dans les polycliniques, et à la consultation externe (maintenant Clinique-ambulance). Les élèves les plus avancés dans leurs études et les jeunes docteurs visitent à domicile, sous la direction du professeur ou d'un assistant, les malades qui ont demandé les soins de l'institution, et donnent des conseils aux malades moins graves qui se rendent, à l'heure fixée, au siège de la polyclinique. L'institution de la polyclinique, qui existe partout en Allemagne à côté des cliniques d'hôpitaux présente un grand avantage pour les élèves; elle leur fournit une expérience plus sûre que celle qu'ils peuvent acquérir abandonnés à leurs propres forces.

Les pauvres, quand ils ont le choix entre les médecins des pauvres plus âgés et les jeunes praticiens de la polyclinique, comme c'est le cas à Munich, préfèrent ces derniers. Les jeunes médecins pleins d'humanité et de zèle pour l'observation s'occupent plus soigneusement des malades pauvres. Leurs relations avec les malades sont plus intimes qu'à l'hôpital, d'où naît la vive sympathie pour la pauvre humanité, qualité si nécessaire au médecin. La plupart des malades pauvres ou riches préfèrent les secours à domicile à ceux de l'hôpital. Chaque malade supporte avec peine la séparation de sa famille et de ses parents et regrette leurs soins. Les soins donnés aux malades procurent la consolation d'avoir rempli une obligation sacrée, quand bien même ils viennent à succomber. A Munich, grâce à l'assistance publique et privée, aux sociétés de bienfaisance, les malades pauvres sont suffisamment soulagés à domicile. Ceux qui sont traités par la polyclinique de l'Université reçoivent pour la plupart les médicaments gratuits. Dans la maison construite depuis quelques années pour la polyclinique il y a une pharmacie pour exercer les étudiants de médecine à préparer les médicaments dont ils ont écrit les ordonnances. Cette maison contient aussi deux salles pour des malades qui offrent un intérêt pour l'observation médicale, et à côté de ces salles deux laboratoires pour l'analyse chimique et microscopique. On trouve donc là tout ce qui est nécessaire pour soulager l'humanité et pour acquérir la science.

Une longue expérience dans la pratique médicale à l'hôpital comme en ville nous autorise aux conclusions suivantes:

De grands hôpitaux remplis de malades de tout genre exercent une influence mauvaise sur les cours des maladies internes et sur la guérison des plaies. De meilleurs résultats sont obtenus par le traitement des blessés et des malades isolés. Les secours donnés à domicile aux malades pauvres sont encore un moyen contre l'encombrement des hôpitaux.

De nouveaux hôpitaux ne doivent être construits que pour un petit nombre de malades, hors des villes peuplées, et autant que possible sur des lieux élevés, exposés aux courants d'air de tous côtés. Auprès des hôpitaux seront élevées des baraques pour le placement, en plein air, des malades pendant l'été. Car c'est dans les maladies que se confirme principalement l'ancienne thèse, que l'air est le pabulum vitae.

Dr FRANZ SEITZ,
Professeur à l'université de Munich.

———————

M. CURURI, de Pise, parle ensuite sur l'importante question de la ventilation des hôpitaux, en faisant en même temps hommage aux saines maximes développées par M. Mazzoni et Pantaleoni, à propos des inconvénients de l'agglomération des malades dans les hôpitaux, et sur la nécessité de les diviser en sections.

M. CURURI demande des éclaircissements sur les systèmes d'aération, de ventilation et sur ceux employés pour les latrines que l'on a appliqué dans les salles d'hôpitaux à Rome; parce qu'il croit qu'il faut éviter l danger de l'introduction de l'air simplement par des portes et par des fe nêtres. Il croit aussi qu'un système de ventilation naturel, obtenu par de tuyaux de cheminées, placé dans l'épaisseur des murs, recevant l'air pa la toiture, et s'élevant à diverses hauteurs dans l'intérieur des salles, es un des meilleurs que l'on puisse employer dans les climats tempérés; i renouvelle bien l'air par la seule différence de température entre l'air ex térieur et celui des salles; pendant l'hiver on peut augmenter l'action de ventilateurs et chauffer les infirmeries en se servant de ces cheminées.

L'application du système anglais, qui coûte beaucoup dans les pays du Nord, est pour nous le plus économique. L'orateur indique aussi comment il a appliqué avec d'assez bons résultats ce système dans les nouvelles constructions de l'hôpital de Pise, dont il a la direction.

Quant aux lieux d'aisance, question très-importante dans l'intérêt de l'hygiène des hôpitaux, M. Cuturi dit qu'il a appliqué un système dans l'hôpital de Pise où les liquides eux-mêmes servent de valvule. C'est un moyen très-simple, assez économique, et qu'il recommande, vu les résultats qu'il en a obtenus, aux administrateurs des hôpitaux et des établissements publics.

Enfin il loue le système bien entendu des secours à domicile, en faisant connaître qu'en Toscane, et surtout à Florence, cette espèce de secours hospitaliers était appliqué aux malades pauvres dès le siècle dernier; dans les *medicherie* des hôpitaux, comme on les appelle en Toscane, on a eu les premiers dispensaires, consacrés à soigner les malades qui pouvaient rester chez eux sans inconvénient.

M. TIMERMANS, de Turin, monte à la tribune pour donner lecture d'une communication concernant la question de l'influence de l'air des montagnes et de l'air de la mer dans le traitement de la phthisie pulmonaire:

« *Quelle est l'influence de l'air de la montagne et de l'air maritime dans le traitement de la phthisie pulmonaire? — Question posée par M. Timermans de Turin.*

Messieurs et très-honorables Confrères,

Je vous demande la permission de poser devant le Congrès une question que j'estime d'une haute portée scientifique et pratique, qui intéresse particulièrement l'Italie, mais en même temps touts les pays, et qui, par conséquent entre de plein droit dans le domaine d'un Congrès médical international. C'est une question de climatologie qui, jusqu'à un certain point, a quelque rapport avec deux questions que vous avez déjà traitées, savoir la question de la *malaria* et de la mortalité des enfants.

La cachexie paludéenne conduit bien souvent, je puis l'affirmer par l'expérience clinique, à la tuberculose pulmonaire et cette même maladie asssez souvent est la cause de la mortalité des enfants; c'est encore l'expérience clinique qui le prouve.

Je ne me propose nullement d'entrer dans des questions étiologiques de la tuberculose en général et de la tuberculose pulmonaire en particulier. Tel n'est pas mon but dans cette communication. Du reste je n'aurais rien de nouveau à vous dire là-dessus.

Je me permettrai seulement d'établir que toutes les causes affaiblisantes sont en général les causes de la tuberculose: c'est presque un dogme. Défaut d'air, défaut de mouvement, défaut de lumière, défaut de nourriture, excès de toute espèce, faiblesse héréditaire ou acquise, maladies prolongées, pertes humorales, sourtout lente ou chroniques sont autant de causes qui, directement ou indirectement, conduisent à la formation du néoplasme tuberculeux, dans les poumons ou ailleurs.

Si cela est vrai, comme je le crois, il est de toute évidence que la prophylaxie de la tuberculose doit être surtout recherchée dans l'hygiène. Mais je dirai plus! Même le traitement curatif doit s'appuyer particulièrement sur des soins hygiéniques.

On a beaucoup écrit, on a beaucoup essayé, mais jusqu'à présent pas de spécifique contre la tuberculose.

Si l'on excepte le lait, la bonne nourriture, l'huile de foie de morue, toutes les autres médications qui ont été preconisées contre ce fléau qui lentement et presque sans bruit tue tant de monde et des générations entières: si l'on excepte les moyens qu'on tire de l'hygiène, tous les médicaments proprement dits ou sont inutiles ou ne sont que des palliatifs contre certains symptômes de la tuberculose.

Mais il y a pourtant un traitement qui tous les jours reçoit des applications plus étendues, et qui donne des résultats positifs très-satisfaitants: c'est le changement de climat. On envoie les tuberculeux respirer l'air vif de la montagne, des Alpes surtout; on les envoie aux bords de la mer.

Quelle est l'influence de cette méthode dans le traitement de la tuberculose et particulièrement de la tuberculose pulmonaire qui conduit à la phthisie? Est-il indifférent que les poitrinaires soient envoyés en Suisse, à Novalesa, à Viú, au col de S. Jean, à Fobello, à Alagna, à Gresonney; ou à Nice, à Menton, à Pegli, à Nervi, à S. Ilario, à Pise, à Venise, à Naples, à Rome, à Palerme, à Hyères, à Madère, en Egypte?

Mais, c'est tout naturel, me dira-t-on, l'été il faut envoyer les poitrinaires à la montagne, tandis qu'ils devront passer l'hiver et toute la mauvaise saison aux bords de la mer. Et c'est ce qu'on fait ordinairement, mais en général sans trop se préoccuper de voir si c'est precisément cette alternative qui est nécessaire et qui est utile, et jusqu'à quel point on pourrait choisir l'un ou l'autre séjour, et le continuer plus ou moins.

Médecin prat'cien et professeur de clinique à Turin, je me trouve peut-être en position de pouvoir porter une contribution à la solution du problème: placé entre la mer et les Alpes, à quatre heures de Gênes, à trois heures et demie à peu près de la hauteur du Montcenis, depuis longtemps j'ai l'habitude d'envoyer mes malades tantôt aux bords de la mer, tantôt à la montagne: et pour les riches je préfère toujours l'alternative au trop long séjour dans l'un ou l'autre endroit. J'ai l'honneur de vous déclarer, que suivant certaines indications, desquelles je me réserve de vous dire quelques mots, je me suis toujours très-bien trouvé de cette méthode.

Quelqu'un pourrait y voir une espèce de contradiction: les conditions barométriques sont bien différentes aux bords de la mer et sur le haut des montagnes: comment se peut-il faire que les phthisiques se trouvent bien ici et là? D'après les belles observations de M. Lombard, de Genève, que je regrette beaucoup ne plus voir au siége présidentiel par ce qu'il a déjà quitté le Congrès et qui aurait pu nous donner le fruit de son expérience personnelle bien autorisée et de ses profondes études de Géographie médicale; d'après les observations très-intéressantes de M. Gastaldi, jadis Professeur à Palerme (vous m'excuserez si je ne peux prononcer son nom sans émotion! il est mort trop tôt pour la science et pour les amis); d'après ce qu'ont écrit d'illustres confrères, M. Mantegazza

M. Boudin et bien d'autres, tout le monde sait bien maintenant que la phthisie pulmonaire devient de plus en plus rare au fur et à mesure qu'on s'éloigne du bord de la mer et qu'on s'élève sur les hautes montagnes. Mais aux bords de la mer et surtout dans les villes maritimes, la tuberculose et la phthisie pulmonaire font bien des ravages: comment se fait-t-il donc qu'on y envoie les poitrinaires?

La réponse est bien facile: C'est le changement de climat qui fait du bien; si l'on envoie les poitrinaires aux bords de la mer, c'est qu'on a observé et bien observé depuis longtemps qu'ils s'en trouvent bien. Les Anglais, les Russes, les Polonais, les Allemands arrivent bien souvent en Italie rien que pour respirer un air tiède et salubre, surtout à ceux qui ont une poitrine faible et malade: c'est le changement de climat qui fait du bien avant tout. Pourtant toutes les localités de l'Italie ne sont pas propres à cela: à Turin, par exemple, à Milan on a souvent une température très-basse qui peut arriver à 18° R. au dessous de zero, et il n'est pas rare d'observer des changements de température de 10 à 15 degrés dans la même journée: et même aux bords de la mer, là où les vents du Nord soufflent un peu fréquemment et où certainement les poitrinaires ne peuvent pas rester sans danger, de sorte que les endroits où les malades en question peuvent se trouver à l'abri ou presqu'à l'abri des abaissements trop forts de température et des changements trop subits termo-anémométriques sont assez limités: on cite par ex. en Ligurie, Menton, San Remo Pegli, Nervi qui se trouvent très-favorisés par une position topographique qui les met à l'abri des vents du nord.

Je me limite à ces détails: pour ce qui est de Rome, de Pise, de Naples, de Palerme, de Venise, bien d'autres, plus autorisés que moi, pourront en dire quelque chose si la question que j'ai soulevée est suivie d'une discussion.

Pour le but que je me suis proposé il faut pourtant que j'entre dans quelque explication sur la manière dont peuvent agir l'air de la montagne et l'air maritime dans les maladies tuberculeuses du poumon.

Ne voulant pas abuser de la patience de mes savants confrères ni du temps précieux du Congrès, je me limiterai à dire que l'air de la montagne par la diminution de la pression barométrique, *augmente* la *fréquence* de la respiration et que l'air de la mer, précisement par une raison inverse, *augmente* la *force* de la respiration. De l'une et de l'autre façon nous avons toujours le même résultat, une *gymnastique pulmonaire* que déjà Salvadori avait considérée comme très-utile aux poitrinaires. L'hiver au bord de la mer, l'été sur la montagne, on vit en plein air, c'est toujours de la *gymnastique pulmonaire* qu'on fait faire aux malades.

C'est par la *gymnastique pulmonaire* qu'on explique tous les changements qui arrivent aux poitrinaires pendant leur séjour à la montagne ou à la mer. C'est la circulation veineuse qui est facilitée par l'aspiration du cœur droit, c'est le foie qui se dégorge, c'est l'appétit qui revient, ce sont les digestions qui deviennent plus faciles, c'est la nutrition, c'est l'assimilation, c'est l'hématose qui se font mieux. Voilà comment il se fait que les poitrinaires en changeant de climat gagnent de la force et de l'embonpoint, quelquefois dans peu de jours, plus souvent après quelques semaines ou quelques mois, selon les différentes circonstances individuelles et selon les différents degrés, la différente extension de la maladie.

A ce propos, en parlant à des savants et à des médecins expérimentés, j'estime presque inutile d'ajouter que le traitement par l'air de la montagne et l'air de la mer ne peut pas toujours réussir. Tout le monde le comprendra facilement; quand la tuberculose pulmonaire est aiguë, quand elle est diffuse (miliaire), quand il y a déjà de larges excavations et surtout si elles sont multipliées, et des deux côtés, si elles occupent les deux poumons: s'il y a fièvre consomptive, si la température du soir arrive toujours à 39 et 40 degrés centigrades, si le quinquina, la digitale, etc., ne modèrent pas cette fièvre, s'il y a diarrhée, ou sueurs colliquatives, s'il y a une forte localisation tuberculeuse sur les glandes intestinales et mésentériques, sauf quelques exceptions, qui pourtant existent, pas de traitement possible ni à la montagne ni à la mer; tandis que dans des conditions opposées, surtout au commencement de la maladie et dans la tuberculose limitée au sommet d'un seul poumon sans autre complication, ce même traitement fait quelquefois des vrais miracles!

Heureux les malades qui ont de la constance et de la confiance dans cette espèce de traitement! Heureux ceux qui se trouvent dans la possibilité de pouvoir le suivre et aussi longuement qu'il est nécessaire. Une condition *sine qua non* de réussite est précisément la longue durée du traitement.

Il ne m'est pas permis dans une courte communication, que vous me permettrez d'appeler académique, il ne m'est pas permis d'entrer dans des faits particuliers: je ne veux pas vous conter des histoires......... je vous dirais seulement que mainte fois il m'est arrivé de voir des malades *presque* guéris, ou au moins très-améliorés, retomber dans la même maladie, empirer, mourir, par le défaut de constance et pour avoir oublié de continuer assez le même traitement. Tandis que des malades presque désespérés qui ont eu la patience de rester deux, trois, quatre ans de suite à la montagne, même l'hiver, ont pu prolonger leur existence malgré les plus graves lésions du parenchime pulmonaire prouvées par le diagnostic physique qui à cet égard ne peut laisser des doutes.

Il va sans dire qu'en conseillant aux poitrinaires l'air de la montagne, l'été surtout, et l'air maritime l'hiver, on ne doit pas, je dirai mieux, on ne peut pas oublier les autres moyens qui contribuent à soutenir les forces de la nutrition: le bon lait, la viande, l'extrait de Liebig, l'huile de foie di morue, les toniques, le bon vin souvent doivent contribuer au traitement. Et je n'oublierais pas non plus d'observer que certaines causes amovibles doivent être soigneusement écartées. A cet effet contribuent beaucoup l'éloignement du séjour habituel, comme toutes les distractions, les amusements modérés, etc. Les problèmes qui se présentent au médecin praticien sont toujours très-complexes et il ne faut jamais considérer les questions d'un seul côté. Ici par exemple se présente encore une grave question économique et sociale.

Doit-on réserver ce traitement aux malades riches? Non, messieurs, la tuberculose et la phthisie pulmonaire sont bien souvent les maladies de la misère, et les médecins doivent être toujours les grands amis des pauvres! Il n'est peut-être pas inutile d'exprimer un vœu pour que les malades pauvres puissent un jour jouir aussi du bénéfice de l'air de la montagne et de l'air maritime. Ce sera un grand résulat et pour les individus qui éviteront ainsi d'aller mourir dans les hôpitaux, et pour la société qui doit chercher à diminuer autant que possible le nombre des phthisiques: car si la tuberculose pulmonaire n'est pas contagieuse, comme on pourrait le croire d'après quelques expériences qu'on a fait en France et en Italie dans ces dernières années; elle est sans doute héréditaire et en guérissant un malade aujourd'hui on peut espérer de pourvoir encore à la santé des générations à venir!... Les *Hospices maritimes* qu'on a institués pour les scrophuleux pourraient aussi fonctionner pour les poitrinaires! ».

M. Timermans et les auteurs des précédentes communications sont vivement applaudis par le Congrès.

M. BOUILLAUD dit qu'avant de lever la séance il aurait besoin de dire un mot à ses honorables collègues du Congrès. Il s'excuse de n'avoir point paru aux belles réunions du soir, qui ont lieu dans le grand appartement de l'hôpital de S. M. Nuova; il n'était point instruit de leur existence. D'ailleurs son temps est partagé entre deux familles, la famille médicale et sa propre famille, qu'il a menée avec lui pour faire un voyage en Italie. Il n'a le loisir de la voir que pendant la soirée. M. Bouillaud exprime aussi avec émotion son vif regret de devoir quitter Florence jeudi prochain — quitter Florence, dit il, lorsqu'on y a été entouré de tant de prévenances et accueilli par tant de preuves cordiales d'estime. C'est pour lui un grand sacrifice. Mais quoique loin de Florence, il conservera toujours un vif souvenir de cette ville, et de tous les chers collègues qui ont pris part à cet illustre Congrès

Les paroles de l'illustre président honoraire sont accuillies par de vifs témoignages de sympathie et de longs applaudissements.

La séance est levée a 11 heures et $^3/_4$.

A. CARBUCCIO
Secrétaire de la Séance.

SIXIÈME SÉANCE DU MATIN

Mercredi 29 septembre à 9 heures du matin.

Communications et Discussion sur la quatrième question:

DES CONDITIONS HYGIÉNIQUES DES HÔPITAUX ET DE LA VALEUR
DES SECOURS À DOMICILE.

Communications de la Présidence.
Discussion sur la 4me Question.
Bouillaud — Pantaleoni — Du Jardin — Gritti — Besser — Bianchi —
Aronne — Michelacci — Minati — Borsatti — Borgiotti.
L'Ordre du jour Du Jardin approuvé.
L'Ordre du jour Borgiotti approuvé.
Borsatti — Zucchi — Cuturi, etc.

SIXIÈME SÉANCE DU MATIN

Mercredi 29 septembre

Président honoraire M. BOUILLAUD.
Vice-Président M. DE-MARIA.
  »   M. BACCELLI.
  »   M. MICHELACCI.
  »   M. MARCACCI.
Secrétaire Général M. BRUGNOLI.
Secrétaire partic. M. CARRUCCIO.
  »   M. FARALLI.

Le séance est ouverte à 9 $\frac{1}{4}$, par la lecture du procès verbal de la séance précédente, qui est approuvé sans discussion.

M. le secrétaire général annonce que M. le Doct. Nappi invite les Membres du Congrès à visiter l'Hôpital — *Fate bene Fratelli* — dont il est directeur. Il donne aussi communication d'une lettre de M. le Prof. *De Joannis Jacinto* de Pise, où il annonce qu'un mémoire sur le *Secret médical dans les vices rédhibitoires du mariage*, est mis à la disposition des membres du Congrès, qui voudraient le consulter, ou en faire un sujet de discussion.

M. le Prof. DE-MARIA Vice-Président dit que ce mémoire sera déposé au secrétariat; une Commission la prendra en examen. Il ouvre ensuite la discussion sur la Question des Hôpitaux.

M. BOUILLAUD prend le premier la parole; il dit qu'en France, non seulement les Associations Médicales, mais le Gouvernement lui-même s'est occupé des améliorations à introduire dans les hôpitaux. M. Bouillaud croit que les deux systèmes, de secours à domicile et des hôpitaux, doivent marcher parallèles. Les inconvénients de l'encombre, si justement remarqués, vont se réduire chaque jour. De plus les hôpitaux servent à l'enseignement, et il ne serait certainement pas possible de former de bons médecins sans l'éducation qui leur est donnée dans ces établissements. Leur utilité est si grande, que si les hôpitaux n'existaient pas, il faudrait les inventer. M. le Président Bouillaud conclut, en disant, que les secours à domicile, sans en contraster l'utilité, sont bien souvent insuffisants, et ne pourront jamais remplacer le hôpitaux.

M. le Doct. PANTALEONI en l'absence de M. SEITZ, se permet de faire quelques remarques sur les polycliniques Allemandes. La polyclinique n'exclut pas, dit-il, la clinique, puisque partout en Allemagne il y a environ six ou huit cliniques à côté de la polyclinique. La polyclinique est surtout utile pour les malades qui peuvent se déplacer, pour ceux qui sont affectés de maladies chroniques, et pour introduire le jeune médecin graduellement de l'hôpital à la clinique des villes. Certainement l'hôpital et les secours à domicile ne s'excluent pas réciproquement. M. le Doct. Pantaleoni est avant tout pour l'hôpital, mais subsidiairement pour les secours à domicile. Il est pour la clinique, mais il recommande fortement la polyclinique comme complément. Quant à la proposition Borsatti, il croit très-utile d'envoyer les tuberculeux dans différents pays, et il entre à ce sujet dans des détails, sur les villes de Nice et de Rome. Il conclut en parlant de la gymnastique du poumon, dont avait déjà parlé M. le Prof. Timermans, et que le Doct. Pantaleoni pratique largement depuis 30 ans.

M. le Prof. Du-Jardin, de Gênes, parle de la préférence à donner aux petits hôpitaux sur les grands, et dit que beaucoup d'inconvénients, qu'on a déplorés, dépendent du peu d'accord qui existe entre les médecins et les administrations des hôpitaux, lesquelles ne comprennent pas pourquoi le système des grands hôpitaux doit être abandonné. À Paris et à Gênes on a donné le mauvais exemple non seulement de bâtir des hôpitaux très-grands, mais encore d'aggrandir ceux qui l'étaient déjà trop. Pour éviter tous ces inconvénients, il propose l'ordre du jour suivant: — *Le Congrès Médical croit que l'hygiène des hôpitaux réclame l'intervention des personnes de l'art soit qu'il s'agisse de bâtir de nouveaux hôpitaux, ou de réformer ceux qui existent.*

M. le Doct. Gritti parle des systèmes de distribution des malades dans les différents hôpitaux, et surtout du système à grandes salles communicantes, qu'on pourrait appeler le système italien, et du système à petites salles où celles-ci sont tantôt rapprochées entre elles, tantôt éloignées les unes des autres. La statistique ne nous donne pas encore un guide juste sur la préférence à donner à l'un plutôt qu'à l'autre de ces systèmes. Quant aux systèmes d'aération il préfère l'aération naturelle. Il parle enfin des systèmes de chauffage et des lieux d'aisance; questions sur lesquelles le médecin doit également donner son avis.

M. le Prof. Besser, de St-Pétersbourg, expose le système de chauffage et de ventilation des hôpitaux de cette ville. Il n'y a pas de grandes salles dans les hôpitaux de Russie: elles ne contiennent jamais plus de 30 ou 40 malades, ordinairement de 10 à 12. On a pour l'été des bâtiments spéciaux, espèces de baraques, où les malades se trouvent mieux dans la chaude saison. Il se prononce contre la séparation des malades; et conclut que le traitement à domicile, employé particulièrement pendant l'épidémie de Choléra de 1866, où le gouvernement sacrifia 500 mille francs, ne peut pas remplacer les hôpitaux, mais doit servir à perfectionner l'assistance publique.

M. le doct. Bianchi, à propos des déclarations de M. Mazzoni sur les hôpitaux de Rome, dit:

« Monsieur le docteur Mazzoni, dans son opuscule sur la fondation des hôpitaux de Rome, n'ayant en vue que de prouver qu'on pratiquait, dès cette époque, la prescription hygiénique de la séparation des maladies à grande distance, ne s'est nullement occupé de faire l'exposé de l'état actuel hygiénique des hôpitaux romains, d'où il s'ensuit que M. le docteur Pantaleoni a émis sur leur compte beaucoup d'inexactitudes et beaucoup d'erreurs que je crois de mon devoir de rectifier par amour de la vérité et pour l'exactitude historique.

Dès l'année 1866, l'actuel commandeur du St-Esprit, Mgr Achille Marie Ricci, administrant avec beaucoup de sagesse les revenus du pieux établissement, eut l'heureuse pensée et la ferme volonté de procéder, dans le grand hôpital du St-Esprit, aux sages réformes suggérées par l'hygiène des hôpitaux. C'est ainsi qu'on renouvela presqu'entièrement la grande *Salle Bénédictine*, dans laquelle on introduisit un système de ventilation simple et proportionné à la qualité spéciale de notre climat. On adopta le système vulgairement appelé: *d'appello*. Deux grandes bouches, aspirant l' air pur de la *place Pie*, communiquent avec l' intérieur de la salle au moyen d' un tuyau conducteur amenant l' air à la hauteur des lits des malades, tandis que l' air inférieur imbibé de miasmes est émis par quatre petites cheminées *d' appello* mises en communication avec plusieurs tuyaux aspirants, placés le long des murs de la salle jusqu' au niveau du pavé. A ces derniers se joignent d' autres tuyaux, dont l' air intérieur a un mouvement d' ascension, étant raréfié par quelques lampes à pétrole situées à une hauteur déterminée. La provision d' air est, en outre, augmentée par de fenêtres, dont les vitrages sont construits de manière à préserver les malades, placés au-dessous, des courants directs et s' ouvrant à l' aide d' un mécanisme simple, sous une inclinaison à angle de 45° vers la salle. On met en hiver, pour chauffer la salle, deux poêles en terre-cuite expressément construits et alimentés avec du bois.

Le pavé est en ciment de Venise, joint à des carreaux d' ardoise et d' asphalte, là où sont les lits, qui sont construits en fer avec plan élastique et ressorts et sans rideaux permanents. Les murailles sont vernies à huile jusqu' à la hauteur de trois mètres par raison de propreté et d' hygiène.

Quant au système des latrines, que M. le docteur Pantaleoni assurait être dans les hôpitaux de Rome moins que rudimentaire, je suis à même, en ma qualité de premier médecin chargé de la statistique de ces mêmes hôpitaux, d' informer cette illustre Assemblée, que dans la salle Bénédictine on a adopté un nouveau système de latrines permanentes, profitant à cet effet de quelques vides préexistant dans l' épaisseur de la muraille. Ces latrines ont un mécanisme intérieur consistant en leviers en fer galvanisé et elles sont recouvertes d' ardoise sur les côtés et sur le dossier. Le plan en est en marbre et recouvert d' une petite table en bois de pin sur laquelle le malade s' asseyant, ouvre avec le poids de son propre corps, le petit robinet d' eau qui lave rapidement les bords du vase de faïence et ouvrant la soupape; entraîne avec elle les matières fécales, après quoi s' arrêtant de nouveau sur la même fermeture hydraulique, elle empêche toute sorte de mauvaise odeur.

Pour mettre à exécution ce système, on a conduit l' eau dans la salle au moyen de tuyaux en fer fondu qui la distribue de tous les côtés; on en pourvoit ainsi abondamment trois grands récipients expressément construits. Une salle de convalescence avec un jardin annexe et autres utiles innovations y existent, comme en pourra facilement s' en convaincre en consultant l' essai historique qui précède le compte-rendu statistique de 1865, savant ouvrage de M. l' avocat de'Cinque, Directeur de la Statistique et Secrétaire général de la Commission, et que je me plais à nommer ici pour lui rendre un honneur bien mérité. Ces améliorations hygiéniques ont parfaitement réussi et ont fait l' admiration de beaucoup de médecins italiens et étrangers comme l' ont amplement attesté plusieurs journaux.

Tout ce que je viens de dire n' a été dit que dans la conviction de déclarer la vérité qui, avant tout, doit être le but suprême que doit se proposer toute réunion scientifique. »

M. le doct. ARONNE ne voudrait pas les hôpitaux au rez-de-chaussée, et il ne voudrait pas y voir les poêles en fer. Tout en reconnaissant la valeur des secours à domicile, il rappelle l' attention du Congrès sur les inconvénients qu' on observe quelquefois avec ce système.

M. le prof. MICHELACCI fait observer que sur cette difficile question, on a rien dit de nouveau après les paroles de M. Bouillaud et qu' il accepte entièrement; il se borne donc au parallèle entre les hôpitaux et les secours à domicile. Ce dernier système est absolument insuffisant pour un grand nombre de personnes, qui viennent se faire soigner à l' hôpital. Dans les hôpi-

taux de Florence, on ne se limite pas au traitement des malades qui y
sont reçus, mais il y a aussi une espèce de secours à domicile, pratiqué
dans les hôpitaux eux-mêmes; ce sont les nombreuses consultations, la
fourniture de certains appareils contentifs, comme les bandages herniaires,
les bains, etc. — dans le système de secours à domicile, dont M. Michelacci reconnaît toute la valeur, il faut comprendre même les hôpitaux d'enfants trouvés, et les sociétés de secours mutuels. Toutefois son opinion est
que les secours à domicile sont seulement utiles dans des cas spéciaux, en
particulier dans les maladies épidémiques comme moyens prophylactiques.

M. le prof. Minati dit que les hôpitaux et les secours à domicile comme moyens prophylactiques, sont la marque qui distingue les sociétés anciennes de la société moderne. C'est pour cela que le premier système put
prendre un grand développement de nos jours. Cependant il ne croit pas
que les secours à domicile puissent jamais arriver à remplacer les hôpitaux, d'autant plus qu'il n'admet pas que la mortalité soit toujours plus
grande dans ces établissements qu'à domicile. Il a observé, au contraire,
que certaines maladies, comme par exemple la suette, guérissent chez nous
plus facilement à l'hôpital qu'à domicile. Cette supériorité des hôpitaux
est, peut-être, l'effet de la tranquillité qui entoure les malades des hôpitaux, hors de toute émotion. Quant aux hôpitaux plus petits, qu'on a proposés pour diminuer les inconvénients et les dangers de l'encombrement,
il ne s'y oppose pas, mais il s'oppose à l'institution des hôpitaux spéciaux, ne reconnaissant pas d'autre division des maladies, que celle entre
les maladies médicales et les maladies chirurgicales.

M. Bonsatti insiste sur la proposition, et il présente l'ordre du jour
suivant — *Considérant l'influence produite par la cohabitation des
phthisiques avec les autres malades, dans les salles des hôpitaux, ainsi
que le cours et la fin de la phthisie, je propose que le Congrès veuille
donner son vote a fin d'éviter ce grave inconvénient par la séparation de ces malades ou mieux encore par l'établissement d'un hôpital
mis dans les meilleures conditions pour recevoir les tuberculeux.*

M. le docteur Borgiotti se lève pour faire quelques modifications à
l'ordre du jour qu'il a déposé sur le bureau de la Présidence, afin de
lui concilier l'approbation de l'Assemblée.

Elève des hôpitaux où il a reçu son éducation médicale, il ne peut
renier ces asiles de la science et de la charité et demande que le premier
paragraphe de son ordre du jour contienne implicitement « le maintien et
le perfectionnement parallèle des hôpitaux. »

Il déclare qu'il comprend sous la dénomination de *secours à domicile* le *matériel* et le *personnel*: l'explication varie suivant les lieux, et
ce n'est pas là une question qui doive nous arrêter. Par secours à domicile il entend, par exemple, l'institution des *condotte*, approuvée en Italie
par le Congrès de l'Association Médicale à Naples qui représentait le vœu
de 5000 médecins. Cette institution vient encore puissamment au secours
des recherches et des travaux de statistique médicale. Sans ces secours jamais
les travaux remarquables du prof. Rizzetti de Turin et du doct. Janssens de
Belgique n'auraient pu paraître. Il faut encore considérer que les *medici
condotti* (médecins cantonaux) sont les sentinelles avancées contre les épidémies; ils sont les mieux placés pour donner de bonne heure l'alarme
aux communes. L'orateur croit nécessaire de devoir ajouter au second paragraphe, que dans les bureaux de secours établis sur la voie publique pour
les accidents on donne des *consultations* qui seront utiles pour les maladies chroniques et pour les maladies commençantes. Quelle différence réelle
y aurait-il alors entre ces établissements et les polycliniques qui ont été s
vivement préconisées par MM. Seitz et Pantaleoni? La convenance du
3ᵉ vœu a été mise en pleine lumière par le prof. Michelacci. C'est dans

la coordination des diverses institutions, qu'est le secret du bien-être social. Mais l'accord entre elles ne suffit pas, il faut encore celui des personnes qui doivent les appliquer. La solidarité des médecins de toutes les nations et de toutes les nations elles-mêmes ne doit pas être un vain mot, mais un fait. Le problème du bien-être social et sanitaire sera alors résolu.

L'ordre de jour de M. Borgiotti, modifié, est ainsi conçu: *M. Borgiotti propose que l'honorable Congrès veuille déclarer: — 1° Que le système des secours à domicile, à côté du maintien et du perfectionnement des hôpitaux, est un des plus urgents besoins de l'état présent de notre civilisation; 2° Que pour le rendre efficace, surtout dans les grandes villes, et plus encore dans les villes manufacturières, il est nécessaire que ce système soit divisé en deux sections, l'une pour la véritable assistance médicale à domicile, l'autre consistante dans l'institution d'offices permanents de secours pendant le jour et pendant la nuit, pour les cas malheureux, qui se vérifient soudainement et pour les consultations gratuites; 3° Qu'il est urgent de recommander aux Conseils municipaux de faire un examen des institutions sanitaires jusqu'ici existantes, à l'objet d'en éliminer les déviations, et les duplications, et de coordoner dans toutes ses parties la régularité de la tutelle sanitaire.*

Ensuite on vient à la votation des *ordres du jour* présentés. Celui de M. Borsatti n'est pas appuyé. L'ordre du jours de M. Du Jardin est appuyé et approuvé à une grande majorité. Les trois parties de l'ordre du jour de M. Borgiotti, mises aux voix séparément, selon la proposition de M. le Vice-Président De-Maria, sont successivement approuvées presque à l'unanimité.

M. BORSATTI présente alors l'addition suivante à l'ordre du jour de M. du Jardin, déjà approuvé: — *non seulement dans la construction et l'amélioration des hôpitaux on doit rechercher les lumières des médecins, mais encore dans la direction et l'administration des mêmes établissements.*

À propos de cette addition M. ZUCCHI observe que notre question n'est pas administrative, mais que si on veut s'en occuper, il faut la traiter complétement, avant de voter un ordre du jour comme celui de M. Borsatti.

M. CUTURI dit que nous avons des lois, et qu'on ne doit pas s'adresser au Congrès pour résoudre des questions qui se rattachent à l'administration.

Après quelques mots de M. Borsatti, M. le Vice-Président DE-MARIA croit devoir interroger l'Assemblée, si elle veut continuer à présent la discussion que va s'engager, ou plutôt la remettre lors de la discussion de la 7° Question. L'Assemblée ayant adopté cette derniere proposition, la séance est levée à midi.

J. FARALLI
Secrétaire de la Séance.

SEPTIÈME SÉANCE DU MATIN

Jeudi 30 septembre à 9 heures du matin

Sur la cinquième question du Programme :

DE L'INFLUENCE DES CHEMINS DE FER SUR LA SANTÉ DE L'HOMME.

LECTURES et COMMUNICATIONS.
TASSI E. — De l'influence des chemins de fer sur la santé de l'homme.
LE MÊME. — Communication d'un mémoire imprimé en italien sur les maladies et les lésions les plus frequentes dans les chemins de fer.
MUCELLI. — De l'influence des chemins de fer sur la santé de l'homme.
SALVAGNOLI — DE-MARIA.
ORDRE du jour sur cette question adopté par le Congrès.
DÉCLARATION de M. CHIERICI et RASTELLI.
AUTRES COMMUNICATIONS.
GAIANI — CHIERICI — MACARI — SALVAGNOLI.

Choix de la Ville pour la Troisième Session du Congrès médical de toutes les Nations.

DE-MARIA — CHIERICI — BOUILLAUD.
Vienne est proclamée siège de la troisième session.
COMMISSION EXÉCUTIVE pour le 3me Session.

Sur la Sixième question du programme.

DES CONDITIONS QUI FAVORISENT LA PRODUCTION DES MALADIES POPULAIRES (ENDÉMIQUES ET ÉPIDÉMIQUES) DANS LES GRANDES VILLES. DES MOYENS DE LA PRÉVENIR, ET DES AVANTAGES QUE L'ON PEUT TIRER DES GRANDES RIVIÈRES ET DE LA MER QUI LES BAIGNENT.

LOMBROSO L. — Sur l'éthiologie, pathologie et thérapie de la pellagre.
ARCOLEO J. — De l'influence exercée par l'élévation des habitations au dessus du niveau du sol sur la mortalité dans les grandes villes.
OBSERVATIONS par BORSATTI, DE-MARIA, MICHELACCI et PELIZZO.
ENGELSTED. — Importance d'une abondante distribution d'eau pour la salubrité des villes.

SEPTIÈME SÉANCE DU MATIN

Jeudi 30 septembre

Président honoraire M. BOUILLAUD.
Président effectif M. DE RENZI.
Vice-Présidents DE-MARIA, BURCI, MARCACCI, MICHELACCI et
   CIPRIANI.
Secrétaire Général M. BRUGNOLI.
Secrétaire de la séance M. CARRUCIO.

La séance est ouverte à 9 heures $^1/_2$.

Le Vice-Président DE-MARIA invite le Secrétaire particulier M. FARALLI à donner lecture du procès verbal de la séance précédente, qui est approuvé.

M. le Vice-Président DE MARIA déclare ouverte la discussion sur la cinquième question du programme; il donne la parole à M. Bos, qui lit un Mémoire au nom de M. TASSI absent. L'auteur déclare dans une lettre, qu'il répondra dans les journaux aux observations que ses honorables collègues voudront bien faire au travail qu'il présente au Congrès.

« De l'influence des Chemins de fer sur la santé de l'homme par le Docteur E. TASSI chirurgien en chef des hôpitaux de Rome.

Le chemin de fer, ce nouveau système de locomotion à vapeur, qui réunit pour ainsi dire en un seul État tous les peuples de l'Europe, et même des régions les plus éloignées, au profit immense des gouvernements et des gouvernés, le chemin de fer qui s'est répandu si rapidement sur toute la surface de la terre, a de tout temps occupé pour sa construction et son exploitation un nombre considérable de personnes et est parcouru continuellement par des millions d'hommes. De là la nécessité d'en faire l'objet de sérieuses études hygiéniques, si l'on veut garantir les individus plus ou moins directement en contact avec lui. Ayant récemment publié quelques-unes de mes observations à ce sujet, j'ai cru opportun de résumer ici les faits qui peuvent être considérés comme d'un haut intérêt social.

Puisque l'une des questions proposées par cette illustre et docte Assemblée a trait à la détermination de l'influence réelle des chemins de fer sur la santé de l'homme, je vais résumer brièvement tout ce que la statistique sanitaire nous offre de données.

Cette statistique, présentée de temps à autre, démontre que la découverte de Stephenson donne une série progressive et merveilleuse de bons résultats, qu'on ne saurait nier sans manquer à la vérité. En effet, si les chemins de fer ont, dans le principe, c'est-à-dire jusqu'en 1830, exposé à de plus fréquents dangers qu'aucun autre moyen de locomotion; depuis lors, et notamment depuis 1840 jusqu'à nos jours, ils ont fourni des garanties telles, que, parfois, elles sont à peine croyables. Sans rapporter les chiffres des statistiques des divers systèmes de locomotion par terre et

par mer, nous pouvons affirmer que les chemins de fer garantissent le
voyageur, aujourd'hui, douze fois plus que n'importe quel autre système,
et ce, grâce aux progrès de l'art et aux précautions adoptées en beaucoup
d'endroits.

Cependant, comme toutes les choses, même les meilleures et les plus
utiles, les chemins de fer offrent aussi des inconvénients. Ils ont rendu, en
quelque sorte, plus communes certaines causes morbifiques, particulièrement
les maladies contagieuses, qui restaient auparavant localisées en tels pays,
et ils ont rendu plus nombreux les accidents au préjudice des ouvriers et
des employés, par suite de la variété des industries qu'ils occupent et
du grand nombre de personnes qui y travaillent. De ces inconvénients, les
uns sont parfois inévitables, d'autre impossibles à prévoir: quelques-uns
enfin pourraient être souvent écartés ou atténués. Mais la plupart peuvent
se rattacher à des causes communes, et quelques-uns médiatement ou
immédiatement aux chemins de fer seuls et aux travaux qu'il nécessitent.

J'ai déjà publié quelques unes de mes études sur ces causes: je me
bornerai à mentionner, autant que me le permet la brièveté qui m'est imposée, les faits qui méritent de fixer l'attention.

Avant tout, rappelons d'une manière toute spéciale les accidents qui
se produisent fréquemment au préjudice des agents des compagnies, tant
dans la construction que dans l'exploitation des voies ferrées, et qui atteignent aussi les voyageurs. Ces sinistres effroyables peuvent dériver de
causes très-diverses, à un défaut de la voie ou du matériel, à une faute
des employés, quelquefois à des vicissitudes atmosphériques, à des motifs
inexplicables, ou bien à l'exercice des métiers. Nous ne comprenons pas
parmi ces accidents ceux qui proviennent de l'imprudence ou de la mal-
veillance, ni les suicides.

Ce sont là des causes d'accidents qui peuvent être très-nombreux et
mériter une étude tant pour leur gravité que pour leur diversité. Mais, ce
qui nous intéresse, c'est la fixation du chiffre moyen de ces accidents,
soit au point de vue des employés, soit au point de vue des voyageurs.

Les blessures et les lésions qu'éprouvent les employés sont impossibles à énumérer, parce que, dans beaucoup d'endroits, les comptes-rendus
exacts ont fait défaut, et qu'ailleurs on n'a pu se procurer ceux de toutes
les années de l'exploitation; en outre, les proportions varient très-souvent,
selon le mouvement et l'affluence des voyageurs et des marchandises, selon
la qualité et la perfection des lignes, le matériel en exploitation, le degré
d'intelligence et d'instruction des employés et la difficulté des travaux.

Cependant, après avoir étudié les diverses statistiques et les comptes-
rendus publics et privés qui nous sont parvenus, on peut établir approximativement que, soit qu'il s'agisse des accidents ci-dessus ou de l'exercice des diverses industries, la moyenne des blessés, en Europe, est de
5 %, sans tenir compte des blessures de peu d'importance, et celle des
morts d'un sur 650, abstraction faite des individus rendus, par l'accident,
incapables au travail.

Le voyageurs sont moins exposés puisqu'ils fournissent un mort
sur deux millions et demi, un blessé sur 500,000. En Amérique, le nombre
des morts et des blessés est double. Ces données de statistique n'embrassent
que les effets nuisibles qui dérivent de l'exploitation des chemins de fer.
Il faut y ajouter ceux qui proviennent de la construction de ces chemins,
afin d'apprécier avec exactitude l'influence de ces travaux sur la santé des
employés et des ouvriers.

La construction de ces voies, répandues aujourd'hui sur toute la surface de la terre, principalement dans les pays civilisés, a occupé et occupe
encore plusieurs millions d'hommes. Constamment exposés à des influences
nuisibles, ils contractent des maladies, ou se font des blessures plus

facilement et sur une échelle plus considérable que dans la construction des autres voies. Je n'hésite pas à tenir, approximativement parlant, le chiffre de ces malades pour double de celui des malades observés dans l'exploitation. Et comme les nouveaux moyens mécaniques, avec leur puissance et la célérité de leur action, triomphent des grands obstacles opposés par la nature, il advient que, pour surmonter ces résistances et pour mener à bonne fin des entreprises colossales, les agents s'exposent à des dangers qui augmentent considérablement les chances d'accident et de lésion.

Les personnes attachées aux voies en question sont exposées à d'autres influences nuisibles, à celles qui proviennent, soit de leurs métiers ou emplois, soit des conditions cosmo-telluriques. Les effets de ces causes morbifiques, qui se manifestent par des infirmités et des rechutes obstinées, ont fixé l'autention des observateurs, au point que beaucoup d'entre eux ont pensé qu'ils constituaient des entités pathologiques spéciales, précisément parce qu'ils étaient développés par l'exercice incessant de certains métiers, mais sans considérer que beaucoup d'indivi-us s'en préservent par l'habitude.

Je ne reviens pas sur un sujet si discuté et si démontré; je conclus, d'après mes expériences et avec Ramazzini, que, bien que l'habitude puisse souvent neutraliser, pour beaucoup d'individus, certaines causes nuisibles, néanmoins, dans la plupart des cas, l'influence s'en fait sentir au point de provoquer des altérations tout-à-fait spéciales, tant à cause de leur opiniâtreté, qu'à cause de la fréquence des rechutes. Voilà précisément pourquoi on observe dans les statistiques des chemins de fer un nombre de malades assez considérable pour atteindre une moyenne annuelle de 40 à 50 % en Europe. La plupart des maladies sont des fièvres produites par la *malaria*, par les affections rhumatismales générales ou locales, par les altérations des organes vasculaires et respiratoires, du cerveau, de l'œil et de l'ouïe, et enfin d'autres provenant de l'emploi de certains outils.

Mais les plus nombreux sont les cas de fièvres paludéennes, ce qui ressort des comptes-rendus sanitaires de plusieurs sociétés de chemins de fer et d'une longue observation pratiquée sur les lignes d'Italie, de France et d'Angleterre, et même dans des localités où ces fièvres n'avaient jamais parues. Elles n'atteignent pas seulement les employés, mais encore leurs familles et jusqu'aux habitants du voisinage, tandis qu'auparavant, on en était complètement préservé par la pureté de l'air.

A la suite de mes recherches, j'ai été amené à attribuer ces effets aux changements introduits dans la condition hygiénique de certaines localités, aux dérangements apportés dans certains commerces, à la construction de ces voies et à leur situation. La plupart suivant généralement le cours de fleuves et de vallées souvent brumeuses et humides ou le littoral de la mer, et étant construites dans des endroits bas et parfois peu salubres, il doit se produire sur leur parcours un développement plus ou moins considérable de miasmes provenant de matières organiques en putréfaction. D'un autre côté, comme il faut, pour que ces voies soient parfaitement nivelées, pratiquer des fossés, des tranchées et de grands terrassements, le libre cours des ruisseaux et des eaux pluviales se trouve souvent intercepté. Souvent aussi, pour achever le travaux, on est obligé d'emprunter de la terre aux champs voisins, et, ces excavations n'étant pas parfaitement comblées, il s'y forme des dépôts d'eau stagnante, pluviale ou provenant des ruisseaux et fossés d'alentour, en un mot, de petits étangs où naissent sans cesse des insectes et des végétaux de nature à altérer la pureté de l'atmosphère le long de la voie et même assez loin d'elle.

Ajoutez à ces causes la coupe des grands arbres et des forêts le long ou loin des lignes pour servir à leur construction ou à l'alimentation des locomotives.

Voilà la série des causes qui peuvent développer les fièvres et les maladies en question au préjudice des employés et de leurs familles, et des personnes qui fréquentent la voie pour les besoins de leur commerce ou qui habitent dans le voisinage. Enfin, dernière conséquence du développement des communications produites par les chemins de fer, des épidémies et des infirmités d'origine étrangère, inconnues auparavant et qui n'ont que trop étendu les causes de mortalité dans la plupart des États de l'Europe, se propagent plus facilement.

En résumant donc les notions succinctes qui précèdent, nous sommes en droit de conclure que, si les chemins de fer offrent aux voyageurs une sécurité de plus en plus grande et supérieure à celle de tous les autres systèmes de locomotion connus jusqu'ici, ils ne sont pas aussi avantageux pour leurs employés, car l'évaluation approximative de leurs maladies et de leur mortalité donnerait, pour l'Europe, une moyenne annuelle (en calculant sur la base de 7 employés par kilomètre) de 350,000 malades et de 4,000 morts, sans parler de ceux qui perdent la vie dans les accidents propres aux chemins de fer. Ces chiffres seraient doublés si l'on y ajoutait ceux des malades et des morts dans les familles des employés. Si, maintenant, on tient compte aussi de ceux des malades et des atteints par l'influence des travaux pendant la construction des lignes, on arrivera à un total très-élevé d'infirmités particulières aux chemins de fer. Pour le moment, nous ne sommes pas à même de préciser ce total, personne n'ayant jamais fait une statistique de ces faits.

En conséquence, dans le but de rendre une pareille statistique possible, et d'assurer plus de sécurité et de bien-être à tous les individus qui vivent en contact plus ou moins direct avec ces voies, voici ce que je propose.

I. Que les nouvelles constructions soient faites sur de fortes bases hygiéniques et avec plus de souci de l'utilité publique que de l'utilité privée.

II. Qu'afin de garantir employés et voyageurs, les constructions soient solides et sûres, ainsi que tout objet ou machine servant à la construction ou à l'exploitation.

III. Que les gouvernements concourent par tous les moyens nécessaires à l'application des mesures promptes et dispendieuses qui sont indispensables pour éloigner les causes nuisibles.

IV. Que des règlements sanitaires et des précautions matérielles et morales protègent mieux que par le passé, contre les maladies, tous les employés des chemins de fer.

V. Que partout, et surtout dans les centres, on établisse un service sanitaire ponctuel, sous la dépendance du gouvernement et des compagnies, et que les médecins, outre le soin de veiller sur la santé des employés et du public, aient la charge de dresser une statistique médicale des voies en construction et des voies en exploitation.

Pour obtenir tout cela, il suffirait d'adopter, selon les vœux de notre programme, le projet de loi suivant:

« Considérant que les chemins de fer sont des établissements publics, qui rassemblent le plus de monde et où l'homme risque davantage de perdre la santé et la vie;

« Considérant que, dans la construction des chemins de fer, on peut endommager les conditions hygiéniques du sol qu'ils parcourent;

« Considérant que, dans les règlements d'exercice de chemin de fer, il est très-possible d'introduire la garantie nécessaire pour la santé des voyageurs et des employés, on arrête:

Article unique. — « Les chemins de fer entrent dans la juridiction du Conseil de salubrité et d'hygiéne publique de chaque pays; ils ne seront pas livrés à l'exercice sans que leurs règlements et leur exécution soient approuvés par ce même conseil ».

———————

« Le Doct. TASSI, de Rome, a fait déposer sur le bureau de la présidence un mémoire imprimée en italien dans lequel il expose d'une manière très-étendue les maladies et les lésions qui arrivent le plus souvent sur les chemins de fer, surtout sur les lignes romaines (1), avec la note suivante.

« L'auteur entend parler d'exemples qu'il a lui-même observés ou que ses collègues lui ont rapportés. Mais il est bien loin d'admettre, comme on a très-faussement cru de nouveaux faits pathologiques et encore moins de donner à sa brochure l'aspect d'un ouvrage statistique ».

L'ouvrage est divisé en 6 Chapitres. - Dans le 1er il montre les différentes causes qui rendent malades les employés des chemins de fer, et il remarque surtout celles qu'il a observées dans son pays. Il rappelle dans ce chapitre que les causes qui produisent le plus grand nombre de maladies sur les lignes pontificales sont l'élément marécageux et rhumatismal. Par rapport au premier il manifeste des altérations pathologiques assez graves qui montrent suffisamment jusqu'à quel degré d'intensité peut arriver l'infection marécageuse. Il indique que certaines occupations spéciales des employés disposent plutôt à certaines maladies sans pourtant affirmer que les maladies soient exclusivement propres à ces employés.

Dans le 2e Chapitre il parle de plusieurs accidents et lésions traumatiques par ordre des causes productrices qui se vérifient chez le personnel des constructions et dans l'exercice des chemins. Cette question a été traitée par l'auteur avec clarté, précision et richesse d'observation.

Dans le 3me Chap. l'auteur explique l'influence des chemins de fer sur la santé de voyageurs et des habitants voisins. Ce chapitre encore qu'il ne soit pas riche en preuves statistiques ne manque pourtant pas d'offrir assez d'importance.

L'auteur montre brièvement dans le 4me Chap. les guérisons faites par lui-même et dans lesquelles nous sommes bien aises de remarquer la justesse de ses idées pratiques et la rare habileté de ses opérations. On ne saurait assez le louer pour l'heureux résultat de ses soins exercés au domicile.

Dans la comparaison qu'il fait dans le 5me Chapitre entre les maladies des réseaux pontificaux et celles des autres lignes, il manifeste que dans les premier les maladies sont de beaucoup supérieures, parcequ'on peut compter 60 % d'infections marécageuses. Et après avoir exposé les conditions sanitaires des autres lieux il relève que dans les chemins de fer européens il y a à peu près un 40, 50 % de maladies sur le personnel employé. En développant ainsi d'autres arguments intéressants sur les rapports des chemins de fer avec les autres moyens de locomotion faisant l'apologie de l'invention Stephenson, il se resume en disant que pour la sûreté publique les chemins de fer ont un avantage absolu sur les autres moyens de transport. Cependant l'auteur se trouve dans l'impossibilité de ne pouvoir arriver à des conclusions précises parcequ'il manque de quelques preuves statistiques nécessaires. C'est pour cela qu'en traçant des chemins, il exhorte

———————

(1) Delle malattie e lesioni che più spesso si osservano sulle linee delle ferrovie ed in ispecie delle romane, con alcune riflessioni circa la necessità di un regolare servizio sanitario proprio delle medesime. Memoria del Dottor *Emidio Tassi*. Primario negli Ospedali di Roma ecc. ecc. Roma, Tipografia delle Belle Arti, 1869.

les Gouvernements et les Compagnies à fournir pour ce résultat les moyens nécessaires.

Enfin dans son 6e Chapitre il résume les prévisions hygiéniques utiles et nécessaires pour les chemins de fer, et il rappelle à ce propos quelques mesures préventives et très-importantes à suivre surtout celles qui ont été proposées et adoptées à Rome par les soins du Médecin en chef.

Nous regrettons que le peu d'espace ne nous permette pas de faire remarquer avec plus de détails l'importance des questions traitées par l'érudit Auteur. Nous espérons que lorsqu'on aura adopté les projets du Doct. Tassi, la question de l'influence des chemins de fer sur la santé publique sera enrichie d'observations statistiques qui nous manquent jusqu'à présent. Nous souhaitons que les médecins qui sont au service sanitaire des chemins de fer suivent les traces de ce chirurgien distingué de Rome. »

Dr Brunelli.

M. MUCELLI, d'Udine, donne ensuite lecture d'un mémoire sur la même question.

« De l'influence des chemins de fer sur la santé de l'homme : discours lu par le docteur Mucelli, délégué du Comité médical de Frioul, médecin primaire de l'hôpital d'Udine.

Honorables Collègues,

La question est de la plus haute importance. A elle seule, avec ses commentaires, elle suffirait pour rendre mémorable la seconde session du Congrès médical de toutes les Nations, qui est déjà très-importante, grâce aux questions qui ont été traitées jusqu'ici.

Que cette question soit de la première importance, c'est ce que vous a déjà prouvé l'exposé de M. le secrétaire Dr Bos, qui nous a donné lecture du mémoire de M. le docteur Tassi, chirurgien en chef des hôpitaux de Rome.

Les données statistiques et hygiéniques qu'il vous a fournies, visent avec trop de sûreté à la santé des employés des chemins de fer, pour que l'on ne prenne en une sérieuse considération ses justes conclusions, et que l'on n'adopte à l'unanimité l'ordre du jour qu'il propose.

Je vous le répète, messieurs, le sujet est de la plus grande importance. Car chaque fois que nous montons en wagon en pleine santé, nous nous exposons à encourir les plus grands dangers et même la mort. — Et cela à cause de la construction défectueuse et du service des chemins de fer.

Ces causes sont assez nombreuses. Il faut donc, autant qu'il dépend de nous, suggérer les moyens de les éviter, tout en tâchant de nous faire écouter.

Je serai bref et dans mon exposé je suivrai en partie les sages commentaires du très-honorable professeur Palasciano, de Naples.

S'il m'arrivait çà et là d'être tant soit peu confus dans mon exposé, j'ose espérer que vous voudrez bien m'accorder votre indulgence, en songeant d'abord à la difficulté de la question, et puis encore à la circonstance toute particulière, que je ne m'en suis occupé que dans ces jours-ci, c'est-à-dire après avoir appris qu'un fort petit nombre des membres du Congrès s'était proposé de lire ou de parler sur cette matière.

Puisque mon honorable préopinant a traité la partie hygiénique et statistique avec tant de détails et de sagesse, je ne vous en ferai mention qu'incidemment, et je vous entretiendrai exclusivement sur la construction et le service et sur les modifications possibles qu'il faut introduire pour éloigner des inconvénients et des périls qui arrivent malheureusement trop souvent.

Je pars du principe, que, généralement parlant, l'intérêt des sociétés concessionnaires prédomine dans les questions de chemins de fer.

C'est principalement en vue de cet intérêt que les voitures de système américain, dont le milieu est occupé par un *corridor*, pour faciliter le mouvement des voyageurs avec des plate-formes extérieures, qui permettent un accès commode, la possibilité d'en profiter pour jouir de l'air frais et enfin une communication sûre entre les wagons pour les employés (ce qui était également en usage sur les chemins de fer de l'Autriche et de la Toscane), furent remplacés chez nous par les wagons de système français, où les voyageurs, entassés les uns sur les autres, ne peuvent faire un mouvement quelconque, sauf celui de se lever de leurs sièges pour s'approcher des fenêtres ouvertes qui se trouvent sur les côtés des voitures.

Ce changement de système fut adopté à cause de l'entretien trop coûteux du matériel nécessaire pour ces longs wagons, qui malgré leur mécanisme, qui permettait un déplacement des roues dans les courbes à petits rayons, causaient pourtant des dérangements à la construction supérieure du chemin et par conséquent plus de frais de réparation. Voilà la raison qui a fait abandonner le matériel mobile des Chemins de fer américains.

Quant à la ventilation, je crois qu'il serait bon de construire, outre les jalousies superposées aux portes et aux fenêtres, un toit ou une impériale à deux étages. — Le moyen plus élevé et garni de tous les accessoires, pour obtenir, lorsqu'il est nécessaire, un courant d'air plus pur et plus vif.

Pour le chauffage nécessaire en hiver, il faudrait adopter les wagons à double plancher, car entre l'extérieur et l'intérieur, on pourrait introduire et faire circuler un courant de vapeur ou d'air réchauffé que l'on tirerait de la vapeur repoussée par les cylindres, et que l'on chasse à présent dans les cheminées pour augmenter le tirant. Mais il vaudrait encore mieux se servir de l'air, que l'on réchaufferait dans un espace adossé à la partie cylindrique de la chaudière. Il faut observer que l'air chauffé de cette manière pourrait aussi tenir lieu d'isolateur et maintenir sans aucune dispersion la chaleur de la chaudière.

Lorsqu'on voyage sur les chemins de fer, on a le désagrément des cendres, des flammèches et des petites parcelles de charbon qui tourbillonnent dans l'air envahissant les wagons à la grande gêne des voyageurs.

Certes, on ne saurait nier les dangers consécutifs, qui par cet inconvénient pourraient se développer dans les organes de la respiration et de la vision, surtout pour les individus qui seraient forcés par leurs affaires de rester sur les chemins de fer plusieurs journées de suite.

Je crois que l'adoption générale des machines dites fumivores oterait tout-à-fait cet inconvénient. A ce sujet je me rappelle le dessin d'une semblable locomotive que j'ai vu ces jours-ci dans le numéro du mois d'août 1869 du Journal du Génie civil, où l'on trace le tableau d'une catastrophe sur le chemin de fer de l'Inde, de Bombay à Madras. Ce dessin en donne une idée très-exacte.

Cette locomotive (méthode de Cadworth) est à mon avis, une des plus parfaites que l'on puisse imaginer. La fumée et les autres matières combustibles y sont renvoyées au foyer. Elle n'a pas de char d'escorte (tender), auquel on a pourvu en entourant la chaudière d'un manteau en *tôle* afin de contenir l'eau d'alimentation. Et si l'on veut conserver à la locomotive sa construction habituelle, cet espace pourrait être réservé au réchauffement de l'air que l'on veut conduire dans le double fond des wagons. La disposition des roues de cette machine Cadworth se prête aussi aux montées et aux descentes des chemins montueux.

Dans les chemins de fer des autres nations il y a d'abord des cabinets d'aisance ayant une facile communication avec les wagons. Il y a en outre des chars munis de bois de lit pour y déposer les malades et y dormir pendant la nuit, enfin, une cuisine pour tout ce qui peut être nécessaire aux voyageurs le long des grandes routes, comme en Amérique.

Il existe également des chars à plate-forme, ouverts sur leurs flancs et protégés de rideaux, où les voyageurs peuvent se rendre pour y respirer l'air et jouir en même temps de la vue des lieux qui se trouvent sur leur passage.

Tout cela pourrait être adopté aussi chez nous. Et nous avons pour cela même le devoir de vous le proposer et de faire en sorte qu'à l'avenir ces améliorations soient effectuées par toutes les nations.

Quant au peu de commodité des gares, il arrive souvent que la voie ferrée s'ouvre à l'exercice public avant d'être terminée, d'où vient que manquant parfois de toits, de salles d'attente et d'abri, les voyageurs s'y trouvent exposés aux intempéries.

J'ai remarqué aussi que dans les grandes gares on a gaspillé force argent en décorations, tandis que le côté de la commodité y a été complétement négligé, à savoir : les accès faciles et autres choses utiles, qu'on trouve dans les autres chemins de fer, surtout de l'Allemagne.

La précaution d'instruire les conducteurs dans les premières notions de la chirurgie, pour qu'ils sachent apporter les premiers secours en cas de sinistre, est aussi très-utile. Venant à être quelque chose de plus que de simples infirmiers, ils seront d'une grande utilité pour les médecins ou chirurgiens qui, se trouvant comme il arrive fort souvent par hasard sur un chemin de fer, seraient obligés d'assister un grand nombre de blessés.

Partout ailleurs les convois sont pourvus d'un appareil de bandages, charpie et autres objets nécessaires en cas d'accident.

Aussi ne faut-il pas perdre de vue la nécessité d'un appareil moyennant lequel on puisse communiquer d'un wagon quel qu'il soit avec les conducteurs et donner l'alarme en cas de danger, d'incendie, ou d'une maladie survenue à quelqu'un.

En effet, tout ce que l'honorable professeur Palasciano a remarqué dans ses Commentaires, constitue la partie la plus faible et la plus défectueuse du système des chemins de fer italiens.

Mais je suis d'avis qu'avec la méthode adoptée jusqu'ici, qui répond exclusivement au profit des sociétés, il sera bien difficile d'obtenir des innovations, à moins que l'on ne parte de la maxime d'introduire des changements radicaux, afin de procurer aux passagers la faculté de se mouvoir, de se rendre facilement aux wagons, lieux communs, restaurants et plate-formes.

En résumant ce que je viens d'exposer, je crois qu'il faudra :

Modifier la forme et la disposition intérieure des wagons, afin qu'ils soient plus commodes et que les voyageurs puissent s'y mouvoir à volonté.

Adopter le système des lieux communs, du restaurant, des lits que l'on dresserait le soir et enfin des plate-formes.

Employer pendant l'hiver le chauffage des wagons et pour les locomotives le système fumivore.

Pourvoir chaque convoi de signaux d'alarme et de tout ce qu'il faut pour les secours immédiats en cas de malheur et même d'un médecin qui accompagnerait les convois, ce qui certainement ne serait pas superflu.

Pourvoir les gares de toutes les commodités requises par les saisons; c'est ainsi, par exemple, que les toits ouverts des chemins de fer méridionaux peuvent très-bien servir pour l'été, mais devenir très-incommodes dans les autres saisons.

Quant à la question des rencontres ou chocs et des incendies dont l'honorable professeur Palasciano fait mention dans ses Commentaires, ce sera toujours une affaire imprévue.

Le service n'en est pas moins établi de la sorte pour les éviter absolument.

Mais bien des fois il suffit qu'un gardien soit un peu inattentif, qu'un graisseur oublie d'examiner la boîte à graisse pour une roue, pour qu'il en naisse de graves accidents. — Bref, pour de tels accidents, il n'y a d'autre remède que la plus scrupuleuse surveillance.

Pourquoi, par exemple, les moyens d'arrêter les convois sont-ils impossibles. Nous avons à cet égard l'exemple de la catastrophe du chemin de fer indien, où avec un système de freins parfait et puissant, le désastre a pourtant eu lieu, malgré le dévouement et les soins des employés qui dirigeaient le convoi.

Maintenant je tàcherai de traiter la question des signaux, en montrant la rareté des grands désastres et la manière la plus prompte d'y remédier.

Les grands désastres arrivent ordinairement :

A l'entrée des grandes gares, par erreur du « garde excentrique. » C'est alors qu'un convoi, quoique animé d'une vitesse très-modérée, vient heurter contre un autre déjà arrêté, ce qui peut occasionner de graves accidents. On peut cependant y remédier bien vite, car on a sous la main tous les secours qu'offrent les grands centres.

Il en est bien autrement dans les cas de déraillement par défaut de construction supérieure, ou par la rupture de quelque pont.

Les ponts en fer exposent surtout à cet accident, vu que les molécules en fer battu ou laminé, étant soumises à la vibration violente produite par le passage des trains, perdent leur cohésion moléculaire et en acquièrent une autre cristalline et presque disjointe. En effet, quand on examine ce genre de construction, on est surpris des effets désastreux qui dérivent exclusivement de cette vibration.

Pour éviter cet inconvénient, qui est des plus graves, les constructions en fer devraient être regardées constamment comme un moyen secondaire alors que tout autre ouvrage est impossible. Mais généralement là où on le peut il faut se servir exclusivement de la pierre.

Quant à la sûreté, le bois est préférable au fer.

Le désastre peut avoir lieu non-seulement par déraillement, mais encore par les locomotives, qui en éclatant, écrasent une grande partie des wagons.

Lorsqu'un grand pont se rompt, ce qui est arrivé plusieurs fois en Amérique, le convoi se précipite dans la rivière, et c'en est fait de tous les voyageurs.

Dans les autres cas, il faut un moyen de pouvoir donner l'alarme à la gare la plus proche et la plus importante pour que l'on accoure sur les lieux le plus vite possible avec les secours indispensables.

En Angleterre, à cause des brouillards épais qui y règnent, on a fait des essais au moyen de signaux explosifs, mais avec peu de succès, parce que le bruit de deux trains en mouvement, ainsi que le courant d'air que chacun d'eux détermine dans un sens opposé, annulent les signaux, et, en se dirigeant l'un vers l'autre, ils finissent par se heurter et se briser avant qu'on ait pu les apercevoir.

En Angleterre, et dans tout autre pays sujet aux brouillards, je crois qu'il serait très-à-propos d'adopter une forte lampe avec reverbère à aluminium, qui, au fur et à mesure qu'il brûle, serait remplacé en se déroulant, par un mécanisme d'horlogerie joint à la lampe.

Je propose l'aluminium, parce que sa lumière, continue et intense, équivaut à l'électricité, qui étant intermittente, serait insuffisante.

Quand il arrive un désastre dans un lieu sans brouillards, que ce soit pendant le jour ou la nuit, on devrait pouvoir télégraphier à la gare la plus proche pour avoir les secours nécessaires.

Divers essais avec des appareils télégraphiques portatifs à l'usage des convois ont été faits en France, en Angleterre, en Allemagne, en Hollande et en Belgique, mais jusqu'à présent, rien n'a été décidé là-dessus et aucun appareil n'a encore obtenu la préférence.

Il est donc à désirer que quelque ingénieur mécanicien versé et distingué dans la physique reprenne la question et cherche un moyen simple et satisfaisant pour annoncer promptement un désastre au lieu d'où l'on pourrait obtenir un abri immédiat ou tout au moins du secours.

J'ai l'honneur par conséquent de proposer à l'Assemblée que le projet de loi demandé par le programme et présenté par mon honorable préopinant, M. le docteur Tassi, au lieu de contenir un seul article, en ait deux, et que le second soit conçu en ces termes :

Article 2. — A partir du 1er janvier 1870, il est défendu d'apporter au matériel des chemins de fer le moindre changement qui ne soit en harmonie avec le système américain, les cheminées fumivores, les doubles plafonds, et les autres progrès qui pourront être adoptés par les Conseils de salubrité.

Avant de terminer, je me crois obligé de déclarer qu'en faisant cette proposition, je n'ai eu d'autre but que celui de présenter les bases d'une loi conforme au programme; car après tout nous ne sommes pas législateurs. A cet égard j'ajouterai encore, que si l'honorable Présidence était d'avis qu'il vaudrait mieux que ma proposition se bornât à un simple vœu, je m'y associe de bon gré.

————————

M. Salvagnoli à son tour déclare qu'il avait demandé la parole pour compléter les propositions faites par M. Tassi, qu'il approuve en ce qui concerne l'hygiène des voyageurs; mais il croit devoir ajouter quelque chose aux vœux exprimés par les honorables préopinants.

Dans la construction des chemins de fer, on n'a tenu aucun compte de la direction des eaux, en leur donnant un écoulement convenable et rendu indispensable afin d'éviter la stagnation des eaux qui souvent ne tardent pas à former de vrais marais. Il y a là un danger pour la santé des populations, danger encore plus évident dans les pays méridionaux, à cause de l'élévation de la température.

M. Salvagnoli observe aussi que les idées que l'on a émises et les propositions que l'on a faites, concernent plutôt la sûreté des voyageurs que l'hygiène publique. Il rappelle au Congrès que dans les voitures de troisième classe un grand nombre de voyageurs souffrent pendant l'hiver et pendant l'été, parce qu'elles sont mal construites, ouvertes: les voyageurs sont donc exposés à la pluie, à l'excessive chaleur, à la neige, etc. Ce sont là des causes permanentes de danger. Il faut remédier de suite à ces graves inconvénients.

M. le Vice-président De-Maria fait observer que M. Mucelli et Salvagnoli ont exposé des considérations analogues ; il les prie de vouloir s'entendre pour proposer *un ordre du jour*, qu'on soumettra à l'approbation du Congrès.

MM. MUCELLI et SALVAGNOLI acceptent cette proposition, et ils présentent un ordre du jour ainsi conçu :

Le Congrès exprime les vœux suivants :

1° Les chemins de fer entrent dans le juridiction du Conseil de salubrité et d'hygiène publique de chaque pays ; ils ne seront pas livrés à l'exploitation sans que leurs règlements soient approuvés par ce même Conseil. Quant aux infractions déjà faites aux lois sanitaires dans leur construction, il y sera remédié le plus tôt possible.

2° A dater du 1er janvier 1870, il sera interdit d'apporter au matériel des chemins de fer aucun changement qui ne soit conforme au système américain, aux cheminées fumivores, aux doubles plafonds et aux autres progrès qui pourront être adoptés par les Conseils de salubrité ; sauf les améliorations qui se rapportent au chauffage et à l'insolation, qui devront être adoptées le plus tôt possible.

Dr MUCELLI.
Dr SALVAGNOLI.

Cet ordre du jour est adopté à l'unanimité.

M. CHIERICI demande la parole pour donner des explications à propos de la brochure qu'il a dédiée au Congrès, et dans laquelle il propose un remède, qu'il appelle *eau éclectique pour les blessés en guerre*, qu'il ne veut pas tenir secret pour les médecins.

M. RESTELLI fait, à propos des explications de M. Chierici, diverses observations après quoi l'incident est terminé.

M. le secrétaire général donne communication d'une lettre de M. le professeur GAIANI, d'Ancône, qui se plaint de ne pouvoir se trouver présent aux séances du Congrès, auquel il fait hommage d'une brochure ayant pour titre : *Dei macchinisti e dell' influenza delle strade ferrate sulla loro salute.*

M. CHIERICI insiste sur les inconvénients des wagons actuels et surtout sur le système des tentes pour se garantir des effets de soleil, etc. Il présente un ordre du jour sur cette question, mais il le retire sur la proposition de M. Pelizzo, parce qu'il rentre dans celui déjà approuvé par le Congrès, et présenté par MM. Salvagnoli et Mucelli.

M. MACARI a la parole :

Pendant plusieurs années, dit-il, j'ai pratiqué l'art des accouchements dans la ville de Turin, à laquelle aboutit un grand nombre de chemins de fer.

J'ai eu par conséquent l'opportunité de faire des observations, assez intéressantes, sur les dangers auxquels sont sujettes les femmes grosses, à cause des mouvements ondulatoires des wagons, surtout de troisième classe. Parmi ces dangers, il cite les avortements, les hémorrhagies, les présentations de l'épaule, etc. Il recommande en conséquence les moyens qui peuvent empêcher ces graves inconvénients, et il en fait une proposition.

M. SALVAGNOLI, tout en reconnaissant les faits exposés par M. Macari, démontre qu'on obtiendra le but, une fois qu'on adoptera les mesures qu'on a proposées dans l'ordre du jour déjà adopté par le Congrès. Après cette observation, M. Macari retire sa proposition.

M. le vice-président DE-MARIA déclare close la discussion sur la cinquième question.

(On voit paraître à la galerie MM. les Ministres de l'instruction publique et des travaux publics ; et M. le Directeur général de la santé publique du royaume d'Italie).

Choix de la ville siége de la troisième session du Congrès médical de toutes les nations

M. le vice-président Demaria engage le Congrès à proposer la ville qui doit être choisie pour la troisième session du Congrès médical international pour 1871. Il rappelle au Congrès que deux de ses membres, résidants en Autriche, MM. le prof. Benedikt, vice-président, et le docteur Schnitzler, ont déjà manifesté au Congrès même, dans une des séances précédentes (voir 1re séance de l'après-midi), tout leur désir, au nom de leurs collègues, que Vienne soit choisie pour le siége de la troisième session. M. le vice-président fait également donner lecture d'une dépêche télégraphique qui vient d'arriver de Vienne ainsi conçue :

Présidente del Congresso internazionale medico — Firenze.
Se Vienna eletta, prego annunciarmi. Seguirà invitazione del Governo. Risposta pagata.

BENEDIKT.

M. Chierici expose des considérations pour lesquelles il croit assez convenable qu'on proclame Vienne comme siége du nouveau Congrès.

M. Bouillaud propose que le Congrès, qui est appelé à désigner la ville qui sera le siége du Congrès, vote par assis et levé, parce qu'autrement on perdrait un temps précieux pour le Congrès même.

M. le vice-président Demaria propose donc au Congrès de voter pour la ville, siége du nouveau Congrès. A l'unanimité l'Assemblée proclame Vienne siége du troisième Congrès médical international.

Le résultat du vote est chaleureusement applaudi et salué par des acclamations unanimes.

M. le vice-président Demaria propose de nommer membres de la Commission Exécutive pour le nouveau Congrès, tous les médecins allemands résidants à Vienne qui ont fait partie, comme correspondants délégués du Congrès. Cette proposition est adoptée à l'unanimité ; par conséquent M. Benedikt, vice-président; MM. Schnitzler, Duchek, Oppolzer, Rokitansky, Sigmund, Kraus, Pichler, Schott, Wertheim et Wittelshoefer formeront la nouvelle Commission Exécutive. Ces nominations sont longuement applaudies par l'assemblée; on applaudit également les noms des deux médecins allemands qui au sein de ce Congrès ont proposé, les premiers, la ville de Vienne comme siége de la troisième session du Congrès. Ils sont chargés de prendre l'initiative pour organiser le Congrès.

M. Macart propose de vouloir bien recommander à la nouvelle commission exécutive de faire connaître aussitôt que possible les questions qu'on devra traiter dans le nouveau Congrès. Cette proposition est adoptée.

Après quelques observations faites en divers sens par MM. Kirch, Bouillaud, Demaria sur le mois et le jour à choisir pour la troisième session du Congrès international à Vienne, on convient, sur la proposition du docteur Bos, de laisser ce choix à l'entière liberté de la nouvelle commission qu'on vient d'élire.

Le vice-président DEMARIA ouvre la discussion sur la sixième question du programme. La parole est au premier inscrit, M. Lombroso.

M. LOMBROSO monte à la tribune et donne lecture d'un travail sur l'étiologie, la pathologie et la thérapie de la Pellagre.

« *Résumé d'études sur la pellagre, lu par M. le prof.* LOMBROSO.

Messieurs,

C'est un thème bien vieux que celui de la pellagre ; néanmoins celui qui, en parcourant les campagnes de la Haute Italie, l'a étudié dans ses foyers, qui a vu comment, en suite de la diffusion de fausses idées sur l'étiologie de la pellagre par l'alimentation insuffisante, on est arrivé à ne plus soigner les pellagreux ou à les laisser à la merci d'eux-mêmes ou d'une charité bien problématique, celui-là restera convaincu, non-seulement que nous sommes loin encore d'avoir résolu le problème, mais même que dans ces dernières années, sa solution a fait un pas en arrière. Et moi-même, je l'avoue, si j'ai pu trouver quelque chose de nouveau dans cette question, je ne le dois qu'à la puissante collaboration des plus habiles médecins de notre pays, et particulièrement à MM. Namias, Verga, Gianelli, Dallerose, Zani, Guangiroli, Golgi, Marenghi, Cambieri, Manzini, Ceccarelli, Manfredi, Degiovanni qui ont bien voulu me prêter leur concours.

Étiologie.

J'ai nourri avec du maïs gâté, dans lequel M. le professeur Gibelli ne trouva que du *penicillum glaucum*, des rats, des lapins et des poules: tous ces animaux après quelques mois ont diminué de leur poids et quelques-uns sont morts ; mais je n'ai observé d'autres phénomènes particuliers analogues à la pellagre que la contracture des muscles des pattes postérieures dans un rat, et après cinq mois la perte des plumes dans trois poules ; et dans deux des accès paralytiques qui les faisaient tomber par terre sur un côté. Mais tout cela ne me parut pas conclure suffisamment en faveur de l'étiologie pellagreuse du maïs gâté. Il me semblait que pour me rapprocher de la solution du problème il fallait en étudier les effets sur l'homme.

Pour en faciliter l'administration j'ai préparé une teinture avec du maïs sur deux doses d'alcool, et je l'ai administrée pour une seule fois à 28 personnes, presque toutes étudiants ou infirmières, et les effets ont été les suivants :

EFFETS	HOMMES	FEMMES	TOTAUX
Renvois.	9	8	17
Affaiblissement musculaire.	9	5	14
Aucun effet.	6	5	11
Sommeil.	3	8	11
Indigestion.	1	7	8
Diarrhée.	2	5	7
Sensation douloureuse à l'estomac.	4	2	6
Envie de vomir.	1	4	5
Douleurs musculaires.	2	3	5
Sensation de brûlure à la gorge.	4	1	5
Confusion d'idées.	4	1	5
Chaleur à la tête.	1	4	5
Céphalée.	3	2	5
Voracité augmentée.	2	2	4
Insomnie.	2	2	4

EFFETS	HOMMES	FEMMES	TOTAUX
Entéralgie.	1	3	4
Soif.	1	2	3
Intelligence plus claire	1	2	3
Douleur à la région lombaire.	1	1	2
Sensation de brûlure aux paupières.	1	1	2
Douleur à la nuque.	1	1	2
Stipsis.	1	1	2
Saveur métallique dans la bouche.	2	»	2
Sueurs copieuses.	2	»	2
Douleur à la région du cœur.	2	»	2
Vertiges.	1	1	2
Odontalgie.	1	1	2
Eruption à la peau.	1	»	1
Démangeaison au scrotum.	1	»	1
Vue trouble.	»	1	1
Bruit dans les oreilles.	»	1	1
Sensation de bien-être général.	1	»	1
Cuisson dans l'anus.	1	»	1
Diminution du poids du corps.	3	»	3

Cependant ces expériences elles-mêmes ne m'ont pas paru assez concluantes : l'action principale de ce poison se déclarait sur les voies digestives avec des renvois, entéralgies, diarrhées, stipsis, sensation de brûlure dans l'anus, dégoût des aliments ou voracité. Bien peu de fois on remarquait des dérangements dans le système musculaire ou nerveux : somnolence, céphalalgie, vue trouble, vertiges, odontalgie, bruit dans les oreilles, confusion d'idées, affaiblissement musculaire, douleur dans les muscles des jambes. Moins souvent encore on remarquait quelque chose à la peau, comme des démangeaisons, sueurs, etc.

Chez 11 personnes l'action manquait totalement. On peut voir là quelques analogies avec la pellagre, mais très-incertaines, car les phénomènes de la peau et du système nerveux paraissent, ici, en deuxième ligne.

Mais j'étais encore bien loin d'expérimenter dans les mêmes circonstances des personnes qui deviennent pellagreuses, lesquelles ordinairement se nourrissent mal, travaillent beaucoup, et s'exposent maintes et maintes fois à l'action du poison.

Pour mieux me rapprocher de ces conditions, j'ai administré à 12 ouvriers la même teinture de maïs gâté pendant plusieurs jours à la dose de 6 grammes et j'en ai obtenu les effets suivants :

EFFETS

Voracité augmentée.	9
Démangeaison à la peau.	8
Diminution du poids du corps.	8
Urines rouges avec poids spécifique augmenté.	7
Diarrhée.	6
Somnolence diurne.	5
Affaiblissement musculaire.	5
Desquammation de la peau.	5
Evacuations molles.	4
Céphalalgie.	4
Dégoût des aliments faisant suite à la voracité.	3
Brûlure aux paupières.	3

Effets

Manie de se baigner.	3
Sueurs abondantes.	3
Traces d'éphélide sur les bras et les mains.	3
Palpitation du cœur.	3
Pouls accéléré, puis affaibli.	3
Eruption d'ectima à la peau.	2
Poids du corps augmenté.	2
Soif augmentée.	2
Energie musculaire augmenté	2
Tête chaude et confuse.	2
Sensation d'eau bouillante au dos.	2
Penchant à se fâcher et à pleurer sans cause.	2
Inquiétude extraordinaire dans la nuit.	2
Bruit dans les oreilles.	2
Démangeaison au scrotum	1
Pupille dilatée.	1
Chute de la paupière gauche.	1
Guérison d'un psoriasis.	1
Injection, rougeur générale de la peau.	1
Sensation de piqûres d'aiguilles à la peau.	1
Guérison d'un ancien chloasma au front.	1
Poids et douleur au cœur.	1
Catarrhe aigu de l'estomac.	1
Apparition de furoncles	1
Sensation de corps étranger dans la tête.	1
Entéralgie.	1
Saveur de chaux à la bouche.	1
Brûlure au gosier	1
Aucune action.	2

Les phénomènes plus graves de la peau et du système nerveux parurent à la quatrième dose, dans quelques cas à la septième, à la dix-septième; après deux mois dans un seul; dans deux, il n'y a eu aucune action, et dans un autre individu, qui d'ailleurs était très-robuste, se il manifesta une intoxication aiguë, avec dilatation de la pupille, syncope et diarrhée. Dans quelques-uns ces effets continuèrent à se manifester 2 mois et demi, même 9 mois après la suspension du poison. Le poids du corps a diminué, malgré la nourriture suffisante, de 2 jusqu'à 10 kilogrammes. Dans deux seuls, il y a eu augmentation de poids qui a été justifiée, en un cas, par la guérison d'une vieille maladie de la peau, et dans l'autre par l'extraordinaire voracité qui l'obligeait à manger un demi-kilogramme de pain en plus chaque jour.

Dans ces expériences on voit bien, comme dans les premières, prévaloir les symptômes des voies digestives: voracité, dégoût des aliments, diarrhée, entéralgie, etc., mais tout de suite apparaissent les lésions cutanées qui sont plus caractéristiques de la pellagre, démangeaisons, piqûres, éphélides, sensations de brûlure, desquammations; suivent les phénomènes du système nerveux: dilatation de la pupille, ptosis de la paupière, somnolence, plaisir à voir et à toucher l'eau, céphalées, vertiges et envie de pleurer et de se fâcher sans causes. Une autre série d'effets me semble digne d'être remarquée : les palpitations, le pouls accéléré et puis ralenti, les syncopes nous révèlent une action sur le cœur : l'augmentation du poids spécifique, la diminution du volume des urines et leur couleur rouge nous indiquent une action sur les reins. Il serait facile de trouver une liaison entre la plus grande partie de ces phénomènes en recourant à l'intoxication du système nerveux, et particulièrement du glanglionaire ; ainsi la voracité, la diarrhée s'expliqueraient avec la lésion du plexus solaire et du dixième ; les phénomènes de la peau par la paralysie des nerfs vaso-moteurs. Mais dans notre cas, ce qui importe le plus, c'est que tous ces phénomènes ont la plus grande analogie avec ceux qu'offrent les pellagreux étudiés dans le commencement du mal, et dans leur foyer naturel, à la campagne.

C'est ainsi que j'ai vu les démangeaisons, les sueurs, les blépharites bien plus nombreuses chez les pellagreux qu'on ne les trouve dans les livres, et j'ai trouvé aussi très-fréquemment la somnolence, les éphélides sur les bras, les palpitations de cœur qui sont des effets peu remarqués par les auteurs.

J'ai rencontré dans les pellagreux jusqu'à cette singulière contradiction de symptômes : voracité, dégoût, somnolence et insomnie, etc., qu'on remarque dans mes expériences et qui me semble pouvoir s'expliquer par cette loi qui domine dans la toxicologie, suivant laquelle tous les poisons ont une action secondaire qui est tout-à-fait opposée à la première ; la contradiction ressort suivant que dans certaines personnes prédomine une de ces actions plutôt que l'autre, ou suivant qu'on les étudie dans les phases diverses.

Le cours, tantôt tardif, tantôt précipité de l'intoxication, s'observe aussi dans la pellagre, et dans ces cas il s'appelle typhus pellagreux.

L'action sur le cœur, sur les reins explique l'atrophie brune du cœur, la sclérose et l'adipose que j'ai rencontrées dans mes nécroscopies et l'ammoniemie et l'urémie des pellagreux vivants.

L'action du poison qui en est la conséquence ne provient pas du *penicillum glaucum* qui caractérise botaniquement la maladie du grain, mais du parenchyme, car j'ai injecté sous la peau et j'ai fait avaler à beaucoup de personnes de ce *penicillum* sans aucun effet nuisible autre que la pyrosis.

Si l'on fait cuire jusqu'à 120 degrés Réaumur un kilogramme de ce maïs avec 20 grammes de chaux vive pendant deux heures, et qu'on le fasse ensuite rôtir au four, l'action du poison est tout-à-fait neutralisée, mais elle ne l'est pas, si l'on fait seulement rôtir le maïs avarié sur la braise, ou si on le fait bouillir avec du café ou de l'alcool ou de l'eau à 100degrés.

Mais on me demandera : si le maïs pourri cause la pellagre, pourquoi l'entend-on citer aussi peu par les malades et par les praticiens ? — C'est tout simple. — La vanité, l'ignorance et la malice humaine nous en dérobent l'observation. Moi-même j'ai trouvé des dizaines d'échantillons de maïs pourri, dans chaque pays, chez les marchands de grain, lorsqu'une bonne recommandation me mettait à l'abri des soupçons d'être un envoyé officiel. Tous les marchands connaissent des méthodes pour déguiser la maladie du maïs.

Quelquefois les paysans dénoncent comme origine de leur maladie le maïs gâté, mais c'est seulement dans des circonstances extraordinaires qui ont porté leur attention sur le maïs, comme lorsqu'ils en ont fait leur nourriture exclusive.

Ainsi un nommé Giardini, amené mourant dans ma clinique, dans les premiers jours bégayait : Mon mal, c'est la *polente pourrie* ; guéri, il me raconta que lui et 12 garçons de la ferme Bissone, pendant 6 mois avaient été nourris avec du maïs frappé par la grêle, et parce que les bœufs n'en voulaient pas, on les obligeait à en manger. — Mais quand on mêle le maïs gâté au sain, comme on fait toujours dans les villages, les paysans ne croient pas qu'il soit nuisible ; quelquefois cependant ils le savent très-bien, mais ils le cachent par honte d'avouer qu'ils sont obligés de manger pourri, jusqu'à ce maïs qui est leur seule nourriture.

D'autres fois il le cachent pour ne pas vous avouer qu'ils ont manqué de soin en le recueillant et en le faisant sécher, surtout s'ils l'ont cueilli avant la maturité pour le voler à leur maître, comme cela arrive bien souvent.

Dans les 472 pellagreux que j'ai visités, j'ai trouvé quelquefois la pellagre s'allier à un obscurcissement général de la peau ; bien souvent aussi l'inégalité de la pupille, 28 sur 472 : souvent aussi, 14 sur 33, la rétine était troublée, 11 fois je l'ai trouvée avec atrophie des vaisseau artériels, 1 fois avec atrophie de la pupille, 6 fois la rétine était troublée seulement à droite. Bien des fois j'ai noté l'alcalinité des urines. Dans le typhus pellagreux j'ai rencontré quelquefois l'albuminurie. Le poids spécifique est toujours moindre dans les urines, mais toutefois l'urée est en quantité presque normale.

Le sang présente une quantité plus grande d'urée dans le typhus pellagreux, ce qui m'explique les phénomènes anémiques et l'odeur ammoniacale de la sueur dans cette complication. — La fibrine est en défaut dans le typhus pellagreux (0,08), mais elle est normale (2,00) et quelquefois en excès dans les autres cas (4,02). — On peut en dire autant de la quantité des globules étudiés avec le globulimètre : la diminution s'observe seulement dans quelques cas de pellagre, compliquée surtout avec miasme paludéen, mais en quelques cas de pellagre confirmée il y a excès de globules.

Le sang se putréfie plus vite que le sang normal, mais il ne donne pas avec le glucose la réaction des ferments ; injecté dans les veines, il ne produit rien de remarquable.

La température dans le typhus monte jusqu'à 41 degrés ; dans beaucoup de cas de pellagre ordinaire, il ne passe que de quelques fractions les 37 degrés. — Quelquefois cette chaleur n'est pas égale dans toutes les parties du corps : cette différence coïncide toujours avec l'inégalité de la pupille et la céphalée unilatérale : ce qui montre très-bien qu'il s'agit ici de la paralysie du grand sympathique, et sert à expliquer les migraines et les céphalées latérales des pellagreux et les relie à la diarrhée et à la desquammation avec lesquelles ils coïncident.

Les délires pellagreux se distinguent par la stupeur, qui est la suspension, mais non la privation des facultés intellectuelles, par l'affectivité bien conservée, par la sitophobie, laquelle s'explique par les phénomènes observés dans nos expériences, par l'intermittence qui non-seulement est annuelle, mais plusieurs fois tertiaire, ou quaternaire et surtout par l'hydromanie.

Celle-ci peut bien s'expliquer par la sensation de cuisson générale, notée dans nos expériences qui trouve un soulagement dans l'eau froide, par des hallucinations, des hypocondries ; mais souvent aussi la mort par submersion dépend de raisons qui n'ont aucune relation avec le suicide : souvent elle est l'effet des vertiges, qui fait accidentellement tomber et qui sont réveillés par la vue miroitante de l'eau : j'ai pu les provoquer en obligeant les malades à fixer une lumière très-vive, une glace. Quelquefois c'est, au contraire la passion des objets brillants commune à tous ceux qui ont la rétine faible, aux paralytiques, qui les poussent vers l'eau comme aussi quelquefois vers le feu.

Certainement cette complication se reflète dans la statistique des suicides en Italie (Voir la statistique des suicides 1865). Les départements qui, comme la Lombardie et l'Émilie, sont infectés par la pellagre donnent le 50 p. °/₀ des suicides par submersion sur le total des autres suicides. Naples, la Sicile, la Sardaigne, malgré leur position maritime, n'ont offert que le 25 per °/₀.

Dans les pays où la pellagre est ancienne il y a des formes de pellagre héréditaire incomplète qu'on ne peut diagnostiquer, qu'avec beaucoup de perspicacité. Les malades se plaignent de maladies d'utérus, de brûlure aux pieds, de douleur, de démangeaisons, mais ils n'ont pas de desquammation ni d'érythème.

Une autre forme particulière de pellagre est celle que je nomme: pellagre avec arrêt de développement du corps ou des organes génitaux, que j'ai trouvée fréquent dans la Lombardie.

J'ai recuelli 53 nécroscopies de pellagreux: 14 m'ont été données par le clinicien de Trente, Mᴿ Dallerose. — Sur ces 53, 19 présentaient l'opacité de la pie-mère, 14 l'édème et 10 l'atrophie du cerveau et 2 fois des taches ecchymotiques du cerveau.

Presque tous présentaient l'édème, l'emphysème ou l'atrophie des poumons; 4 fois seulement j'ai trouvé des tubercules en Lombardie et dans la Vénétie sur 44 examinés; au contraire sur 15 pellagreux tyroliens, 9 avaient des tubercules.

Dans le cœur j'ai trouvé 9 fois l'hypertrophie, 14 fois l'atrophie, 30 fois une couleur jaune tannée du miocarde qui se déchirait très-facilement, 6 fois l'hydropisie du péricarde, 8 fois l'atérome et 8 la couleur rouge foncé de l'aorte comme dans les endocardites. — Sur 27 cœurs qui semblaient hypertrophiques, 21 présentaient un poids bien au-dessous de la moyenne normale.

Dans le foie il y avait 26 fois dégénération graisseuse, 10 fois atrophie brune, 12 fois l'hypertrophie, 5 fois la couleur noix-muscade.

La rate était 39 fois hypertrophiée, 5 fois atrophiée.

Les reins, 26 fois atrophiés, 21 fois adipeux et 4 fois avec des kystes.

L'utérus presque toujours hypertrophié. Dans un cas de manie pellagreuse, avec arrêt de développement il y avait absence de némaspermes.

On a presque toujours constaté l'atrophie de la tunique musculaire de l'intestin, et l'ulcération avec odeur ammoniacale du rectum.

Deux fois seulement sur 53, j'ai trouvé la dégénération graisseuse de certains muscles.

Dans 17 sur 38 examinés, j'ai rencontré la fragilité des côtes, qui n'était dans aucun rapport avec le marasme du corps, ni avec celui des autres os plats, plusieurs fois d'un consistance et d'une épaisseur remarquable.

Le microscope a donné des résultats encore plus intéressants: 22 fois sur 25 examinés, je trouvais l'atrophie brune du cœur avec exulcération, 3 fois avec adipose, 15 fois sur 27 j'ai trouvé l'adipose de l'épitèlium des canalicules des reins, presque toujours avec sclérose du tissu connectif: 12 fois j'ai trouvé l'infiltration graisseuse du foie; 10 fois pigmentation ou adipose, 4 fois tous deux ensemble, 3 fois dégénération calcaire, 7 fois dilatation anevrismatique des vaisseaux capillaires du cerveau; 5 fois on trouva la pigmentation des cellules du grand sympathique; 1 fois dégénération graisseuse des cellules de la substance grise; 1 fois j'ai trouvé pigmentation générale du cœur, du foie et des reins.

En résumé: ces lésions se reduisent à l'atrophie et la dégénération graisseuse et à la pigmentation, mais chacune de ces lésions a un cachet particulier chez les pellagreux. Ainsi l'atrophie s'observe chez des personnes bien nourries avec abondance de fibrine, de globules et l'atrophie des côtes ne coincide pas avec l'atrophie des autres os plats, comme c'est le cas des ordinaires ostéopsathyrosis.

La dégénération graisseuse présente aussi des caractères particuliers qui ne se rencontrent jamais chez les individus tombés dans le marasme, ni chez ceux qui sont affectés de dégénération graisseuse. Ainsi les muscles ne sont pas graisseux et bien rarement le cœur; on reconre bien plus souvent cette dégénération dans le foie, les reins et les vaisseaux cérébraux. Analogie bien claire avec l'alcoolisme et qui en explique les ressemblances mutuelles comme elle explique aussi ces phénomènes urémiques qui dans la pellagre sont connus sous le nom de typhus pellagreux et dans l'alcoolisme sous le nom d'alcoolisme aigu.

Mais le plus singulier des phénomènes anatomo-pathologiques de la pellagre, c'est la dégénération pigmentaire.

Ne parlons pas de l'atrophie brune du cœur et du foie; mais remarquons surtout la pigmentation des vaisseaux cérébraux et des cellules nerveuses et remarquons que dans un cas nous avons trouvé la pigmentation générale des reins, du foie, du cœur et des vaisseaux cérébraux.

Cette pigmentation peut bien s'expliquer par le penchant à l'hémorrhagie des capillaires, par la paralysie des nerfs vaso-moteurs; peut-être aussi, par la grande quantité des pigments qu'on trouve dans le sang. Dans tous les cas, ces faits s'accordent avec la pigmentation de la peau que nous avons trouvée dans nos expériences et dans beaucoup de pellagreux.

Certainement sous un point de vue général l'atrophie, l'adipose et la pigmentation ne sont pas des lésions propres seulement de la pellagre; elles le sont de presque toutes les intoxications comme le mercure, le phosphore, la variole, etc. — Mais ce fait, loin de nuire à notre thèse, tend au contraire à prouver encore une fois par analogie que la pellagre est une maladie d'intoxication.

Thérapie.

On dit bien souvent que la bonne nourriture guérit les pellagreux: certainement cela est arrivé et il est facile de le comprendre sans recourir à des théories chimiques plus qu'arriérées, lorsqu'on pense à cette tendance à l'atrophie de certains organes que nous avons observée en général superficiellement dans nos expériences, très-distinctement sur le cadavre et que la bonne alimentation sert à arrêter. Mais la bonne nourriture ne guérit jamais radicalement. Elle donne lieu aux récidives, lorsqu'on ne peut pas la continuer. Et, d'ailleurs, hors des hôpitaux, elle n'est pas praticable.

Messieurs! Je n'ai pas besoin de vous dire que si les paysans pouvaient bien se nourrir, ils le feraient sans avoir besoin de nos conseils. Mais le pire est qu'en entendant toujours répéter que pour guérir il leur faudrait de la bonne nourriture, et comme il leur est impossible d'en avoir, les malheureux ne pensent plus à se soigner et ils se laissent impitoyablement entraîner à leur fin. Je ne parle pas des secours qu'il peuvent trouver dans la charité publique, dans les hôpitaux, secours temporaires et qui bien souvent leur font tout-à-fait défaut.

Il m'a donc semblé nécessaire de trouver des moyens de traitement plus pratiques et plus économiques. Pour atteindre mon but, j'ai fait une longue série d'essais, partant toujours de l'idée qu'il n'y a pas des maladies mais des malades et que la bonne thérapie nous oblige à chercher les remèdes selon les symptômes les plus saillants que l'on trouve chez l'individu.

J'ai réussi à guérir la pellagre avec panophobie ou avec stupeur par l'opium; d'autres pellagres accompagnées d'une grande prostration des forces avec le quinquina. Dans la diarrhée pellagreuse j'ai obtenu la guérison avec le calomel, les clystères de bismuth et la douche froide. Mais le plus grand nombre des cas résistait au traitement.

J' ai essayé alors le souffre, le fer, mais loin d' obtenir des améliorations je voyais quelquefois les malades empirer, comme je les ai vus aller sans aucune amélioration aux eaux sulfureuses de Tabiano, Trescorre et aux eaux ferrugineuses de Recoaro.

Les bains froids amélioraient les symptômes paralytiques, leur donnaient une sensation de bien-être, mais c' étaient là des effets tout-à-fait temporaires.

J' ai alors essayé l' acide arsénieux à très-petites doses d' $\frac{1}{4}$ à $\frac{1}{2}$ milligr. par jour, et j' ai obtenu des guérisons dans des cas tout-à-fait désespérés. — En résumant ces cas qui montent au nombre de 44, j' ai pu conclure que ce remède réussissait dans les pellagreux affligés de sitophobie, gastralgie, parésie, manie, surtout dans les individus vieux, tombés dans le marasme avec le pouls déprimé. Il ne réussissait aucunement dans la pellagre avec délire systématisé, dans les jeunes personnes avec arrêt de développement, et dans le typhus pellagreux.

Dans la pellagre des enfants ou dans celle avec arrêt de développement, j' ai obtenu des succès rapides avec les frictions de chlorure sodique; 2 seuls sur 10 traités avec cette méthode resistèrent au traitement.

Quoiqu' on ait obtenu souvent ces guérisons dans les malades sitophobes et dans un délai trop court pour pouvoir les expliquer par le changement dans l' alimentation; et dans des mois comme Juillet, Mars on les malades sont plus sujets à empirer qu' à améliorer; bien que quelques malades, après la guérison, aient perdu de leur poids; bien que le Prof. Namias à Venise, les Doct. Manzini à Brescia, Cella à Plaisance, Ceccarelli à Trévise, Botagisio à Vérone aient obtenus d' autres guérisons avec ma méthode, pourtant je n' étais pas sûr de l' objection qu' on pouvait me faire de prendre des intermittences pour des guérisons, et que la bonne diète de la clinique plus encore que l' acide arsénieux ne fut pas pour quelque chose dans la guérison.

Pour répondre à ces objections je suis allé dans les pays où la pellagre dominait le plus, et je me suis adressé aux médecins de ces endroits, personnes toutes distinguées : le Doct. Cambieri de Villanterio, le Doct. Marenghi de Castagnino, le Doct. Perona de Piéve Porto Morone, en les priant de vouloir entreprendre le traitement de leurs paysans avec l' arsenic et le chlorure de sodium sans changer en rien leur régime, ce qui d' ailleurs à la campagne n' est pas praticable. — Ils ont bien voulu se prêter à mes desirs et ils ont obtenu des guérisons dans plus de la moitié des cas et dans un quart de remarquables améliorations.

Les cas de guérison sont au nombre de 21: 16 parmi lesquels il y avait 4 parésies; 11 affections mentales graves, héréditaires, ont guéri avec l' acide arsénieux en une moyenne de 60 jours; 5 affectés de pellagre avec arrêt de développement ont guéri avec le chlorure de sodium dans une moyenne de 46 jours.

Parmi les premières guérisons il y avait des individus dont la maladie datait de 3 jusqu' à 6 années.

Deux seuls guérirent dans les mois d' automne, tous les autres dans le milieu de l' été, dans les mois pendant lesquels la pellagre n' offre jamais des améliorations spontanées.

Ces cas me semblent suffisants pour conclure au moins qu' on peut traiter les pellagreux sans changer leur régime.

Il est bien entendu que je ne prétends pas guérir définitivement et tous les pellagreux. — Je prétends seulement arrêter le cours de la maladie, supprimer quelques symptômes des plus graves, n' obtenir enfin rien autre, que ce qu' on obtenait avec l' alimentation, mais l' obtenir avec une méthode plus pratique, plus praticable et qui n' est pas comme celle-là une cruelle ironie.

Si l' on demande comment l' acide arsénieux améliore la pellagre je répondrai que dans la thérapie les meilleures raisons sont dans le succès. Pourtant je pourrais citer l'action excitante très-connue de ce poison sur le cœur, aussi souvent atrophique dans nos malades et sur la moëlle, et sur la peau, et dans les cas de gastralgies nerveuses, et celle sur le marasme, grâce à sa propriété très-bien constatée d'arrêter la dénutrition des tissus; je citerai surtout, et cela sert aussi pour le chlorure de sodium, son action antiseptique, grâce à laquelle il peut rivaliser avec le quinquina dans le traitement des fièvres intermittentes et dans les piémies. Qui a-t-il d'invraisemblable à ce qu'une maladie produite par le maïs fermenté cède à un des plus puissants antifermentatifs?

C'est ainsi, Messieurs, que si nous donnons un coup d'œil à toutes ces recherches cliniques et anatomo-pathologiques nous trouverons un lien qui les unit très-bien ensemble.

Les recherches expérimentales nous montrent des phénomènes pellagreux provoqués par l'ingestion du maïs pourri et l'inspection sur les lieux nous montre ce poison très-diffus chez les malheureux villageois. La pathologie nous montre des phénomènes qui par leurs contradictions mêmes et par la liaison des phénomènes nerveux avec l'altération de ce système: desquammation, augmentation de chaleur, voracité, inappétence, etc., nous indique une maladie d'intoxication du système nerveux, ganglionnaire en particulier. L'anatomie pathologique nous montre des altérations qui sont propres des intoxications chroniques.

La thérapie même confirme merveilleusement cette origine. Tout porte donc à croire que la pellagre est une intoxication chronique du système nerveux. Cette opinion non seulement ne s'oppose pas à celles des anciens, mais elle en fait disparaître les contradictions causées par cela seul, qu'en voyant un seul côté de la question ils ne la devinaient qu'à moitié; les uns disant que la pellagre était une névrose, les autres que c'était une cachexie. Cette harmonie complète qui relie entre elles les recherches cliniques et expérimentales et les opinions les plus disparates des anciens me semble prouver que nous sommes sur le chemin de la vérité.

Pavie 27 Juillet 1869.

Prof. C. Lombroso.

M. Arcoleo, de Palerme, a la parole. Il dit vouloir faire une simple communication:

« De l'influence exercée par l'élévation des habitations au dessus du niveau du sol sur la mortalité dans les grandes villes.

L'auteur appelle l'attention du Congrès sur cette intéressante question, dont l'étude a été récemment commencée à Palerme. Il expose les résultats statistiques suivants, insérés dans la *Gazette médicale sicilienne* de cette année, N. 8. De février à la fin de juin il est mort à Palerme 1193 personnes qui, par rapport à l'élévation de leurs habitations, se trouvaient ainsi distribuées:

605 au rez-de-chaussée	50,71 °/₀	
365 au premier étage	30,68 °/₀	
119 aux étages moyens	9,92 °/₀	
104 au dernier étage	9,51 °/₀	

Il résulte de ce tableau que la mortalité diminue en raison de l'élévation des habitations au dessus du niveau du sol.

On ne doit pas supposer, selon l'orateur, que la plus grande mortalité dans les habitations du rez-de-chaussée soit due seulement à la misère de ceux qui y logent; puisque tandis que les habitants du premier étage appartiennent à des classes plus riches que celles qui logent aux étages supérieurs des maisons, leur mortalité surpasse celle de ces derniers, dans les proportions de 30,68 % à 9,51 %. Il croit plutôt que cela dépend de l'accumulation de plusieurs personnes dans des taudis mal ventilés, obscurs, et sujets à ressentir tous les mauvais effets de l'humidité du sol et des exhalaisons putrides qui en émanent.

Il croit que le vrai remède d'une si grande mortalité se trouvera dans la dérivation de la population pauvre sur une plus grande surface, la ventilation et la netteté des habitations au rez-de-chaussée, ainsi que l'adoption de toutes les mesures nécessaires pour rendre une habitation réellement hygiénique.

En finissant il exprime un vœu que des recherches analogues soient faites dans les autres villes italiennes, de sorte qu'en recueillant toutes les données statistiques et en les comparant entre elles, on puisse en tirer des résultats utiles pour la science et des avantages pour l'humanité. »

———

Après quelques courtes observations faites par MM. Borsatti sur la pellagre, qui sévit aussi sur les campagnes vénitiennes, Demaria, Michelacci et Pelizzo, M. Bos lit, au nom de M. Engelsted, de Copenhague, la note suivante.

Sur la grande importance d'une abondante distribution d'eau pour la salubrité des villes.

En Danemark nous avons eu quelques occasions d'affirmer la grande importance d'une abondante distribution d'eau pour la salubrité des villes.

Avant 1860 on n'avait à Copenague que des puits et des citernes avec de l'eau d'une qualité médiocre et peu abondante, mais, au commencement de cette même année, de l'eau très-pure fut amenée, par des conduits de distribution, à tous les étages des maisons. On put reconnaître les effets de cette amélioration à une diminution de la mortalité dans les années qui suivirent la construction des conduits d'eau en comparaison avec les années qui ont précédé cette période. Les années 1853 et 1864 ne sont pas comprises, parce que la mortalité a été extraordinaire dans ces années, en 1853 à cause d'une épidémie du choléra, en 1864 à cause de la guerre. — Dans une période de sept ans avant la distribution régulière de l'eau la mortalité annuelle en rapport avec la population était de 2,74 p. %, et dans les sept ans après l'amélioration la mortalité n'était que de 2,63 p. %.

Mais c'est surtout en examinant la mortalité pour quelques maladies spéciales qu'on peut juger de l'assainissement de la ville. Monsieur le docteur Hornemann en a fait une étude et ce sont ses résultats que je vais communiquer au Congrès.

Une circonstance qui prouve l'assainissement de la ville, est qu'aucune épidémie de choléra n'a régné après la distribution régulière de l'eau. La première épidémie de cette maladie fut en 1853, la dernière en 1857. Une autre preuve de l'assainissement de la ville est que la mortalité de la scrophule et de la scarlatine a diminué après cette période mais c'est surtout l'examen de la mortalité de la fièvre typhoïde qui est intéressante.

Dans le tableau suivant on trouve un aperçu de la fréquence des fièvres typhoïdes à Copenhague de 1855 à 1865. Le tableau est fait d'après les rapports des médecins de la ville. La première colonne donne le nombre des médecins qui ont fait des rapports, la seconde les cas rapportés de fièvre typhoïde, et la troisième les décès.

		Nombre des médecins rapporteurs	Cas rapportés de fièvre typhoïde	Décès par la fièvre typhoïde
de 145,000 habitants	1855	70	2418	119
	1856	70	2041	87
	1857	66	3717	256
	1858	65	2519	108
	1859	65	1595	73
de 160,000 habitants	1860	64	781	56
	1861	70	1092	58
	1862	115	1274	55
	1863	115	1620	78
	1864	100	1989	246 (127)
	1865	100	2808	122

Quoique le nombre des médecins rapporteurs ait été plus grand dans la période après la construction du nouveau système de distribution des eaux, on peut voir une diminution de la fièvre typhoïde et de la mortalité, relativement à la population, dans la dernière période en comparaison de la première. Et ce contraste devient encore plus frappant si on soustrait des décès pour l'année de guerre (1864) 119 militaires, qui n'appartenaient pas à la population normale. Le nombre total des décès dans la seconde période est donc 584 (pour 160,000 habitants) contre 833 (pour 145,000).

Un autre médecin, le docteur Weiss d'Aarhus, a donné des rapports sur les décès avec plusieurs maladies et quelques cas d'épidémie dans quatre villes de province pour les 6 ans 1860-1865.

Mortalité de	Aarhus	Randers	Odense	Aalborg
Fièvre typhoïde.	33	40	86	20
Scarlatine.	3	13	19	0
Rougeole	41	31	19	37
Coqueluche	29	10	24	26
Fièvre puerpérale	13	17	14	13
Diphtérite.	32	6	25	15
Croup	48	51	76	34
Diarrhée	43	25	49	27
Scrophule.	18	3	8	12
Atrophie des petits enfants. . .	104	46	60	90
Phthisie (tubercules)	199	185	182	151
Total pour 6 ans (1860-1865) .	563	427	562	425

Dans les 6 ans la mortalité été en moyenne :

pour Aarhus 93 $^3/_6$ ou 0,86 p. $^0/_0$ de la population
  » Randers 71 $^1/_6$ » 0,73 p. $^0/_0$ »
  » Odeuse   93 $^4/_6$ » 0,66 p. $^0/_0$ »
  » Aalborg 70 $^3/_6$ » 0,70 p. $^0/_0$ »

Entre ces villes, Aalborg ressemble à Aarhus, à l'égard du mauvais nivellement et sa situation sur un canal qui reçoit une part des égoûts de la ville. Auparavant Aalborg était regardé comme une ville des plus malsaines de Sylland et en 1853 le choléra y fit de plus grands ravages que dans les autres villes. En 1854 la distribution de l'eau fut régularisée et dès lors cette ville n'a pas été attaquée du choléra et est — quant aux décès — plus saine que Randers et Aarhus.

Quoique ces communications ne soient pas très-complètes, je n'ai pas hésité à les faire, parce qu'elles peuvent contribuer à affirmer la vérité connue de l'antiquité, que de toutes les réformes sanitaires nulle n'a plus de valeur pour la vie des habitants d'une ville que d'être à même de fournir toute la ville, chaque maison et chaque famille d'eau saine et abondante. »

Après cette lecture M. Bos exprime au Congrès les regrets de M. Engelsted qui a été obligé de partir pour Copenhague avant la clôture du Congrès.

La présidence déclare close la discussion sur la sixième question du programme.

La séance est levée à 11 heures et $^3/_4$.

HUITIÈME SÉANCE DU MATIN

Vendredi 1 octobre à 9 heures du matin

Discussion sur la VIIe Question du Programme.

DES DROITS ET DES DEVOIRS DU MÉDECIN EN RAPPORT AVEC LA LÉGISLATION DES DIFFÉRENTS PAYS, ET DES AMÉLIORATINS QUE L'ON PEUT RAISONNABLEMENT ATTENDRE

COMMISSION pour continuer les études sur le miasme paludéen.
REMERCÎMENTS aux Médecins de Florence pour l'acceuil cordial fait aux Collègues venus au Congrès.

Discussion sur la septième question du Programme.

PROJET du doct. ZULINSKI, renvoyé à la Commission exécutive de la troisième session du Congrès.
RAPPORT sur le travail manuscrit de M. le prof. DE GIOVANNIS. — GIANQUINTI. — De medici secreto in vitiis matrimonii redhibitoriis.
CONSTATATION DES DÉCÉS. SONSINO.
DISCU SION — ARCOLEO, ZUCCHI, SONSINO, CUTURI, COLBENE, ZUCCHI, TIMMERMANS, MADRUZZA, CASTIGLIONI et autres.
PROPOSITION Timmermans approuvée.
MORI, BORGIOTTI et autres: sur la statistique des causes de mort.
Proposition. MORI-CASTIGLIONI adoptée.
ZUCCHI. — Les directions médicales des hôpitaux.
DISCUSSION.
Ordre du jour de M. ZUCCHI approuvé.

HUITIÈME SÉANCE DU MATIN

Vendredi 1 octobre

Président DE-RENZI.
Vice-Présidents MM. DE-MARIA, BURCI, MARCACCI, MICHELACCI.
Secrétaire général M. BRUGNOLI.
Secrétaires particuliers MM. CARRUCCIO, FARALLI.

La séance est ouverte à 9 heures ¹/₂ par la lecture du procès verbal, qui est approuvé. M. le Secrétaire général présente les livres et les brochures envoyés en hommage au Congrès.

M. le Vice-Président DE-MARIA annonce que le bureau a nommé la Commission pour étudier la question du miasme paludéen, proposée par M. Salvagnoli, et votée par le Congrès; elle est composée de M. SALVAGNOLI Député, Président; MM. les professeurs BACCELLI, PALASCIANO, TIMMERMANS, UMANA, MM. les docteurs BALESTRA et PREDIERI. Quoique la Commission soit ainsi constituée, tous les membres du Congrès qui voudront s'associer à ses travaux, pourront le faire en s'adressant d'ici à un mois au Président Salvagnoli.

M. Ponza propose un vote *de remerciement aux Médecins Florentins pour l'accueil cordial et splendide fait aux Collègues venus au Congrès*. Cette proposition est adoptée par acclamation.

DISCUSSION SUR LA VIIᵉ QUESTION DU PROGRAMME.

DES DROITS ET DES DEVOIRS DU MÉDECIN EN RAPPORT AVEC LA LÉGISLATION DES DIFFÉRENTS PAYS, ET DES AMÉLIORATIONS QUE L'ON PEUT RAISONNABLEMENT ATTENDRE.

M. le Vice-Président DE-MARIA déclare ouverte la discussion sur la VIIᵉ Question. Le Secrétaire général M. Brugnoli lit au nom de M. le doct. ZULINSKI le projet suivant.

Projet de résolution proposé au Congrès international des médecins à Florence 1869.

Considérant que le but des Congrès internationaux scientifiques et, par conséquent, celui des médecins est la centralisation des conquêtes scientifiques faites par toutes les nations dans un commun foyer de science;

Considérant que le but des Congrès médicaux devrait avant tout faciliter les relations scientifiques de toutes les nations;

Considérant que les bases des sciences médicales ayant pour but l'étude de l'homme ne peuvent pas différer d'un pays à l'autre, mais sont partout les mêmes, ainsi que l'est l'organisme de l'homme;

Considérant qu'aucune école de médecine ne saurait se borner aux conquêtes scientifiques faites par elle seule, ni se contenter des expériences faites sous l'influence de conditions climatériques et autres de leur seul pays;

Considérant que les relations politiques et sociales des nations entre elles s'étendent de jour en jour par suite de la facilité qu'offrent les voies de communication multipliées et que par conséquent un nombre considérable d'habitants de tout pays changent très-souvent et pour un certain temps de lieu de résidence;

Considérant que la santé est également précieuse à tous les peuples et qu'un de leurs desirs les plus vifs est de posséder de bons médecins;

Considérant que jusqu'à nos jours, dans la médecine comme dans toutes les sciences, les travaux et les découvertes sont estimées non pas selon les nationalités, mais en vue de leur valeur scientifique et morale;

Considérant que depuis les temps les plus reculés et chez tous les peuples on regarde les médecins comme adeptes d'un seule et même science, qu'on les consulte toujours sans avoir égard à la nationalité à laquelle ils appartiennent.

Considérant enfin que le Congrès international actuel en appelant à lui les médecins de tous les pays et par conséquent de toutes les nationalités prouve une égale estime pour les médecins de tous les pays et par conséquent de toutes les écoles et leur reconnait les mêmes droits, puisque ses résolutions sont votées à la simple majorité des voix;

Je propose que le Congrès international des médecins après avoir:

1.° reconnu en principe « que le titre de Docteur en médecine délivré par n'importe quelle école ou académie de médecine donne le droit de pratiquer dans tous les pays et que le titre doive être reconnu légitime dans tous les pays » nomme une commission internationale à l'effet d'étudier les avantages de la résolution ci-dessus:

2.° faire connaître quelles modifications d'enseignement il faudrait introduire dans les écoles et dans les académies de médecine afin de faciliter cette égalisation des titres de docteurs-médecins et afin de contribuer à l'introduction de cette résolution dans la pratique et dans le domaine du droit international.

THADDÉE ZULINSKI (polonais)
Docteur en médecine de la faculté de Cracovie.

M. le Vice-Président DE-MARIA propose et l'Assemblée délibère que la proposition de M. Zulinski sera renvoyée à la Commission exécutive du Congrès de Vienne.

M. le Secrétaire général donne lecture du rapport de la Commission composée de MM. Timmermanns, Umana e Borgiotti, pour l'examen du travail de M. le Prof. DE GIOANNIS GIANQUINTO, sur le secret médical dans les vices rédhibitoires du mariage (V. pag. 56). Les conclusions de ce rapport consistent d'abord à remercier l'auteur du mémoire et à le féliciter de ses louables efforts, cependant comme il n'y traite qu'une question de droit, dont la solution dépend dans les circonstances spéciales du sens moral du médecin, la Commission propose de passer à l'ordre du jour.

M. le Doct. SONSINO propose l'ordre du jour suivant: — Le Congrès Médical recommande: 1.° Que dans les Pays, où la loi rend obligatoire la constatation des décès par des officiers sanitaires municipaux, cette constatation soit faite par des Médecins, hors du personel des Médecins de bienfaisance, mais exclusivement attachés à cette fonction, auxquels on peut donner le titre de Médecins de l'état civil. 2.° Que les mêmes *médecins pourront aussi être chargés de la constatation des naissances à domicile, constatation qu'il est à désirer de voir adoptée dans tous les pays où elle n'est pas encore introduite.* Il dit avoir soulevé cette question, parce qu'à Florence les *medici condotti*, sont chargés de l'assistance des malades pauvres aussi bien que de la constatation des décès, et ils se trouvent pour cela dans une condition spéciale, qui constitue pour eux presqu'un privilége vis-à-vis des autres médecins. Il croit préférable le système adopté dans plusieurs villes d'Italie, où existe un personnel *ad hoc* pour la constatation des décès; ces médecins ont l'avantage de résider au bureau de l'État Civil, et pourraient aussi être chargés de la constatation des naissances à domicile.

MM. Arcoleo et Zucchi appuyent la proposition de M. Sonsino.

M. Cuturi approuve lui-même cette proposition, mais il ne se fait pas illusion sur la difficulté de trouver des médecins pour ce service.

M. Sonsino voudrait que ces médecins fussent appelés Médecins de l'État Civil et qu'ils fussent aussi chargés de la constatation des naissances, en insistant sur la nécessité de cette constatation faite par un médecin, afin d'éviter des erreurs de sexe, dont on a eu des exemples dernièrement.

M. Col-Bene fait des remarques sur ces inconvénients, qui pourraient se vérifier dans la constatation des naissances à domicile, surtout à cause des naissances illégitimes, dont le secret serait déjà dévoilé par l'avis fait à la Municipalité.

Après quelques remarques de MM. Zucchi et Sonsino, M. le professeur Timermans observe que dans certaines localités il n'est pas possible d'adopter la division proposée par M. Sonsino; mais que dans les grandes villes on peut certainement l'adopter, et à Turin, par exemple, on a 4 médecins constatateurs des décès et 2 médecins constatateurs des naissances. Quant à la difficulté dont parlait M. Cuturi, elle dépend du préjugé, qu'on avait même à Turin dans les premiers temps de cette institution, mais qui n'existe plus à présent.

M. Madruzza, en vue des difficultés des communications qu'on a dans quelques parties de l'Italie, et pour se garantir des erreurs et même des fraudes qui pourraient se glisser dans la dénonciation des naissances, à cause surtout du recrutement militaire, propose que: *où le service de la constatation des naissances ne peut pas être fait par des officiers spéciaux, il serait opportun qu'on fît successivement une inspection de contrôle.*

La première partie de l'ordre du jour Sonsino n'est pas adoptée, et le débat se prolonge sur la deuxième partie du même ordre du jour, entre M. Sonsino, Borsatti, Madruzza, Chierici, de Maria, et Castiglioni, qui propose d'y ajouter: *en tenant compte des morts-nés.*

M. Timermans croit devoir représenter la proposition de M. Sonsino, modifiée de manière à la rendre plus générale, dans les termes suivants: *Vu la nécessité des visites nécroscopiques et des constations des naissances à domicile, le Congrès exprime le vœu que ces visites et constatations soient confiées aux médecins municipaux (condotti), dans les seuls cas dans lesquels on ne peut pas diviser ces attributions, comme dans les grandes villes.*

Cette modification, proposée par M. le professeur Timermans, et acceptée par M. le docteur Sonsino, est adoptée à la presque unanimité. Une modification proposée par M. Madruzza, dans le sens de son ordre du jour, est rejetée.

M. le docteur Mori demande une statistique des causes de mort, en se plaignant que dans une statistique qui vient de paraître à Paris, il ne soit pas tenu compte des causes de mort dans la ville de Florence, pendant que cette donnée statistique ne manque pas pour les autres villes de l'Europe.

M. Bongiorri répond que ce n'est pas la faute de la Municipalité florentine, qui a remis à Paris la statistique de la mortalité, avec les causes de la mort, comme elles se trouvent dans les bulletins mensuels.

Après quelques observations faites par MM. les docteurs Mabuzza, Ponza, Chibaici, etc., l'ordre du jour suivant, proposé par MM. les docteurs Mori et Castiglioni, est approuvé. *Le Congrès exprime le vœu que les médecins nécroscopes municipaux ajoutent dans le bulletin de constatation des décès l'indication de la cause de la mort en la relevant de la déclaration du médecin qui a assisté l'individu dans sa dernière maladie.*

M. le docteur Zuccui prend la parole pour parler de la Direction médicale des hôpitaux.

*Les Directions médicales des hôpitaux : communications
du docteur Charles Zucchi.*

Très-honorables Collègues,

Les quelques mots que j'ai prononcés sur cette question dans une des séances passées, lorsqu'on discutait la question des hôpitaux, furent suivis d'une délibération du Congrès, qui, sur la proposition de la présidence, décida de reprendre ce projet au dernier chapitre du programme. Je me propose donc de vous soumettre non pas une étude (je n'y suis pas préparé), mais seulement quelques indications, tout en vous priant, messieurs, de vouloir bien m'accorder votre extrême indulgence.

Je ne m'arrêterai pas ici à démontrer la nécessité des Directions médicales pour les hôpitaux ; nous sommes tous convaincus qu'elles constituent une attribution, un droit des médecins. Mais ce droit n'est pas universellement reconnu, n'est pas universellement admis.

Il y a des pays où ces Directions manquent tout-à-fait, d'autres où, comme chez nous, elles ne sont pas encore régulièrement établies et n'existent qu'accidentellement. Pour ouvrir la discussion et formuler un vœu, puisque je suis pressé par le temps, je me bornerai à vous faire un peu d'histoire sur ce qui se passa à ce sujet dans une partie de notre péninsule.

A l'époque du premier royaume d'Italie, on créa les Congrégations de la Charité dans chaque commune pour l'administration de la bienfaisance publique. Ces congrégations étaient composées de membres permanents et de membres temporaires, élus par le gouvernement dans les communes qui surpassaient 50,000 habitants ; aux membres permanents appartenaient les hauts fonctionnaires : le préfet, l'évêque, le président du tribunal, le procureur du roi, le maire ; et aux membres temporaires, des citoyens distingués. Tous les établissements étaient séparés en trois sections, selon leur but, éducatif, curatif ou charitable ; une commission prise parmi ces membres était préposée à chaque section, et l'on faisait par tour le service de la direction. Peu de temps s'était à peine écoulé, et l'expérience démontra la nécessité que les médecins directeurs qui existaient auparavant près quelques hôpitaux, restassent en activité et que de nouveaux médecins directeurs fussent nommés près les autres hôpitaux dépourvus d'une direction médicale.

Le gouvernement se réservait la révision du budget, la surveillance, à l'aide des inspecteurs spéciaux pour les administrations de bienfaisance publique.

Lors de la restauration, les provinces italiennes, tombées sous la domination autrichienne, furent assujetties à de profondes modifications dans les ordres administratifs et même dans le service de l'assistance publique. Cette administration entrait dans les attributions du gouvernement, aidé par des corps législatifs et électifs, les congrégations provinciales et centrales. Deux chefs étaient préposés à chaque établissement ou à plusieurs réunis ensemble, à cause de leur affectation identique ou approximative. Ces chefs gratuits ou rétribués, suivant les cas, sans dépendance entre eux, veillaient, l'un, le directeur, au service interne de l'établissement; l'autre, l'administrateur, à l'administration des biens. Il y avait dans chaque hôpital un médecin directeur, avec appointements, chargé du régime intérieur, de la gestion des dépenses, du maintien du bon ordre, de la surveillance sanitaire et de la culture scientifique. Ce fonctionnaire pouvait s'opposer à des ordres supérieurs, lorsqu'il les croyait nuisibles aux intérêts de l'institution, mais il était obligé d'en appeler à une autorité supérieure. L'organisation de ces directions médicales fut conçue par J.-P. Franck, et pratiquée avec succès dans plusieurs villes de l'Italie et de l'Allemagne; elle a eu pour résultat l'amélioration des hôpitaux, des malades et des études médicales.

Deux faits principaux ont arrêté mon attention sur ce système administratif: l'un général et peut-être unique, l'autre imperceptible, mais se répétant si souvent et en tant de lieux, qu'il peut s'élever à l'état de loi. Le premier de ces faits fut une enquête générale sur la question suivante :

Peut-on assurer le service régulier interne des hôpitaux en conservant la gestion des affaires économiques comme une fonction du médecin directeur? On devine déjà que les réponses à cette question provenant des bureaux comptables et administratifs, n'étaient pas conçues dans un sens favorable, à cause des vieux préjugés, mais aucun fait ne venait à l'appui de leurs théories, et l'ancien système resta debout, excepté pour un grand hôpital dont les désordres économiques avaient donné lieu à l'enquête. Le second fait est le suivant :

Dans les petits hôpitaux, il était inutile d'installer un médecin spécial en qualité de directeur, et pourtant on chargea de ces fonctions le médecin ou l'un des médecins du service interne, qui étaient en même temps les médecins de la commune *(medici condotti)*. Mais eu égard à leur position intérimale, on ne crut pas convenable de leur confier la gestion économique, qui fut réservée à l'administration externe. Néanmoins dans la gestion économique interne, ce fonctionnaire devait procéder d'accord avec le médecin qui remplissait les fonctions de directeur. Quelles furent les conséquences de cette mesure. Bientôt ces administrateurs du patrimoine hospitalier envahirent tous les pouvoirs de la direction médicale, de manière que les médecins eurent à s'occuper seulement de la visite des malades. Cela suffira, je pense, pour démontrer qu'une séparation des fonctions économiques d'avec les fonctions directives, ou en d'autres termes, une action indépendante des fonctionnaires économiques dans l'intérieur des hôpitaux produit une perturbation grave dans toutes les branches du service.

Par une nouvelle loi publiée après notre rédemption politique, l'administration toute gouvernementale de la bienfaisance publique céda la place à des administrations collectives et électives, dont les pouvoirs sont limités par des statuts sanctionnés par le Roi et par des règlements approuvés par des Députations provinciales. Les nouvelles administrations hospitalières n'ont malheureusement pas compris leurs véritables attributions ; elles crurent voir dans les Directions médicales des hôpitaux un pouvoir rival, incompatible avec leur dignité et leur responsabilité, au lieu d'y reconnaître un rouage technique, dépendant et très-utile. Dans la rédaction des projets de statuts, dont ces administrations furent chargées, on a supprimé les directions médicales, en substituant par la nécessité des choses des débris plus ou moins informes de cette regrettable institution, et non sans une perte très-grave pour les intérêts humanitaires et scientifiques. La nouvelle administration du grand hôpital de Milan fut la première à donner ce déplorable exemple, en reconnaissant les mérites publiquement acquis par cette direction médicale. La presse médicale et la presse politique ont hautement blâmé cette fâcheuse suppression. Les conseils provinciaux de santé s'y opposèrent vivement ; l'Association médicale italienne, dans son Congrès tenu ici l'année 1866, chargea la Commission exécutive de faire des démarches près du Ministère de l'intérieur afin d'obtenir la réintégration des directions médicales des hôpitaux. A tous ces efforts nous sommes peut-être redevables de la circulaire ministérielle du 20 septembre 1868, qui rétablit les directions médicales da s les hôpitaux d'une certaine importance et dans tous les hospices des aliénés. Il est à désirer qu'un tel rétablissement soit étendu à tous les hôpitaux et hospices des aliénés qui aujourd'hui sont encore dépourvus d'une direction médicale et que cette direction providentielle soit toujours respectée.

Une discussion sur les attributions qui doivent être données aux directions médicales pour qu'elles puissent atteindre leur but, m'entraînerait trop loin. Permettez-moi seulement de toucher un seul point. Je laisserai de côté les opinions des personnes étrangères à notre art ; mais il y a parmi nous de respectables collègues qui pensent que l'ingérence économique du médecin directeur peut nuire à la marche régulière du service. Sans doute l'action économique d'une direction médicale ne doit pas s'étendre aux opérations techniques de la comptabilité, mais elle doit se restreindre à la surveillance active dans le service médical, pharmaceutique, etc.

On dit que les médecins n'ont pas les connaissances nécessaires en matière administrative, et que cette ignorance a causé des désordres. Il y aura des médecins, je l'admets, qui ignoreront les règles de l'administration publique, mais ce ne sont pas ceux-là qu'il faudrait préférer pour diriger les hospices et les hôpitaux. Il faut destiner à la direction de ces institutions administratives et sanitaires des médecins qui à la science et à la pratique de l'hygiène, joindront de solides connaissances d'administration, d'économie et de statistique ; en un mot il faudra choisir des médecins administrateurs et hygiénistes. En plaçant dans un hôpital, pour les affaires économiques, à côté du médecin un administrateur directeur, celui-ci prend de suite le pas, parce que l'élément financier prédomine dans tous les rouages du service intérieur. Le fait déjà cité des agents externes près des petits hôpitaux, envahissant le pouvoir de la direction médicale, nous en donne une preuve éloquente.

M. Pierre Castiglioni, dont les ouvrages de médecine publique sont hautement estimés, a fait la proposition que le médecin directeur d'un hôpital soit aussi membre né du conseil administratif de l'établissement ; j'espère que personne ne voudra douter de la justesse et de la légalité de cette proposition, et on comprendra aisément les avantages évi ents qui en dérivent.

Je termine cette courte communication en émettant un vœu que j'ose soumettre à l'approbation de cette savante assemblée.

« Le Congrès exprime le vœu que la direction des hôpitaux et des
« hospices soit confiée à un médecin hygiéniste, membre du conseil d'administration. »

MM. les docteurs ARONNE, CUTURI, CHERICHI, MARCHESELLI et COL-BENE
prennent la parole, et ce dernier propose la suppression de la parole *hygiéniste*. Le Congrès approuve à une grande majorité l'ordre du jour de
M. Zucchi, avec la modification proposée par M. Colbene. M. le vice-
président Michelacci, et le docteur Cuturi, commissaires des hôpitaux de
leur ville, ont déclaré ne pas prendre part au vote.

La présidence annonce que la discussion sur la VIIe question du Programme continuera et sera close aujourd'hui dans la séance de l'après-
midi.

La séance est levée à midi.

J. FARALLI,
Secrétaire de la séance.

HUITIÈME SÉANCE DE L'APRÈS-MIDI

VENDREDI 1 OCTOBRE.

(Première Partie)

Discussion sur la septième Question du Programme.

DES DROITS ET DES DEVOIRS DU MÉDECIN EN RAPPORT AVEC LA LÉGISLATION
DES DIFFÉRENTS PAYS, ET DES AMÉLIORATIONS QUE L'ON PEUT
RAISONNABLEMET ATTENDRE.

———

CONTINUATION DE LA DISCUSSION.
DÉCLARATION de M. BORGIOTTI.
MADRUZZA — ZUCCHI — MADRUZZA — PONZA — BORSATTI.
PROPOSITION MADRUZZA approuvée.
PROPOSITION CHIERICI.
DE-MARIA — COL-BENE — PELIZZO — MADRUZZA.
CLÔTURE de la discussion sur les Questions du Programme.

———

(*La Deuxième partie de cette séance* se trouvera plus avant et à sa place
parmi les séances de l'après-midi consacrées aux travaux sur des
sujets étrangers au Programme).

HUITIÈME SÉANCE DE L'APRÈS-MIDI

Vendredi 1 Octobre à 2 heures.

Vice-Présidents De-Maria, Burci, Cipriani, Michelacci et Marcacci.
Secrétaire Général M. Brugnoli.
Secrétaire de la séance M. Schivardi.

Après l'ouverture de la séance, et quelques communications qui seront rapportées plus bas.

M. le Vice-Président De-Maria déclare la continuation de la Discussion sur la septième Question du Programme.

M. le Doct. Borgiotti, qui avait demandé à communiquer quelques observations relatives à la septième question, et qui s'était proposé de combattre l'idée de la nécessité d'une autonomie absolue du corps médical, déclare qu'il renonce à la parole, pour ne pas occuper les dernières heures réservées aux travaux du Congrès.

M. le Prof. Madruzza présente au Congrès une proposition tendant à faire confirmer par l'assemblée la vœu: — 1° que les intérêts et le décorum des médecins payés par les administrations publiques, soient sauvegardés mieux que cela n'a eu lieu jusqu'à présent, et que les fonction de ces médecins ne soient pas considérées pour eux comme un titre à l'exclusion des charges publiques. — 2° Que le tarif des honoraires pour les fonctions médico-légales soit soumis à une révision. — 3° que l'on exécute les dispositions pénales contre les individus convaincus d'exercice illicite de l'art médical.

M. le Doct. Zucchi pose la question préjudicielle, et ne croit pas que les propositions de M. Madruzza, qu'il considère comme relatives à l'Italie seulement, doivent être discutées dans un Congrès international. Il fait observer que l'Association médicale italienne s'est déjà occupée de la question des tarifs, et a décidé de ne pas établir, à ce sujet, de règle fixe.

M. le Prof. Madruzza réplique qu'il y a lieu de discuter ses propositions, attendu que l'énoncé spécial de la septième question, dans le programme du Congrès, est conçu expressément de manière à ne pas exclure les question relatives aux intérêts professionnels du médecin, dans chaque pays en particulier. Il ajoute que sa dernière proposition relative à l'exercice illicite de la médecine, concerne d'ailleurs les intérêts professionnels des médecins de tous les pays.

M. le Doct. Ponza fait observer qu'il existe déjà des dispositions pénales au sujet de l'exercice illicite de la médecine, et que le maximum de l'amende est fixé en Italie à 300 francs.

M. le Doct. Borsatti reconnaît l'existence de cette loi, mais il démontre, par des exemples, que la loi n'est jamais appliquée.

La Présidence soumet à la votation, une à une, les propositions de M. Madruzza.

Elles sont approuvées, après quelques irrégularités dans la première votation.

M. le Prof. Chierici, ayant cité un exemple des conséquences funestes auxquelles sont quelquefois exposés des accusés innocents, sur la foi d'un rapport médico-légal et d'une expertise incomplète, spécialement dans les cas où la docimasie pulmonaire hydrostatique a priori est appliquée pour établir si un enfant a vécu ou non, s'adresse au Congrès afin qu'il sanctionne le vœu suivant :

« Qu'en cas d'exspertises médico-légales la loi ne s'adresse qu'à des spécialistes, à des médecins légistes, attachés au tribunal en qualité d'experts, et non à de simples médecins praticiens; afin de rendre impossibles les condamnations injustes, à la suite d'expertises incomplètes ou malfaites ».

La discussion est ouverte sur ce sujet. M. le président De-Maria, MM. le Doct. Col-bene, Pelizzo et Madruzza y prennent part.

M. le Doct. Col-bene est d'avis de modifier la proposition Chierici dans ce sens que les tribunaux soient invités à choisir pour les expertises des médecins légistes, spécialistes, que ceux-ci soient attachés à un tribunal ou non.

Le Doct. Madruzza combat la proposition de M. Chierici, qui créérait un privilége, et propose l'ordre du jour pur et simple.

Il est adopté.

M. le Vice-Président De-Maria proclame la clôture définitive de la discussion sur les Questions proposées dans le Programme du Congrès.

P. Schivardi
Secrétaire de la séance.

COMMUNICATIONS

SUR DES SUJETS ÉTRANGERS AU PROGRAMME

PREMIÈRE SÉANCE DE L' APRÈS-MIDI

JEUDI 23 SEPTEMBRE À 2 HEURES.

LECTURE.

ROTH. — Les causes de la grande mortalité des enfants dans les villes de fabriques et des moyens d'y remédier.

CRISPINO A. — De hydrophobia.

TOMASELLI S. — Sur la cachexie cardiaque.

COMMUNICATION.

SCHNITZLER. — Sur la galvano-caustique à la gorge et au larynx.

DISCUSSION sur les mémoires lus.

LOMBARD — BOUILLAUD — PANTALEONI — BOUILLAUD.

BENEDIKT propose Vienne pour le siége de la troisième Session du Congrès Médical de toutes le nations.

PREMIÈRE SÉANCE DE L'APRÈS-MIDI

Jeudi 23 septembre.

———

Président honoraire M. BOUILLAUD.
Président effectif M. S. DE-RENZI.
Vice-Présidents MM. DE-MARIA — BACCELLI — LOMBARD —
    BENEDIKT.
Secrétaire général M. BRUGNOLI.
Secrétaire de la séance M. HENRI DE-RENZI.

La séance est ouverte à 2 heures et un quart.
Le secrétaire général annonce plusieurs publications adressées en hommage au Congrès.
Le secrétaire trésorier Doct. Bos donne lecture d'un travail de M. le Doct Roth de Londres intitulés:

    « *Les causes de la grande mortalité des enfants dans les villes de fabrique et des moyens d' y remédier*, par le Doct. ROTH.

Les causes de la grande mortalité des enfants, en général, sont presque partout les mêmes et se ressemblent beaucoup dans différents pays ; dans les villes de fabrique, il faut y ajouter les causes locales, dépendant du caractère des manufactures et des occupations des ouvriers et des enfants employés dans les différentes branches de ces travaux. Toutes ces causes peuvent être classées en groupes, pour trouver plus aisément les moyens de les diminuer ou de les prévenir.

Premier Groupe. — Il comprend les causes héréditaires qui, produites par la transmission d' une constitution très-faible, prédisposent les enfants, depuis l' âge le plus tendre jusqu' à la période de la puberté, à toutes espèces de maladies, dont un grand nombre a tôt, ou tard, des résultats fatals. Les parents scrofuleux, tuberculeux, syphilitiques, aliénés, épileptiques, idiots, intempérants, cancéreux, les pères d' un âge trop avancé et les mères affaiblies par des maladies et le surcroît de travail, produisent la majorité des enfants qui, non seulement depuis, mais avant même le jour de leur naissance, ont le sceau de la faiblesse imprimé sur leur constitution. Les avortements en sont la conséquence.
Les maladies contagieuses et les épidémies attaquent ces enfants faibles, font parmi eux beaucoup de victimes, et nous imposent le devoir aussi *personnel* que philanthropique de prodiguer nos soins à nos voisins indigents, qui, en général, sont les premiers sacrifiés à l' épidémie: car c' est dans leurs quartiers que se forment les centres d' où les rayons mortels se propagent.

Second Groupe. — Il contient les causes qui ont rapport à la qualité et à la quantité de l' air atmosphérique dont on prive souvent les enfants.

Pendant tout le temps que une famille vit dans un espace trop restreint pour avoir une quantité suffisante d'air pur, la qualité de cet air est nécessairement viciée. Les exhalaisons de plusieurs personnes vivant dans un espace insuffisant, l'accumulation d'un trop grand nombre d'enfants dans les crèches, les asiles, les écoles et dans les fabriques; tous les gaz délétères développés par la décomposition des substances organiques, par les latrines, par les fumiers, par l'évaporation et le reflux des produits chimiques de toute nature; ceux des abattoirs, la saleté individuelle de la peau, du linge, du lit; celle de la chambre, de la maison, de la cour, de la rue et même du voisinage contribuent à vicier l'air et c'est une des causes les plus fréquentes et malheureusement aussi l'une des plus négligées de la grande mortalité des enfants.

Mais même les enfants qui sont entourés d'une quantité d'air pur et frais sont souvent empêchés d'en jouir suffisamment, par la manière dont on comprime le corps des nouveau-nés et celle dont on habille les petites filles. C'est l'effet de cette manie presque universelle qui cherche la beauté de la tournure de nos filles et de nos femmes dans une clôture artificielle de la modiste et de la corsetière, et qui pousse les mères (pour la plupart très-ignorantes en tout ce qui concerne la santé et l'hygiène) à immoler leurs filles, aussitôt que possible, à un préjugé, partagé (je regrette de le dire) par encore trop de médecins, lesquels, sans avoir l'excuse de l'ignorance, permettent même dans leur famille de pareilles coutumes. Il faut renfermer dans ce groupe, parmi les causes de mort chez les petits enfants, l'*habitude de couvrir la tête* des petits enfants, et de les faire coucher avec leur mère ou les bonnes, qui, dans le but de les tenir chaudement pendant la nuit, pendant qu'elles sont endormies, les étouffent par le poids de leur corps, de leurs vêtements ou des couvertures.

Troisième Groupe. — Parmi les causes renfermées dans ce groupe sont celles qui sont en relation avec la qualité et la quantité de la nourriture: la privation de l'allaitement par la mère, ou par la nourrice, le manque de lait de vache, de chèvre ou d'ânesse; la corruption ou l'altération de cet aliment, qui est le plus important et auquel rien ne peut être substitué sans danger pour la santé des petits enfants; l'*adjonction* pendant l'allaitement d'aliments étrangers et de boissons par des parents ignorants qui y voient avec plaisir un progrès avantageux dans l'éducation de leurs petits enfants: toutes ces diverses causes sont autant de sources de mortalité.

Une autre cause, que des recherches faites sur les causes de mort soudaine chez les enfants ont constatée, c'est que parmi cinquante cas examinés par enquête judiciaire, la trop grande quantité des aliments a contribué autant que leur mauvaise qualité à la mort soudaine, généralement précédée de convulsions. Des observations faites à l'hôpital des enfants à Manchester prouvent que sur cent enfants nourris jusqu'au neuvième mois seulement par leurs mères,

Il y en avait 62. 6 bien développés.
23. 4 médiocrement,
14 mal développés,
———
100

Sur 50 enfants nourris artificiellement, la proportion des enfants bien développés était 5
Médiocrement développés 13
Mal 32
———
50

Il en est de même pour les enfants plus âgés qui souffrent, les uns par la pauvreté, les autres par l'ignorance de riches parents; pendant que les premiers ont à se plaindre du manque d'aliments ou de leur mauvaise qualité, les autres sont les victimes de l'abondance et de la gourmandise. Le manque d'une quantité suffisante d'eau pure et les causes délétères qui en sont la conséquence appartiennent aux causes de ce groupe et rappellent le proverbe: « C'est la mare d'eau croupie devant la maison du paysan qui empoisonne le château ».

Quatrième Groupe. — Il contient les causes de mortalité qui sont le résultat de la privation des soins maternels, de l'ignorance des lois hygiéniques chez les mères, nourrices, bonnes et ceux qui ont le devoir de soigner les enfants et de surveiller leur éducation. A cette ignorance très répandue, on peut ajouter la négligence et l'indifférence des personnes que je viens de nommer. Pendant et après l'allaitement, pendant la période de la première dentition, où les enfants ont besoin de soins et d'une attention continuelle, la privation des soins maternels a les conséquences les plus funestes. Ce groupe joue un rôle très important, dans les villes de fabrique, parce que, si les ouvriers ne gagnent pas suffisamment pour le soutien de leur famille, ou s'ils dépensent pour elle seulement une partie de ce qu'ils gagnent, les femmes sont obligées d'augmenter le revenu du ménage par leur travail hors de la maison.

Malgré les crèches, cette absence obligatoire est toujours suivie d'une mortalité plus ou moins grande des enfants. Cette observation était confirmée par la diminution de cette mortalité pendant la grande crise cotonnière causée par la guerre civile américaine, pendant laquelle, par suite de la rareté du coton, la manufacture de cet article avait presque cessé dans les comtés de Yorkshire et de Lancashire; les mères de famille, ne trouvant plus d'occupation dans les fabriques, forcées de rester à la maison, ne recevaient, par la charité publique ou privée, que les aliments les plus nécessaires et en beaucoup moins grande quantité que celle à laquelle elles étaient accoutumées: mais, restant chez elles (*at home*), elles soignèrent leurs enfants, et cette époque est remarquable par la diminution de la mortalité des enfants dans ces deux districts.

Dans quelques parties marécageuses de l'Angleterre, on commença, après un dessèchement artificiel, à cultiver les terres; les femmes, qui ne travaillaient pas avant le dessèchement hors de leur habitation, se sont trouvées occupées aux travaux de la campagne, et bientôt la mortalité des enfants augmenta considérablement, ce qu'on attribue à la privation des soins maternels, lesquels n'étaient pas même contrebalancés par les gages plus élevés de la famille et par l'amélioration de l'air, moins imprégné des évaporations paludéennes.

M. Hervieux, de l'hôpital des Enfants-Trouvés, à Paris, a communiqué il y a quelques années un rapport dans lequel il suggère que, dans les crèches, la position horizontale continuelle et le manque de soins contribuent considérablement à la mortalité des enfants.

Pendant l'absence des mères, les personnes qui les remplacent, ne pouvant pas calmer les cris des petits enfants, seul moyen d'exprimer tous leurs besoins et leurs douleurs, donnent presque continuellement aux enfants des mélanges de pain, d'eau sucré et de différentes préparations d'opium. Tous les médecins qui ont fait des recherches sur la mortalité des enfants sont d'accord (une chose qui arrive assez rarement parmi nous) sur ce que la moitié de cette mortalité est le résultat du *narcotisme*. Les différentes préparations d'opium sont données aux enfants même par les mères, qui, fatiguées par le travail continuel du jour, n'aiment pas à être éveillées à chaque moment de la nuit par l'enfant souffrant souvent des suites d'un traitement inconsidéré et d'une nourriture peu convenable.

Et même, si quelques mères veulent sacrifier leur repos, c'est par affections pour leur mari et en vue de leur tranquillité domestique qu'elles sont portées à se servir de moyens narcotiques, dont elles font souvent usage pour elles-mêmes et dont elles ne voient que l'effet immédiat calmant. Ces mères ne suspectent pas que ce calme artificiel est souvent le précurseur d'une mort soudaine.

Beaucoup d'accidents qui causent la mort des enfants n'arriveraient jamais en présence d'une mère soigneuse, qui les empêche de tomber dans l'eau ou dans le feu, de se faire mal et de s'exposer à toutes sortes de dangers.

Le docteur Farr dit : « Le sort d'un enfant que sa mère abandonne non dans la rue, mais chez elle, pendant qu'elle travaille à la campagne ou dans les fabriques, et dont elle néglige la propreté, est une mort précoce ».

Cinquième Groupe. — Le travail de toute espèce trop prolongé est une cause très-affaiblissante pour les enfants auxquels on impose des travaux dans les mines, dans les fabriques, etc., lesquels sont au-dessus de leur âge et de leur développement physique. La plupart des occupations sédentaires, dans lesquelles certaines parties du corps sont mises en activité au détriment des autres, où la poitrine et l'abdomen sont comprimés pendant dix à douze heures, les mauvaises positions dans lesquelles les enfants sont obligés de travailler, les prédisposent à un grand nombre de difformités et de maladies des organes les plus importants, dont ils ne sont souvent débarrassés que par la mort, finissant une vie trop courte, mais hélas! trop longue pour les souffrances auxquelles elle était exposée. Si l'on a négligé tout ce qui concerne l'éducation rationelle du corps et ce qui neutralise les mauvais effets du surcroît de travail et des occupations sédentaires dans un espace trop restreint, ce résultat fatal a malheureusement bientôt lieu.

Les causes citées dont la plus grande partie peut être prévenue ou dont les effets peuvent être neutralisés ou diminués, produisent une mortalité excessive parmi les enfants, et lorsqu'on admet qu'ils ne sont pas nés pour mourir jeunes, il faut que nous nous accusions du triste fait de voir mourir sur 100 enfants 40, 50 et même plus, avant d'arriver à l'âge de dix ans accomplis.

Des moyens de remédier aux causes de la mortalité des enfants.

Puisqu'il est dans l'intérêt de chaque commune d'avoir le plus grand nombre d'habitants bien portants, il est aussi indispensable que les fonctionnaires préposés à la salubrité publique, qui ont pour devoir de surveiller tout ce qui concerne la propreté, la salubrité de leur district, y empêchent le développement de toutes les causes morbifiques, et spécialement de celles qui détériorent l'air dans toutes les localités où un grand nombre de personnes s'assemblent, par exemple, dans les usines, fabriques, hôpitaux, crèches, asiles d'enfants, églises, écoles, etc. Ces fonctionnaires publics devraient être investis des pouvoirs les plus étendus pour faire disparaître autant que possible les causes qui influencent une notable quantité d'individus, et par là arrêter dans leur germe, par l'application des règlements sanitaires, la propagation des maladies épidémiques.

Dans les familles où des causes délétères agissent sur une ou peu de personnes, la surveillance individuelle reste à la mère de famille, qui doit être l'officier de santé dans la maison. Mais comment peut-on espérer que les femmes remplissent ces devoirs, aussi longtemps qu'elles sont obligées de s'absenter, et que celles qui restent à la maison (je parle ici non seulement des ouvrières, mais des femmes des classes plus élevées et plus instruites) sont tout-à-fait ignorantes des plus simples lois hygiéniques et du traitement rationnel de leurs enfants?

Pour diminuer les conséquences de cette ignorance, cette source continuelle des maladies et de la mort des enfants, j'ai établi, il y a bientôt dix ans, avec l'aide de quelques dames philanthropiques, une société connue sous le nom de *Ladies' Sanitary Association*, pour propager et populariser les lois de l'hygiène. Cette société ne se contente pas seulement de la théorie de ces lois, mais tâche aussi de les appliquer, comme vous pourrez le voir par l'extrait du prospectus que je vais lire:

« Il est un fait avéré, c'est que la plus grande partie de la débilité, des maladies, de la mortalité prématurée dans ce pays (Angleterre), résulte de causes qui pourraient être prévenues; mais très peu de mesures préventives, ayant rapport aux habitudes personelles de la population, ont été adoptées jusqu'à présent.

« Les promoteurs de cette association, convaincus que l'une des principales causes de la détérioration de l'organisation physique réside dans l'ignorance des lois de l'hygiène, ont reconnu la nécessité d'étendre et de populariser les connaissances sanitaires.

« Dans ce but:

« 1° Ils impriment et distribuent de simples et intéressantes petites brochures sur des sujets domestiques et sanitaires (la plus grande partie de ces brochures est écrite spécialement pour les ouvriers);

« 2° Ils veulent établir des bibliothèques publiques composées de livres populaires, sur des sujets relatifs à la santé et au bien-être social;

« 3° Ils ont organisé un système de lectures pratiques sur l'hygiène, les améliorations sanitaires et l'économie domestique;

« 4° Ils ont formé des associations correspondantes dans diverses localités, dans le but de rendre pratique l'enseignement sanitaire:

« *a*. Par la distribution des brochures susdites parmi les ouvriers de la localité, dans les écoles, hôpitaux, et les meetings (assemblées) de mères de famille;

« *b*. En recueillant des capitaux pour des améliorations sanitaires, telles que faire percer des fenêtres, empêcher les cheminées de fumer, enlever les détritus de toute nature, distribuer gratuitement du savon, de la chaux pour blanchir l'intérieur des maisons, prêter des livres, des patrons pour couper les vêtements, des brosses, des chaudrons et des recettes de cuisine;

« *c*. En sollicitant les fonctionnaires préposés à la salubrité publique et autres personnes membres de la profession médicale de vouloir bien faire des lectures publiques et gratuites;

« *d*. En instituant des meetings (assemblées) de mères de famille et des classes de filles adultes, pour leur donner une instruction domestique et des notions d'hygiène;

« *e*. En formant ou encourageant des clubs à 1 penny (deux sous) par semaine, pour vêtements, charbon de terre, bains et lavoirs; en favorisant les associations de tempérance, les cuisines publiques et les clubs d'ouvriers;

« *f*. En établissant des crèches modèles pour les petits enfants sans mère, qui peuvent servir d'*écoles* pour les mères de toutes les classes, les maîtresses d'école, institutrices et bonnes d'enfants. ».

On s'est moqué souvent de moi, quand j'ai parlé de la nécessité de l'instruction des femmes et de la formation d'établissements pareils qui leur doivent servir d'écoles. Aussi n'est-ce pas sans plaisir que j'ai lu dans une brochure du professeur Arnstein le fait suivant:

« Depuis deux ans, on a établi en France, à Bordeaux, Nantes, Reims, Tarbes, Pau, Saint-Maixent, etc., des institutions, ou plutôt des écoles pour mieux élever ou pour entraîner des poulains, et pour en faire ressortir et développer toutes les bonnes qualités. Le poulain qui, dans des circonstances ordinaires, serait peut-être devenu un cheval de travail déformé, peut par là devenir un cheval de luxe et de la plus grande valeur. Les directeurs de ces écoles donnent des certificats aux piqueurs, cochers, fourrageurs, et écuyers qui ont passé par le cours de ces écoles, pour lesquelles le gouvernement a dépensé, en 1863, 349,500 francs. »

Je ne demande pas que l'on fasse plus pour les enfants que ce que l'on fait pour les poulains.

LISTE DES BROCHURES PRÉPARÉES SPÉCIALEMENT POUR LA DISTRIBUTION

PARMI LES OUVRIERS.

De la valeur de l'Air pur. — De l'usage de l'Eau pure. — De la valeur d'une bonne Alimentation. — De l'influence d'une Boisson salubre. — De l'avantage des Vêtements chauds. — De la santé des Mères. — Comment soigner un nouveau-né. — La puissance de l'Eau et du Savon. — Quand avez-vous été vacciné? — Le Médecin à bon marché, ou Un mot sur l'air pur. — Les Ravages de l'Air corrompu. — En lavant les Enfants. — La Mère. — L'Inspecteur. — Les Enfants à l'École. — Quelque chose pour la Maison. — A qui la faute? — Du défaut d'Arrangements sanitaires, prévalant dans des habitations des ouvriers. — La Santé de la Communauté et les Logements du Peuple. — Le Massacre des Innocents. — Comment on avance la Mort. — Le Secret d'une Maison salubre. — De l'Allaitement artificiel. — Une femme modèle. — Les Guêpes ont des Aiguillons. — Semant le Grain. — Du Vêtement et de ce qu'il coûte. — La vie des Ménages, ses devoirs, soins et plaisirs. — Perdu et trouvé. — La Maison de la Fiancée. — Proverbes sur la Santé et le Bonheur. — Du Danger de trop tôt se lever après l'Accouchement. — Comment élever des Enfants sains. — Les Devoirs hygiéniques de chaque Individu. — Le Travail au Village. — De la Rougeole. — Amusements pour les jeunes, et Vérités pour les plus âgés. — Epreuves et Chagrins et comment y faire face.

Suivant le dernier rapport, 758,740 de ces brochures sanitaires ont été vendues de 5 à 20 centimes.

Outre les lectures pour les ouvriers, des lectures populaires ont été données aussi par des médecins distingués à une assemblée de dames de chaque classe et de la haute société, de dames qui, plus tard, en visitant les pauvres et les ouvrières, peuvent leur donner de bons conseils.

Dans les écoles normales, quelques lectures sur la physiologie et l'hygiène ont été organisées pour les institutrices et les étudiants.

Des cours populaires sur l'économie domestique et la science sanitaire, des lectures accompagnées de l'exposition complète de tous les appareils, modèles prêtés par le propriétaire du musée économique de Twickenham, étaient donnés dans neuf grandes institutions, dans différentes localités de Londres, parmi les ouvriers et leurs femmes assemblés dans leurs clubs pour s'y amuser ou pour s'instruire.

Des classes gymnastiques ont été formées pour l'instruction des élèves institutrices, pour apprendre les exercices de Ling, lesquels peuvent être exécutés sans appareils gymnastiques en plein air ou dans chaque espace couvert.

Presque 30,000 pauvres enfants ont été conduits dans les parcs publics, pour y jouir pendant quelques heures de l'air pur ; beaucoup de ces pauvres enfants n'avaient jamais eu un plaisir pareil et une récréation aussi salutaire que nécessaire pour ces pauvres petits êtres ; un morceau de pain et un peu de lait venaient encore augmenter le plaisir de la récréation.

Pour contrebalancer les mauvais effets du surcroît de travail chez les ouvrières, modistes et couturières, un établissement modèle a été formé sous le patronage des dames de l'association sanitaire. Dans cet établissement :

1° Les ouvrières ne travaillent plus que dix heures par jour, le travail étant interrompu une heure pour le dîner et un quart-d'heure pour le thé ;

2° 400 pieds cubiques forment le minimum d'espace accordé à chaque ouvrière dans les dortoirs ;

3° Toutes les précautions et les arrangements nécessaires à la santé ont été pris ;

4° L'établissement est mis sous l'inspection du médecin inspecteur hygiénique du district.

Des associations sanitaires correspondantes se sont formées : en Angleterre, à Bath, Brighton, Reading, Bristol, Oxford et Leeds ; en Écosse, à Aberdeen, Glasgow, Paisley, Édimbourg ; en Irlande, à Dublin.

J'ai donné ces détails pour montrer comment les causes de la mortalité en général, et spécialement de celle des enfants, peuvent être combattues par des associations pareilles, et c'est la crainte de vous retenir trop longtemps qui m'empêche de donner des extraits des rapports des associations correspondantes.

Dans le groupe des causes héréditaires, nous ne pouvons que diminuer les mauvais effets, en améliorant la santé des parents et principalement des mères, en donnant aux enfants beaucoup d'air pur, en les tenant aussi proprement que possible, en les faisant mieux nourrir et mieux soigner. Quand ils sont plus âgés, il faut avoir soin de bien développer leur physique par des exercices gymnastiques rationnels, avant de leur permettre d'être occupés dans les fabriques ; les heures de travail des enfants doivent être considérablement diminuées et interrompues par différents jeux et exercices à l'air libre, et la quantité de leur nourriture doit être en proportion avec la dépense de leur force et de leur croissance.

Pour obtenir le minimum de la mortalité des enfants, les ouvrières mères ne devraient pas travailler hors de leur maison, ou, alors, au plus seulement quelques heures par jour ; elles doivent plus se soigner pendant la grossesse, elles doivent être instruites à mettre en usage les lois d'hygiène en tout ce qui concerne leur maison et leur famille. Là où il est absolument impossible que la mère puisse donner ses soins à ses enfants, les personnes qui les remplace, soit à la maison ou dans les crèches (lesquelles ont besoin d'être entièrement reconstituées), doivent se montrer très-consciencieuses, et les devoirs sacrés qui leur sont imposés ne doivent pas être imposés par ces apparences hypocrites couvrant la négligence la plus grossière.

Malgré que l'on puisse dire que ce soit une utopie de croire qu'on peut sauver plus de la moitié des enfants qui meurent au-dessous de l'âge de dix ans, ma conviction que cela se peut faire devient toujours plus ferme ; mais ma conviction acquise aussi est que c'est seulement possible en combattant l'ignorance, cet ennemi général de tout progrès, et que l'on y parviendra, et en même temps on épargnera à un nombre encore plus grand d'enfants beaucoup de maladies et de difformités qui les affligent pendant leur vie.

En vous remerciant de la patience avec laquelle vous m'avez écouté énumérer les causes de la mortalité des enfants, que la plupart d'entre vous connaissez mieux que moi, je fais un chaleureux appel à vous, messieurs, témoins constants des souffrances humaines, pour vous exhorter à vous mettre à la tête d'associations ayant pour but de prévenir les maladies et de prolonger la vie, spécialement celle des enfants ».

Cette lecture est suivie d'une autre sur l'hydrophobie.

« *Medicorum omnium nationum celeberrimo comitio Florentiae, de Hydrophobia a socio* I. A. CRISPINO *quaestiones propositae.*

> Tollere nodosam nescit medicina podagram,
> Nec formidatis auxiliatur aquis.
> Ovid. *de Pont. Lib. I, Epist* 3. *v.* 23.

Ego vero cogito, Socii humanissimi, ac sapientissimi; varias de hydrophobia quaestiones coram vobis exponere, ut, examine facto circa naturam, caussas, curamque huiusce morbi tam lethalis, lux pro bono scientiae et aegrae humanitatis fiat.

I. Quoties ad illustrandam morbi cuiusdam naturam atque historiam sedulo operam damus, toties mentem saepe numero nostram densae circumveniunt tenebrae, quae lento gradu in scientiae progressu interdum evanescunt, et saepius accidit, ut illi morbi, quorum natura ignota erat tempore abhinc multo, summo nostri animi dolore in profundo Arcesilai puteo perfracte lateant!

Talis est thesis de hydrophobia, cuius existentia olim a doctis exagitata viris, atque variis adversata tempestatibus, tandem perpensis melius omnibus rebus tanquam affectio ex phrenitide vel mania originem trahens putata fuit, ideoque creditum est illum morbum ab aegri phantasia ortum habere.

Experientia nihilominus quotidiana docemur permultos homines ab hydrophobia pere illi forte fortuna, quam si ex charecteribus essentialibus iudicare velimus, ipsa in erecto deinde haud magno spatio post rabidi animalis morsum, contractiones pharingis convulsas, et ad glutiendum difficultatem cum liquidorum metu oculis exhibet nostris, sed extra omnem dubitationis aleam est quod homines huiusce farinae in peius ruant, tandemque sextum ante diem morbo obeant, et necroscopia negativa est, nam eorum corpora in sectione irritationis solummodo signa in organis a convulsionibus affectis offerunt.

II. E contrario eamdem simptomatum seriem cernimus raro oriri ab alia caussa. Inter huius morbi lethalis victimas, aliquae ad pueritiam pertinent, et subiacere morali nequeunt impressioni; aliae praeferunt nobis idiotas, simplices, et pene obesae naris homines, nec non aliquae denique sunt delirio affectae, in quibus mentalis concipi terror minime potest, ita ut ipse imaginationem affici istorum queat. Sed, perpensis factis, observatur quod magnus hydrophoborum numerus mentis luciditatem servarit usque ad terribilis convulsionis evolutionem cum liquidorum horrore, et saepe usque ad extremum vitae anhelitum. Omnem hydrophobum esse victimam insani timoris absurdum est, et a Medicis contradictum; nam si caussa constiterit tantum in timoris profundi sensu, cur morbus intermissionibus crebis ac frequentibus subjicitur, fieri ut solet ? Ergo dici haud potest quod proxima morbi evolutio post morsum effectus sit mentalis motionis, et multis in casibus huiusmodi nulla caussa hydrophobiae spontaneae extitit. Tamen forma quaedam hydrophobiae est in qua unicum antecedens constans est animalis rabiosi morsus, ideoque in actuali nostrarum cognitionum statu tenemur morsum considerare sicut huius morbi caussam, usque donec altera non inveniatur. Praeterea ipsum vulnus manifeste habet consensum quemdam praecipuis cum symptomatibus: in primis signa non patefiunt, et ad cicatricem benigne ducit vulnus ; sed cum sint proxima symptomata characteristica, tum cicatrix in loco vulneris quamdam nobis exhibet vicissitudinem, quae technice ab scientiae peritis *recrudescentia* nuncupari solet ; insuper illa tumescit, rubra ac livida fit, et in patiente dolores retegit acutissimos ; aliis in casibus vulnus aperitur a semetipso, humoremque effundit peculiarem. Nec minus difficile est perscrutari quod morsus, de quod verba facimus, sit maxime necessarius ad hydrophobiae apparitionem, sequitur vulnus esse praecipuum antecedens connexum cum morbo, qui dici effectus potest consequens. Statutum est pariter quod morsus canis producit in animalibus variarum specierum hydrophobiam, dum experientia monet quod morsus et saliva etiam humana similes gignere effectus queunt in animalibus specie inferioribus.

III. Tandem turba ἰατρῶν universalis persuasissima est, et testimonia populorum in urbibus ac oppidis degentium variarum regionum orbis terrarum per duo millia annorum spatia concordi animo ac voce affantur, certioresque nos faciunt connexionem esse inter morsum rabidorum canum et signa contractionis vel convulsionis in gutture, nec non aversationis a liquidis, quae negligi ullo modo debent, tanquam apodixis non defunctoria circa hydrophobiae humanae existentiam ac praesentiam.

Morbus hicce terribilis, contagiosus, fere semper lethalis, qui a canibus rabidis et animalibus eiusdem generis communicari solet homini et maximae animalium parti calido sanguine praeditorum, *rabies*, vel *hydrophobia* nuncupatur, quia saepe comitata a furiosa necessitate ad mordendum, ab asquae horrore, nec non a difficultate ad deglutiendum. Vocabulum nempe hydrophobia omnibus fuit temporibus, estque adhuc verbum quod eamdem indicat affectionem de qua loquimur in universis terrae locis ; denique hocce vocabulo CELSUS, AURELIANUS, GALENUS, BOERHAVIUS, SAUVAGETIUS, DESAULTIUS, CULLENIUS, PINELIUS, aliique infinitate infiniti usi sunt auctores in tractatibus ad hanc materiem pertinentibus, ideoque retentum est a nobis.

Rabies evolvere sponte sua potest in canibus, et in animalibus eiusdem generis, sicuti sunt lupi, vulpes, feles, etc., et ex his communicari cum morsu homini, equo, asino, sui, pecoribus, etc. Idem dici de homine non potest, in quo rabies nunquam spontanea est, etsi aliqui putant id posse fieri sine praevio morsu animalium rabidorum : sed hi casus pertinent ad affectiones maximum afferentes dolorem, et convulsas, et hystericas, cum rabie confusas.

IV. Solum est ne saliva vehiculum contagii hydrophobici ? Ipsum contagium fit ne innocuum cum animalium morte ?

PUTEAU opinatur quod contagium istud sit in sola saliva, et rabies sit glandularum salivarium morbus, omnesque accidentes comitantes originem ab irritatione huius contagii in parte morsu lacessita ducunt, quae ad fauces propagata, ibi praecipua hydrophobiae symptomata evolvit : perillustris autem SAUVAGETIUS hocce autumat contagium in faucibus fixam habere sedem: *Animalium rabidorum carnes comestae, excepta forte gula, aliis hydrophobiam intulisse non constat... Veneni ergo sedes in oesophago fixa videtur* (1).

Contra ea arbitrantur alii hydrophobiam contrahi cum sanguine, lacte, et semine animalium rabidorum. À Francisco Toggia, in suo opere de morbis bovinis (2), narratur quod duo olim canes evaserunt rabidi, quia sanguinem extractum a bove rabie mortuo lamberant; etiamque dicitur quod quidam Chirurgus hydrophobiam contraxerit eo quod digitum suae manus leviter vulneratum inquinaverat; ad haec adjicito, quod aliqui nefrendes citissime rabidi facti sunt, quoniam lac a vaccae rabidae mamilla mulsum biberant, et ipse Toggia citat Hoffmannum loquentem de homine, qui morsus a lupo rabioso, uxori cum coitu morbum communicavit, antequam in illo apparsa hydrophobia fuerit. Consequi ex hisce factis videtur quod si saliva in rabie corrupta sit, corrumpi quoque possunt aliae corporis partes, si retinere easdem foedatas nolumus plus vel minus ab ipsa saliva, quae ab animalibus rabidis abunde secernitur.

V. Huius contagii natura est specifica, quoniam specificus est morbus, qui evolvitur, et qualiscumque sit suus agendi modus in corpore vitam agente, notum est quod non omnes morsu saucii rabidi fiunt; praedispositionis defectus videtur esse huius rei caussa, et habita corporum ratione, observatur in omnibus individuis virus non agere vi eadem ac celeritate, cum sit probatum periodum delitescentiae huius contagii modo esse brevissimam, aliquandoque plus vel minus longam, e pluribus se mensibus potrahentem, usque ad annos, et varia delitescentia originem habere potest a vario animalium habitu vulneratorum ac temperamento, nec non a contagii quantitate et natura, vel a vulneris loco, extensione et profunditate.

Investigationes anatomicae maxime diligentes nihil adhuc nobis ostenderunt in corporum sectione eorum hominum, qui hydrophobiae caussa diem obierunt supremum, et ne minimam quidem lucem de origine huius morbi visu horribilis attulerunt. Corpora multorum profecto individuorum, qui morte dolores tantos, terribilesque poenas perfecerunt, nullum morbi huius indicium philosopho longe prudentissimo unquam dedere!! Diligens faucium examen in occurentibus non manifestavit casibus plurimis aliquam morbosam in vita laesionem, et perpaucae mutationes organicae cum signis phlogisticis, quae offeruntur saepenumero nobis, convulsionum et poenarum argumenta perlatarum, nec non acris salivae quaedam fere symbola sunt. Quod huius contagii ignotam confirma naturam.

Quis tandem mihi Oedipus erit verax in tanta rerum difficultate, vel instar Ariadnes ingeniosae auctor, qui filum praebebit, ut labyrintho me inextricabili et caliginoso loco quam citius extricarem? Ecquis tamen volet nodum frustra in scirpo quaerere?

VI. Si quotidie in stadio tam difficili currimus, densis semper cimmeriisque tenebris circumfusi, ecquae, miser, verba proloquar de huius morbi curatione? Eius si natura in propatulo foret, haud dubie remedia eidem aptata morbo atque idonea facillime casibus praeberemus evenientibus, sed cum indagines anatomicae nullum nobis dederint suffragium de ipsius natura morbi, et l'ατρὸς incertus inter coniecturas iter currere tenebrosum debeat, consequens sane est curationem morbi huiusmodi esse non posse nisi coniecturalem atque empiricam. Doctor Good observat quod curatio istaec sit palaestra satis ampla propter experimenta varietate infinita,

---

(1) Nosolog. Method. Tom. 2, Cap. XVI.
(2) Vol. 1., Cap. XXI de rabie.

at nullum adhuc extat remedium peculiare, quo aegroto morbo lethali laboranti mederi facillime possemus. Methodus Medicorum est varia, et tot sententiae quot capita in tanto rerum discrimine adsuut !!!

Post morsum, cura prophylactica in delitescentia est tutior. Vulnere apprime et belle loto, oportet ut ad caustica recurramus, praesertim ad ignem, vel ad nitratem argenti fusum, ut faveamus magis atque magis in dies vulneris profluvio per plures hebdomadas cum irritantibus unguentis, etsi talis medendi modus spem atque expectationem Medicorum perillustrium fefellerit, praesertim Ioannis Hunter. Ipse Celsus de hoc argumento loquens ait : *deinde si locus neque nervosus, neque musculosus est, vulnus id adurendum est* (1). Alii evulsionem partis cum gladio praeferunt; alique tandem gladium eodem tempore et caustica commendant. Scripsit etiam Van-Swieten : *Maximam spem curationis prophylacticae antiqui medici et recentiores unanimi consensu ponebant in eo, ut diu maneret apertum vulnus inflictum, hinc erodentibus remediis applicatis illud maius reddebant, et a cita consolidatione prohibebant* (2).

Medicus qui id neglexerit, putatur erga infelicem hydrophobiae morbo laborantem irrevocabilis erroris reus, eo quod ipse damnatur inter extremas convulsas virium defectiones in morbo valde horribili ad manes concedere !

Partis evulsio vulneratae fieri semper debet, etiam casu, quo tantum animal suspicatur esse rabidum, nam si gladio brevis afferatur dolor patienti, nihili iste ducitur prae animi traquillitate, quam quisque contagio liberatus operationis ope acquirit facillime.

Neglecta evulsione ab initio vulneris, utile est illam fieri posse etiam post temporis spatium a morsu remotissimum, nam videtur quod animalis rabidi virus non semper effectus producit tristes inter spatium temporis praefinitum, sed remanet in parte vulnere laesa per tempus indefinitum, ideoque evulsio fieri tempore potest etiam intermedio, si opinioni illustris Thompson accedere velimus.

VII. Evoluto morbo desperato, necesse est mercurialia, et potiones cum acido cloro-hydrico ad Brugnatellii mentem adhibere in praxi, nec non sanguinis missiones, si signa praevalent phlogistica. Celsus etiam in delitescentia sanguinis missiones commendat: *Si uri non potest, sanguinem homini mitti non alienum est* (3). Illustris Mead equidem ait : *Si quid auxilii in desperato isto statu expectari potest, credo expectandum esse a larga sanguinis missione, etiam usque ad animi deliquium* (4).

Symptomata si exoriantur nervosa, administrari queunt summo cum favore opiata, camphora, moschus, aetheres, ammoniaca, et similia, quae omnia sunt quoque adhibita cum aegrotorum levamine a Medicis perpetuo honore vigentibus, et quoties methodus rationalis non satisfieret, ad empiricam statim evolare oporteret.

Multa sunt remedia peculiaria, quae brevitatis gratia praegredi hocce in loco censemus. Valde utilis tamen dicitur immersio aegri in aqua frigida. Usus talis immersionis in aqua fluminis vel maris perantiquus est, et haece methodo utebantur veteres tam in delitescentia, quam in ipsa rabie. Celsus inquit. *Solet ex eo vulnere aquae timor nasci* ὑδροφοβίαν *Graeci appe-*

---

(1) Lib V. Cap. XXVII. Curatio adversus rabiosi canis morsum.
(2) Van-Swieten, Comment. in Herm. Boerhaav. aphor.
(3) Celsus, loc. citato.
(4) De cano rabido.

tant : miserrimum genus morbi, in quo simul aeger et siti et aquae metu cruciatur, quo oppressis in angusto spes est : sed unicum remedium est, nec opinantem in piscinam non ante ei praevisam projicere, et si natandi scientiam non habet, modo mersum bibere pati, modo attolere : si habet, interdum deprimere, ut invitus quoque aqua satietur ; sic enim simul et sitis, et aquae metus tollitur (1).

Franciscus Toggia in opere citato asserit quod immersionis usus ad cavendam rabiem sit valde familiaris aliquibus in locis, ita ut Batavi, et alii populi maritimi in hocce remedio maximam habeant fidem. Idem attamen Toggia refert quod La-Fosse contendat balnea marina esse infructuosa in hydrophobia, sicut alia specifica : *Les bains de mer ont été vantés comme un spécifique pour cette maladie, mais ils sont aussi infructueux que les autres moyens.*

VIII. In tanta opinionum Medicorum varietate, rerumque caligine, ecquis nobis auxiliabitur ? Quis certum feret iudicium, vel quae stella lucida praebebit lumina in luco tam praenebulo, ut adamussim recteque in via sentibus ac prunis plena nullum reperiamus offendiculum ? Aegra languensque humanitas ex omnium Nationum Medicorum coetu Florentiae legitime congregato Nodi huiusce Gordiani solutionem alacri animo expectat, et ille si conventus perillustrium virorum id efficiet quam citius, erit pro soluta quaestio ab origine Medicinae insolubilis ac difficillima.

Adest heu! hydrophobia, sed nondum aliquod remedium certum atque efficax habemus. Non sanguinis prosunt missiones! Non balnea! Omne negotium est inutile!

« *O curas hominum! O quantum est in rebus inane!* » ut cum Volaterrano Satyrico loquar.

Electrum etiam adhibitum fuit casibus in aliquibus, ast frustra, et si quid levaminis aliquando attulerit, id fuit perbreve. Fumus nicotianae in recto intestino, et clysteria infusionis eiusdem plantae fuerunt sine fructu tentata ; in variis aliis casibus adhibita Strychnina, sed cui bono in symptomatibus ?

IX. Satis superque verba feci, et perpensis omnium medicorum opinionibus subiecta de materia restat ut nullo modo ventis possimus secundis dare vela in oceano furentibus austris permoto, et nos nostrum his de rebus donec certior experientia loquatur suspendimus iudicium, nisi sapientia *Congressus Medicorum internationalis* huicce subveniat ruinae. Igitur quantum de nobis nos ipsi sentimus, ne otiosi casibus videamur occurrentibus, caute, provide ac prospicienter agemus, si re aegrotos aliqua instruemus vitae necessaria, quae eorum mulcere poenas valeat, et ipsi consulemus generoso stimulantium usu, idest opio, interius exteriusque adhibito, narcoticorum iniectionibus in venas, clysteriis cum opio et nicotiana, sanguinis missionibus, electro, balneis, etc. quae omnia aegrotantium tantum, ut paullo ante diximus, mitigare tormenta valeant, sed eos sanare nullatenus queunt.

Inaudita non exaravi negotia, sed breviter perstrinxi id quod dictum de hydrophobia fuit ab incunabulis Medicinae ad haec usque tempora, et sapientia si *Congressus Medicorum internationalis* aliquam feret lucem pro languenti humanitate in morbo tam horribili, animus meus plusquam voti compos erit, et hymnum pro eo laudis in aeternum cantabo.

———————

(1 Celsus, loc.cit. oct.a

Valete, Socii humanissimi, iterumque dico valete, et vos incolumes pro Scientiae progressu, sospitesque tempus in omne servatote.

Episcopiae in Lucania, XII Kalendas Octobris MDCCCLXIX.

Doctor Josephus Andreas Crispino.

La dernière lecture de la séance est faite par le professeur Tomaselli qui lit le mémoire suivant :

Essai critique sur la cachexie cardiaque.

L'importance des questions qu'on doit discuter dans ces séances scientifiques, m'a fait un instant hésiter à présenter cet essai, d'autant plus que je devais l'écrire en une langue étrangère ; mais comptant sur l'indulgence de mes savants confrères, je me permets de soumettre à ce Congrès le résumé d'une série d'observations dont le but est scientifique et pratique.

I

Pour arriver à un diagnostic précis des maladies du cœur, on a senti que le concours de la pathologie, de la physiologie et de l'anatomie pathologique était nécessaire à la clinique, qui n'a été fixée rationnellement que depuis la découverte de l'auscultation. Ce concours réciproque a puissamment contribué à l'avancement de la physiologie pathologique du cœur. On ne peut pourtant pas nier que les données théoriques, comme dit Beau, présentent de grandes difficultés dans leur application au lit des malades. Et si la physiologie pathologique du cœur, considérée objectivement, a jeté une vive lumière sur les rapports du cœur malade avec les altérations matérielles de la circulation, elle n'a pas encore étudié les rapports entre le cœur malade et les altérations du sang.

La physiologie devrait avant tout répondre à cette demande importante, et c'est en nous servant de ses enseignements que nous avons tâché d'expliquer l'influence que le cœur pourrait, par action directe ou réflexe, exercer sur les qualités du sang.

L'obscurité qui règne sur l'origine et la nature de plusieurs faits morbides, provient de la connaissance imparfaite que nous avons des propriétés physiologiques de tous les organes et de tous les tissus et de l'influence qu'ils exercent sur la formation et la destruction des liquides de l'économie. L'ignorance de la physiologie de tant de phénomènes de la vie a été pour la pathologie la source des théories et des systèmes qui l'encombrent.

II

Parmi les maladies chroniques qui règnent ordinairement en Sicile, après celles du poumon viennent celles du cœur (1). Autant que nous avons pu l'observer dans les diverses régions de cette île, les causes qui

---

(1) Nous faisons abstraction des maladies chroniques (du foie, de la rate, du sang) consécutives à l'action du miasme paludéen.

favorisent le développement des maladies organiques du cœur sont les suivantes :

1° Le vice rhumatismal fréquent parmi nous.

2° La situation topographique ;

3° Toutes les causes occasionnelles et organiques communes aux autres régions.

Notons un fait important au point de vue de la géographie médicale. En Sicile, les habitants des hautes régions sont plus sujets que ceux des plaines aux lésions cardiaques : tels sont par exemple les habitants du pied de l'Etna et des diverses montagnes de la Sicile. Il faut remarquer que cette fréquence dépend de la fréquence du rhumatisme dû à l'influence du climat froid et variable, et de la hauteur barométrique. Il faut tenir compte de cette dernière cause ; car souvent dans ces régions, beaucoup de cardiopathies ne dépendent pas du vice rhumatismal ou d'une autre cause appréciable. La diminution de la pression atmosphérique a, selon nous, quelque influence sur la fréquence de ces lésions.

A propos de la fréquence dans notre pays des maladies chroniques du cœur, j'entends fixer l'attention sur un fait morbide assez commun à ces maladies, et qui en modifie la thérapeutique.

III

Les maladies chroniques du cœur sont ordinairement suivies, à une période avancée, d'un état morbide général, qui ressemble, dans son expression phénoménale, à la cachexie anémique, et que certains praticiens ont appelé *Cachexie cardiaque*, dans le but plutôt d'indiquer une simple coïncidence morbide que d'établir un rapport direct avec la lésion cardiaque : *L'extrême pâleur, la flaccidité des chairs musculaires, l'amaigrissement, les congestions passives du tissu conjonctif sous-cutané et du foie,* qui ne sont pas dus à un obstacle de la circulation, *la dyspepsie, l'amyosthénie, l'inaptitude, l'abondance relative du sérum et des globules blancs du sang,* sont les phénomènes qui représentent la cachexie cardiaque dans leur manifestation la plus complète.

Ce tableau symptomatique dans son ensemble ne diffère en rien de celui que l'on observe, en général, dans les autres cachexies anémiques, à l'exception de la congestion des joues qui accompagne souvent les maladies du cœur.

Cette altération générale que l'on rencontre avec les maladies cardiaques a été considérée par les praticiens soit comme la cause des altérations fonctionnelles du cœur, soit comme une complication, ou bien comme un effet d'une diathèse spéciale, ou bien enfin comme un résultat d'une médication débilitante.

Mais quelle est la cause de la cachexie que l'on voit dans les maladies chroniques du cœur ? Quelle est l'influence des diathèses qui compliquent ou favorisent le développement des lésions cardiaques ? Le cœur malade prend-il une part directe ou indirecte à la production de la cachexie ? L'hygiène et la médication peuvent-elles dans tous les cas expliquer cette altération ?

Le docteur Mauriac, dans son excellent essai sur la mort subite, fait quelques réflexions importantes sur la cause de cette altération générale ; néanmoins ses idées sur la pathologie de la cachexie cardiaque sont en opposition avec les nôtres.

« Quand il s'agit d'apprécier, dit le docteur Mauriac, d'une manière générale les causes de la mort chez les sujets affectés de maladies de cœur, il est indispensable, si l'on veut embrasser le problème dans toute son étendue, et juger la question à un point de vue tout à la fois philosophique et médical, d'examiner en premier lieu quel est le rôle que jouent certaines diathèses dans la production des phénomènes secondaires de ces maladies qui, au bout d'un temps plus ou moins long, jettent l'organisme dans un état cachectique spécial, qu'on est convenu d'appeler cachexie cardiaque, laquelle entraîne une modification profonde dans la crase des tumeurs, et dont les deux phénomènes principaux consistent en une asthénie circulatoire de tous les viscères splanchniques, d'où résultent les congestions passives de ces organes, et en une exhalation anormale de sérosité au sein du tissu cellulaire et dans la cavité des membranes séreuses. »

Cette question, qui pour nous est de la plus haute importance, puisqu'il s'agit de trouver la cause physiologique et pathologique de la cachexie cardiaque, ne pourra, sans l'aide de la clinique, recevoir une solution satisfaisante, car elle doit nous fournir la connaissance d'une condition essentielle, c'est-à-dire, si *l'anémie qu'on observe dans le cours des maladies cardiaques, existe seulement quand elles sont associées ou liées à un vice diathésique, ou bien si on l'observe également indépendamment d'une diathèse spéciale.*

Le développement des maladies organiques du cœur n'est pas toujours lié à une cause interne diathésique, mais souvent il succède à des névroses longues et opiniâtres du même organe, à des exercices musculaires excessifs, ou bien encore à une prédisposition organique spéciale, ou à l'influence de la situation topographique. Nous avons fixé notre attention plus particulièrement sur les maladies organiques du cœur ; et les résultats de nos observations cliniques nous ont fait connaître que les maladies organiques du cœur produites par les causes sus-mentionnées présentent comme les autres la cachexie cardiaque à une période ordinairement avancée de la maladie. Nous n'avons pas négligé de tenir compte de l'influence qu'auraient pu exercer la diète, la médication, les obstacles répétés à la circulation, auxquels bien souvent nous n'avons pu rattacher la série des accidents secondaires, mais à peine commencent les altérations mécaniques de la circulation, la cachexie fait de rapides progrès.

IV

L'albuminurie que l'on observe, quoique rarement, dans le cours des maladies cardiaques, pourrait-elle expliquer l'état cachectique ? On comprend très-bien que nous entendons parler de l'albuminurie qui se manifeste dans le cours de certaines maladies du cœur, sans lésion des reins, car on sait que la maladie de Bright complique souvent les maladies du cœur. Tout en tenant compte de cette condition spéciale, l'observation nous a appris que la présence de l'albumine dans les urines n'est pas constante dans les maladies de cœur, elle existe rarement et indépendamment de l'altération générale. En effet, dans quelques cas on l'observe, quoique temporairement, sans la moindre trace de cachexie ; dans d'autres cas, et c'est le plus grand nombre, la cachexie fait des progrès sans cette coïncidence, ce qui prouve que l'albuminurie n'est pas liée à l'altération sanguine.

Mais comment expliquer la présence de l'albumine dans les urines, dans le cours de certaines maladies organiques du cœur ? La présence de l'albumine dans les urines pourrait-elle expliquer la congestion passive, qui arrive sous l'influence paralytique des nerfs vaso-moteurs, par l'action réflexe que le cœur exerce sur la circulation périphérique au moyen du nerf sensitif découvert par Cyon ?

L'urine albumineuse, dans les maladies organiques du cœur, est très-rare, et dans les cas où on en a constaté l'existence, on a trouvé l'albumine : 1° en petite quantité et temporairement ; 2° en quantité médiocre et pendant quelques jours ; 3° en quantité suffisante, permanente et pour longtemps.

Dans le premier cas, la lésion se borne simplement aux parois du cœur, comme dans le cas d'hypertrophie concentrique rapporté par Abeille ; et dans celui observé par moi, qui présentait une hypertrophie excentrique avec insuffisance aortique par dilatation. Le second cas se rapporte aux maladies aiguës du cœur (péricardite et pléuro-péricardite), tel est le cas également cité par Abeille ; le troisième cas enfin peut se rapporter à ces lésions du cœur, qui occupent la substance musculaire et les orifices et coïncident parfois avec la cirrhose du foie ; tels sont les cas rapportés par Abeille, par M. Coste, de Bordeaux, et un autre observé par nous.

Il résulte de ces observations que la gravité et la durée de l'albuminurie dans les maladies organiques du cœur est en rapport avec la gravité et la durée de ces maladies. Ce fait relatif aux maladies organiques du cœur est en parfaite harmonie avec les observations pratiques sur les autres maladies. Abeille (1), dans son excellent traité sur les maladies à urines albumineuses et sucrées, fait remarquer que surtout parmi les maladies aiguës, ce sont les plus graves qui présentent l'albumine dans les urines, dont la quantité et la durée sont en rapport avec la gravité et la durée de la maladie ; l'albumine est en plus grande quantité suivant la gravité des accidents, et continue à se montrer jusqu'à ce que la maladie finisse par la mort ; elle diminue au contraire progressivement avec la diminution des phénomènes graves et disparaît totalement pendant la convalescence. L'auteur cité n'a jamais trouvé l'urine albumineuse dans les affections simples et légères, mais toujours dans les maladies graves où sont principalement compromises l'innervation et la sanguification : névralgies intenses, pneumonies ou pleurésies graves, fièvres typhoïdes et typhus, érésypèles graves, phlegmons, infection purulente, fièvres puerpérales, diphthérites, fièvres pernicieuses et fièvres intermittentes récidivées avec cachexie.

Pour expliquer l'albuminurie dans ces diverses maladies on a émis un grand nombre d'opinions dont nous ne nous occuperons pas. Abeille, tenant compte de l'état toujours grave auquel se lie l'albuminurie, la fait dépendre d'une altération spéciale du sang. Cette opinion, tout en étant plausible, n'explique pourtant pas tous les faits ; par exemple, dans les névralgies intenses, l'altération du sang n'existe pas. L'albuminurie s'explique mieux dans ces divers cas en admettant l'opinion d'autres auteurs (K rner), qui en voient la cause dans une stase névro-paralytique des reins, produite par la contractilité diminuée du cœur et des artères en général, et par la régurgitation de la petite et de la grande circulation (2).

Nous ferons observer que ce phénomène qui se présente dans le cours des maladies organiques du cœur peut encore s'expliquer par la stase névro-paralytique des reins.

V

Le développement et les progrès de la cachexie cardiaque sont subordonnés au progrès des maladies organiques du cœur. Quelle que soit la

---

(1) Abeille. Traité des maladies à urines albumineuses et sucrées.
(2) V. Riforma Clinica N. 3 1868. De l'importance diagnostique, prognostique et thérapeutique de l'albumine dans l'urine typhoïde, par le prof. G. Primavera.

cause de la lésion du cœur, les phénomènes cardiaques précèdent toujours la manifestation de la cachexie : tels sont la palpitation, l'angoisse précordiale, les vagues douleurs à la région précordiale, et l'angine de poitrine à un degré plus ou moins élevé.

Pourtant il arrive « que la manifestation de ces troubles généraux, comme dit Mauriac, se produit quelquefois à une époque si rapprochée du début des accidents locaux du côté du cœur, qu'on doit se demander si la maladie, envisagée dans son ensemble, est primitivement locale ou primitivement générale. »

Il n'est pas rare d'observer une altération générale, qui précède, complique, ou suit la lésion cardiaque ; mais dans ce cas il ne faut pas confondre la cachexie dont nous parlons avec l'anémie, la chlorose ou quelque autre diathèse. D'après nos observations, l'époque du développement de la cachexie cardiaque correspond toujours à une période plus ou moins avancée de la lésion du cœur, et la rapidité avec laquelle elle se manifeste, coïncide à peu près avec l'apparition des phénomènes cardiaques, sa lenteur à paraître ou son absence, dépendent des conditions individuelles, de la cause qui a donné origine à la maladie du cœur, de la nature du siége de la lésion cardiaque ; ainsi par exemple chez les sujets lymphatiques, quand la maladie du cœur dépend ou est compliquée par un vice diathésique, quand il existe des lésions graves (rétrécissements, dégénérations, dilatations passives, hypertrophies générales), la cachexie se manifeste plus rapidement.

Mais au milieu de cette grande multiplicité d'éléments morbides, on pourrait encore douter de la véritable origine de la cachexie cardiaque. « Où a-t-elle commencé ? continue le docteur Mauriac, est-ce dans le cœur seulement ? est-ce de là que part l'impulsion morbide qui entraînera bientôt tout l'organisme dans son évolution ? ou bien est-ce dans toutes les parties du système circulatoire qu'il en faut chercher l'origine, ou bien encore tout l'appareil circulatoire est-il malade en même temps, et le cœur ne l'est-il à un plus haut degré que parce qu'il résume pour ainsi dire, en son activité centrale, toutes les forces qui mettent en mouvement le fluide nourricier dans la trame de nos tissus ? Ce sont là de grandes questions de pathologie générale, auxquelles il est bien difficile de répondre. »

Nous ne croyons pas avec l'auteur qu'il existe de grandes difficultés pour la solution de ces questions, et nous pensons qu'on peut arriver à fixer le lien pathologique qui unit les phénomènes généraux aux altérations locales du cœur, en confrontant les résultats de l'anatomie pathologique avec ceux de la clinique.

En reportant la cause de la cachexie au cœur ou au système circulatoire, s'agit-il toujours d'une altération matérielle ? Quant au cœur, il n'existe aucun doute. Mais quand au système circulatoire, l'auteur entend parler, non de lésion matérielle des vaisseaux, mais de ces altérations générales où ont part le sang et la circulation, comme par exemple dans le rhumatisme et la goutte, où la modification spéciale du sang s'associe à des congestions locales. Sous ce point de vue nous ne pouvons acquiescer aux idées exposées par l'auteur, et encore moins leur donner toute la valeur qu'il leur attribue, car loin de regarder la question sous un point de vue de pathologie générale, il la limite à une diathèse spéciale. Après avoir montré que la cachexie cardiaque peut se rencontrer dans les maladies de cœur indépendamment des diathèses qui affectent plus spécialement le cœur dans leurs manifestations morbides, les opinions du docteur Mauriac manquent de base solide.

VI

Il est pourtant important de rappeler que la plus grande partie des maladies cardiaques se développent sous l'influence d'une diathèse particulière (le prof. Bouillaud).

Dans ces cas quel rapport existe-t-il entre la cachexie, les maladies du cœur et les diathèses ?

« Que cet état morbide général, dit le docteur Mauriac, qui concentre son activité sur les organes chargés d'accomplir la grande fonction circulatoire, se rattache à un principe franchement inflammatoire, à un principe rhumastimal, ou à un principe goutteux, peu importe ; mais ce qu'il est essentiel de ne pas oublier, c'est que le propre de toute diathèse est de faire vivre d'une vie spécialement morbide toute molécule organique, et d'exercer par conséquent sur toute l'économie une influence profondément débilitante. Or, si toutes les diathèses affaiblissent la force de l'organisme en modifiant l'acte physiologique de la nutrition élémentaire, les diathèses qui produisent les maladies du cœur n'y arriveront-elles pas bien plus sûrement en attaquant l'appareil qui conduit dans toutes les parties du corps le liquide où l'assimilation puise les matériaux dont elle nourrit nos tissus ? N'est-ce pas là une première cause de détérioration morbide générale dont il faut tenir grand compte. »

Il résulte de ce que nous venons de citer que le docteur Mauriac voit dans le cœur malade une influence secondaire, mais non une cause directe de l'altération générale. En attendant il est indispensable de fixer l'attention sur un fait que l'on peut observer dans les maladies de cœur liées à un vice diathésique. Ce fait est relatif à la cachexie cardiaque, laquelle se développe et s'accroit en raison directe du progrès de la lésion cardiaque. Comment expliquer cette relation ? Quel rapport existe-t-il entre le cœur malade et l'altération du sang ? Pourquoi le même cas ne s'observe-t-il pas chez les individus affectés du même vice diathésique quand le cœur est sain. En effet, ne les voit-on pas vivre de longues années sans que leur santé générale s'altère, malgré les attaques répétées et aiguës d'arthrite et de goutte ? Ces faits semblent pouvoir nous amener à conclure que le cœur doit avoir une grande importance sur la sanguification.

L'observation nous fait voir que la cachexie qui vient à la suite de la cachexie goutteuse et rhumatismale se déclare surtout sous l'influence de deux conditions spéciales : 1° la lésion de nutrition des tissus blancs des articulations (que l'on observe particulièrement chez les sujets lymphatiques et scrofuleux), ou bien la lésion du cœur, (conséquence des péricardites et endocardites) ; 2° l'anémie, qui se déclare facilement dans le cours de ces diathèses, soit par un fait accidentel, soit par le régime mal dirigé. A part ces conditions morbides, on n'observe presque jamais la cachexie consécutive. Qui n'a vu des goutteux et des arthritiques souffrir à plusieurs reprises et pendant de longues années des attaques très-graves de goutte et des arthrites, et pourtant se rétablir toujours en bonne santé, une fois que le paroxisme a cessé ?

Néanmoins nous n'entendons pas nier que la cachexie, qui s'observe dans le cours des maladies organiques du cœur, ne soit parfois l'effet de la diathèse dominante, mais dans ces cas il est facile d'observer un rapide progrès de la cachexie, dès que le cœur est pris. Le cœur nous semble donc devoir déployer une grande influence sur la production de la cachexie cardiaque. Est-ce par la nature de la lésion, ou par une influence purement fonctionnelle ? C'est ce que nous allons essayer d'établir.

L'erreur dans laquelle sont tombés les praticiens et qui consiste à retenir l'état cachectique dans les maladies de cœur, comme dépendant du vice diathésique, provient de l'importance exagérée que l'on a presque toujours donnée à la diathèse sur le développement des maladies cardiaques. De sorte que le point de départ de la cachexie cardiaque serait toujours un élément diathésique, et l'état morbide du cœur n'aurait qu'une importance secondaire.

On ne peut nier qu'en général les diathèses ne déploient une grande influence sur la nutrition élémentaire, mais cette loi n'est pas applicable à la cachexie qui vient à la suite de toutes les maladies organiques du cœur ; car la cachexie, qu'on observe dans le cours de ces lésions cardiaques qui ne sont point liées à un vice diathésique, comme par exemple celles qui sont le résultat d'une disposition organique héréditaire, ou qui se développent sous l'influence de causes occasionnelles, cette cachexie ne peut s'expliquer par une diathèse qui n'existe pas.

VII

Les lésions cardiaques lentes nous fournissent un autre exemple important. On observe en effet des individus affectés de maladies de cœur très-graves, appréciables seulement à l'examen physique, et qui néanmoins vivent longtemps, sans altération de la circulation, quoique la mort semble imminente par un obstacle mécanique. Laënnec avait déjà admis cette vérité confirmée par l'expérience clinique, au sujet de ce silence fonctionnel dans beaucoup de lésions du cœur, en disant que les maladies valvulaires indépendantes d'une altération organique ou fonctionnelle du tissu musculaire ne se reconnaissent souvent que par l'examen physique (Stokes, 147).

Quoique alors tous les désordres se limitent pendant longtemps à bien peu de chose, puisque nous n'avons ni palpitation, ni asthme, ni œdème, ni stases passives, on voit pourtant, à une période plus ou moins avancée de la maladie, se manifester sans cause appréciable une faiblesse musculaire, une vraie amiosthénie, une inaptitude intellectuelle, un état mélancolique, une pâleur graduellement croissante, un œdème des paupières inférieures appréciable aux heures du matin, des vertiges répétés, enfin un état qui représente en apparence les manifestations d'une anémie. Quelle est la cause de cette altération générale ?

Dans plusieurs cas de maladies latentes, que nous avons observés et où nous avons noté la cachexie cardiaque, il ne nous a pas été possible de trouver une cause autre que la maladie du cœur, à laquelle on pouvait attribuer l'état général cachectique, qui pourtant dans quelques cas, aurait pu être attribué à la méthode débilitante, à la prédominance de telle ou telle autre diathèse ; mais le plus grand nombre avait été produit en dehors de toute diathèse et avait été soumis aux médications toniques et reconstituantes et à une alimentation nourrissante, car les médecins avaient cru reconnaître la cause de l'état anémique dans le lymphaticisme et les perturbations du système nerveux, ne trouvant point par un examen superficiel une lésion ou un vice diathésique appréciable auquel on pût rapporter cette altération générale.

Ce n'est pas ici le lieu d'indiquer la compatibilité des lésions du cœur avec l'intégrité des fonctions (1), je me contenterai seulement de bien établir que l'anémie ou la cachexie cardiaque ne sont pas en rapport avec les désordres mécaniques de la circulation, et que par conséquent le cœur doit exercer une autre influence que celle mécanique.

––––––––––––

(1) Tomaselli, Compte-rendu de quelques notes importantes d'anatomie pathologique.

La nature des maladies de cœur ne nous fournira pas non plus une explication suffisante de la cachexie cardiaque ; car les lésions qui attaquent le tissu du cœur n'appartiennent pas aux dégénérations ou aux néoformations malignes. Si les dégénérations fibreuses et graisseuses qui sont les plus fréquentes peuvent contribuer à détériorer l'organisme, nous ne pouvons admettre la même influence dans les hypertrophies, dans les dilatations, dans les insuffisances et les rétrécissements par dépôts calcaires, etc., où l'on observe également l'état anémique.

VIII

Ce que nous venons d'exposer montre assez que le cœur doit avoir sur le sang une influence autre que celle d'être un moteur puissant, et le siège des sentiments les plus nobles et les plus tendres de notre âme (1). Ne serait-il pas impossible que les diverses parties qui constituent le cœur (cavité, valvules, trabécules), aient une autre fonction plus importante encore, qui consisterait à distribuer également par toute la masse du sang les divers éléments de provenance variée, afin que le sang contint partout la même proportion d'éléments, dans le but d'apporter à chaque tissu l'élément nutritif qui lui convient ? Après une étude sur la cachexie en rapport avec les lésions du cœur, nous nous sommes convaincu que les rétrérissements et les insuffisances valvulaires, les hypertrophies générales du cœur, les adhérences étendues du péricarde, les dégénérations du tissu du cœur sont plus spécialement la cause de cette cachexie. Et par conséquent on doit conclure que les colonnes charnues, les muscles papillaires, les valvules, outre l'action mécanique qu'on leur attribue, produisent sur la masse du sang, au moyen de leur contraction et de leur relâchement une espèce de mélange dans les éléments du sang qui proviennent de diverses parties avant et après l'hématose ? Si cette influence sur la nutrition ne se vérifie pas, il se produit un désordre et en même temps un affaiblissement dans les actes de la nutrition et de la formation élémentaire et par conséquent un affaiblissement de la nutrition et de la bonne sanguification, d'où l'anémie ?

Devrons-nous conclure que les modifications de la sanguification sont indépendantes des maladies de cœur grâce aux rapports de cet organe avec le système nerveux vaso-moteur. Comment expliquer ces rapports ? Les observations expérimentales de M. Cyon sur l'action réflexe du nerf sensitif du cœur sur les nerfs moteurs des vaisseaux sanguins, nous donne l'explication d'un fait pathologique, qui dans le passé avait été interprété de diverses manières (2). Je cite ici pour plus de brièveté quelques lignes de la Gazette hebdomadaire.

« Les expériences de Cyon démontrent que l'excitation du nerf sensitif du cœur réagit exclusivement sur les nerfs vaso-moteurs pour produire une déplétion du cœur, et par suite une diminution de la pression

---

(1) Bernard.

(2) Chez le lapin, sur lequel M. Cyon a particulièrement expérimenté, ce nerf prend ordinairement naissance par deux racines, dont l'une provient du tronc du pneumogastrique et l'autre du nerf laryngé supérieur. A partir de son origine dans la région supérieure du cou, le nerf sensitif cardiaque descend en longeant l'artère carotide, à côté du filet cervical du grand sympatique, qu'il accompagne sans jamais se réunir à lui. Une fois parvenu dans la poitrine, le nerf sensitif cardiaque s'anastomose avec des filets provenant du premier ganglion thoracique, et se perd bientôt dans la substance du cœur, ou mieux dans le tissu cellulaire, dense et serré qui est situé entre les origines de l'aorte et de l'artère pulmonaire.

sanguine traduite par le manomètre. C'est pour bien exprimer ce fait constant de la dépression manométrique succédant à l'excitation du filet sensitif cardiaque que M. Cyon a donné à ce nerf le nom de *nerf dépresseur de la circulation*.

« Aujourd'hui il faut donc admettre que, indépendamment des influences nerveuses *réflexes paralysantes*, l'action réflexe du nerf sensitif du cœur est précisément de cette espèce. On constate, en effet, par l'observation directe, la paralysie et la dilatation des vaisseaux artériels périphériques au moment où la dépression sanguine a lieu sous l'influence de l'excitation du nerf sensitif du cœur. »

On savait déjà que le cœur peut, à l'aide des nerfs de la sensibilité dont il est pourvu, régler en quelque sorte son amplitude suivant ses besoins, en agissant par action réflexe sur la circulation générale; nous pouvons comprendre maintenant comment s'établit ce balancement perpétuel, qui doit exister entre la circulation centrale et la circulation périphérique. Si la sensibilité des parois du cœur est excitée par une réplétion sanguine trop forte, il en résulte une action réflexe énergique qui dilate les vaisseaux capillaires et attire le sang à la périphérie. Si au contraire, la sensibilité interne du cœur est trop faiblement excitée, les vaisseaux périphériques se resserrent et refoulent le sang vers le centre circulatoire. »

Ces belles expériences serviront à expliquer, comment dans les maladies du cœur l'équilibre de la circulation est détruit et comment par conséquent le sang subit une profonde modification dans sa qualité. Les maladies de cœur en modifient la sensibilité; le degré de cette modification varie non seulement selon la nature de la lésion, ce qui fait supposer qu'il doit y avoir une autre cause, en dehors de la seule cause matérielle organique qui agit sur l'état dinamique du cœur. On observe souvent dans le cours de la même lésion les divers effets de la sensibilité du cœur excité, par exemple ce sont tantôt les congestions périphériques du foie et des extrémités, tandis que d'autres fois la mort arrive rapidement par syncope, ou par congestion pulmonaire, suivant le degré de l'excitation; dans le premier cas l'excitation de la sensibilité du cœur étant forte, on a une action réflexe énergique; qui dilate les vaisseaux capillaires et attire le sang à la périphérie, dans le second cas la sensibilité interne du cœur étant faiblement excitée, les vaisseaux périphériques se resserrent et repoussent le sang vers le centre circulatoire. Mais toujours dans les deux cas c'est le système vaso-moteur qui joue le principal rôle. Dans le premier cas l'action du cœur est paralysée, d'où la dilatation du système capillaire; dans le second cas il est éminemment actif, eu égard au peu d'excitation du cœur; il semble donc que l'action paralysante arrive du cœur, raison pour laquelle le sang abonde aux centres. Ces désordres répétés de la circulation impriment une modification profonde aux phénomènes d'oxydation et de désoxidation du sang dans tout le système circulatoire, source principale de la cachexie cardiaque. L'innervation du cœur subit en ces cas la même influence que l'on voit dans l'aglobulie en général par la diminution de l'oxydation, c'est-à-dire qu'elle se trouble ou s'affaiblit; dans tout l'organisme les combustions deviennent moins actives et la température s'abaisse (1).

Les troubles de la circulation ne sont pas toujours appréciables avec l'œdème sous-cutané ou avec les congestions pulmonaires, mais ils se limitent parfois au foie, à la rate; et dans les cas de maladies du cœur, une congestion répétée du foie et de la rate a coïncidé presque toujours

---

(1) Docteur Sée. — Leçons de pathologie expérimentale. Paris 1868, pag. 112.

avec l'état anémique en question ; en sorte que les congestions répétées à ces organes glandulaires sont plus que suffisantes pour expliquer l'altération du sang.

Les matériaux d'assimilation, quelle qu'en soit la nature ou la provenance, doivent subir diverses élaborations avant de constituer les éléments du sang ; c'est surtout dans les glandes lymphatiques et lymphoïdes ; dans la rate ou peut-être dans le foie que se passe cette transformation, c'est là que se développent les leucocytes, qui sont eux-mêmes la principale origine des hématies ; l'intégrité de ces divers organes formateurs des globules est donc une condition nécessaire pour le maintien de l'état normal du sang (1).

Voilà de quelle manière, nous croyons, que le cœur influe sur la qualité du sang.

IX

Nous terminons cet essai par quelques déductions pratiques.

Quel est le traitement qui convient à la cachexie cardiaque ? la digitale est-elle indiquée dans cet état morbide ?

Beaucoup d'observations très-importantes ont été faites sur l'action de la digitale sur le cœur, sur ses effets toxiques et médicamenteux ainsi que sur les conditions qui font qu'elle ne peut-être tolérée ; je crois qu'il faut mettre parmi elles et en première ligne cet état anémique qui fait suite aux maladies organiques du cœur. Les malades, arrivés à cette période cachectique, ne tolèrent pas la digitale, quelle qu'en soit la dose et sous n'importe quelle forme ; les vomissements, l'accablement, les convulsions lipothymiques ne tardent pas à se manifester, et si on insiste sur l'administration du remède, on peut provoquer de véritables convulsions épileptiformes, qui se manifestent plus facilement si on associe à la digitale une méthode débilitante. Alors on voit l'impulsion du cœur se faire rapidement plus faible, le pouls lent et intermittent, les convulsions épileptiformes, l'émiplégie, sans lésion du cerveau. Dans ce cas la digitale affaiblit la circulation, empêche l'ascension du sang artériel au cerveau, ralentit les phénomènes chimiques de la sanguification, conditions qui servent à rendre compte des accidents nerveux qui surviennent. Tels sont les effets de la digitale dans cette période, quelle que soit l'opinion de ceux qui lui attribuent une action tonique. La maladie ne présentera point cette allure et ne marchera pas si rapidement, si on a soin de maintenir de bonne heure l'énergie de la contraction du cœur, de prévenir l'asystolie, et d'empêcher enfin que l'action paralysante n'envahisse le cœur. Pour obtenir un tel résultat, il ne faut pas abuser de la médication débilitante, et ne point perdre de vue qu'une médication tonique et reconstituante et une alimentation nourrissante doivent être employées, à peine voit-on les signes d'une altération générale. Sous l'influence d'une telle médication, l'énergie du cœur, l'équilibre circulatoire se maintiennent ; on prévient les stases passives et les accidents nerveux et le malade va mieux.

Les médications débilitantes à cette période, loin d'arrêter les effets graves et funestes des lésions cardiaques, les favorisent, en exerçant une action paralysante sur le cœur, en favorisant par conséquent le développement des congestions passives périphériques ; les organes glandulaires abdominaux en participant à ces stases sont paralysés et partant la formation élémentaire des globules s'arrête, en donnant lieu à tous les effets qui en découlent. Les globules étant en moindre quantité « l'oxygène ne

---

(1) Sée — Op. cit.

trouve plus dans le sang ses principes d'affinité, il en résulte inévitablement une diminution des oxydations (Sée) « le sang perd la propriété de nourrir tous les tissus, les systèmes nerveux et musculaire seront les premiers atteints, d'où cet état de flaccidité des tissus que l'on observe dans toutes les cachexies. Le cœur participe à ce relâchement, il en résulte que ses cavités deviennent plus amples. En cet état les médications toniques donnent les meilleurs résultats, par ce que l'accroissement de l'énergie contractile du cœur compense la surexcitation du système vaso-moteur et rétablit l'équilibre de la *circulation*.

Catane, 10 *Settembre* 1869.

Prof. SALVATOR TOMASELLI.

M. le Dʳ SCHNITZLER fait une communication orale sur la cautérisation des tumeurs qui siégent dans le larynx. Le Dʳ Schitzler déclare avoir été le premier qui ait fait usage de la galvano-caustique, afin de détruire les polypes et autres tumeurs du larynx; il montre ensuite l'instrument dont il se sert en cette occasion.

Le Dʳ Schnitzler devant partir le lendemain, M. le président ouvre la discussion sur sa communication; mais personne n'ayant demandé la parole, on passe à la discussion des mémoires lus auparavant.

M. le Dʳ LOMBARD fait de nombreuses considérations sur l'influence du froid pour augmenter la mortalité des enfants nouveau-nés, et de la chaleur pour produire une forte mortalité chez les enfants qui ont dépassé le premier mois. Cette fâcheuse influence du froid est beaucoup augmentée par la *malaria*. Des recherches sur la mortalité des nouveau-nés ont été faites dans d'autres pays par l'initiative du Dʳ Farr, de Londres.

Le prof. BOUILLAUD, en s'aidant de nombreuses citations, s'occupe de l'influence générale déployée par les variations atmosphériques sur la vie des enfants et surtout des nouveau-nés.

On ouvre la discussion sur l'hydrophobie:

Le Dʳ PANTALEONI exprime l'espoir qu'on fasse des expériences sur l'utilité de l'ammoniaque, et afin de reconnaître si l'hydrophobie est transmissible seulement du chien à l'homme et non pas d'une manière indéfinie.

En dernier lieu la discussion est ouverte sur le mémoire de M. Tomaselli.

M. le prof. BOUILLAUD, tout en louant ce Mémoire, fait relever l'influence du cœur et de la circulation en général sur la nutrition des individus.

Le prof. BENEDICKT, en annonçant son départ, invite le Congrès à décider que la prochaine session ait lieu à Vienne, et il assure que le gouvernement et tous les médecins du pays seront bien heureux de témoigner à leurs confrères des autres nations leur vive sympathie. M. le président honoraire, le prof. BOUILLAUD, invite le prof. Benedikt à vouloir rester jusqu'à la fin du Congrès pour soutenir sa proposition; mais il croit convenable de renvoyer cette discussion à la dernière séance.

La séance est levée à 4 heures et ¹/₂.

HENRY DE RENZI.
Secrétaire de la Séance.

DEUXIÈME SÉANCE DE L'APRÈS-MIDI

VENDREDI 25 SEPTEMBRE.

LECTURES :

Prophylaxie internationale des maladies vénériennes, par MM. CROCQ (de Bruxelles) et ROLLET (de Lyon). — Rapport fait au nom de la Commission nommée par le Congrès médical international de Paris, de 1867.

Lettre à S. Exc. M. le Ministre des affaires étrangères de France de la Commission du Congrès sur la Prophylaxie internationale des maladies vénériennes.

DE RENZI HENRI — Sur la fièvre, observations cliniques.

LAZAREWITCH — Sur la mortalité des Enfants.

DEUXIÈME SÉANCE DE L'APRÈS-MIDI

Vendredi 24 Septembre

Président honoraire, M. le prof. BOUILLAUD.
Président, M. le prof. DE-RENZI.
Vice-présidents, DE-MARIA , LOMBARD, LAZAREWITCH, BURCI,
CIPRIANI, MARCACCI, MICHELACCI.
Secrétaire-général, M. BRUGNOLI.
Secrétaire de la Séance, M. PONZA.

La séance est ouverte à deux heures.

M. le prof. DE-RENZI, Henry, un des secrétaires des séances, lit le procès verbal de la séance précédente, qui est approuvé.

M. le vice-président DE-MARIA donne ensuite la parole à M. le docteur Viennois, qui lit le rapport imprimé fait au nom de la commission nommée par le Congrès médical international de Paris, par MM. les professeurs Crocq, de Bruxelles, et Rollet, de Lyon, sur la Prophylaxie internationale des maladies vénériennes. Considérant que ce rapport est un hommage du Congrès de Paris fait à celui de Florence, le président, dérogeant à l'usage établi, en ordonne, sur la demande de M. Palasciano, la lecture et la réimpression dans les Actes du Congrès.

« *Prophylaxie internationale des maladies vénériennes, par* MM. CROCQ,
de Bruxelles, et ROLLET, *de Lyon. — Rapport fait au nom de la
Commission nommée par le Congrès médical international de
Paris de 1867* (1).

Messieurs,

Le Rapport que nous avons l'honneur de vous soumettre est relatif à la question III du programme du Congrès médical international: « Est-il « possible de proposer aux divers gouvernements quelques mesures effi- « caces pour restreindre la propagation des maladies vénériennes ? »

Conçue en termes précis, et intéressant également l'hygiène de tous les pays, cette question était un appel fait aux médecins les plus compé-

---

(1) *Commission du Congrès.* — Membres étrangers : MM. De Méric, de Londres ; Hébra, de Vienne ; Seitz, de Munich ; Crocq, de Bruxelles ; Seco Baldor, de Madrid ; Galligo, de Florence ; Palasciano, de Naples ; Owre, de Chistiania ; Barbosa, de Lisbonne ; Frerichs, de Berlin ; Hübbenet, de Kiew ; Fœdryce-Barker, de New-York ; Wilson-Jewell, de Philadelphie ; Upham, de Boston ; Hingston, de Montréal ; Mac-Ilvaine, de Cincinnati.

Membres français : MM. Béhier ; Bouilland ; Dechambre ; Gosselin ; Jaccoud ; Jeannel ; Mougeot ; Ricord ; Rollet ; Tardieu ; Verneuil.

tents en ces matières spéciales, tant en France qu'à l'étranger. Partout on sentait le besoin de réprimer énergiquement la contagion syphilitique, les mesures de prophylaxie étaient à l'étude, et cet appel devait, selon toutes les prévisions, susciter et mettre au jour un grand nombre de recherches comparatives et de documents locaux. Le Congrès s'y attendait, et vous savez que son attente n'a pas été trompée. Mais les heures lui étaient comptées, et dans les deux seules séances assignées d'avance à la question, ces travaux n'ont dû être exposés que très-brièvement par leurs auteurs. Le temps a d'ailleurs manqué pour soumettre ces diverses communications à un examen approfondi et à une discussion sérieuse, seul moyen d'en dégager les idées essentielles et les propositions pratiques. Il restait aussi, après s'être entendu sur les mesures les plus propres à empêcher la propagation des maladies vénériennes, à faire adopter ces mesures par les divers gouvernements.

Toutefois, un de nos collègues les plus autorisés (M. Béhier) avait fait une proposition préalable pleine d'à-propos et de prévoyance. Afin de ne pas laisser stérile le résultat des délibérations du Congrès sur un objet aussi important et qui est au plus haut point une affaire d'intérêt public, il avait demandé et obtenu par un vote unanime que l'assemblée nommât une Commission prise dans son sein, munie de ses pleins pouvoirs, chargée de continuer son œuvre et de la poursuivre jusqu'au bout.

Cette commission, Messieurs, c'est vous, c'est-à-dire une réunion composée de délégués français et étrangers choisis par le Congrès, de manière à représenter autant que possible la médecine, et par conséquent les intérêts hygiéniques de tous les pays. Le mandat de cette commission était difficile sans doute, mais bien déterminé, et vous avez su en apprécier, dès votre première séance, toute l'étendue. Vous avez compris que vous n'étiez rien moins en réalité que le Congrès de 1867 se survivant en quelque sorte à lui-même, reprenant la question III restée pendante et lui donnant la solution qu'elle comporte et qui résulte des travaux produits devant lui, conservés dans ses archives ou publiés dans ses actes (1).

C'est à ce point de vue que se sont placés vos deux rapporteurs ; ils appartiennent l'un et l'autre, vous le savez, à des nationalités rapprochées, liées par la plus étroite sympathie, mais différentes, et c'est avec l'intention de conserver au Congrès jusqu'à la fin son caractère international que vous les avez désignés. Ils vous apportent aujourd'hui le tribut de leur expérience et les motifs de leur détermination au sujet des institutions sanitaires qu'ils vous proposent de recommander au pouvoir.

Sur plus d'un point, les opinions individuelles ont dû se concilier et se confondre en une pensée commune qui représentât aussi fidèlement que possible la pensée même du Congrès. L'adoption de toute grande mesure d'hygiène internationale est à ce prix ; car, dans ces questions, c'est l'entente des médecins qui prépare et peut seule décider celle des gouvernements.

Ce n'est pas, Messieurs, que nous ayons à faire prévaloir devant vous des moyens de prophylaxie bien radicaux, ni tout-à-fait nouveaux. Les maladies vénériennes ne comportent rien de semblable. Infiltrées, comme elles le sont, depuis des siècles, au milieu des populations ; trouvant, dans la promiscuité qui résulte des grandes agglomérations modernes et de l'effectif toujours croissant des armées permanentes, le milieu le plus favorable à leur développement ; propagées partout avec un surcroît d'activité qui s'explique par la multiplicité des échanges et la rapidité des commu-

---

(1) Voyez: *Congrès médical international de Paris*, 1 vol. grand in-8, 1868' pp. 303 et suivantes.

nications, ces maladies font de nos jours des progrès auxquels il faut d'abord songer à s'opposer. Avec les moyens dont nous disposons, ce premier résultat peut déjà être obtenu sûrement.

On pourra par la suite faire encore davantage, car une fois en voie de décroissance, ces affections tendront à disparaître peu à peu et à s'éteindre entièrement.

L'extinction des maladies vénériennes n'est heureusement pas une utopie ; il y a longtemps que ces maladies n'ont plus de foyer de production proprement dit. Elles ont ceci de remarquable et de consolant, qu'elles ne font que se propager d'un individu à un autre, et qu'une fois arrêtées dans leur propagation, on n'aura pas à craindre qu'elles éclatent de nouveau, spontanément et à l'improviste, comme d'autres maladies contagieuses.

S'il n'y a pas d'illusion à se faire, il y a encore moins de découragement à concevoir, et avant tout il faut bien se pénétrer de cette vérité, que la prophylaxie des maladies vénériennes dépend moins de l'adoption des mesures nouvelles que de l'application intelligente et de la généralisation de celles qui sont déjà en vigueur dans certains pays.

En tête de ces mesures nous n'hésitons pas à placer d'un commun accord la visite sanitaire des prostituées.

Visite sanitaire des prostituées.

Le Congrès s'est généralement montré favorable à cette mesure. Il a su en apprécier tous les avantages, bien qu'on ait cherché à en exagérer devant lui les inconvénients.

Il n'est douteux pour personne que la prostitution ne soit le principal foyer et le grand centre de propagation des maladies vénériennes. Ces maladies ne sont après tout que de simples affections contagieuses dont le mode habituel de transmission a seul déterminé le groupement. On les appelle vénériennes, parce qu'elles se communiquent toutes avec une grande activité dans les rapports sexuels. Quelque opinion que l'on professe sur la nature de ces maladies, on est d'accord sur ce point qu'on ne peut pas les étudier dans leur succession, et suivre longtemps leurs traces sans rencontrer presque à chaque pas la promiscuité et la débauche, c'est-à-dire la prostitution. Aussi, maladies vénériennes et prostitution sont-ils deux termes que l'on a cru longtemps liés indissolublement, et c'est seulement au commencement de ce siècle qu'on a songé à les séparer. Pour simplifier le problème de la prophylaxie des maladies vénériennes, on a eu l'heureuse idée de le décomposer, et dans l'impossibilité où l'on était de détruire la prostitution, on s'est efforcé au moins de l'assainir.

L'Espagne a donné l'exemple à une époque déjà reculée : mais ces premiers essais d'assainissement de la prostitution n'ont pas été poursuivis, et l'on peut dire que la visite sanitaire des prostituées, telle qu'on la pratique aujourd'hui, est d'origine française. Elle a été instituée pour la première fois, à Paris, par un arrêté du préfet de police Dubois, en date du 29 pluviôse an X. Elle n'a précédé que de quelques années le décret de classement des établissements insalubres.

Elle est née de ce courant moderne d'opinion qui, en emportant les vieux préjugés, à mis au même rang tous les agents nuisibles à la santé publique et fait de l'hygiène une des préoccupations les mieux justifiées du pouvoir.

Cette visite n'est évidemment possible qu'à la faveur d'une réglementation quelconque de la prostitution. L'administration ne peut obliger à la visite que les prostituées qu'elle connaît et qu'elle a pour ainsi dire sous la main. Elle arrive à ce résultat au moyen de l'inscription. Mais qu'on ne s'y trompe pas, ce n'est pas l'inscription qui fait la prostituée, elle crée seulement une différence, elle établit une simple division entre les deux espèces de prostitution : la prostitution libre ou clandestine, et la prostitution écrite, réglementée, c'est-à-dire visitée et assainie.

Ce n'est pas ici le lieu d'examiner longuement si la société a le droit de se défendre contre les excès et les dangers de la prostitution ; ou si, au contraire, comme une voix l'a dit avec une certaine hauteur devant le Congrès, le régime exceptionnel auquel les prostituées sont soumises est à leur égard un déni de justice. La société a pu se croire autorisée à détruire la prostitution, à l'extirper violemment de son sein, et elle aurait des scrupules aujourd'hui qu'elle la tolère et qu'elle se contente de la réglementer !

La date même de cette réglementation dont le gouvernement du Directoire s'était précédemment occupé, et l'approbation que lui ont donnée, malgré des vices de forme faciles à corriger, les pouvoirs les plus libéraux qui se sont succédés en France depuis cette époque, sont déjà des présomptions en faveur de cette mesure. D'ailleurs la liberté de disposer de sa personne a des limites chez tous les peuples civilisés. Il y a, selon Montesquieu, des manières de jouir des plaisirs attachés à l'usage des sens et à l'union des corps qui sont une violation de la continence publique et auxquelles la société doit infliger des peines tirées de la nature des choses. Si l'inscription et la visite sanitaire sont des peines pour les prostituées, au moins ne leur refusera-t-on pas le caractère que l'auteur de l'*Esprit des lois* voulait qu'elles eussent.

Pour nous, pour des médecins, la visite sanitaire des prostituées est une mesure de salubrité publique qu'on doit juger surtout d'après ses résultats hygiéniques. Ces résultats, disons-le d'avance, sont considérables, et il ne faut pas s'étonner si la plupart des nations du continent se sont hâtées d'imiter l'exemple de la France.

Presque toutes ont fait comme elle ; elles n'ont pas mis un instant leur droit en question et elles ont résolument porté le balai dans ces écuries d'Augias.

Des dispensaires de salubrité, analogues à celui de Paris, existent maintenant dans les principales villes de France : Lyon, Bordeaux, Marseille, Strasbourg, Brest, Nantes, Alger, etc.

Cette institution fonctionne aussi dans la plupart des capitales et des autres grandes villes de l'Europe. La Belgique, la Suisse, la Hollande, le Danemark, la Norwége, la Prusse, l'Italie, le Portugal, l'Espagne l'ont adoptée.

Certes, la prophylaxie des maladies vénériennes a grandement bénéficié du terrain gagné par la visite sanitaire dans tous ces Etats ; mais il reste une importante lacune que tous les efforts du Congrès doivent tendre à combler.

L'Angleterre n'a pas encore complètement adhéré à cette ligue du bien public ; il en est de même des colonies britanniques, des Etats-Unis d'Amérique, et d'un certain nombre d'autres puissances maritimes ou continentales. Tant que la prostitution ne sera pas réglementée chez ces nations, la prophylaxie des maladies vénériennes péchera par la base, car elle n'aura pas le caractère international qui peut seul la rendre efficace.

Rôle prédominant de l'Angleterre dans la question de la prophylaxie
internationale des maladies vénériennes.

Nous ne nous arrêterons pas à faire le tableau bien connu de la prostitution anglaise, des scandales qu'elle affiche, des dangers qu'elle recèle, des crimes même qu'elle favorise.

Qu'il nous suffise de rappeler que de l'avis de tous les hygiénistes et d'après les documents officiels, notamment ceux qu'a communiqués au Congrès un de nos collègues (M. de Méric), au nom de la Société Harvéienne de Londres, il n'y a pas de pays en Europe où les maladies vénériennes fassent autant de ravages. La prostitution est libre de l'autre côté du détroit, mais à quel prix ! Quel dommage cette liberté ne cause-t-elle pas à la santé des citoyens (1).

On a dit avec raison qu'au point de vue des maladies vénériennes, l'armée était en quelque sorte un thermomètre, indiquant avec le degré de précision qu'il comporte l'état sanitaire du pays tout entier.

Or, pendant une période de sept ans et trois mois, avant 1851, l'armée anglaise en garnison dans le Royaume-Uni, sur un effectif total de 44,611 hommes, a donné chaque année 8,032 cas d'infection vénérienne, soit une moyenne de 181 malades pour 1,000 hommes d'effectif.

En 1853, lors de l'examen des recrues pour la milice, les sujets atteints de symptômes vénériens se sont trouvés dans la proportion de 250 pour 1,000 hommes.

En 1860, l'armée britannique à l'intérieur avait pour 1,000 hommes d'effectif 306 vénériens, dont le séjour dans les hôpitaux représentait une perte annuelle de service de 8.69 journées pour chaque homme d'effectif.

Pendant le cours de l'année 1862, l'effectif des navires en station sur les côtes du Royaume-Uni, qui s'élevait à 20,760 hommes, a présenté 2,978 cas d'infection.

En 1862 et 1863, l'armée anglaise avait annuellement plus de 318 vénériens pour 1,000 hommes d'effectif. En 1866, elle en avait 290.

M. S. Holland, qui évalue à 50,000 le nombre des femmes se livrant à la prostitution dans le Royaume-Uni, estime que dans le cours d'une année la syphilis y est contractée par plus de 1,552,500 individus des deux sexes.

Tandis que dans les armées britanniques, comme l'a exposé un membre du Congrès bien renseigné (M. Lagneau), par suite de l'absence presque complète des mesures prophylactiques, en 1862 et en 1863, l'armée présentait la proportion annuelle de 318 maladies vénériennes pour 1,000 hommes d'effectif (proportion considérable, puisqu'en moins de trois ans et trois mois le nombre de ces affections dépassait celui de l'effectif, en

---

(1) Les membres de la Société Harvéienne de Londres, préoccupés des ravages faits en Angleterre par les maladies vénériennes, décidèrent, le 21 février 1867, sur la proposition de M. Ch. Drysdale, appuyée par M. Tilbury Fox, qu'un Comité serait nommé dans le but de rechercher l'étendue de la propagation des maladies vénériennes en Angleterre, de discuter les meilleurs moyens de la prévenir et de faire un rapport sur ce sujet au Congrès international de Paris. Ce comité fut composé de MM. S.-E. Pollock, *président*; Acton, Bazire, Beigel, Broadbent, Chapman, Weeden Cooke, Holmes Coote, Walter Coulson, Curgenoen, Ch. Drysdale, Hoadie, R.-W. Dunn, Tilbury Fox, Gascoyen, Ernest Hasl, Berkeley Hill, Hjaltelin, James Lane, Maudsley, Menzies, Meredyth, de Méric, Semple, Sidgwick, Steele Stuart, Leevan, H. Thompson, A. Vintras. A sa première réunion, le 13 mai, le comité décida que des lettres circulaires seraient envoyées aux principaux hôpitaux de la Grande-Bretagne et de l'Irlande, dans le but de déterminer combien de cas de maladies vénériennes étaient traités par jour dans chaque hôpital ; quelle était la proportion de ces cas aux cas de chirurgie ; combien de lits étaient appropriés à ces maladies dans chaque hôpital. Cette idée fut mise à exécution, et nous verrons dans le courant de ce rapport combien sont précieux les résultats fournis par cette enquête.

France, où l'on a recours aux mesures prophylactiques, l'armée présenta en 1864 moins de 113 maladies vénériennes sur le même chiffre d'effectif ; et enfin en Belgique, où sont en usage des mesures prophylactiques plus uniformément appliquées, de 1858 à 1860 inclusivement, la proportion des maladies vénériennes dans l'armée est progressivement descendue de 98 à 72 sur 1,000 hommes d'effectif, proportion environ quatre fois moindre que dans les îles britanniques (1).

S'il y a une si grande différence sous le rapport de la fréquence des maladies vénériennes entre la nation anglaise et ses voisines du continent, c'est surtout, qu'on le sache bien, parce qu'elle a une prostitution libre, où la visite sanitaire n'a pas suffisamment pénétré. Mais une mesure tout à la fois aussi simple et aussi éprouvée est bien faite pour frapper l'esprit pratique des anglais, quelque difficulté qu'elle ait d'abord à entrer dans leurs mœurs.

D'ailleurs, il y va de l'avenir de la race anglo-saxonne ; ce n'est pas en vain que les maladies vénériennes lui infuseraient dans le sang leur principe de dégénérescence, à dose deux, trois et quatre fois plus fortes qu'aux autres ; si bien douée qu'elle soit, cette race ne conserverait pas longtemps, à ce contact dégradant, sa vigueur native dont elle est justement fière, ni même son énergie morale. Elle a pu regarder avec indifférence les excès et les scandales de la prostitution, tant qu'ils lui ont paru n'être qu'un abus de liberté ; mais le jour où elle verra clairement que cet abus compromet de graves intérêts, qu'il lui serait pourtant aisé de sauvegarder, elle n'hésitera pas ; ou plutôt elle n'hésite déjà plus, car des mesures restrictives ont été adoptées récemment par le gouvernement.

Un acte de la reine, en date du 11 juin 1866 *(act for the better of contagious diseases at certain naval and military stations)*, a eu pour but de prévenir les maladies vénériennes dans l'armée et dans la marine. Cette loi n'est en vigueur que dans les villes de Portsmouth, Plymouth, Wolwich, Colchester, Sheernes, Aldershof, Windsor, Chatam, Sorncliffe, the Curragh, Cork et Queenstown, qui sont toutes des stations militaires et navale. Les traits principaux du *contagious diseases act* sont que la police de ces villes a maintenant le pouvoir de mener toute femme, connue pour se livrer ouvertement à la prostitution dans ces villes, à un dispensaire pour la faire examiner, et, si elle est malade, de la forcer à entrer dans un hôpital du gouvernement et à y rester jusqu'à sa guérison.

Qu'y aurait-il donc à faire de plus pour introduire tout-à-fait la visite sanitaire dans le Royaume-Uni ? Il n'y aurait qu'à entrer pleinement dans la voie où le gouvernement vient de faire un premier pas, c'est-à-dire à rendre le *contagious diseases act* applicable non-seulement aux militaires et aux marins, mais encore à la partie civile de la population : c'est le vœu exprimé devant le Congrès par la Société Harvéienne de Londres, vœu auquel ne peut manquer de s'associer la médecine du monde entier.

En effet, dans l'état présent du monde, avec les relations de peuple à peuple chaque jour plus nombreuses, toutes les nations deviennent de plus en plus solidaires, et les contagions suivent la même progression que les échanges. Aussi, les seuls pays qui sont encore des lieux de franchise

-----

(1) *Congrès médical international de Paris*, pag. 439.
Voyez aussi les communications de M. Jeannel au Congrès, *ibid.*, p. 319, et surtout le livre plus récent et plus complet du même auteur intitulé : *De la Prostitution dans les grandes villes au XIXᵉ siècle* — Paris, 1868, pp. 148 et suivantes.

pour les maladies vénériennes causent-ils un véritable préjudice aux autres, car ils versent sur eux plus de maux qu'ils n'en reçoivent.
Le préjudice est surtout considérable quand ces pays ont, comme
l'Angleterre, de vastes possessions et de nombreuses stations maritimes,
des comptoirs disséminés partout, des marins, des colons, des marchands,
en un mot le personnel cosmopolite presque innombrable d'un commerce qui
embrasse tout le globe.

Les Etats-Unis d'Amérique commencent, eux aussi, à comprendre les
dangers de la prostitution libre pour la santé des populations. MM. Barnes
et Woodward ont signalé en 1865 les bons résultats obtenus, pour les
garnisons de Nashville et de Memphis, de la règlementation de la prostitution. Nous tenons en outre de M. Bumstead (de New-York), qu'il existe
parmi les médecins du Nouveau-Monde une tendance marquée à adopter
des mesures sanitaires analogues à celles d'Europe, tendance que l'opinion du Congrès international ne peut que généraliser encore davantage.

Toutefois, sans la participation active du gouvernement anglais, la
prophylaxie internationale des maladies vénériennes n'est pas possible.
Toutes les autres nations réunies peuvent à peine prêter un concours égal
au sien pour la répression en commun de ces maladies. C'est par l'Angleterre ou par son influence que seront prises des mesures efficaces contre la contagion vénérienne dans le monde entier, comme c'est de concert avec elle seulement qu'on a pu réprimer efficacement la traite des
nègres.

Règlementation générale de la prostitution.

A côté des États maritimes dont nous venons de parler, où la prostitution est libre, il faut placer ceux du continent, en petit nombre il est
vrai, chez qui elle est interdite. Car liberté et interdiction ont le même
résultat final, en ce sens qu'elles rendent l'une et l'autre impossible toute
prophylaxie sérieuse des maladies vénériennes. Des tentatives d'interdiction
ont été faites, à des époques encore récentes, en Espagne, en Italie, en
Prusse, mais elles ont été si malheureuses qu'on a dû y renoncer. On en
a fait de semblables, dans ces dernières années, en Bavière, et le Congrès
a pu voir, par la notice statistique que lui a communiquée le délégué du
gouvernement bavarois (M. Seitz), combien il est plus sage de chercher à
assainir la prostitution que d'en poursuivre, toujours inutilement, la destruction.

A Munich, les maladies vénériennes étaient très-peu répandues jusqu'en 1861 ; il n'y avait que quelques maisons publiques bien surveillées
par la police. Mais en 1861, la Chambre des députés de Bavière a voté
une loi de police qui inflige à toutes les filles qui se rendent coupables
du délit de prostitution et à ceux qui lui prêtent domicile, des peines très-
sévères, un emprisonnement d'un mois jusqu'à deux ans. Aussi les maisons publiques se fermèrent-elles bientôt. Mais l'état moral et physique de
la population est loin d'y avoir gagné. La prostitution n'a pas diminué en
Bavière, seulement elle se cache. Plus secrète, elle est devenue plus nuisible. Les visites médicales des prostituées ont cessé, mais le nombre des
hommes infectés entrés à l'hôpital a augmenté d'année en année. En 1866,
il avait doublé.

Il ne faut donc pas s'étonner s'il y a maintenant, en Europe, une répul-
sion générale pour les mesures extrêmes, et une tendance de plus en plus
prononcée à la tolérance et à la règlementation.

Nous connaissons les règlements en vigueur dans la plupart des capitales ou villes principales du continent; ils se ressemblent par bien des côtés, mais non sans présenter aussi certaines différences. Il y a partout des imperfections, des *desiderata*; toutefois, il n'y aurait qu'un médiocre intérêt à entrer à ce sujet dans les détails.

Pour ne parler que des deux pays que vos rapporteurs connaissent le mieux, de la France, où la visite sanitaire a pris naissance, et de la Belgique, où elle donne les résultats les meilleurs, voici ce qui a été signalé au Congrès comme plus particulièrement défectueux dans leur règlementation respective de la prostitution.

En France, aucune loi ne régit la prostitution. Le gouvernement du Directoire avait songé avec raison à combler cette lacune. Un message fut envoyé au Conseil des Cinq-Cents pour lui demander une loi qui réprimât les désordres de la prostitution, sur laquelle on croyait n'avoir plus aucune prise depuis la fin de l'ancien régime. L'année suivante (7 germinal an V), un projet fut mis en discussion devant le Conseil; mais l'Assemblée passa à l'ordre du jour, sur les observations d'un représentant, qui traita ces vues de petites et minutieuses. Il ajoutait que « ce n'était pas aux législateurs d'un grand peuple qu'on devait présenter des règlements de moines ; qu'au surplus, il existait des traités de police très-précis, et qu'il suffisait de les mettre à exécution. »

La chose en resta là, et encore aujourd'hui, la prostitution rentre dans la catégorie des matières non régies par le Code. On invoque les anciens arrêtés de police, et notamment l'ordonnance de 1778. Mais cette ordonnance est absolument prohibitive et ne saurait servir de ligne de conduite à l'égard de notre prostitution tolérée. Ce n'est pas la prohibition, mais la tolérance qui est dans nos mœurs; elle est pratiquée dans toutes les villes qui ont des prostituées. Chaque ville a dû faire un règlement de police dans ce sens et adopter un *modus vivendi* provisoire vis-à-vis de la prostitution. Aussi, quand des difficultés surgissent, l'administration n'est-elle pas parfaitement sûre d'elle. Elle comprend que dans ces questions, où la liberté individuelle est en cause, on pourrait trouver qu'elle outrepasse ses pouvoirs, et, jusqu'à un certain point, l'accuser d'arbitraire. Elle répondrait, il est vrai, que si c'est là de l'arbitraire, il faut s'en prendre au silence de la loi; que pour elle, elle ne fait qu'exécuter ce que lui impose la responsabilité attachée tout à la fois à la nécessité de vivre avec la prostitution et au devoir de veiller néanmoins à la conservation de la décence, de la sécurité et de la salubrité publique.

Cet état de choses entraîne de graves inconvénients, même à Paris, où pourtant le préfet de police a presque toujours une grande expérience et une autorité des mieux assises.

L'âge de l'inscription, la longueur et la gravité des punitions ont plusieurs fois varié. On prend souvent des demi-mesures, et la répression de la prostitution clandestine n'est pas toujours poursuivie avec une égale activité. C'est ainsi que, par le fait d'un relâchement momentané de la surveillance de la police, le nombre des filles insoumises arrêtées, qui dépassait 2,000, en 1865, est tombé au-dessous de ce chiffre en 1866. Si ces inconvénients se remarquent à Paris, ils sont bien autrement prononcés dans les villes de provinces, où le soin de la police des prostituées est confié à des fonctionnaires d'un ordre beaucoup moins élevé.

Une loi qui investirait régulièrement l'administration de cette juridiction spéciale, de ces fonctions sanitaires, qu'elle a dû s'attribuer, pour ainsi dire, par nécessité et d'urgence, rendrait donc sa mission mieux définie et sa tâche plus facile. Avec cette arme nouvelle, elle marcherait d'un pas plus ferme vers la répression des abus et le perfectionnement d'institutions, qui, en fait d'amélioration physique de l'espèce humaine, n'ont pas dit leur dernier mot.

La nécessité d'une pareille loi a été reconnue par la plupart des membres français du Congrès, dont plusieurs étaient délégués officiels et parlaient au nom des sociétés médicales de province ; ou plutôt, la règlementation de la prostitution, en tant qu'émanation de la police locale, leur a paru à tous devoir céder le pas à une règlementation plus haute, plus générale, uniforme et obligatoire pour toute la France (1). Le Congrès voudrait surtout qu'une loi ou un décret, en se substituant aux divers règlements communaux, fît bénéficier le dispensaire de salubrité des avantages de la centralisation.

Il y a des villes de province où l'administration ne fait rien pour l'assainissement de la prostitution ; il y en a d'autres où les moyens de prophylaxie mis en usage sont incomplets, insuffisants. Une impulsion active partie du centre aurait pour effet de vaincre les dernières résistances, et de faire adopter partout des mesures préservatrices les mieux éprouvées.

Une fois généralisés sur tout le territoire, les services sanitaires auraient besoin d'un lien commun qui les rendît solidaires et permît de les porter tous au même degré de perfection. Si un inspecteur général, par exemple, était à la tête de tous ces services, il en centraliserait naturellement la direction et le contrôle ; le comité médical chargé, dans chaque ville, du dispensaire de salubrité, aurait à lui envoyer des rapports, des statistiques. Ces statistiques partielles deviendraient les éléments d'une statistique générale et comparative des maladies vénériennes, c'est-à-dire d'un document d'un haut et puissant intérêt pour le moraliste comme pour le médecin. On ne manquerait pas de tirer de ces statistiques des inductions utiles au bien des différents services et au perfectionnement des mesures à prendre ; car les villes où la population présenterait le chiffre proportionnel le moins élevé de maladies vénériennes seraient vraisemblablement celles où la police sanitaire aurait le fonctionnement le meilleur et le plus digne d'être imité.

---

(1) Le dispensaire de salubrité le plus récemment réorganisé, en France, est celui de Lyon. Des plaintes s'étant fait entendre de divers côtés au sujet de la fréquence des maladies vénériennes dans cette ville, fréquence qu'on attribuait à une organisation défectueuse du dispensaire, M. de Metz, secrétaire général de le préfecture du Rhône, prit l'initiative d'une réforme devenue nécessaire, et qui est aujourd'hui un fait accompli.

Le Conseil d'hygiène publique et de salubrité du département du Nord, et surtout la Société impériale de médecine de Lyon ont longuement délibéré sur ce sujet. Un rapport a été présenté à la Société de médecine par M. Garin, au nom d'une commission composée de MM. Bouchacourt, Diday, Garin, Gubian, Potton, Rodet et Rollet. C'est conformément aux conclusions de ce rapport que le dispensaire de salubrité a été réorganisé par arrêté de M. le sénateur préfet du Rhône, en date du 25 juillet 1867.

On sait aussi que la Société impériale de médecine de Lyon, par l'organe de son rapporteur, a la première émis le vœu qu'une conférence internationale fût appelée à s'occuper des maladies vénériennes, et à provoquer partout un ensemble de mesures propres à combattre et à détruire ces maladies. Dès que le programme du Congrès médical international fut connu, la Société décida que cette proposition de prophylaxie internationale serait reprise par la Commission, qui chargea M. Rollet de lui faire un rapport spécial sur ce sujet. Ce rapport, dont toutes les conclusions ont été adoptées après discussion par la Société, a été présenté en son nom au Congrès comme réponse à la question III.

Voyez : *De la police sanitaire et de l'assistance publique, dans leurs rapports avec l'extinction des maladies vénériennes,* par J. Garin, Paris 1866, et *Congrès médical international,* p. 347.

En Belgique, il en est de même qu'en France, à peu de chose près. Le gouvernement n'a aucune loi qui l'autorise à prendre des mesures contre la prostitution. Celle-ci est d'intérêt purement communal. Certaines grandes villes l'ont règlementée avec avantage, et, à leur tête, marche la capitale. Mais il y a encore des communes qui n'ont rien fait ou qui n'ont pris que des mesures insuffisantes, soit par incurie, soit par esprit d'économie mal entendu. Il ne s'agit pas seulement ici de localités rurales, où la prostitution est nulle ou exceptionnelle, mais des communes importantes, situées aux portes mêmes des grandes villes.

On s'est beaucoup préoccupé, en Belgique, de cet état de choses, et on a cherché les moyens d'y mettre fin. En 1852, le Congrès général des hygiénistes réunis à Bruxelles a pris, à cet égard, des résolutions importantes. Il a admis la nécessité de faire intervenir dans cette question le pouvoir législatif, afin d'imposer aux communes le devoir de règlementer la prostitution. Il a divisé les mesures à prendre en deux catégories : les unes législatives, les autres administratives ; les premières devant faire l'objet d'une loi, les secondes de simples règlements locaux. Mais, jusqu'à présent, les vœux du Congrès n'ont pas été réalisés.

A défaut de loi obligatoire pour les communes, le gouvernement belge chercha, en 1856, à décider celles-ci par la persuasion à adopter les mesures sanitaires jugées les meilleures. Il chargea le Conseil supérieur d'hygiène d'élaborer un règlement qui pût leur être recommandé. Ce règlement existe : il a été communiqué au Congrès par l'un de vos rapporteurs (M. Crocq), délégué du gouvernement belge près de cette assemblée ; ses dispositions sont très-sages ; mais il ne portera pas les fruits qu'on est en droit d'en attendre, tant qu'un acte législatif n'interviendra pas pour lui donner force de loi dans tout le pays.

Si les services sanitaires concernant la prostitution peuvent prendre plus d'extention et sont susceptibles de perfectionnement, même en France et en Belgique, que ne reste-t-il pas à faire chez les autres nations, et quel abaissement du chiffre des maladies vénériennes n'est-on pas en droit d'espérer pour un avenir prochain dans toute l'Europe !

Nos efforts doivent donc être dirigés vers un double but. Il s'agit d'abord de gagner l'opinion générale et de rallier tous les gouvernements aux idées de salubrité ; il s'agit, en second lieu, de perfectionner, de régulariser les services sanitaires, et d'établir entre eux un lien commun et une étroite solidarité. Cette solidarité, que la plupart des hygiénistes de France demandent pour leurs services nationaux sous forme de centralisation, ne se réaliserait pas sans qu'on en vît bientôt les grands avantages. Ce serait un acheminement vers une sorte de fédération, qui finirait par mettre les services sanitaires réunis de toute l'Europe sous la haute surveillance d'une commission internationale. Pour le moment, ce qu'on doit surtout demander aux divers gouvernements, c'est d'adopter, à l'égard de la prostitution, une règlementation et des mesures sanitaires uniformes, justifiées d'avance par cette considération que les prostituées ne diffèrent pas sensiblement selon les nationalités.

L'organisation uniforme de tous les dispensaires de salubrité a été réclamée par un hygiéniste d'une grande autorité (M. Michel Lévy) et c'est aujourd'hui un vœu presque général auquel vos rapporteurs s'associent pleinement.

Les prostituées sont cosmopolites comme la corruption qui les engendre ; on les retrouve partout avec des habitudes identiques, affichant, lorsqu'elles sont libres, les mêmes scandales, se portant aux mêmes désordres et propageant les mêmes maladies. Les prescriptions hygiéniques ou autres que comporte la prostitution sont donc également nécessaires et doivent être semblables partout.

Du 1er janvier 1861 au 31 décembre 1866, 13,818 femmes, arrêtées pour fait de prostitution clandestine à Paris, ont présenté 3,725 cas de maladies vénériennes. La proportion des malades a donc été un peu moins de 1 sur 3 (1).

A Strasbourg, le service de la police ayant été réorganisé en 1853, la proportion des prostituées clandestines trouvées malades s'est élevée d'abord à 83 pour 100. Cette proportion était encore de 73 pour 100 en 1854, de 50 pour 100 en 1855, et de 32 pour 100 en 1856.

A Bordeaux, en 1858, année qui a précédé la réorganisation du service, les prostituées clandestines étaient malades dans la proportion de 49,26 pour 100, soit 492 pour 1,000. Cette proportion est restée de 418 pour 1,000 en 1859, et dans les années suivantes, on les a trouvées malades dans une proportion qui a varié de 203 à 272 pour 1,000.

La prostitution libre des pays dépourvus de visite sanitaire ne le cède en rien, sous le rapport des maladies vénériennes, à la prostitution clandestine des pays à visite; car, parmi les prostituées libres, la proportion des malades n'est pas évaluée à moins de 50 pour 100.

En France, les médecins des corps sont unanimes à constater que le nombre des hommes contaminés est toujours en rapport avec le degré de surveillance exercée par les autorités locales sur la prostitution publique clandestine (2).

Sur 4,070 individus traités à l'hôpital du Midi, en 1866 et en 1867, pour des affections vénériennes dont on a pu retrouver l'origine, 2,302 étaient redevables de leur maladie à la prostitution clandestine (3).

Si l'on veut bien remarquer, après cela, que même dans les Etats où la police sanitaire est le mieux faite, les prostituées clandestines sont en nombre indéterminé, mais toujours supérieur à celui des prostituées inscrites, on reconnaîtra combien est nécessaire une réglementation qui assure aussi exactement que possible la répression de la clandestinité, c'est-à-dire qui arrête l'infection vénérienne à sa véritable source. Vos rapporteurs, d'accord avec le Congrès, et, il faut le dire, avec la presque unanimité des médecins, ne sauraient trop insister sur ce point.

On ne peut obtenir cette répression qu'avec un bureau de mœurs pourvu d'un nombre suffisant d'agents expérimentés, ayant à leur tête un chef instruit et d'une honnêteté à toute épreuve. C'est au bureau des mœurs qu'est confiée la mission de poursuivre la prostitution clandestine. Il faut qu'il la poursuive sans relâche et qu'il cherche à l'atteindre sous tous ses déguisements. Mais, dans la hiérarchie du vice, il y a bien des degrés. Où commencent les désordres qui motivent l'intervention de l'autorité et justifient l'inscription, cet acte grave après tout, qui garantit la société, mais qui livre la femme au pouvoir discrétionnaire de la police? La récidive, le concours de plusieurs faits particuliers, la notoriété publique, le flagrant délit sont les circonstances qui caractérisent la prostitution. C'est une appréciation délicate qui doit être laissée d'abord au chef du bureau des mœurs. C'est lui qui décide du sort des prostituées clandestines par les propositions qu'il soumet à l'autorité supérieure. De pareilles fonctions auraient besoin d'être relevées; elles ne sauraient être convenablement remplies par des employés subalternes, et vos rapporteurs estiment qu'on devrait en faire partout une sorte de magistrature.

---

(1) LE FORT. Académie de médecine, séance du 20 avril 1869.
(2) Voyez: *Statistique médicale de l'armée pour l'année* 1864, in-4°, Paris, 1866, p. 18.
(3) LE FORT, *loc. cit.*

Visite sanitaire des hommes.

On a agi longtemps comme si les maladies vénériennes n'avaient pas, parmi les hommes, de centre de propagation comparable à la prostitution chez les femmes ; ou plutôt, on ne jugeait pas que l'hygiène publique eût beaucoup à bénéficier des mesures sanitaires applicables aux hommes, mesures auxquelles on n'a eu recours qu'une vingtaine d'années au moins après la première institution des dispensaires de salubrité. Le principe qui régnait alors, c'est que, prises en masse, les maladies ne faisaient que se propager entre les deux sexes, et qu'il suffisait, après tout, de les éteindre chez l'un pour en exempter l'autre ; principe aussi faux en lui-même que dangereux dans ses conséquences.

Les armées permanentes de terre et de mer, avec l'accroissement qu'elles ont pris partout depuis le commencement du siècle, sont, comme nous l'avons dit, un des foyers les plus actifs de propagation des maladies vénériennes. Les statistiques militaires ne laissent aucun doute sur ce point. D'un autre côté, ce grand foyer de contagion n'est pas plus difficile à éteindre que les autres, car les corps militairement organisés se prêtent merveilleusement à l'application des moyens de prophylaxie.

Le rôle de l'armée et de la marine militaire et marchande, dans la propagation des maladies vénériennes, a été de tout temps si considérable, que l'histoire de ces maladies est, pour ainsi dire, liée à l'histoire même de toutes les grandes expéditions entreprises depuis le XVᵉ siècle.

C'est à l'équipage de Colomb que la plupart des historiographes de la syphilis attribuent l'importation en Europe de cette maladie, jusque là concentrée, selon eux, sur les races primitives de l'Amérique, et restée inconnue aux nations européennes. L'expédition d'Italie, de Charles VIII, et la guerre qui en résulta entre les principales nations de l'Europe, arriva, pour ainsi dire, à point nommé pour propager la maladie nouvelle sur le continent.

A cette époque, le commerce du monde était presque tout entier entre les mains des Portugais. Aussi est-ce à la marine portugaise qu'est attribué le transport de la syphilis sur les côtes d'Afrique, dans l'Inde et au Japon. Les autres marines de l'Europe, et notamment la marine vénitienne, alors si florissante, la répandirent dans les échelles du Levant, où l'exil des mahométans et des juifs, chassés d'Espagne par Ferdinand et Isabelle, l'avait déjà introduite.

La syphylis s'enfonça aussi de plus en plus en Europe, à la faveur des échanges et des guerres.

On la voit pénétrer vite jusqu'en Norwége, et former dans tous les Etats scandinaves, sous le nom de *radezyge*, une endémo-épidémie attribuée aux rapports maritimes de la Norwége avec la Hollande.

Transportée du continent en Angleterre, la maladie suit là encore les grands mouvements de la marine et de l'armée. C'est à l'armée de Cromwel qu'est rapportée le *sibbens*, cette endémo-épidémie de syphilis, qui règne encore de nos jours dans une grande partie de l'Ecosse.

Si les grandes guerres des trois derniers siècles n'avaient pas suffi pour étendre l'infection syphilitique à tout le continent, celles de la Révolution et de l'Empire étaient bien de nature à combler toutes les lacunes. Les récits de chirurgie militaire de cette époque abondent en documents sur les maladies vénériennes. C'est notamment dans sa campagne en Portugal que l'armée anglaise donna lieu aux observations intéressantes qui devinrent le point de départ des doctrines nouvelles sur la nature et le traitement de ces maladies.

En admettant que la syphilis ait été primitivement importée en Europe, on voit, par ces exemples, et nous aurions pu les multiplier bien davantage, que l'Europe avait tous les éléments nécessaires non seulement pour étendre et perpétuer la maladie dans son sein, mais encore pour devenir à son tour un centre d'infection pour les autres parties du monde. Encore aujourd'hui, le même mouvement s'opère dans les deux sens, et cela et tantôt au détriment des pays étrangers tantôt au nôtre.

Ce sont, il est vrai, les marins d'Europe, principalement les baleiniers, qui ont infesté l'Océanie, le littoral des mers du Sud et tant d'autres localités où le fléau était inconnu avant eux. Mais nos expéditions militaires d'Afrique, de Crimée, de Chine, du Mexique, le croisement des grandes marines européennes dans les mers lointaines et leurs voyages au long cours ont montré dans ces dernières années, et montrent encore tous les jours, que nous recevons en général du dehors plus de maladies vénériennes que nous n'en exportons.

Nous ne croyons pas utile d'indiquer ici le chiffre porportionnel des maladies vénériennes dans les différentes garnisons d'Europe. Les statistiques françaises sont bien connues; les autres nous intéressent surtout par les différences essentielles qu'elles présentent avec elles, différences que nous avons déjà signalées (pages 262, 263).

Les statistiques anglaises, concernant les maladies vénériennes des marins, sont plus instructives en ce sens qu'elles donnent une idée complète du degré auquel ces maladies sont répandues dans les diverses parties du monde. Il se fait entre les marins et les pays qu'ils fréquentent des échanges de maladies vénériennes dans des proportions variables, et qu'indiquent avec une grande exactitude les chiffres relatifs à ces maladies contenus dans le *Statistical Report of the health of the navy*.

D'après ce document, publié par ordre de la Chambre des communes, il y a une grande différence dans le nombre des maladies vénériennes parmi les équipages des diverses stations de la marine anglaise : dans le Canal, dans la Méditerranée, dans l'Amérique du Nord et aux Indes occidentales, au Brésil, dans l'Océan Pacifique, sur la côte occidentale de l'Afrique, au cap de Bonne-Espérance et aux Indes orientales, en Chine et au Japon, en Australie.

Le tableau suivant donne, pour la période comprise entre 1860 et 1867, la proportion des vénériens, sur 1,000 hommes d'effectif, dans les différentes stations maritimes de la Grande-Bretagne (1).

-----

(1) Voyez : A. Le Roy de Méricourt : *Etude critique des mesures prophylactiques contre les maladies vénériennes, proposées spécialement à l'égard des marins; Archives de médecine navale*, décembre 1868, t. X.

PROPORTION DES VÉNÉRIENS

SUR 1,000 HOMMES D'EFFECTIF PARMI LES ÉQUIPAGES DES DIFFÉRENTES STATIONS DE LA MARINE ANGLAISE (1860-67).

STATIONS	SYPHILIS							AFFECTIONS BLENNORRHAGIQUES.						
	1860.	1861.	1862.	1863.	1864.	1865.	1866.	1860.	1861.	1862.	1863.	1864.	1865.	1866.
Station locale et flotte du Canal (Home)	76,8	100,4	108,6	104,2	96,9	97,1	69,1	20,3	29,6	34,8	32,4	25,7	30,3	20,4
Services divers (*irregular force*)	120,3	155,2	121,3	143,2	127,6	130,9	98,7	48,1	53,6	44,4	31,4	29,1	45,7	40,1
Station de la Méditerra-née	65,7	64,5	60,5	29,1	35,3	35,2	34,1	13,9	14,5	17,8	14,9	10,2	17,1	14,8
Station du Nord-Amérique et Indes occidentales	31,1	35,8	36,3	48,5	52,4	53,4	69,0	9,8	12,2	7,7	13,6	15,8	15,2	15,4
Station du Brésil	22,4	29,5	42,2	38,6	45,2	36,1	54,1	10,4	16,1	13,3	18,9	22,6	16,1	13,3
Station de l'Océan Pacifi-que	52,2	45,7	32,6	54,6	48,7	61,2	93,2	22,6	20,4	10,8	22,6	19,4	18,2	18,8
Station de la côte occiden-tale d'Afrique	18,1	17,1	19,1	18,6	22,9	42,3	44,6	7,1	8,3	9,1	16,5	22,2	40,0	32,1
Station du Cap de Bonne-Espérance et des Indes orientales	17,2	47,3	52,5	60,0	63,7	65,5	82,6	4,5	12,8	17,7	27,4	23,2	23,8	29,1
Station de la Chine et du Japon	76,0	101,2	78,7	132,2	177,7	165,3	129,8	15,9	44,5	36,9	57,3	37,2	35,3	26,4
Station de l'Australie	20,2	12,7	39,1	22,4	17,2	16,0	38,4	14,9	8,4	17,9	8,6	6,8	9,8	15,9

Il résulte évidemment de ce qui précède, comme il résultait déjà des statistiques militaires dont nous avons parlé en commençant, que si la visite sanitaire des prostituées est urgente, indispensable, c'est surtout dans les villes de garnison et dans les ports de mer. Plus il y a de maladies vénériennes dans ces localités parmi les prostituées, plus grand est le nombre des militaires et des marins atteints par la contagion. C'est généralement de la prostitution que tous ces hommes jeunes, célibataires, ardents, reçoivent leurs maladies contagieuses. Mais on doit tirer un autre enseignement de ces mêmes faits, et reconnaître la nécessité d'adopter des mesures sanitaires en quelque sorte bi-latérales.

En effet, et c'est un point qu'il est à peine besoin d'indiquer, ces militaires et ces marins, après avoir été infectés par la prostitution, ne manquent pas, à leur tour, de déverser sur celle-ci les maladies qu'elle leur a communiquées: c'est un double courant auquel il faut opposer un double obstacle. Parfois l'échange de ces maladies se fait sur place, et le préjudice est égal des deux côtés. Mais, d'autres fois, la contagion, gagnée par exemple dans un pays où les mesures sanitaires sont mal organisées, est reportée ailleurs, dans les localités où les dispensaires de salubrité fonctionnent au contraire régulièrement, et dans ce cas, il y a préjudice pour ces localités au sein desquelles les maladies vénériennes deviennent tout à coup beaucoup plus nombreuses.

A Bastia, en 1858, le chiffre des vénériens entrés à l'hôpital était très-faible (6 pour 100 hommes d'effectif) ; ce chiffre, en 1859, augmenta de plus du double (15 pour 100 hommes d'effectif). Cette augmentation était due à l'arrivée d'un régiment étranger formé en Lombardie et dans lequel se trouvaient beaucoup de soldats infectés. Les effets de cette importation n'avaient pas encore entièrement disparu en 1860, car dans le cours de cette année les entrées à l'hôpital étaient encore très-nombreuses (10 pour 100 hommes d'effectif).

Des constatations analogues ont été faites à Rome et à Sarreguemines, à la suite de l'arrivée dans ces villes de régiments détachés d'autres villes plus infectées qu'elles.

Toutefois ces faits, qui sont des exceptions dans les armées de terre, grâce à une certaine uniformité de mesures sanitaires propres aux différentes villes d'une même nation, sont au contraire la règle dans la marine, dont les équipages ont beaucoup plus souvent l'occasion de passer d'un pays où la prostitution est libre, dans ceux qui sont pourvus d'un dispensaire de salubrité, ou réciproquement.

Nous avons vu que, pour les dangers d'infection qu'ils font courir aux marines étrangères, la Chine et le Japon tenaient le premier rang. La très-grande majorité des maladies vénériennes qui atteignent chaque année les équipages des mers de Chine est contractée au Japon, et principalement à Yokoama. Le Japon peut être considéré actuellement comme le foyer le plus intense d'infection vénérienne qu'il y ait au monde. Cela tient à ce que, dans ce pays, la prostitution n'est pas seulement libre, mais encore soutenue et encouragée par l'état, qui en tire profit. Chose remarquable, les Anglais qui ont tardé à introduire chez eux des mesures de prophylaxie, mesures encore si incomplètes, les Anglais, disons-nous, de concert avec des autorités européennes, ont cru devoir insister auprès des autorités japonaises pour leur faire adopter un système d'inspection des prostituées, qui fonctionne, depuis 1866, sous la direction d'un médecin de la flotte anglaise.

Après la station de la Chine et du Japon, ce sont les équipages anglais en communication plus ou moins directe avec les ports du littoral de la métropole qui offrent de beaucoup la plus forte proportion de vénériens. Ce qui est vrai pour les bâtiments de guerre, l'est à plus forte raison pour les navires de commerce. Quelle source de maladies vénériennes pour le monde entier ! Aussi n'est-ce pas des importations lointaines que les ports de l'Europe ont surtout à se garantir, le danger vient bien plutôt de leurs relations incessantes avec l'Angleterre.

On dira peut-être que si les matelots anglais ont des maladies vénériennes en si forte proportion, c'est à cause des rapports de l'Angleterre avec toutes les parties du monde, et que si la marine britannique tient le premier rang pour l'infection vénérienne, elle le tient aussi pour tout le reste. Ce serait presque une excuse, mais elle n'est pas fondée. Non, ce n'est pas en général aux rives lointaines, mais chez elle, dans son propre sein, c'est-à-dire dans les cloaques non assainis de sa prostitution libre que l'Angleterre trouve cette abondance de germes contagieux. Ce qui le prouve sans réplique, c'est que la proportion des vénériens de l'armée de terre britannique, à l'intérieur, est supérieure à celle de l'armée de mer pour les mêmes années. On n'a pour s'en convaincre qu'à comparer le tableau précédent du *Statistical report*, concernant la marine, avec ceux qui concernent l'armée de terre, et dont nous avons donné plus haut des extraits.

Les mesures sanitaires relatives aux militaires et aux marins auxquelles le Congrès a manifestement donné son approbation sont celles qui existent déjà en principe en France, mais qui ne sont pas mises en pratique avec assez de régularité. Nous faisons allusion au règlement du dispensaire de Brest, établi par ordonnance royale du 1er juillet 1829, modifié par décision ministérielle du 22 novembre 1830 et du 6 octobre 1837, ainsi qu'à la décision du Ministre de la guerre du 10 mai 1842, et du Ministre de la marine du 28 janvier 1843. Ces divers arrêtés ou règlements prescrivent la visite des militaires et des marins à des intervalles réguliers et dans les circonstances où ils risquent le plus de propager de proche en proche ou de transporter au loin la maladie ; mais ces prescriptions sont loin d'être ponctuellement exécutées partout. Les chirurgiens militaires, les mieux placés pour savoir à quoi s'en tenir sur ce point, ont fait entendre des plaintes qui seront sans doute écoutées du pouvoir.

Les visites dans l'armée de terre sont insuffisantes, faites le plus souvent avec beaucoup d'inexactitude dans les petites garnisons et seulement pour l'accomplissement d'une simple formalité (1).

Les visites sanitaires des marins, à en juger d'après les communications faites au Congrès par un membre de cette réunion, médecin principal de la marine (M. Berchon), sont mieux exécutées. Tout soldat, matelot ou ouvrier des arsenaux est soumis à son arrivée dans les ports à une visite spéciale tout à fait distincte de celle pour laquelle les conseils de révision sont institués, et si la syphilis est constatée, l'envoi à l'hôpital est immédiat. Les équipages et les régiments sont aussi visités à des intervalles réguliers et fréquents. Au moment du congédiement et des congés temporaires, mêmes précautions, même visite. Pas un employé de la marine ne reçoit sa feuille de route qui lui sert de passeport obligatoire, s'il ne peut présenter un certificat médical, attestant qu'il n'est porteur d'aucune affection contagieuse. Cette visite s'opère dans les vingt-quatre heures qui précèdent le départ des marins. Dès qu'un navire atteint un port, les syphilitiques en traitement sont consignés à bord ; ils ne peuvent descendre à terre que pour se rendre sous escorte à l'hôpital, où ils doivent être traités jusqu'à guérison.

Il y a en effet utilité à faire, soit dans l'armée, soit dans la marine, des visites de deux sortes : les unes à intervalles réguliers ; les autres dans certaines circonstances déterminées, telles que : arrivée ou retour au corps, départ en congé, changement de garnison, embarquement, débarquement.

Il ne faudrait pas croire d'ailleurs que tout soit à créer, en fait de mesures de ce genre, hors de France.

Les visites militaires sont déjà mises en pratique dans bon nombre d'armées du continent ; elles ont été portées à un haut degré de perfec-

---

(1) Voy. Dimot, *Etude statistique sur la syphilis dans la garnison de Marseille*, 4866, p. 34.

tion en Belgique. Le plus pressé serait donc de les généraliser, et surtout de les faire adopter par les grandes puissances maritimes. Quant à les établir partout sur le même modèle, rien ne serait plus aisé. En général, l'hygiène des armées comporte la plus grande uniformité, ce qui tient au tempérament, au régime et au diverses exigences militaires, qui sont à peu près les mêmes dans tous les états civilisés. Toutefois, il y a une classe de marins qui resterait encore en dehors de l'action prophylactique de ces mesures, c'est celle des matelots de la marine marchande.

Le nombre total des marins français, inscrits au 1er juillet 1868, est, d'après les documents officiels du ministère de la marine, de 80,000. Ce nombre se décompose de la manière suivante : 25,000 marins de l'État ; 28,000 hommes naviguant au long cours ; 27,000 occupés au cabotage et à la petite pêche. En supposant que les proportions de la marine militaire et de la marine marchande soient les mêmes, ou à peu près, dans tous les états maritimes, on voit qu'en n'étendant pas les mesures de prophylaxie à la dernière, on laisserait en dehors de leur action sanitaire environ les deux tiers des marins.

L'opinion qui a prévalu devant le Congrès, c'est qu'il faut donner à nos institutions hygiéniques le plus d'extension possible, et que l'administration devrait aviser aux moyens de faire bénéficier de la visite sanitaire la marine marchande aussi bien que la marine militaire.

Plusieurs membres du Congrès ont réclamé l'adoption de cette mesure avec une insistance toute particulière (MM. Jeannel, Garin, Owre, Barbosa, Rey, Berchon). Comme l'a fait remarquer ce dernier, avec l'autorité que devaient naturellement lui donner ses longs services dans la médecine navale, le personnel des deux marines diffère peu : ce sont les mêmes hommes, tout disposés à se prêter, quand on voudra, aux mêmes prescriptions sanitaires.

L'obstacle viendrait plutôt, à ce qu'il paraît, de la part des capitaines et des armateurs qui, en temps de disette de matelots, chercheraient à éluder la visite pour faire monter à bord les hommes nécessaires, fussent-ils atteints de syphilis.

En un mot, on craint surtout que le commerce n'accepte difficilement une mesure comme celle-là, susceptible d'apporter une certaine entrave à ses mouvements. Le système quarantenaire actuel, tout mitigé qu'il est, n'est pas supporté sans impatience, et bien qu'il n'ait à exercer ses rigueurs que de loin en loin, il n'en soulève pas moins de vives résistances et souvent des réclamations ardentes. Que serait-ce si les gouvernements imposaient la visite sanitaire à tout navire en partance (1) ?

A ces objections le Congrès ne peut faire qu'une réponse : c'est qu'il n'a pas eu la prétention de trancher seul et sans appel une question où d'autres intérêts que ceux de l'hygiène sont en jeu. Tout en faisant remarquer que c'est l'avenir même de la race humaine qu'il s'agit de sauvegarder, la pureté de son sang, sa force, sa santé, c'est-à-dire les biens que la sagesse antique n'hésitait pas à mettre au-dessus de tous les autres, nous ne devons pas oublier que les sociétés modernes ont des préoccupations et des exigences nouvelles, et nous comprenons fort bien que des mesures de ce genre ne soient prises que dans une réunion où l'industrie et le commerce seront suffisamment représentés. Si, comme nous l'espérons, une commission internationale est appelée à délibérer officiellement sur la prophylaxie de la syphilis, ce ne sera pas la moins importante de ses décisions que celle précisément qui déterminera dans quelles limites la visite sanitaire peut être appliquée aux matelots de la marine mar-

____

(1) Voyez : A. Le Roy de Méricourt, *loc. cit.*, p. 12.

chande, sans sacrifier aucun intérêt majeur. Le moment sera venu alors de montrer si, contrairement à la pensée et au désir du Congrès, deux nécessités aussi impérieuses que la liberté du commerce et la salubrité publique sont réellement inconciliables sur ce point.

Hospitalisation des vénériens, assistance publique, mutuelle assistance

Nous arrivons au véritable nœud gordien de la prophylaxie de la syphilis; nous voulons parler de l'hospitalisation des vénériens. Il est bien évident que, sans hôpitaux, les visites sanitaires sont destinées à devenir inefficaces.

L'hospitalisation est le corollaire naturel de la visite, en ce sens qu'on ne peut garantir complètement la société qu'en séquestrant jusqu'à guérison les individus trouvés malades à l'inspection sanitaire, et même (si ce n'était rêver l'impossible) toute personne en état de répandre la contagion.

Les hôpitaux ont encore une haute utilité même vis-à-vis des malades appartenant à la classe qu'on ne peut pas assujettir réglementairement à ces visites. Pour ces malades, en effet, l'hôpital est un lieu de séquestration volontaire, où ils se rendent toujours avec empressement et où ils se rendraient en bien plus grand nombre, si, avec ses préventions au sujet des maladies vénériennes, la société qui a des secours pour toutes les misères ne restait pas si souvent indifférente pour celle-là.

On a conseillé de soumettre à la visite sanitaire les douaniers, les employés de l'octroi, les ouvriers célibataires des grandes manufactures, des usines, des ateliers; mais comme nous venons de le dire, sans hospitalisation, pas de visite sanitaire effective. Celle-ci, nous le croyons, ne rencontrerait pas d'opposition sérieuse auprès de tous ces individus que tant de considérations de salubrité et d'intérêt public et privé ne manqueraient pas de toucher et de persuader.

Mais, à quoi bon ? puisque loin d'avoir aucun moyen de les contraindre à entrer à l'hôpital, et d'être en mesure de rendre l'hospitalisation obligatoire pour eux, on en est encore dans beaucoup d'endroits à les repousser systématiquement des asiles ouverts à tous les autres malades. C'est une vieille tradition qui remonte à l'origine de la syphilis.

Quand cette maladie se montra pour la première fois en Europe, à la fin du XVᵉ siècle, elle n'y répandit pas moins de terreur que le choléra à sa première apparition en 1831 et 32. Le parlement de Paris, par un arrêt resté célèbre, du 6 mai 1497, enjoignit, sous peine de la hart, à tous les étrangers malades de la vérole, de quitter la ville, et aux autres de se retirer dans leurs maisons, ou bien, à défaut de domicile, de se réunir à Saint-Germain-des-Prés, où un local avait été disposé pour eux. Les étrangers devaient s'en aller par les portes Saint-Denis et Saint-Jacques, où l'on prenait leurs noms en leur défendant expressément de rentrer avant d'être guéris ; en même temps on délivrait 4 sous parisis à chacun d'eux. Les indigents domiciliés étaient recommandés aux curés et marguilliers de leur paroisse ; les autres devaient avoir à Saint-Germain-des-Prés tous les secours nécessaires, au moyen d'une somme recueillie et levée par ordonnance de l'évêque, des officiers du roi et du prévôt des marchands.

Des mesures semblables furent prises dans la plupart des grandes villes.

Ces ordonnances ne furent pas mises rigoureusement à exécution, et il n'en resta que l'institution d'hôpitaux spéciaux, qui furent à Paris les hôpitaux de la Trinité, Saint-Eustache et Saint-Nicolas, qui ont cessé d'exister, et finalement ceux qui existent encore aujourd'hui.

Mais, croirait-on qu'on alla jusqu'à infliger des châtiments corporels aux malades admis à grand'-peine dans ces hôpitaux, où ils étaient *fustigés* avant et après leur traitement. C'est que, dans le principe, la syphilis fut assimilée aux épidémies, et on chercha d'abord à s'en garantir par des procédés qui ne sont plus de notre temps, mais sans arrière-pensée. Puis, peu à peu, on vit qu'elle se communiquait par les rapports sexuels, c'est-à-dire qu'elle était une maladie vénérienne; dès-lors, les secours furent mesurés aux syphilitiques avec la plus grande parcimonie et on en vint au point d'agir envers eux comme s'ils avaient eu, en même temps qu'une maladie à traiter, une faute à expier. Sans ce préjugé regrettable, la syphilis n'existerait probablement plus en Europe, et nos pères, qui, en poursuivant la lèpre avec cette énergie indomptable qui a parfois paru excessive, ont su venir à bout de cette endémie affreuse que leur avait léguée le moyen-âge, ne nous auraient pas légué à leur tour, avec la syphilis, le plus grand fléau des temps modernes.

Ce préjugé règne encore à un certain degré dans beaucoup de pays, et d'après les documents envoyés au Congrès par la Société Harvéienne de Londres, l'Angleterre est peut-être celui qui met le plus de lenteur à s'en affranchir.

Dans plusieurs des hôpitaux et dispensaires de Londres et de la province, on n'admet pas les vénériens. Ainsi, les hôpitaux de Saint-George, Saint-Mary's, University college, de Londres, et d'autres encore ne reçoivent pas ces malades. A *South-Staffoshire hospital*, il n'y a pas de lits pour les vénériens. Un règlement de *Porthland town free dispensary* dit qu'aucun vénérien ne doit y être traité. Le *Hull general infirmary*, ainsi que le *General hospital* de Dumfries, en Ecosse, professent la même exclusion. Les établissements affectés aux maladies vénériennes dans la Grande-Bretagne et l'Irlande semblent être aussi insuffisants dans toutes les grandes villes (excepté Dublin, qui reçoit une subvention du gouvernement), qu'ils le sont à Londres. Il est très-rare que les villes possèdent des hôpitaux pour les vénériens, et celles qui en possèdent ont trop peu de lits pour tous ceux qui demandent à y être admis.

A Liverpool, le *Southern hospital* et les autres hôpitaux envoient tous leurs vénériens au *Lock hospital*, qui a 50 lits, et en moyenne 45 malades des deux sexes dans l'hôpital. Le *Lock hospital* de Dublin, ne reçoit que des femmes, et a en moyenne 86 cas. Le *Staffordshire general infirmary* a 4 lits pour des hommes et 4 pour des femmes. *Chester infirmary* admet en moyenne 2 femmes vénériennes. Dans le *Royal infirmary* d'Edimbourg, il y a 26 lits pour les vénériens. Le *Lock hospital* d'Edimbourg a 36 lits pour les femmes vénériennes. Le *Lock hospital* de Glascow n'a que 45 lits pour ces cas. Le *General hospital* de Belfort, en Irlande, a 6 vénériens internes et une petite salle pour les femmes.

A Londres, le *Lock hospital* n'a que 15 lits d'hommes et 30 pour les prostituées, et on est constamment forcé, faute de place à l'hôpital, de renvoyer ces filles avec de grandes ulcérations des organes génitaux. Le *Guy's hospital* a 55 lits affectés aux vénériens, 25 pour les hommes et 30 pour les femmes. Le *Royal free hospital* a 26 lits pour des femmes vénériennes. Le *Middlesex hospital* a seulement 11 lits pour des femmes. Il n'y en a qu'une demi-douzaine dans le *London hospital;* il y en a 25 pour des hommes et 56 pour des femmes affectés de maladies vénériennes, à *Saint-Bartholomew's hospital*. Ainsi, dans toute la ville de Londres, avec une population de plus de trois millions d'âmes, il n'y a probablement pas plus de 150 lits, dans les hôpitaux affectés aux prostituées ou aux femmes pauvres, atteintes de maladies vénériennes, et certainement pas plus de 100 lits pour les hommes vénériens.

Le comité de la Société Harvéienne, qui vous a envoyé ces renseignements, estime qu'il ne faudrait pas moins de 1,500 lits pour les vénériens des deux sexes, à Londres, si l'on voulait avoir la même proportion de lits affectés aux malades de cette classe que dans plusieurs des villes d'Europe.

Le comité espère ardemment que l'heure est enfin arrivée ou l'attention du public anglais sera éveillée et qu'il reconnaîtra l'énormité du mal présent, ainsi que la nécessité de faire quelque chose pour diminuer la fréquence d'une classe de maladies si faciles à prévenir que les maladies vénériennes.

En France, les hôpitaux de vénériens sont presque aussi insuffisants qu'en Angleterre. La capitale seule et quelques autres grandes villes ont des salles ouvertes à cette classe de malades. Paris possède maintenant plus de 460 lits pour les femmes vénériennes, et 336 pour les hommes. Lyon dispose de 244 lits pour les femmes et de 92 pour les hommes.

Mais quelle différence avec la situation faite presque partout, en province, à tous ces malheureux !

Dans toutes, ou la plupart des petites villes, les femmes de mauvaise vie subissent bien la visite sanitaire, mais cette visite ne peut pas avoir son effet, faute d'hôpitaux pour recevoir les malades. Quand ces femmes sont reconnues vénériennes, on les expulse purement et simplement, et alors elles vont semer la contagion de bourgade en bourgade ; ou bien elles gagnent quelque ville voisine, pourvue de salles pour cette catégorie de malades, et là, elles font des efforts, le plus souvent infructueux, pour être admises au traitement. De guerre lasse, elles reprennent leur métier, et c'est ainsi que la contagion n'a pas de limites.

Le sort des hommes vénériens n'est pas plus heureux. C'est tout au plus dans les villes de premier et de second ordre qu'ils peuvent espérer avoir un asile. Les hôpitaux de vénériens sont généralement des hôpitaux municipaux, et il faut avoir son domicile dans la ville pour y être admis. Les malades du dehors ne peuvent y pénétrer que par ruse, par frande et toujours en petit nombre. A Bordeaux, les marins étrangers à la ville, atteints de maladies vénériennes, se font quelquefois arrêter en feignant des querelles, afin que de la prison municipale, où ils sont visités, on les envoie à l'hôpital.

En d'autres termes, les villes qui ont des hôpitaux spéciaux les doivent à des fondations particulières, ou bien subviennent à leurs dépenses au moyen d'allocations municipales, et il est tout naturel qu'elles les réservent à leurs propres malades ; comme, d'un autre côté, ces villes sont en petite nombre, il en résulte que le traitement des maladies vénériennes se fait presque partout en dehors des hôpitaux. C'est tout ce qu'on peut imaginer de plus contraire aux vrais principes de l'assistance publique ; car si le traitement à domicile est appelé, comme le pensent bon nombre d'économistes, à remplacer dans l'avenir le traitement à l'hospice, ce n'est pas, à coup sûr, pour les cas de maladies contagieuses. On peut rêver la suppression de tous les hôpitaux, hormi ceux qu'il faudra consacrer au traitement de ces maladies aussi longtemps qu'on ne sera pas parvenu à les éteindre.

Si l'Angleterre et la France sont si loin de pouvoir mettre à la disposition des vénériens tous les hôpitaux dont ils ont besoin, le reste de l'Europe a bien aussi des *desiderata* à faire disparaître.

En Belgique, il y a, comme en France, une sorte d'antagonisme sous ce rapport, entre les villes où le malade a sa résidence et celles où il est obligé d'aller se faire traiter. Bruxelles, en qualité de capitale, est le rendez-vous naturel des prostituées malades, alors même que celles-ci exercent leur industrie dans d'autres villes. A qui doivent revenir les frais de traitement? Voici à ce sujet les propres paroles d'un échevin de la ville de Bruxelles et membre de la Chambre de représentants (M. Watteau) : « Bruxelles est entourée de cinq ou six communes, qui par leur population ont l'importance de villes. Plusieurs de ces communes sont le refuge d'un nombre relativement considérable de prostituées, et aucune n'a d'hôpital; tout au moins, elles sont dépourvues d'un service pour le traitement des syphilitiques. Toutes ces prostituées, qui ont leur domicile de fait et de droit dans une commune voisine, qui n'exercent pas la prostitution dans la capitale, sont pourtant envoyées dans nos hôpitaux en cas de maladie. Si, d'une part, l'humanité, le souci de la santé publique nous font un devoir de ne pas les repousser, d'autre part, nous ne pouvons les recevoir qu'au détriment de nos indigents, dont les intérêts doivent avant tout nous préoccuper. Ce n'est certes pas le résultat que le gouvernement a voulu atteindre. Si le gouvernement tient à exonérer le domicile de secours, n'y aurait-il pas obligation pour lui qui représente toutes les communes, d'assumer une charge qui ne peut, ni ne doit être imposée à quelques-unes au profit des autres? D'ailleurs, l'Etat est intéressé dans la question à divers titres ; n'y eût-il que l'intérêt de la santé de l'armée, que ce motif serait amplement suffisant (1). »

Ces considérations sont très-sages et bonnes à faire valoir dans tous les pays. Si l'on veut sérieusement se débarrasser des maladies vénériennes, il ne faut pas compter exclusivement sur les administrations locales. C'est à l'Etat à prendre partout la direction de cette affaire, et puisque les secours hospitaliers sont insuffisants, c'est à lui à les compléter avec son budget. Les sacrifices ne seront d'ailleurs pas grands, et ne constitueront que de simples avances; car, la diminution du nombre des maladies vénériennes aura bien vite réduit les dépenses; les frais nécessités par les mesures préventives seront compensés et au-delà par les économies réalisées sur le traitement, lequel ne portera dans la suite que sur un nombre de plus en plus petit de malades.

En France, 45 à 50,000 hommes de l'armée de terre ou de mer entrent chaque année comme vénériens dans les hôpitaux; leur traitement coûte annuellement près de 1,500,000 francs. Le traitement des vénériens civils coûte plus du double aux administrations hospitalières. L'effectif militaire se trouve diminué d'un centième environ (0,86 journées de maladies vénériennes, pour 100 journées de présence sous les drapeaux) (2). L'effectif de la marine est affaibli probablement dans la même proportion. Les pertes de journées de travail pour les ouvriers en traitement causent aussi à la société un préjudice matériel considérable. Peut-on hésiter à s'imposer momentanément des dépenses comme celles-là, dont on peut dire (sans même invoquer la raison d'humanité, qui serait déjà à elle seule décisive) qu'elles auront pour résultat final de supprimer ces charges permanentes énormes, et de mettre en valeur toutes ces forces improductives? Toutefois, la question de l'hospitalisation des vénériens, en général, peut être tranchée de bien des manières, et il est tout naturel que chaque Etat la résolve conformément aux principes qui servent de base à ses institutions propres.

Il n'en est pas de même de l'hospitalisation applicable aux marins des divers pays pour le cas où l'on étendrait à ceux-ci la visite sanitaire,

---

(1) *Congrès médical international de Paris*, p. 314.
(2) Voy. *Statistique médicale de l'armée*, 1864, p. 70.

telle que l'ont proposée plusieurs membres du Congrès. Les marins de nationalités différentes ne pourraient être traités, en pays étrangers, qu'en vertu d'une convention internationale, qui déterminerait comment et d'après quelles bases seraient acquittés les frais de traitement.

Un de nos collègues (M. Jeannel), a proposé d'instituer à cet effet, dans les principaux ports de mer, des hôpitaux-lazarets, et il a développé tout un plan d'installation qu'il ne nous appartient pas de juger; ce serait soulever des questions d'application et de détail, et c'est seulement sur les points essentiels, sur les mesures générales, que le Congrès peut affirmer sa compétence et se faire fort de son unanimité.

Ainsi donc, il faut des hôpitaux pour les individus assujettis à la visite sanitaire ou appelés à l'être; il en faut aussi pour ceux qui ne le sont pas et que, loin de repousser, comme elle le fait encore, l'assistance publique devrait au contraire attirer à elle le plus possible.

Si les ouvriers de toutes les catégories, les apprentis, les domestiques, les hommes jeunes, nomades, c'est-à-dire ceux que la contagion tente le plus volontiers, et qu'elle laisse souvent honteux et confus de leur état, étaient reçus sans difficultés dans les hôpitaux, ils s'y rendraient presque tous avec empressement. Cette mesure, sans heurter aucune volonté, achèverait de réaliser la séquestration des vénériens, lesquels après avoir pu malheureusement contracter la contagion, seraient au moins mis de cette façon dans l'impossibité de la répandre.

Ces individus, pour qui l'assistance publique n'a aujourd'hui que des hôpitaux insuffisants, trouvent néanmoins à se faire traiter aux consultations; il est même à remarquer que les pays qui ont le moins de salles affectées aux vénériens sont ceux qui ont le plus de consultations externes.

A Londres, à *Saint-Bartholomew's hospital*, on voit journellement, en moyenne, 174 cas de maladies vénériennes, ou à peu près la moitié des malades externes chirurgicaux. A *Guy's hospital*, à peu près 43 pour 100 de tous les malades externes sont des vénériens; dans le même hôpital, sur 295 cas externes de chirurgie, vus en mai 1867, 174 étaient vénériens. Le *Royal free hospital* de Londres a journellement 117 cas de maladies vénériennes, c'est-à-dire 3 sur 8 des malades chirurgicaux. Aux hôpitaux de *King's college*, *University college*, *Saint-Mary's*, *Westminster*, *London hospital*, *Middlesex hospital* et *Metropolitan free hospital* de Londres, la proportion des vénériens est de $^1/_3$ à $^1/_8$ de tous les cas externes de chirurgie.

En France, les consultations ne manquent pas aux vénériens. A Paris, leur organisation est satisfaisante. A Lyon, on trouve même une institution de ce genre qui n'a pas encore été imitée. Outre les consultations de l'Antiquaille, avec délivrance gratuite des médicaments, il y a dans cette ville, pour les vénériens, un dispensaire spécial. Le traitement externe n'est pas appliqué à moins de 2,000 vénériens chaque année, tant à la consultation de l'hôpital qu'au dispensaire.

Il faut bien reconnaître que l'espèce d'ostracisme dont les vénériens ont été si longtemps frappés, au grand préjudice de la santé publique, devient de moins en moins rigoureux, et que ce revirement des idées est plus prononcé dans les grands centres de civilisation. Pourtant il y a encore des résistances, et, qui le croirait? elles viennent même des corporations qui sembleraient devoir représenter le mieux l'esprit moderne, c'est-à-dire des administrations de chemins de fer et des sociétés de secours mutuels.

En France, la plupart des compagnies de chemins de fer, c'est une justice à leur rendre, montrent la plus vive sollicitude pour la santé de leur personnel. Quelques-unes fournissent une allocation supplémentaire à ceux de leurs employés que leurs fonctions retiennent dans les localités insalubres, au voisinage des étangs et des marais, par exemple; presque toutes ont des caisses de prévoyance, qui, moyennant une faible retenue, assurent aux malades ou aux valétudinaires les soins médicaux et les médicaments, le changement d'air, l'usage des eaux thermales; aux femmes, des secours pour les accouchements; aux veuves, des indemnités renouvelables; aux décédés, les fais d'inhumation. On a pourvu à tout, et, par une exception qui est un déplorable anachronisme, on n'a rien fait pour les vénériens qu'on abandonne à leur propre sort, ou que les médecins des compagnies traitent bénévolement, mais sans pouvoir les faire bénéficier des avantages de l'association. Il en est de même des autres sociétés de secours mutuels qui accordent la gratuité des médicaments et les allocations habituelles à leurs sociétaires pour toutes les maladies, excepté pour les maladies vénériennes.

Aux yeux des membres du Congrès, cette exception est des plus regrettables. Nous sommes médecins, et nous ne pouvons pas oublier que de tous les principes d'humanité le plus élevé, celui qui honore le plus notre profession, est celui qui consiste à se dévouer à toutes les maladies, sans jamais leur demander, pas plus dans le traitement à domicile, que dans les hôpitaux ou sur les champs de bataille, leur certificat d'origine. L'égalité des malades devant l'assistance, voilà la règle absolue, proclamée depuis longtemps par la médecine, règle adoptée par le gouvernement pour les hôpitaux militaires, les ambulances, les infirmeries des prisons, adoptée aussi de plus en plus par l'assistance publique et que nous voudrions voir pénétrer par l'exemple, par la persuasion, et même par l'intervention morale du pouvoir, jusqu'au sein de l'assistance mutuelle.

Moyens de prophylaxie spécialement applicables à la syphilis

Dans le nombre des maladies vénériennes il y en a une qui est moins fréquente que les autres, puisqu'elle ne forme que le quart environ du nombre total, mais qui s'en distingue par sa gravité extrême, et par la multiplicité de ses modes de transmission; c'est la syphilis proprement dite.

Quand les hygiénistes, comparant la syphilis à la lèpre, à la peste, à la variole, à la fièvre jaune, au choléra, qui sont l'objet d'un vaste et dispendieux appareil de préservation, disent que la première de ces maladies, dont le gouvernements s'occupent beaucoup moins, fait plus de ravages que toutes les autres ensemble, en tuant les enfants dans le sein de leurs mères et en minant sourdement les générations, il faut prendre le mot syphilis dans l'acception rigoureuse qu'il a aujourd'hui, et l'appliquer à l'une seulement des trois principales maladies vénériennes.

La syphilis proprement dite se communique sans doute fréquemment par les rapports sexuels, et tout ce que nous venons de dire de la prophylaxie des maladies vénériennes en général lui est applicable. Mais c'est, en outre, une maladie héréditaire, constitutionnelle, dont le principe contagieux circule pour ainsi dire partout dans l'organisme avec le sang. Il en résulte qu'elle a des foyers de contagion et de propagation multiples, et qu'à chacun de ces foyers on peut, et il faut appliquer des moyens spéciaux de prophylaxie.

Notre tâche ne serait donc pas complètement remplie si nous ne passions rapidement en revue les mesures d'hygiène publique que nécessitent la syphilis héréditaire, la syphilis des nourrices, la syphilis vaccinale, la syphilis circoncisiale, la syphilis des verriers et enfin les cas dûs à d'autres modes de contagion plus accidentels.

La syphilis, tout le monde le reconnaît, est une des causes les plus fréquentes de l'avortement, et, quant à l'enfant, engendré par des parents syphilitiques, n'est pas frappé de mort dans le sein de sa mère, il vient au monde avec le germe ou les symptômes de la syphilis héréditaire.

A Lourcine, c'est-à-dire dans un hôpital qui ne reçoit que des femmes vénériennes, mais pas toutes syphilitiques, 145 enfants ont été traités de la syphilis, pendant les deux années 1854 et 1855. Sur 85 enfants nés dans cet hôpital, en 1854 (en ne tenant pas compte sans doute des avortements), ou entrés avec leurs mères, il en est mort 24. Sur 60 enfants du même âge, en 1855, ou âgés d'un an à deux ans, il en est mort 10.

A la maternité de Lyon, le nombre des nouveau-nés syphilitiques est allé en augmentant dans ces dernières années. Il avait été de 23, en 1866, il a monté brusquement à 47, en 1867.

A la seconde clinique d'accouchement de Vienne, on a observé, pendant deux ans, 99 femmes atteintes de syphilis; sur ce nombre, un septième étaient accouchées avant terme, et sur leurs enfants, un neuvième étaient mort-nés. A Würzbourg, la proportion des morts-nés était d'un tiers.

A l'hôpital des enfants malades, à Londres, il y avait, en 1866, 93 garçons et 105 filles affectés de syphilis sur 1,007 cas chirurgicaux vus à l'hôpital, c'est-à-dire un cas sur cinq.

Le meilleur moyen de prévenir la syphilis héréditaire, c'est de traiter et de guérir la syphilis des parents. Aussi cette forme de la maladie est-elle moins fréquente chez les nations européennes qui font appel aux soins médicaux, que dans les pays peu civilisés et spécialement chez les peuples orientaux, que leur incurie et leur fatalisme livrent sans résistance à tous les dangers de la syphilis abandonnée à son cours naturel.

De l'avis de tous les chirurgiens militaires qui ont exercé la médecine au milieu des Arabes, rien n'est plus commun chez ceux-ci que les avortements et les morts prématurées dus à la syphilis héréditaire. Quelques nouveau-nés résistent, mais c'est pour traîner une existence misérable et contribuer aussi de leur côté, bien innocemment il est vrai, à propager la maladie. La syphilis est également un des grands fléaux de la Kabylie. Là encore, la transmission héréditaire de la maladie est signalée comme exerçant les plus tristes ravages, et comme une cause puissante de dégénérescence pour les populations (1).

Dans toutes les endémo-épidémies de syphilis qu'on a notées comme ayant régné accidentellement dans les campagnes pauvres, peuplées d'habitants plus misérables que débauchés, avec cette particularité que la maladie méritait véritablement dans ces cas une qualification spéciale, celle de syphilis des innocents (*syphilis insontium*), on voit aussi l'hérédité jouer un grand rôle; partout on impute à la maladie des avortements, des morts prématurées, en un mot des contagions dont les enfants sont d'abord victimes et que les survivants communiquent ensuite à leurs nourrices ou à d'autres personnes.

Les nourrices qui allaitent des enfants étrangers voués à la syphilis héréditaire, parce qu'ils sont nés de parents syphilitiques, sont très-exposées à contracter la maladie dans l'allaitement. Les plus grands risques sont pour celles qui viennent prendre leurs nourrissons dans les grandes villes, et principalement dans les maternités où se trouvent tant d'enfants nés de parents inconnus et chez qui la syphilis héréditaire, qui est rarement apparente dans les premiers jours de la naissance, peut éclater à l'improviste pendant l'allaitement.

---

(1) Voy. Vincent, *Exposé clinique des maladies des Kabyles*, Paris, 1862; et Daga, *Syphilis des Arabes*, — *Archives de médecine*, VI. série, t. IV, 1864, p. 158.

Ces enfants, emportés à la campagne par leurs nourrices, peuvent devenir le point de départ d'une longue série de contagions successives. La nourrice infectée par son nourrisson peut communiquer le mal à son mari, à ses enfants et à ceux du voisinage. C'est ainsi que se forment beaucoup de ces endémo-épidémies syphilitiques qui ont désolé et désolent encore certaines campagnes, qui parfois même s'y renouvellent à plusieurs reprises et finissent par amener une véritable dégénérescence de l'espèce. Il y a des pays, en France, au voisinage des grandes villes, qui fournissent à celles-ci leurs nourrices de temps immémorial. La population de ces pays a été signalée par divers économistes, dans des statistiques officielles, comme portant la trace de maux héréditaires dus à la syphilis, et précisément à cette syphilis que les nouveau-nés apportent de la ville à la campagne, qu'ils transmettent à leurs nourrices, et qui de proche en proche et de génération en génération finit par s'étendre à presque tous les habitants du pays, et par marquer de son sceau jusqu'à leurs descendants (1).

La vaccine, ce merveilleux préservatif d'une maladie qui décimait autrefois les populations, devient elle-même, dans certaines circostances, un moyen de propagation de la syphilis.

Quand le vaccin est recueilli sur des enfants affectés de syphilis héréditaire ou sur toute autre personne syphilitique, si l'humeur vaccinale n'est pas pure, mais mêlée de sang ou d'autres humeurs imprégnées du principe contagieux de la syphilis, et qu'on pratique dans ces conditions des vaccinations ou des revaccinations, on risque de communiquer tout à la fois la vaccine et la syphilis; le virus préservateur est inoculé dans ces cas en même temps qu'un virus des plus malfaisants, et presque toujours mortel pour les vaccinés, quand ceux-ci sont des enfants en bas-âge. Ces accidents sont moins rares qu'on ne croit, et il est facile de le comprendre, quand on sait que les maternités, ces grands foyers de syphilis, sont aussi les principaux centres de production du vaccin; quand on sait aussi que les revaccinations s'effectuent maintenant en masse dans l'armée et dans la marine, et que, dans le milieu où se pratiquent ces opérations, on est singulièrement exposé à faire des emprunts de vaccin à des sujets syphilitiques.

On n'en est malheureusement plus à compter les cas de transmission de la syphilis par la vaccination.

Depuis 1814, époque où les premiers faits de ce genre ont été observés, il n'y a presque pas d'année où l'on n'ait eu à déplorer de graves accidents, portant sur un nombre considérable de victimes. C'est que la syphilis transmise par la vaccination se propage en général très-activement. Il est rare que l'auteur de la contagion ne serve pas à vacciner dans la même séance un certain nombre d'individus, enfants ou adultes, à qui il communique la syphilis avec la vaccine. De ceux-ci, quand ce sont des nouveau-nés, la contagion passe bientôt aux nourrices, puis aux parents, aux voisins; et comme l'événement a lieu en général dans des campagnes où la syphilis ne régnait pas jusque-là endémiquement, tous ces faits, dont la filiation est facile à suivre, forment quelquefois un total énorme d'infections simultanées ou successives. A la suite de quatre emprunts seulement de vaccin faits à des sujets syphilitiques, pour servir à en vacciner d'autres, on a pu compter jusqu'à 155 enfants atteints de syphilis vaccinale, et un nombre de contagions successives qui portait le nombre total des sujets infectés à près de 300.

---

(2) Voy. *Statistique générale de la France*, publiée par l'ordre de l'Empereur, département de l'Ain, par Bossi, préfet, 1 vol. in-4.º Paris 1808, p. 295.

Tous les pays ont payé leur tribut à ce mode de propagation de la syphilis, mode insidieux, long-temps méconnu malgré les avertissements venus de divers côtés, mais tel heureusement qu'on peut dire qu'il suffit presque d'être en garde contre lui pour éviter ses atteintes. Des endémo-épidémies de syphilis vaccinale ont été observées en France, à Paris, à Cherbourg, à Vannes, dans les hôpitaux, dans l'armée. Les plus nombreuses, les plus mémorables sont celles d'Italie (de Rivalta, de Lupara, de Bergame). Il y en a eu en Allemagne qui ont donné lieu à des procès suivis de condamnations malheureuses; il y en a eu aussi en Algérie, en Angleterre, aux États-Unis. Il n'en fallait pas tant pour que le Congrès fût autorisé à porter son attention de ce côté et à chercher à prévenir le retour de pareils accidents (1).

La circoncision, telle qu'elle est encore pratiqué dans certaines communautés juives et musulmanes, est également susceptible de donner à la maladie, en raison du nombre parfois très-considérable des transmissions, le caractère d'une véritable épidémie. C'est ce qui est arrivé à Paris, où l'on a vu un grand nombre d'enfants israélites, circoncis par le même opérateur, présenter tous, à un moment donné, les mêmes symptômes de syphilis.

Dans la circoncision, l'opérateur peut transmettre accidentellement la syphilis au moyen de ses instruments. Quand il vient de faire la section du prépuce à un enfant malade, s'il opère immédiatement d'autres enfants, l'instrument peut faire passer la maladie du premier opéré aux suivants, à peu près comme cela a lieu dans la vaccination. Mais le plus grand danger n'est pas là.

Il y a des rites religieux suivant lesquels le circonciseur, après la section du prépuce, doit porter à sa bouche l'organe saignant de l'enfant, et étancher le sang au moyen de la *succion*. Que le circonciseur vienne d'opérer un enfant affecté de syphilis héréditaire, combien ne risque-t-il pas de reporter ainsi la syphilis sur les enfants qu'il va circoncire après le premier. Peut-on imaginer rien de plus favorable à l'inoculation que cette plaie saignante de l'enfant sur laquelle le circonciseur vient déposer le virus avec la bouche? Notez que cet homme peut non-seulement faire passer la syphilis d'un enfant à un autre par le mécanisme de la contagion médiate, mais encore la contracter lui-même et la communiquer ensuite directement.

La circoncision, personne ne l'ignore, est originaire de l'ancienne Égypte. Il est probable que c'est aux Égyptiens que le peuple juif a emprunté cette opération. Le *Coran*, en grande partie calqué sur la loi hébraïque, a aussi prescrit cette pratique. Dans le principe, la circoncision dut être une mesure hygiénique adoptée dans un but de salubrité. C'est ainsi qu'elle a été présentée par un membre du Congrès (M. Cohen), qui la considère comme un bon moyen de prévenir le développement des maladies vénériennes. Pour cette raison, et aussi parce que cette opération a pris un caractère particulier, en devenant une espèce de baptème, et comme le sceau de la secte religieuse, on ne peut pas songer à l'abolir, mais il n'est pas impossible de faire adopter dans la pratique un procédé opératoire inoffensif (2).

---

(1) Voy. Viennois, *De la transmission de la Syphilis par la vaccination.* — *Archives de médecine*, juin 1860; *Examen des opinions émises par M. Ricord à l'Hôtel-Dieu de Paris*, 1862; et *Communication orale faite au Congrès de Lyon*, 1864; de la *Syphilis vaccinale*, communication à l'Académie de médecine, 1 vol. in-8.°, Paris 1865.

(2) Voy. Ricord, *Lettres sur la Syphilis*, Paris 1851, p. 99; et Tardieu, *Études sur les maladies provoquées ou communiquées*, 1864, p. 111.

La bouche, qui est le siége de prédilection des accidents syphilitiques secondaires, peut transmettre la contagion dans bien d'autres circonstances; et qui le croirait? grâce à la facilité avec laquelle la syphilis se communique dans les rapports de bouche à bouche, cette maladie est inhérente au travail professionnel d'une de nos plus grandes industries, celle de la fabrication du verre.

Les ouvriers qui soufflent le verre ne travaillent pas isolément; ils sont réunis par série de trois, et chacun des trois collaborateurs souffle alternativement avec la plus grande force dans un long tube en fer, appelé *canne*, ayant la forme d'une queue de billard, et cela très-rapidement, sans intervalle et sans la moindre perte de temps.

L'infection syphilitique peut donc se faire avec la plus grande facilité entre ces trois individus, dont plusieurs ont l'âge et souvent les habitudes qui exposent le plus à contracter la syphilis par les voies ordinaires. Une fois atteints par la contagion, ces individus ne tardent pas à avoir des accidents syphilitiques à la bouche et à l'arrière-bouche, car le soufflage du verre appelle pour ainsi dire les localisations morbides de ce côté. C'est alors que la maladie passe d'un souffleur à l'autre dans le travail professionnel commun. La syphilis gagne parfois l'usine toute entière, et peut même passer d'une usine infectée dans une ou plusieurs autres.

C'est seulement en 1858 que les premiers cas de transmission de la syphilis par le soufflage du verre ont été signalés par un de vos rapporteurs (M. Rollet). Depuis lors on a pu voir combien les verreries étaient des foyers dangereux d'infection syphilitique.

A Lyon, il entre annuellement, dans les salles de l'Antiquaille, une dizaine de verriers avec des symptômes de contagion gagnée par la bouche. Ces ouvriers viennent des différentes verreries des départements du Rhône et de la Loire. Mais bon nombre de ces malades n'entrent pas à l'hospice et se font traiter aux consultations de la ville; d'autres, pères de famille, restent dans leurs localités et reçoivent des soins chez eux. Aussi les cas de ce genre paraissent-ils de plus en plus multipliés, à mesure qu'on les observe plus attentivement et qu'on sait mieux les reconnaître. Il n'y a peut-être pas de verreries en France où la contagion syphilitique n'ait régné à un moment donné; il y en a où elle existe pour ainsi dire en permanence. On a cité comme infectées, non-seulement les verreries de Lyon, de Givors et de Rive-de-Gier, mais encore celles de Montluçon, de Chagny, de Blanzy, de Maux, de Châlons, de Lamothe, de Saint-Bérain. Les individus exposés à la contagion syphilitique par leur profession de verriers, sont plus nombreux qu'on ne croit. Les ouvriers qui soufflent le verre ne sont pas seulement ceux qui font les bouteilles, mais ceux qui font les vitres et tous les produits analogues. La fabrication du verre est grande dans les pays vinicoles, comme la France, l'Italie et l'Espagne; elle n'est pas moins considérable en Angleterre, en Belgique, en Allemagne, même en Russie.

Des usines, la contagion ne tarde pas à passer dans les familles. Les ouvriers mariés, après avoir reçu la maladie de leurs camarades célibataires, la communiquent à leurs femmes, à leurs enfants, à leurs proches. Il y a donc, dans ces endémo-épidémies professionnelles, à faire aussi la part des contagions successives, si l'on veut se rendre compte de toute l'étendue du mal (1).

____

(1) Voy. Rollet, *Etudes cliniques sur le chancre produit par la contagion de la Syphilis secondaire et spécialement sur le chancre du mamelon et de la bouche — Archives de médecine*, février et mars 1859, p. 319; Viennois, *De la*

La syphilis se transmet souvent aussi par la communauté des objets usuels: l'usage de la même cuillère, du même verre, de la même pipe. On l'a vue transportée d'un individu à un autre par des instruments de chirurgie (cathéters, scarificateurs, rasoirs), et dans les circonstances les plus imprévues. Le tatouage, toujours en usage dans nos populations urbaines, est encore un des modes insidieux de la contagion syphilitique. Plusieurs chirurgiens militaires ont cité des cas de syphilis dus à cette cause, observés en Afrique, où cette habitude est très-répandue.

Nous donnons ces indications pour qu'on sache bien à quelle maladie on a affaire, et quelle variété de moyens de prophylaxie elle peut exiger.

Parmi ces moyens, il y en a dont la prescription ne peut émaner directement des gouvernements, et qui ont besoin du patronage et sont de la compétence exclusive des hommes spéciaux. Mais il ne faut pas oublier que l'administration peut intervenir dans tous les cas indirectement, en faisant appel aux comités consultatifs d'hygiène publique dont les gouvernements sont presque tous pourvus.

Il y aurait en premier lieu à faire adopter la visite sanitaire par tous les ouvriers verriers. Nous avons dit plus haut que, pour être efficaces, les visites de cette nature devaient être suivies de l'internement des malades dans les hôpitaux. Les verriers font exception à la règle, en ce sens qu'avec eux la question de prophylaxie de la syphilis est pour ainsi dire restreinte à la salubrité de l'usine. Il faut d'abord assainir l'atelier, c'est à dire empêcher que la maladie se communique entre ouvriers au moyen de l'instrument de travail. La visite suffit pour obtenir ce résultat, car rien n'empêche d'interdire l'usage de la *canne* à tout ouvrier trouvé malade. Il est vrai qu'en dehors de l'usine le malade, resté libre, pourra communiquer la contagion comme tout autre sujet syphilitique abandonné à lui même; mais, encore une fois, le plus urgent est d'éteindre ces foyers de syphilis dont les verreries ont si souvent à subir les désastres. On ne comprendrait vraiment pas qu'à notre époque, dans un temps où l'industrie se flatte avec raison d'avoir fait tant de progrès, le travail professionnel continuât à être livré aux risques d'une pareille contagion et ne se débarassât pas au plus vite, par un procédé ou par un autre, d'une cause d'insalubrité si flagrante.

Il y aurait, en second lieu, au sujet de la syphilis des circoncis, à faire une enquête générale sur la manière dont s'opère la circoncision au milieu de toutes le populations musulmanes et israélites. La *succion*, autrefois en usage à Paris, a été abolie par le Consistoire israélite à la sollicitation d'un de nos plus éminents collègues (M. Ricord), mais elle est probablement pratiquée ailleurs par la majorité des circonciseurs.

Les gouvernements devraient donc s'entendre pour faire abolir partout un procédé opératoire aussi grossier et aussi dangereux.

Tous les pays y sont intéressés; il n'y en a pas, en effet, qui ne compte une certaine proportion d'israélites dans sa population. La France a des motifs particuliers pour ne pas rester indifférente dans cette question, car la circoncision est très-répandue dans ses possessions d'Afrique, où

Syphilis contractée par les ouvriers verriers dans l'exercice de leur profession. — *Congrès médico-chirurgical de France*, 1863, p. 75; DECHAUX, *Épidémie de Syphilis chez les verriers de Montluçon.* — *Gazette médicale de Lyon*, juin 1867, et *Académie Impériale de Médecine*, 1868; TAVERNIER, *Rapport sur la prophylaxie de la Syphilis des verriers* fait au Conseil d'hygiène publique et de salubrité du département du Rhône, au nom d'une commission composée de MM. Arthaud, Rollet et Tavernier. (Les conclusions de ce rapport ont été reproduites par M. Garin, *Police sanitaire* 1866, p. 174).

elle a été signalée comme un mode fréquent de transmission de la syphilis chez les Arabes et chez les Kabyles. Enfin, les idées européennes, surtout les idées de salubrité, sont assez bien accueillies maintenant des orientaux, et l'influence des gouvernements d'Europe est assez grande à Constantinople, pour qu'on puisse obtenir des Musulmans, non pas la suppression, mais le perfectionnement et la réforme d'une opération qui a d'ailleurs été pratiquée et qui se pratique encore de bien des manières différentes.

Il existe un moyen infaillible de prévenir la transmission de la syphilis par la vaccination, il consisterait à ne vacciner jamais qu'avec le *cow-pox*. Les gouvernements devraient encourager de tout leur pouvoir ce mode de vaccination animale, tiré de l'oubli par un de nos collègues (M. Palasciano). Mais il n'est pas probable que les médecins consentent à abandonner tout à fait le vaccin humain qui peut d'ailleurs, avec des précautions bien connues, être inoculé impunément.

Il convient aussi qu'en vue des dangers de la transmission de la syphilis des nourrissons aux nourrices, et réciproquement, l'administration impose, dans chaque pays, aux bureaux des nourrices des obligations préventives, telles que visite de médecin, surveillance, rapports périodiques.

Il y a, à Lyon, à l'Antiquaille, une crèche spéciale pour les nourrices et les nouveau-nés syphilitiques. Le service des nourrices dispose de 8 lits et d'un nombre égal de berceaux; celui des enfants a 36 berceaux. Cette crèche a reçu, en 1867, 171 enfants et 24 nourrices. C'est une institution bonne à recommander aux administrations hospitalières des grandes villes; car, si les hôpitaux doivent être libéralement ouverts aux vénériens, n'est-ce pas surtout aux victimes innocentes, et si souvent sacrifiées de la syphilis héréditaire?

Relativement aux mesures à prendre pour prévenir le plus possible la transmission héréditaire de la syphilis, il fallait d'abord faire justice d'une proposition inopportune. Il y a des médecins légistes qui, frappés des dangers de toute nature que les mariages entachés de syphilis font courir aux époux, aux nouveau-nés, aux nourrices, à la société tout entière, n'ont pas hésité à demander une loi qui fit de la syphilis un motif d'opposition au mariage, une cause de nullité de cet acte, ou au moins un cas de séparation de corps. Le Congrès ne partage pas cet avis; il croit qu'une pareille loi aurait de grands inconvénients, et présenterait de telles difficultés d'application qu'il faut absolument renoncer à ce système de prophylaxie. D'ailleurs, une loi de ce genre ne tendrait à préserver que les enfants légitimes, et l'on n'ignore pas que c'est sur les enfants naturels, dans les maternités, que la syphilis héréditaire fait le plus de ravages.

En dehors des mesures administratives dont nous venons de parler, il n'y a plus, pour prévenir la syphilis, que les moyens de préservation et de défense dont la mise en œuvre ne peut qu'être laissée aux familles elles-mêmes et aux individus, et qu'il est néanmoins du devoir de l'administration de faire connaître aux intéressés.

La syphilis comporte un certain nombre de ces moyens de prophylaxie familiale ou privée, tels que: précautions et soins hygiéniques, moyens préservatifs, traitements préventifs. De plus, en tant que maladie grave, causant un préjudice sérieux aux individus à qui elle est transmise, elle soulève souvent des questions de responsabilité diversement appréciées par les tribunaux; sur tous ces points et sur d'autres encore, le public et les médecins eux-mêmes ont besoin d'être fixés mieux qu'ils ne le sont. Or, c'est aux comités consultatifs d'hygiène publique, comme nous le disions plus haut, qu'il appartient de rédiger les instructions nécessaires pour éclairer partout l'opinion, et pour prévenir plus complètement la contagion en la faisant connaître sous toutes ses formes.

Il y a un comité ainsi constitué, en France, près du Ministère de l'agriculture, du commerce et des travaux publics. Il est chargé des mesures à prendre pour prévenir et combattre les maladies épidémiques et contagieuses, et pour améliorer les conditions sanitaires des populations manufacturières et agricoles. Ce comité, qui a un caractère officiel et une haute autorité, a plusieurs fois rédigé, sous le nom d'*Instructions populaires*, ou d'*instructions particulières pour les médecins*, de véritables traités d'hygiène appliquée à des maladies déterminées, telles que la suette, le choléra, le typhus, la rage. En général, ces instructions sont claires, précises, faciles à mettre en pratique, fermées aux notions transcendantes ou incertaines. C'est une sorte de catéchisme, où ne trouvent place que les vérités essentielles. C'est par le moyen de ces instructions, rédigées les unes pour les populations, les autres pour les médecins, adressées à tous les services sanitaires, aux conseils d'hygiène, aux comités de vaccine, en un mot circulant par les mille canaux dont dispose l'administration, que nous voudrions voir propager les vrais principes de prophylaxie des maladies vénériennes en général, et de la syphilis en particulier.

Il n'y a pas de déguisement à prendre ni de fausse pudeur à ménager; il faut dire toute la vérité. Il est absolument nécessaire que le public sache à quoi s'en tenir sur ces maladies; d'abord parce qu'on évite le danger d'autant plus sûrement qu'on le connaît mieux, et en second lieu parce que les gouvernements ont tous besoin d'avoir avec eux l'opinion dans cette campagne contre la syphilis, où il y a tant de maux à prévenir, mais aussi tant de préjugés à vaincre!

Telles sont, Messieurs, les propositions faites au Congrès sur la prophylaxie publique et internationale des maladies vénériennes. Il y en a d'autres auxquelles le Congrès a prêté une bienveillante attention, mais auxquelles il ne saurait s'associer, et dans le nombre nous ne devons pas oublier de citer la *syphilisation*, qui a été longuement discutée aux séances de cette assemblée et réduite à sa juste valeur par un de nos collègues (M. Jaccoud), secrétaire général du Congrès. Celles que nous venons de passer en revue sont les seules qui aient eu l'approbation générale, et qui rentrent dans la catégorie des mesures que nous pouvons, et même que, pour être fidèles jusqu'au bout à notre mandat, nous devons présenter aux divers gouvernements comme les plus propres à restreindre la propagation des maladies vénériennes.

Ces propositions, nous venons de vous les exposer assez brièvement pour que nous soyons dispensés de vous les résumer en finissant.

D'ailleurs, il reste à déterminer le mode suivant lequel les mesures approuvées par le Congrès seront proposées à l'adoption des gouvernements. Cette question a été soulevée dans la première séance de la commission, et il a été décidé que, pour mettre ceux-ci plus directement en demeure de se prononcer sur l'opportunité de ces mesures, nous demanderions qu'une commission internationale fût officiellement désignée à l'effet d'examiner les propositions du Congrès, et de prendre à leur égard des déterminations communes et des résolutions exécutoires. En cela, nous ne ferions que suivre des précédents bien connus, et demander pour la syphilis ce qui a été fait naguères pour la peste, la fièvre jaune et le choléra. C'est une conférence formée par les délégués de la plupart des États européens, réunis à Paris, qui a arrêté le projet de convention et de règlement sanitaire international de 1853. Une autre conférence internationale réunie, en 1866, à Constantinople, s'est occupée spécialement, et jusqu'à ce jour avec le plus grand succès, des mesures à adopter pour prévenir de nouvelles importations du choléra en Europe (1).

––––––––––––

(1) C'est à la suite de longues négociations et à l'instigation de M. de Ségur-Dupeyron, et en dernier lieu de M. Mélier, que s'est réunie la conférence

Mais à qui appartient-il de prendre l'initiative de cette convocation ? En d'autres termes, quel est le gouvernement le plus naturellement désigné pour faire appel à tous les autres, et quel est celui, par conséquent, à qui le Congrès présentera sa demande ? Il n'y a pas à hésiter sur ce point, le Congrès médical international de Paris doit s'adresser au gouvernement français, qui l'a pris sous son patronage et lui a donné une si cordiale hospitalité.

Ainsi donc, Messieurs, la conclusion générale du rapport, celle sur laquelle nous vous demandons de voter expressément, c'est qu'il y a lieu pour vous de présenter une adresse à M. le Ministre des affaires étrangères de France, le priant de convoquer et de réunir une commission internationale, chargée de régler la prophylaxie des maladies vénériennes conformément aux propositions qui précèdent, et qui ont reçu l'approbation du Congrès médical international de 1867.

La commission du Congrès a adopté les conclusions du rapport, dans sa séance du 30 avril 1869, et elle a chargé les deux rapporteurs de rédiger l'adresse au Ministre. »

M. Viennois a occupé la tribune jusqu'à quatre heures en donnant lecture de ce rapport de la Commission. Ensuite il donne également lecture de la lettre suivante où la Commission raccomande ses conclusions à S. Excellence M. le Ministre des Affaires Étrangères de France.

À Son Excellence Monsieur le Ministre des Affaires Étrangères
de France.

Monsieur le Ministre,

Le Congrès médical international de Paris, de 1867, ne s'est pas déterminé sans de graves motifs à inscrire dans son programme et à mettre à l'étude la prophylaxie publique et internationale des maladies vénériennes. L'hygiène moderne est loin d'être sans ressources en face de ces maladies, et jamais on ne comprit mieux la nécessité de s'en préserver. Établies en permanence au sein des populations, principalement dans les classes ouvrières et dans l'armée, elles ne font pas moins de ravages à elles seules que toutes les autres maladies contagieuses ensemble. Elles sont pour l'espèce humaine une cause puissante de dégénérescence et d'abâtardissement; elles occupent aussi un des premiers rangs parmi les agents de dépopulation, car en se transmettant par hérédité elles contribuent pour une part importante à la grande mortalité des enfants du premier âge.

Voici les termes mêmes dans lesquels le comité du Congrès a posé la question : « Est-il possible de proposer aux divers gouvernements quelques mesures efficaces pour restreindre la propagation des maladies vénériennes ? » Le comité prévoyait que les hommes les plus compétents

---

sanitaire de 1853. La réunion de celle de 1866 est due à l'initiative de S. M. l'Empereur Napoléon III. — Voy. *le Choléra, étiologie et prophylaxie, exposé des travaux de la Conférence sanitaire internationale de Constantinople,* par A. Fauvel, inspecteur général des services sanitaires 1 vol. in-8°, Paris 1868.

en ces matières spéciales, dans tous les pays, répondraient à son appel, et il ne pouvait pas s'exprimer ainsi sans être décidé à entrer dans les voies de réalisation. Aussi annonçait-il que les délibérations du Congrès pourraient servir de base à des propositions motivées qui seraient soumises à l'examen des gouvernements.

Un grand nombre de communications ont été faites au Congrès en réponse à cette question, à la discussion de laquelle l'assemblée, pressée par le temps, n'a pu consacrer que deux séances. C'est dans l'une de ces séances que, voulant donner plus de maturité à ses résolutions et ne faire aux gouvernements que des propositions bien motivées, le Congrès nomma une commission composée de membres français et étrangers, munie de ses pleins pouvoirs et chargée de continuer son œuvre et de la poursuivre jusqu'au bout.

Cette commission, Monsieur le Ministre, vient aujourd'hui solliciter votre concours et demander toute votre bienveillance pour les intérêts qu'elle représente. Arrivée au terme de ses travaux, après deux années consacrées par chacun de ses membres à faire des recherches ou des enquêtes locales et à rassembler de nouveaux et très-précis documents; après plusieurs séances de discussions préparatoires et un examen approfondi de tous les éléments de la question, elle a résumé ses opinions et exprimé toute sa pensée dans un rapport général qu'elle a l'honneur de vous soumettre.

Elle a cru que la meilleure manière de mettre les gouvernements en demeure de se prononcer sur l'opportunité des mesures de prophylaxie approuvées par le Congrès, serait de demander qu'une commission internationale fût chargée d'examiner officiellement les propositions contenues dans le rapport, ainsi que les documents dont ces propositions sont le résumé. Enfin, quand il s'est agi de décider quel gouvernement elle prierait de prendre l'initiative de la convocation de cette commission, elle n'a pas hésité à fixer son choix sur le gouvernement français qui a honoré le Congrès de son haut patronage, et qui ne refusera pas sans doute de lui prêter son appui jusqu'à la fin.

Si nos espérances se réalisent, si vous voulez bien, Monsieur le Ministre, faire appel à tous les gouvernements intéressés, pour que chacun d'eux ait à désigner les membres qui devront faire partie de cette commission internationale, voici les points que nous prenons la liberté de vous indiquer comme méritant plus particulièrement d'être examinés.

L'arrêté de police du 29 pluviôse an X, qui a institué à Paris le premier dispensaire de salubrité, a inauguré, on peut le dire, une ère nouvelle pour l'hygiène publique. La visite sanitaire des prostituées, telle qu'elle a été organisée par cet arrêté, et avec les perfectionnements qu'elle a subis depuis, donne des résultats très-encourageants et qui attestent l'excellence de cette mesure, à laquelle le Congrès ne pouvait manquer de donner son approbation. L'exemple de Paris n'a pas tardé à être imité par les principales villes de France et même par un grand nombre de pays étrangers. Il y a maintenant des dispensaires de salubrité dans la plupart des villes importantes du continent, en Belgique, en Suisse, en Hollande, en Danemark, en Norwége, en Prusse, en Italie, en Portugal, en Espagne; mais presque partout, même en France, ces dispensaires présentent des imperfections. En outre, un certain nombre d'Etats de premier ordre manquent encore à peu près complètement d'institutions de cette nature, entre autres l'Angleterre, les Etats-Unis d'Amérique, la Bavière, etc.

La différence du nombre proportionnel des maladies vénériennes dans les pays où les prostituées sont visitées et dans ceux où elles ne le sont pas est si considérable, l'enquête à laquelle s'est livrée la commission du Congrès et les documents statistiques qu'elle a recueillis sont si décisifs, que la cause des dispensaires de salubrité peut être considérée maintenant comme gagnée. C'est donc une institution qu'il faut s'empresser de généraliser et de faire pénétrer chez toutes les nations civilisées.

La commission internationale dont nous demandons la convocation aurait cette première tâche à accomplir. Son œuvre ne se bornerait pas là sans doute; mais, ne réussirait-elle qu'à faire accepter cette institution par les gouvernements qui en sont encore dépourvus, qu'elle aurait déjà droit par ce seul fait à la reconnaissance publique. Aujourd'hui plus que jamais tous les pays sont solidaires, et ceux qui sont encore des lieux de franchise pour les maladies vénériennes constituent autant de foyers de contagion d'où le mal s'irradie sur tous les autres. Le danger est d'autant plus grand pour ces derniers que c'est chez les nations maritimes, telles que l'Angleterre et les colonies britanniques, c'est-à-dire chez celles qui ont le plus de relations extérieures et lointaines, que les dispensaires de salubrité font surtout défaut. Il est difficile de calculer au juste le degré d'influence que pourrait avoir la généralisation de cette mesure sur l'abaissement du chiffre des maladies vénériennes, mais nous avons lieu de croire que ce chiffre diminuerait de plus de moitié, des deux tiers et peut-être des trois quarts.

Quant aux imperfections présentées presque partout par les dispensaires, elles disparaîtront sans difficulté dès qu'on le voudra sérieusement examiner.

La prostitution n'est régie en France par aucune loi. C'est un arrêté du préfet de police qui a soumis les prostituées aux visites sanitaires à Paris; c'est aussi à de simples arrêtés municipaux qu'on est redevable de ces institutions dans les villes de province qui en sont dotées. Et pourtant toute réglementation de la prostitution soulève de graves problèmes de liberté individuelle. L'administration ne peut pas obliger les prostituées à la visite sanitaire sans les connaître, sans les avoir en quelque sorte sous la main, et pour cela il est absolument nécessaire qu'elle les inscrive. Or, l'inscription est un acte de la plus haute gravité; il garantit, il est vrai, la société, mais il met la femme sous la surveillance et à la disposition de la police. Sous ce rapport, c'est-à-dire en vue d'investir régulièrement l'administration de cette juridiction spéciale et de ces fonctions sanitaires qu'on pourrait l'accuser de s'attribuer arbitrairement, il conviendrait, que la prostitution fût définitivement l'objet d'une loi. Tous les hygiénistes français sont d'accord en ce point; ou plutôt ils demandent tous que la réglementation de la prostitution, en tant qu'émanation de la police locale, cède le pas à une réglementation plus haute, plus générale, uniforme et obligatoire pour toute la France.

La commission internationale aurait à proposer la même réforme dans beaucoup d'autres pays, car presque partout les prescriptions qui concernent la prostitution sont purement municipales.

Elle aurait en outre à envisager la question à un point de vue plus général et à rechercher s'il n'y aurait pas lieu d'élaborer pour la prostitution un règlement-type susceptible d'être adopté par tous les gouvernements. Il faut en effet considérer que les prostituées ne diffèrent pas sensiblement suivant les nationalités. On les retrouve partout avec des habitudes identiques, affichant lorsqu'elles sont libres les mêmes scandales, se portant aux mêmes désordres et propageant les mêmes maladies. Les prescriptions hygiéniques et autres qui leur sont applicables sont donc également nécessaires et doivent être semblables partout. Les délégués du Congrès ont pris le soin de réunir les différents règlements en vigueur dans les pays où fonctionnent les dispensaires de salubrité. Il n'y aurait qu'à faire un choix parmi tous ces documents, et à adopter les prescriptions reconnues les meilleures par l'expérience qui en a été faite.

En tous cas, il y a un point sur lequel le Congrès s'est prononcé formellement: c'est qu'un bon règlement de la prostitution doit s'appliquer par-dessus tout à poursuivre la prostitution clandestine, car c'est la principale source des maladies vénériennes. Les statistiques le prouvent surabondamment. Le problème de la prophylaxie de ces affections serait bien près d'être résolu, et on couperait véritablement le mal à sa racine si on parvenait à démasquer complètement et à détruire la clandestinité.

Un autre point, bien digne aussi d'être examiné, c'est la nécessité d'appliquer la visite sanitaire aux hommes, et principalement aux militaires et aux marins. Partout les statistiques désignent les militaires et les marins comme les victimes les plus habituelles et les propagateurs le plus actifs des maladies vénériennes. D'un autre côté, il n'y pas de catégorie d'individus susceptibles de mieux se prêter aux inspections sanitaires que les corps militairement organisés.

En France, divers arrêtés prescrivent la visite sanitaire des militaires et des marins: le règlement du dispensaire de Brest, établi par ordonnance royale du 1er juillet 1829, modifié par décision ministérielle du 22 novembre 1830 et du 6 octobre 1837; la décision du Ministre de la guerre, du 10 mai 1842, et du Ministre de la marine, du 28 janvier 1843; mais ces arrêtés ne sont pas mis rigoureusement à exécution, et ils sont loin de donner tous les bons résultats qu'on est en droit d'en attendre. Les mêmes *desiderata* existent dans la plupart des autres pays. Sous ce rapport encore il y aurait pour la commission internationale un rôle utile à remplir près des gouvernements.

Elle aurait même à résoudre une autre question non moins importante et plus controversée; celle de savoir jusqu'à quel point la visite sanitaire est applicable à tous les marins, à ceux du commerce comme aux autres. La généralisation de cette mesure serait sans contredit très-profitable à la santé publique, car les matelots de la marine marchande forment au moins les deux tiers du nombre total des marins. Mais ici les intérêts de l'hygiène ne sont pas seuls en jeu; on craint surtout que la visite sanitaire appliquée à tout navire en partance ne gêne les mouvements du commerce. Or, si, contrairement à l'opinion du Congrès, deux nécessités aussi impérieuses que la liberté du commerce et la salubrité publique sont réellement inconcilliables sur ce point, qui peut mieux le décider qu'une commission internationale ?

La visite des prostituées, celle des militaires et des marins, et en général tout le système de prophylaxie dont il vient d'être parlé n'est possible qu'à une condition, celle d'avoir des hôpitaux pour tous les individus trouvés malades à l'inspection sanitaire. Il suffirait presque d'avoir des hôpitaux accessibles à tous les vénériens, pour que la contagion cessât de se répandre et de gagner du terrain. Appliquée aux maladies vénériennes, l'hospitalisation a en effet un double avantage, puisqu'en même temps qu'elle permet de guérir le mal elle, l'empêche de se communiquer.

Et pourtant qu'observe-t-on, sinon à Paris et dans deux ou trois grandes villes de province, du moins presque partout ailleurs? Les hôpitaux ne manquent pas; mais, ouverts à toutes les autres maladies, ils sont fermés aux affections vénériennes. Le principe de l'égalité des malades devant l'assistance n'a pas encore prévalu, et ceux qu'il importerait le plus de faire entrer et de retenir dans les hôpitaux sont ceux-là même qui en sont le plus généralement exclus.

C'est surtout en Angleterre que se fait sentir le besoin d'un plus grand nombre d'hôpitaux pour le vénériens. La Société Harvéienne de Londres a communiqué au Congrès les résultats de l'enquête à laquelle elle s'est livrée sur ce sujet. Il serait à désirer que des enquêtes de même nature fussent faites chez les autres nations, avec la résolution bien arrêtée d'accomplir partout les réformes jugées nécessaires. On ne créera pas des lits pour les vénériens sans qu'il en coûte d'abord quelque chose, mais les dépenses ne constitueront que de simples avances que la diminution progressive du nombre des malades aura bien vite compensées. D'ailleurs c'est là, on peut le dire, qu'est le nœud gordien de la prophylaxie de la syphilis.

L'hospitalisation des vénériens, en général, est une question qui peut être résolue de bien des manières par les divers gouvernements. Il n'en est pas de même de l'hospitalisation des marins des différents pays pour le cas où on les soumettrait à la visite sanitaire; il y aurait là toute une catégorie de malades qui ne pourraient être hospitalisés en pays étrangers qu'en vertu d'une convention internationale déterminant comment et d'après quelles bases seraient acquittés les frais de traitement. Ce point n'est pas sans importance, et il rentre tout à fait dans l'ordre de ceux qu'une commission internationale peut résoudre.

Toutefois, la prophylaxie des maladies vénériennes ne serait pas complète, les cas les plus redoutables ne seraient pas prévenus, et les victimes les plus intéressantes de la contagion continueraient à être sacrifiées, si on ne s'attaquait pas spécialement à celle de ces maladies dont le principe contagieux passe dans le sang et qui l'emporte à un si haut degré sur toutes les autres par sa gravité extrême et par ses modes variés, de communication. Nous voulons parler de la syphilis proprement dite. La syphilis est héréditaire; les parents la transmettent à leurs enfants, et ceux-ci la communiquent dans bien des circonstances. Il y a des mesures de prophylaxie publique à prendre pour éviter la transmission de la syphilis dans l'allaitement, dans la vaccination, dans la circoncision. Cette maladie est même inhérente au travail professionnel d'une des plus grandes industries modernes, celle du soufflage du verre, et il est impossible qu'à une époque comme la nôtre l'ouvrier verrier reste condamné à gagner la contagion syphilitique en travaillant.

Le Congrès a indiqué les moyens de préservation applicables à tous ces cas, mais on ne parviendra à les faire adopter qu'en éclairant partout l'opinion et en s'aidant du concours des conseils d'hygiène, des services sanitaires, des sociétés de médecine et de tout le corps médical. Il s'agit de vaincre des préjugés enracinés, de perfectionner des procédés opératoires usuels, de modifier des rites religieux anciens, de changer des habitudes professionnelles routinières. On ne réussira qu'avec des efforts soutenus et en agissant partout à la fois et avec ensemble, comme peut seul le faire une commission internationale.

En résumé :

1.° Multiplier le plus possible les dispensaires de salubrité et faire pénétrer cette institution dans tous les pays qui en sont encore dépourvus;

2.° Remplacer par une loi ou par un décret, dans chaque pays, les arrêtés de police locale qui régissent la prostitution; rechercher même s'il ne serait pas possible d'adopter chez toutes les nations, à l'égard des prostituées, des prescriptions uniformes, un règlement type, dont les différents règlements actuels formeraient la matière; se proposer pour but principal, dans cette réglementation générale de la prostitution, de poursuivre énergiquement la prostitution clandestine, afin d'éteindre ce foyer exceptionnellement dangereux de maladies vénériennes;

3.° Soumettre à la visite sanitaire avec plus d'ensemble et de régularité que par le passé les militaires et les marins; décider s'il n'y aurait pas lieu d'appliquer cette visite aux matelots de la marine marchande comme aux autres;

4.° Ouvrir librement aux vénériens comme aux autres malades l'accès des hôpitaux, et voir dans l'hospitalisation le complément naturel et indispensable de la visite sanitaire; convenir d'un projet qui permettrait d'avoir dans les ports de mer des salles destinées aux matelots étrangers, pour le cas où tous les marins seraient assujettis à la visite;

5.° Adopter des moyens de prophylaxie spéciaux à l'égard de la syphilis héréditaire, de la syphilis des nourrices, de la syphilis circoncisiale, de la syphilis des verriers.

Voilà, Monsieur le Ministre, les mesures générales qui ont eu l'approbation du Congrès et les points essentiels sur lesquels ont porté les délibérations de notre commission, ceux par conséquent que nous vous demandons de vouloir bien soumettre à l'examen de la commission internationale qui sera chargée de les résoudre officiellement.

En invitant les gouvernements étrangers à se prononcer sur ces importantes questions sanitaires, le gouvernement français fera pour la syphilis ce qu'il a déjà fait pour la peste, la fièvre jaune et le choléra, maladies au sujet desquelles il a réuni la conférence de Paris, de 1853, et celle de Constantinople, de 1866, dont S. M. l'Empereur Napoléon III a eu l'initiative.

Ces précédents sont trop honorables et trop encourageants pour qu'on ne les suive pas, et c'est dans cette pensée qu'en adressant sa demande au gouvernement français le Congrès croit devoir lui offrir l'expression publique de sa reconnaissance pour les services qu'il a déjà rendus et ceux qu'il est prêt à rendre encore à l'hygiène internationale.

Nous avons l'honneur d'être, avec le plus profond respect,

Monsieur le Ministre,

De Votre Excellence,

les très-humbles et très-obéissants serviteurs,

CROCQ (de Bruxelles), ROLLET (de Lyon).

M. DE-RENZI Henri, professeur de clinique à Gênes, donne ensuite lecture des conclusions de sa brochure :

Observations cliniques sur la fièvre, par le Dr HENRI DE RENZI, prof. de clinique à Gênes.

§ 1er. — *Exacerbations quotidiennes dans la température fébrile.*

La température constante des êtres élevés dans l'échelle zoologique, et par conséquent de l'espèce humaine, doit toujours s'entendre d'une manière relative et non absolue, parce que la physiologie aussi bien que la pathologie démontrent au contraire que même la température de l'homme est sans cesse sujette à un nombre infini de variations. Le type essentiellement continu de la fièvre, désigné sous le nom de fièvre continente — *febris continens*, par Galien et même par les auteurs modernes — est sans doute contredit par les faits. J'ai pratiqué plusieurs centaines d'observations dans des cas bien divers; et je peux affirmer que jamais, absolument jamais, je n'ai rencontré le même degré de température, lorsque le thermomètre a été appliqué plusieurs fois à des heures différentes.

Pour apprécier les faits morbides il sera nécessaire d'indiquer en peu de mots ce que nous apprennent les observations physiologiques. Dans l'état de santé la température s'élève pendant le jour pour s'abaisser pendant la nuit. Mais les observations ne sont pas d'accord, lorsqu'il s'agit de spécifier les heures, qui coïncident avec le *maximum* et le *minimum* de température. On peut dire en général, qu'à midi et aux heures suivantes la température s'élève toujours, suivant les expériences qui ont été faites sur ce sujet par Lichtenfels et Fröhlich, Ogle, Jürgensen et par moi-même (1). Dans mon travail sur la température humaine j'ai montré que ni la température extérieure, ni la lumière, ni l'action de prendre des aliments, ni même la digestion, exclusivement, ne peuvent rendre compte de ces variations quotidiennes, dont la cause doit être rapportée à la diverse intensité des fonctions organiques.

Eh bien, dans la fièvre, c'est-à-dire lorsque la température est anormalement accrue, les observations pathologiques s'accordent avec les observations physiologiques quant au temps, mais en diffèrent quant à l'intensité. En effet, pendant que dans l'état de santé la température varie dans le jour d'un demi degré ou un peu plus, dans les cas de maladie les variations atteignent très-fréquemment un degré et même davantage. Pendant l'année scolastique 1868-69 j'ai reçu dans ma clinique 226 personnes, dont la plus grande partie étaient affectées de maladies aiguës; j'ai vu faillir, seulement dans un petit nombre, la règle sus-indiquée, c'est-à-dire que la fièvre a présenté ses exacerbations dans la matinée, et les rémissions ou intermittences l'après-midi.

Les exceptions que j'ai observées se réduisent aux suivantes : sur dix cas de *fièvre miasmatique intermittente*, examinés régulièrement et en dehors de l'action de la quinine, dans huit cas les exacerbations se sont vérifiées dans l'après-midi, et dans deux cas seulement avant midi avec la chute de la fièvre le soir. Il est bon de noter qu'il s'agit ici seulement du temps, dans lequel se vérifie l'exacerbation fébrile et non du temps qui correspond au commencement de l'accès. Au contraire je n'ai jamais rencontré jusqu'à présent les exacerbations dans les heures du matin, lorsque la fièvre intermittente était de nature symptomatique; de sorte que, jusqu'à observation contraire, on pourrait attribuer à ce fait une certaine valeur diagnostique.

Dans les *fièvres simplement rémittentes*, sur trois cas de phthisie pulmonaire j'ai vu les exacerbations se reproduire le matin. Dans l'un d'eux, le malade, qui se nommait César Savazzini, lit n°. 16 avait déjà souffert dans sa première jeunesse les fièvres intermittentes miasmatiques: la rate était restée grosse et le malade se plaignait de vives douleurs à ce viscère.

Dans les deux autres malades, Rose Musso, lit n°. 190 et Cipollina Thomas, lit n. 26, les exacerbations du matin ont été interrompues et déplacées par le sulfate de quinine.

Chez un autre malade, Ferretti Louis, n°. 19, dans la convalescence d'une pneumonie franche, la température oscillait constamment dans les limites physiologiques, mais en présentant pendant le jour, le matin, une très-légère élévation. Il avait également souffert de la fièvre miasmatique pendant sa première jeunesse.

Enfin chez un autre malade, Barthélemi Casagrande, lit n. 19, souffrant d'arthralgie saturnine, la température, oscillant dans ses limites ordi-

---

(1) Voyez *Memorie fisiologiche del dott. Errico de Renzi. Napoli*, 1865. Ce recueil est composé de trois Mémoires, dont le premier, le plus étendu, s'occupe surtout de la température humaine à différentes heures de la journée.

naires, présenta l'élévation quotidienne avant midi. Je n'ai pu expliquer en aucune manière cette exception.

De tout cela on peut tirer la conclusion que les augmentations quotidiennes de température en cas de maladie sont bien rares avant midi ; d'ordinaire les exceptions à cette règle s'observent plus particulièrement chez les individus empoisonnés par les miasmes paludéens et disparaissent parfaitement par l'usage du sulfate de quinine.

§ 2. — *Fièvre de la digestion dans les individus anémiques.*

Quelques individus qui le matin se trouvaient tout à fait libres de mouvement fébrile, présentaient l'après-midi une fièvre intense, qui ne pouvait se rattacher à aucune des deux causes généralement admises pour la fièvre intermittente, c'est-à-dire l'infection paludéenne et le processus suppuratif. On ne pouvait pas même croire à une exagération morbide de l'élévation de température, qui se manifeste pendant l'état de santé dans l'après-midi ; parce que l'augmentation ne se faisait pas d'une manière graduée, mais suivant l'ingestion des aliments.

J'ai observé plusieurs cas de cette espèce singulière de fièvre, qui est produite entièrement par un acte physiologique : malheureusement les observations faites à ce propos dans l'hôpital des Incurables de Naples, ayant été conduites sans l'aide de recherches thermométriques très-multipliées, ont une valeur incertaine. Mais dans la Clinique de Gênes, où l'examen des malades a été fait assez exactement, les deux nouveaux cas qui se sont présentés à mon observation ne laissent aucun doute à cet égard. Dans l'un de ces cas, la malade nommée Rose Segalerba, lit n. 4, se trouvait dans un état désespéré et presque mourante : elle était affectée de diabète uni à toutes les manifestations les plus affreuses et étendues de la phthisie pulmonaire. Pendant deux jours la température de la malade, qui était physiologique le matin, s'élevait l'après-midi lorsqu'elle avait pris des aliments. Voici les oscillations de la température : Le 9 mai, à 8 heures du matin, la température était de 37,2. À midi la température était de 37. Immédiatement après la malade prit des aliments. A 3 heures après-midi la température était de 38. A 5 heures la température était de 38,5. Le 10 mai, à 8 heures, la température était de 37,8. A 1 heure après-midi, la malade ayant déjà dîné, la température était de 39. A 3 heures, la température était de 39,5. A 5 heures la température était de 39,8.

Ces oscillations périodiques de la température, qui sont tout à fait liées à l'acte de la digestion, se montrèrent beaucoup plus étendues et plus probantes chez la malade nommée Grasso Henriette et placée au lit n. 191. La malade semblait affectée de la phthisie et de tuberculose pulmonaire unie à la tuberculose péritonéale : mais je ne veux pas passer sous silence que de nombreuses difficultés ne permettaient pas d'établir le diagnostic, en ce qui regarde la tuberculose pulmonaire et péritonéale, sur une base assez positive et assurée. Plusieurs fois cette malade a présenté une fièvre complètement intermittente ; mais ce qui n'est pas ordinaire, c'est que les exacerbations commençaient ou s'élevaient à un degré considérable seulement lorsque la malade avait pris des aliments. On ne peut pas élever l'objection que c'était là une simple coïncidence et que j'avais attribué faussement les exacerbations fébriles, très-fréquentes dans l'après-midi, à l'ingestion des aliments. En effet, plusieurs fois j'ai cherché une contre-épreuve en faisant varier l'heure de la digestion et en donnant les aliments à l'état liquide petit à petit dans toute la journée : or, ces expériences ont parfaitement réussi, parce que j'ai pu déplacer quelquefois à ma volonté les exacerbations fébriles et dans quelques autres, lorsque la

malade a pris des aliments très-divisés, j'ai pu presque complètement empêcher l'apparition des accès fébriles (1).

Lorsque je suis resté convaincu par les faits, que la digestion était
très-souvent la cause principale sinon unique des exacerbations ou des accès fébriles, qui se montraient dans la malade Grasso Henriette, j'ai ordonné l'alimentation exclusivement lactée, en faisant prendre la nourriture
peu à la fois et d'une manière épicratique. Or, le résultat a répondu parfaitement à ma prévision ; et, pendant tout le temps que la malade a bien
supporté l'usage du lait, on a vu la température s'abaisser presque dans
les limites physiologiques, sans montrer l'après-midi aucune exacerbation
appréciable. J'irais très-loin en entrant dans les détails de cette histoire ;
mais j'espère que les données précédentes suffiront pour montrer l'existence d'une espèce particulière de fièvre, déjà indiquée par Wunderlich,
qui dépend de l'acte digestif, et que j'ai observée jusqu'à présent dans les
individus anémiques. C'est pour cela que je propose de la nommer : *fièvre
de la digestion dans les anémiques.*

Nous ne pouvons pas donner de cette fièvre une explication complète
et qui soit à l'abri de toute cause d'erreur : mais nous pouvons indiquer
certains points de ressemblance entre cette fièvre et quelque condition pathologique. Nous savons d'un côté que la digestion est par elle-même une
cause d'élévation de température ; mais cette élévation est à peine appréciable ou passe même inaperçue par l'effet du pouvoir régulateur de la
chaleur animale. Il est bien reconnu d'autre part que la fièvre se manifeste d'autant plus aisément et avec d'autant plus d'intensité, que les individus sujets à une cause fébrigène se trouvent considérablement affaiblis.
Or, en tenant compte de ces données nous admettons comme probable que
la digestion produise en certains cas une fièvre intermittente précisément
parce qu'elle s'effectue dans un organisme anémique, c'est-à-dire extraor-
dinairement affaibli. Dans ce dernier cas il suffit déjà d'une cause quelconque pour élever la température de quelques degrés, pendant que dans
l'état de santé, la même cause aurait seulement produit une élévation dix
fois moindre.

§ 3. — *Pigment anonyme dans les urines des fébricitants.*

La fièvre peut détruire lentement les tissus organiques, en produisant
peu à peu l'atrophie générale et le marasme ; mais lorsqu'elle est excessivement élevée, l'altération nutritive s'effectue immédiatement, de sorte
que la dégénération graisseuse ne tarde pas à se manifester dans des organes bien différents. La dégénération des tissus en graisse est un fait
très-fréquent, lorsque la nutrition est en quelque manière entravée. En effet si dans une partie d'une tumeur les vaisseaux sanguins sont comprimés
par les éléments du parenchyme, les fluides nourriciers font défaut et on
voit se développer la dégénération caséeuse ou tyrosoïde, c'est-à-dire une
dégénération graisseuse imparfaite. Sur la genèse de cette dégénération
des tissus dans la fièvre très-intense nous voulons hasarder une hypothèse,
en laissant aux recherches ultérieures de la confirmer ou de la rejeter
pleinement. Nous savons qu'entre les vaisseaux artériels et veineux se trouvent deux espèces de communications : l'une, fonctionnelle et nutritive, est

----

(1) Un de mes élèves, le Dr. Bruno, a écrit l'histoire clinique de la malade
avec une précision et une intelligence dignes de tout éloge. Les observations
thermométriques ont été répétées même 4 fois par jour, lorsqu'il s'agissait de
fixer la nature de la fièvre.

constituée par les vaisseaux capillaires, l'autre, mécanique, se trouve, formée par des vaisseaux intermédiaires d'un certain calibre, qui sont largement fournis de fibres musculaires. Or, lorsque la température est très-élevée, on note la paralysie du système nerveux et musculaires ; en sorte qu'il est probable que les voies de communication directe ou mécanique s'ouvrent largement par la paralysie des fibres musculaires, le sang des artères passe dans les veines, sans circuler dans les tissus pour y soutenir normalement la nutrition.

Jusqu'à présent la clinique n'a pas trouvé un moyen sûr pour reconnaître cette dégénération, qui survient dans des parenchymes différents. En effet on ne peut pas croire que l'affaiblissement des contractions cardiaques puisse être le signal de cette dégénération dans les fièvres très-graves : parce que d'un côté les mouvements cardiaques peuvent être très-faibles par le seul fait de leur extrême fréquence, et d'un autre côté l'albuminurie n'est pas un effet de la dégénération rénale, mais provient simplement d'une hypostase dans les reins. Stokwis a déjà montré que la dégénération adipeuse n'est pas suivie de l'albuminurie.

Je ne veux pas prétendre avoir découvert infailliblement ce signe de la dégénération graisseuse aiguë dans les fièvres très-intenses : mais ayant rencontré plusieurs fois dans l'urine un pigment jaune spécial, lorsque la température s'était élevée à un degré considérable, je m'empresse de rendre compte de ces résultats, afin qu'ils puissent être soumis à une étude plus suivie et plus étendue.

Le malade Joseph Borgognone, couché au lit n.° 26, et travaillé par une fièvre pernicieuse, présenta le 21 avril une température de 41,4 ; l'urine de la même journée contenait en quantité sensible le pigment anonyme.

François Bertolacelli, situé au lit n.° 15, était affecté d'une fièvre intermittente à type quotidien. Le 13 mai après-midi la température du malade s'était élevée jusqu'à 41,7 ; dans la même temps l'urine présentait des quantités sensibles de pigment anonyme.

Le malade nommé Pittaluga Jean-Baptiste, au lit n.° 13 affecté par l'alcoolisme chronique, auquel s'était joint le typhus abdominal, présenta le 4 avril la température de 40 degrés et en même temps le même pigment dans l'urine. Les jours suivants la température s'étant déprimée, on ne put plus découvrir le pigment dans l'urine.

Des traces à peine sensibles de ce pigment se sont montrées dans l'urine de la malade Ferreo Catherine, placée au lit n.° 89 et travaillée par une érysipèle. Les exacerbations de la température surpassaient quelquefois de beaucoup le degré 39.

Voilà des faits, que j'ai recueillis dans les analyses chimiques, qui ont été pratiquées sur les urines des malades dans la dernière année scolastique. J'aurais pu sans peine rassembler un nombre plus considérable d'observations : mais je crois que les précédentes suffisent pour montrer, qu'à une certaine élévation de température, on voit apparaître avec facilité un pigment spécial dans l'urine.

Nous ne connaissons que peu de particularités sur ce pigment et je m'empresse de les indiquer, pour mieux comprendre les faits cités. M. le Dr Primavera, de Naples, ne pouvait obtenir, en certaines urines ictériques, aucun signe de la biliverdine et de la bilifulvine par le moyen des acides. Ayant eu recours au chloroforme, il vit alors cette substance se colorer en jaune. Éclairé par ce fait, il donna le nom de pigment biliaire anonyme (*pigmento biliare innominato*) à ce pigment spécial, sur lequel ne réagissent pas les acides, mais qui colore le chloroforme en jaune. Pour s'assurer de l'existence de ce pigment, il faut traiter auparavant l'urine avec les acides chlorhydrique et nitrique, qui sont les réactifs

ordinaires de la biliverdine et de la bilifulvine. Lorsque l'essai a été négatif, il faut agiter plusieurs fois l'urine avec le chloroforme dans un petit tube de verre fermé à une extrémité : alors, s'il s'y trouve réellement
du pigment anonyme, avec le repos le chloroforme tombé au fond du tube,
teint en jaune.

D'où provient ce pigment ? Sans doute du foie, qui à l'autopsie a été
réellement trouvé altéré, lorsque pendant la vie l'urine avait présenté le
pigment biliaire anonyme Néanmoins ces altérations du foie ne peuvent
pas être de nature mécanique, parce qu'en ce cas la réabsorption de la
bile aurait lieu, et on découvrirait dans l'urine même la bilifulvine et la
biliverdine, qui constituent les pigments ordinaires de la bile. Nous parta-
geons à cet égard complètement l'opinion de M. le Dr Primavera qui attribue la présence du pigment anonyme dans l'urine à une altération très-
légère du tissu hépatique. Ce qui fait la fonction du foie ne s'accomplit
pas d'une manière physiologique et cet organe transforme la matière co-
lorante du sang en un pigment biliaire imparfait, qui est représenté par
le pigment anonyme.

J'ai trouvé moi-même un appui en faveur de cette opinion dans plusieurs cas d'ictère causé par un catarrhe duodénal, lorsque la maladie était
sur le point de disparaître. En effet lorsque l'acolie intestinale avait déjà
disparu et que l'ictère était à sa fin, j'ai vu très-souvent l'urine se colorer légèrement en jaune, pendant qu'elle ne réagissait pas à l'acide nitreux-nitrique et chlorhydrique, mais colorait en jaune le chloroforme,
c'est-à-dire qu'elle contenait seulement le pigment anonyme et non les pigments ordinaires. Ces résultats ont été très-nets dans le malade Ferraris
Dominique, lit n.° 18, et Magnoni Joseph, lit n.° 24, tous deux affectés
d'ictère par suite d'un catarrhe duodénal. Dans l'espace de plusieurs jours
et lorsque la maladie se trouvait à la fin, les pigments ordinaires de la
bile faisaient défaut dans l'urine, tandis que le pigment anonyme se trouvait en quantité bien appréciable. Il est très-probable qu'en pareil cas le
parenchyme hépatique avait perdu en partie le pouvoir de séparer des
pigments biliaires parfaits, parce qu'il se trouvait en proie à une altération
nutritive, causée par l'infiltration des matières colorantes dues à la stase
biliaire.

§ 4. — Traitement de la fièvre.

Nous nous sommes occupés dans le paragraphe précédent de la dégénération graisseuse, qui survient dans les différents tissus, lorsque la fièvre est très-intense. Mais il est probable que tous les individus ne sont
pas sujets avec la même facilité à la dégénération adipeuse aiguë : peut-
être l'état anémique du sang et d'autres conditions morbides jouent-ils un
rôle considérable en cette circonstance ? Mais lorsque la dégénération s'est
déjà vérifiée, la vie du malade court des risques instantanés et sérieux.
Néanmoins la fièvre peut tuer d'une autre manière : en effet elle donne
origine lentement à la consomption, qui, arrivée à un certain degré, est
incompatible avec la vie. Voilà la raison des efforts des médecins en tout
temps afin d'abaisser la température élevée, qui est le symptôme le plus
important de la fièvre : c'est pour cela que les remèdes propres à déprimer la température ont été nommés antifébriles.

L'alimentation bien rarement est la cause exclusive de la fièvre : mais elle
contribue puissamment à rendre plus fortes les exacerbations quotidiennes.
Par cette observation, qui a une importance clinique toute particulière, on
peut expliquer les mauvais effets d'une abondante alimentation, lors même
que l'organisme se trouve en proie à une consomption excessive. Ainsi

pour compenser les pertes organiques dans la phthisie pulmonaire on prescrit une alimentation azotée et copieuse : malheureusement ces aliments, loin de diminuer les pertes, ne font que les augmenter à mesure que la fièvre devient plus intense. Tous les cliniciens et surtout le célèbre prof. Traube ont vu l'amaigrissement des phthisiques, auxquels on donnait une alimentation abondante ; mais-souvent ils en ont méconnu la cause. Il y a bien longtemps, que j'ai tourné mon attention sur le traitement de la phthisie, et je peux assurer, qu'une alimentation convenable joue le premier rôle à cet égard. Les guérisons très-fréquentes dues à l'usage du lait, du petit-lait, des raisins, du koumis, du galazyme, etc., se sont vérifiées, parce qu'avec ces aliments on peut nourrir convenablement le malade sans en augmenter la fièvre par l'acte digestif.

Néanmoins il ne suffit pas généralement d'une alimentation convenable pour arrêter la fièvre ; à cela il faut ajouter une médication convenable. Mais ici se présente une question primitive : peut-on espérer en cas de fièvre, que la température humaine aille en diminuant par l'administration de plusieurs médicaments ? La réponse n'a pas été uniforme et même aujourd'hui plusieurs médecins distingués d'Allemagne et de notre pays ne veulent pas admettre qu'une médication quelconque puisse abaisser la température en cas de fièvre sans donner lieu à un empoisonnement.

Mes recherches très-nombreuses à ce propos me permettent d'affirmer, que l'existence de remèdes anti-fébriles est démontrée et mise hors de doute par l'observation clinique. Il est vrai que la quinine, la digitale, et d'autres remèdes semblables ne détruisent pas la fièvre produite par une cause commune, de la même manière que la quinine combat les fièvres miasmatiques. Mais sans posséder une action aussi efficace et décisive, néanmoins ces remèdes sont capables de diminuer la température fébrile sans causer des désordres toxiques. Je pourrais citer un nombre bien considérable de faits, mais je ne veux pas dépasser les étroites limites que je me suis imposées. Plusieurs exemples de l'action antifébrile de certains médicaments se trouvent rapportés dans mon mémoire intitulé : *La Clinica medica di Genova durante l'anno scolastico* 1868-69.

Quant à la vertu anti-fébrile, on pourrait à peu près disposer les médicaments dans l'ordre suivant : en premier lieu la quinine, puis la digitale, le tartre stibié, le nitrate de potasse, le calomel, la vératrine et très-probablement encore l'iodure de potassium. En effet j'ai vu quelque exemple qui paraît montrer l'action de l'iodure de potassium : j'en ai cité un cas dans le mémoire que je viens d'indiquer. Du reste les recherches de Podcopaew de Pétersbourg, Guttman de Berlin et Nobiling confirment sans distinction la vertu des sels potassiques d'abaisser la température. Cependant je dois refuser la même action aux sels de soude, parce que dans les rhumatismes musculaires et articulaires je n'ai jamais vu s'abaisser la température par la simple administration des sels de soude. Quelquefois au contraire ayant ordonné tantôt un remède antifébrile, tantôt un sel de soude, le bicarbonate, j'ai vu s'élever la température, lorsque le malade faisait usage de ce dernier médicament.

Je ne m'occuperai point des moyens réfrigérants hydropathiques, parce que je n'ai pas fait à cet égard des expériences directes et leur action est très-compliquée, comme il vient d'être démontré par les recherches de Liebermeister. Je ne veux pas passer sous silence, que le prof. Burresi a vu les réfrigérants produire dans la miliaire une action plus utile qu'en toute autre espèce de maladie fébrile.

Je vais résumer les observations recueillies dans ce court mémoire dans les conclusions suivantes :

1. Les élévations quotidiennes de la température ont lieu générale-

ment l'après-midi, soit dans l'état de santé, soit dans l'état de maladie. Les exacerbations du matin — type inverse de Traube — sont bien rares; et on les observe de préférence, lorsqu'il s'agit d'individus empoisonnés par les miasmes paludéens: en outre elles disparaissent par l'administration du sulfate de quinine.

2. Dans les individus anémiques la digestion suffit quelquefois pour provoquer une fièvre intense: l'usage du lait et de l'alimentation petit à petit es suffisant pour enlever cette espèce singulière de fièvre, qu'on pourrait nommer *fièvre de la digestion dans les anémiques.*

3. Dans les fièvres très-intenses on retrouve souvent dans l'urine un pigment biliaire spécial, qui ne réagit pas avec l'acide nitreux-nitrique ou chlorhydrique, mais qui se dissout dans le chloroforme, en le colorant en jaune. Ce pigment, dit *anonyme,* est produit par la dégénération graisseuse aiguë du parenchyme hépatique.

4. La Clinique a déjà confirmé l'existence de plusieurs médicaments, qui ont la vertu d'abaisser la température et qui pour cela méritent le nom de remèdes antifébriles. Parmi ces médicaments il faut très-probablement compter encore l'iodure de potassium.

M. le prof. LAZAREWITCH a la parole pour exposer ses vues sur la Mortalité des Enfants nouveau-nés, et de ceux à la mamelle, et après sa communication il dépose sur le bureau de la présidence son ouvrage imprimé en langue russe (Voir page 54 — n. 87).

Sur la Mortalité des Enfants, par J. de LAZAREWITCH.

« Je prends la parole seulement pour résumer en quelques mots mes observations sur les causes de mortalité de petits enfants. Les résultats de la statistique concernant la mortalité des enfants, si clairement représentés par notre très-honorable confrère, M. le docteur Lombard, me semblent excessivement importants. Seulement en recherchant les causes des maladies ou de la mortalité, nous trouverons les moyens de les éviter.

Il y a un mois, j'ai terminé un petit ouvrage, publié en langue russe, sous ce titre : *La justice aux Enfants et aux Mères.*

Cet ouvrage, destiné au public et particulièrement aux mères, est écrit en forme de conversations tenues en chemin de fer, afin d'en rendre la lecture plus facile. J'ai voulu montrer les différentes causes de maladies et de la mortalité des enfants et les moyens de les éviter.

Je mentionnerai entre autres les résultats de la statistique obtenus en Russie par M. Spassky, il dit ce que M. Chadwick a noté pour l'Angleterre: que les enfants meurent en proportion indirecte :

1° Du degré de civilisation ; et 2° Du degré de la richesse de leurs parents.

Ainsi les parents riches et civilisés perdent 19 enfants pour 100, tandis que les pauvres et non civilisés en perdent 22 pour 100.

Le docteur Sniguiroff, d'après les recherches statistiques, a trouvé le rapport direct de la mortalité des enfants avec la quantité des animaux domestiques et particulièrement des vaches. Dans les provinces de la Russie, où sur 100 habitants on compte 150, 300 animaux domestiques, la mortalité des enfants est de 19 °/₀ avant cinq ans; et dans les provinces où sur 100 habitants il y a moins de 100 animaux domestiques, elle est de 22 °/₀ pendant le premier âge.

D'après mes observations, je trouve que les enfants meurent en plus grande proportion lorsqu'ils ne sont pas nourris par leur mère, ce qui, très-souvent est dû à la maladie des seins. Il est très-difficile de guérir les gerçures des mamelons. Il est indispensable pour leur traitement d'éloigner toute espèce d'irritation, pour soulager les douleurs et pour éviter l'irritation pendant que l'enfant est nourri par sa mère, il faut mettre l'enfant dans une position extraordinaire, en tournant son corps du côté de la mère et en le posant sur un coussin.

Dans cette position, l'enfant saisit le mamelon dans une nouvelle direction, et laisse les parties excoriées libres. »

La séance est levée après la communication de M. le prof. Lazarewitch.

A. PONZA,

Secrétaire de la séance.

TROISIÈME SÉANCE DE L'APRÈS-MIDI

SAMEDI 25 SEPTEMBRE À 2 HEURES.

TROISIÈME SÉANCE DE L'APRÈS-MIDI

Samedi 25 Septembre.

Président honoraire Prof. BOUILLAUD.
Président Prof. DE RENZI.
Vice-Présidents Prof. DE-MARIA, BURCI, CIPRIANI, MARCAC-
    CI, MICHELACCI.
Secrétaire général Prof. BRUGNOLI.
Secrétaire particulier Doct. P. SCHIVARDI.

M. le Vice-Président Prof. DE-MARIA ouvre la séance. Le procès verbal de la séance de l'après-midi précédente est approuvé sans discussion.

M. le Secrétaire général présente des ouvrages offerts au Congrès, et lit une lettre de l'ASSOCIATION MÉDICALE ITALIENNE sur la quèstion de la mortalité des nouveau-nés.

Dans cette lettre M. le Président Prof. Sénateur BURCI croit ne pouvoir se dispenser de rappeler au Congrès:

que dès 1866 l'Association Médicale Italienne s'est préoccupée de la grande mortalité des nouvau-nés et a adopté par acclamation la proposition d'en recercher les causes, et cette question fut mise à l'étude des Comités.

qu'ensuite en 1868, sur les conclusions de M. le Doct. GRIFFINI rapporteur spécial, Elle a pris des résolutions pratiques pour des moyens propres à remédier à cette mortalité, et surtout dans le but de *favoriser l'allaitement maternel*, l'Association a résolu de donner tout son appui à la diffusion des crèches en Italie.

qu'enfin Elle a chargé M. le Doct. P. CASTIGLIONI, son représentant au Congrès de statistique à la Haye, à présenter et appuyer les propositions suivantes:

1.° Favoriser dans chaque Commune une statistique spéciale sur les causes de la mortalité des nouvau-nés de 0 jours à un mois, et de un mois à un an;

2.° Faire la recherche et l'énumeration des causes physiques et morales qui empêchent l'allaitement maternel.

Tout cela vient à l'appui et s'accorde avec le sujet qu'on a discuté hier après la lecture de la communication du Doct. RORU; et cela prouve aussi que l'Association Médicale Italienne a cherché et cherche d'apporter son appui à la résolution d'un des plus graves problèmes qui intéressent également la médecine et l'économie politique.

Enfin au nom de l'Association Médicale il fait hommage à l'Assemblée des Actes des III.° et IV.° Congrès qui eurent lieu à Florence en 1866 et à Venise en 1868.

M. le Docteur PANTALEONI a la parole pour deux Communications pratiques. La première traite des sacs à glace du Docteur Chapman.

Le Doct. Pantaleoni expose que ce sac a d'abord été recommandé contre le mal de mer. Le succès obtenu conduitsit à son application dans les maladies nerveuses et surtout dans celles, qui se rapportent à une irritation spinale, soit des nerfs du mouvement, soit de ceux de la sensibilité. C'est ainsi qu'une première application faite par le Doct. Pantaleoni avec un complet succès a été contre les vomissements et sur tout contre ceux qui dépendent de la sympathie avec la matrice. Il l'a ensuite appliqué contre la dysmennorhée dépendant d'une lésion organique, ainsi que pour combattre plusieurs névralgies.

Le Doct. PANTALEONI propose ensuite l'application de l'Endoscope à la cavité de la matrice. L'Endoscope, dont il se sert, est celui de M. le Doct. CRUISE de Dublin, qui n'est que celui du Doct. Desormeaux amélioré. Il le montr. à l'assemblée, et s'offre à en expliquer l'usage et le mécanisme à tous ceux qui le désireront. Il explique comment il procède à l'application de l'Endoscope. Et d'abord il introduit dans le col de la matrice, 12 ou 14 heures auparavant, une petite éponge préparée. Il la retire ensuite, et trouve le col assez dilaté pour permettre très-facilement l'introduction dans la cavité de la matrice d'un tube a 30° de la filière Charrière. L'Endoscope adapté à ce tube qu'on peut promener tout autour, on voit, avec autant de facilité, le fonds de la matrice que s'il s'agissait du fonds de la gorge. Cette exploration présente un autre avantage, c'est qu'à travers ce tube, on peut introduire toutes sortes de caustiques, d'injections, sans toucher au col, ou au vagin. Cette démonstration est suivie de l'exposition de plusieur cas soignés avec succès par le Doct. Pantaleoni.

M. le Doct. Bos lit un Mémoire de M. le Doct. WREDEN sur la nature, l'origine, et les suites des affections de l'oreille des nouveau-nés.

« Sur la nature, l'origine et les suites importantes des affections de l'oreille chez les nouveau-nés, par le Docteur ROBERT WREDEN, Directeur de l'Institut otiatrique de S. Pétersbourg etc.

Les résultats du premier Congrès médical international, auquel j'ai assisté à Paris en 1867, me font penser que de semblables réunions sont éminemment propres à répandre, dans le corps médical, les travaux spéciaux du monde savant, et à leur faire porter des fruits. C'est pour cela que je me permets de présenter les résultats d'un travail que j'ai publié l'an dernier, (*Die Otitis media neonatorum etc.* 1868), et de le recommander à la bienveillance de mes honorables Collègues. Je m'y décide d'autant plus volontiers, que MM. *Barély et Renaut* ne font aucune mention de mes recherches, dans un article qu'ils ont inséré cette année dans les « *Archives de Physiologie* » de MM. *Brown-Séquard, Charcot* et *Vulpian* (*Anatomie pathologique de l'otite interne des nouveau-nés*, 1869; Numéros de Mai et Juin). Je suppose que cette lacune vient de l'imparfaite connaissance que ces auteurs ont de la langue dans laquelle j'ai publié mon travail, car les rares citations qu'ils tirent de la littérature allemande, leur sont toutes fournies par la traduction française ou anglaise de l'ouvrage de *Tröltsch*.

Du-Verney, le célèbre otiatre français, a le premier remarqué, il y a environ deux siècles, que l'on peut trouver des altérations pathologiques dans la caisse du tympan chez les nouveau-nés. Dans son « *Tractatus de organo auditus* », (Norimb. 1684), il dit, pag. 36: « Aperui etiam » complurium infantum aures, in quibus tympanum excrementis erat ple- » num, interim nunquam, neque in cerebro neque in osse petroso inventa » ulla prava dispositione ». Cette question tomba dans l'oubli, jusqu'à ce que *Koppen* la reprit, à Marbourg, en 1857 (*Beobachtungen über Ausammlung von Flüssigkeit in der Frommelhöhle Neugebornae*). Dans cette étude, il dit que, sur 14 cadavres d'enfants, il n'a trouvé que 3 fois la cavité tympanale vide, tandis qu'il l'a trouvée 11 fois remplie d'un liquide muco-purulent. Dans l'année suivante, *Tröltsch* (« *Ueber den eigenthümlichen Sectionsbefund an den Gehör-Organen kleiner kinder* », dans « *Würzburger Verhandlungen Bd. IX Sitzungsberichte LXXVII à LXXVIII* »), déclara que, sur 25 enfants (le plus jeune, âgé de 17 heures, et le plus âgé des an), l'oreille moyenne n'était saine que 7 fois, et que 17 fois il y a trouvé un catarrhe purulent (un cas présentait une carie des temporaux). Mais ce ne fut que quatre ans plus tard (1862) qu'il chercha, dans son traité des maladies de l'oreille, à expliquer cette fréquence extraordinaire de l'inflammation purulente de la caisse du tympan chez l'enfant, par l'intime communauté des vaisseaux, qui se distribuent aux cavités tympanale et crânienne, de même que par le processus d'évolution régressive que subit, aussitôt après la naissance, le tissu muqueux particulier (*Schleimgewete de Virchow*) qui remplit la caisse chez le fœtus. Il établit en outre un tableau théorique de cette maladie de l'oreille chez l'enfant vivant (symptômes, pronostic, etc.). Cet ouvrage s'est promptement répandu chez tous les peuples civilisés, et a donné par conséquent une grande impulsion à l'étude de cette question si importante de la pathologie des nouveau-nés.

Peu de temps après, *Schwartze* publia les résultats de 2 autopsies (*Beiträge zur Pathologie und pathologischen Anatomie des Ohres*, dans *Arch. f. Ohrenheilkunde* Bd. I. Hft. 3 p. 202), et *Moos* ceux de 3 autopsies dans son traité (*Klinik der Ohrenkrankheiten*, 1866 p. 220).

Cependant *Tröltsch* ne prouvait que la fréquence de la formation du pus dans la cavité tympanale des nouveau-nés, sans en pouvoir démontrer la cause, la gravité et les effets consécutifs. Il ne pouvait même pas prouver, d'une manière irréfutable, que cette formation de pus fût pathologique, et répondre ainsi à *Külliker* qui en doutait, (*Sitsemsberichte LXXVIII et LXXIX*), se fondant sur ce que rien ne démontrait que la transformation régressive du tissu muqueux fœtal de la caisse n'avait pas produit des éléments pouvant induire en erreur, et être pris pour du pus.

Ce fut alors que je résolus d'étudier cette question, afin de contrôler les résultats annoncés, sur un plus grand nombre de faits. J'examinai avec soin les organes de l'ouïe de 80 cadavres d'enfants de la Maison des Enfants trouvés de St-Pétersbourg, dont les feuilles de maladies et les protocoles d'autopsies étaient à ma disposition. Outre ces 80 cadavres, que je disséquai sans les choisir, et dans l'ordre dans lequel ils arrivaient à l'amphithéâtre, je fis encore l'autopsie de 10 enfants, qui avaient présenté, pendant leur vie, des symptômes de maladies d'oreille. Le nombre total de mes observations a donc été de 90 ; je les ai faites sur des enfants dont le plus jeune avait vécu 12 heures, et le plus âgé 1 an et 2 mois, mais dont le plus grand nombre avait de 3 à 14 jours. Les résultats les plus importants peuvent se résumer de la manière suivante :

I. La caisse du tympan chez le fœtus, est remplie d'un *tissu muqueux, qui disparaît entièrement dans les 24 heures qui suivent la naissance*. La métamorphose régressive qu'il subit, est en partie une sorte de racornissement (ratatinement serait plus exact, s'il était français), en partie une résorption, et nullement une liquéfaction ou une métamorphose purulente. Ces changements sont causés au début par l'acte de la respiration, et sont ensuite efficacement soutenus par les crins et par la succion. Une respiration de 12 heures ne détermine qu'une diminution partielle de ce tissu muqueux, qui se résorbe alors dans la trompe d'Eustache, sur la membrane du tympan et sur la paroi inférieure de la caisse, mais qui persiste sur la paroi du labyrinthe, sur la voûte du tympan (tegmen tympani), et sur l'extrémité postérieure de la cavité (antrum mastoïdeum). C'est dans cet ordre que s'opère la métamorphose à l'état normal, sous l'influence d'une respiration de 24 heures.

II. L'oreille moyenne est, chez les nouveau-nés, la siége de *diverses* maladies, qui se présentent très-souvent puisque, sur 80 cadavres d'enfants pris au hasard, je n'ai trouvé que 14 fois (soit 7 $\frac{1}{2}$ p. %) cette cavité saine; le autres cinq sixièmes des cadavres examinés m'ont présenté des maladies de la cavité tympanale à différents degrés.

III. Quant à l'origine des maladies de l'oreille chez les nouveau-nés, il faut prendre les points suivants en considération: *a*) La cause la plus importante des affections de l'oreille moyenne consiste, chez eux, dans un obstacle à la ventilation (*c-a-d.* au changement d'air) de l'oreille. Les causes morbides sont donc, en premier lieu, toutes les maladies des voies respiratoires qui amènent l'affaiblissement de la respiration. Maladies qui du reste sont, on le sait, les causes de mort les plus fréquentes, pour les sujets de cet âge. Je n'ai pas une seule fois vu l'oreille moyenne saine dans les 36 cas de pneumonie et dans les 16 cas d'atélectasie notable, qui se sont présentés parmi les 80 cadavres que j'ai examinés, et je pense qu'il est impossible de trouver une oreille moyenne normale, dans de pareilles conditions (1).

b) Secondement (par ordre de fréquence) tous les états pathologiques de la muqueuse naso-pharyngienne (catarrhe, muguet, diphthérite, etc.) sont des causes de maladies de l'oreille moyenne, parce qu'ils déterminent l'occlusion de l'orifice de la trompe, et empêchent ainsi la ventilation de la cavité tympanale.

c) Il est une troisième catégorie de causes morbides, moins fréquentes toutefois que le précédentes: ce sont les maladies du cerveau et des méninges, qui peuvent, on le sait, produire une affection consécutive de l'oreille moyenne, aussi bien que les maladies de la cavité tympanale peuvent affecter l'encéphale et ses enveloppes. La cause en est la communauté vasculaire du cerveau et de la caisse, mais je crois que la propagation du processus morbide a plus souvent lieu de l'oreille au cerveau, que du cerveau à l'oreille.

d) Les métamorphoses régressives physiologiques de l'oreille moyenne, après la naissance, prédisposent à un dérangement pathologique de la nutrition. Nous trouvons l'analogie de ce fait dans le système génital de la femme, si disposé aux maladies pendant la période menstruelle, et surtout pendant l'époque puerpérale.

-----

(1) Il serait intéressant de chercher, dans les autopsies, si la même cause produit, *chez les adultes*, les mêmes effets et avec autant d'intensité. *Weber* (Monatschrift f. Ohrenheilkunde, 1868. N. 5, p. 74), a communiqué, mais en passant, le cas d'un homme mort de pneumonie: « des deux côtés, la caisse » du tympan et les cellules mastoïdiennes étaient remplies de pus *sans que la* » *membrane du tympan fût détruite, ou que la muqueuse de la trompe y eût par-* » *ticipé.* Il y avait donc eu là des phénomènes inflammatoires, que l'on n'avait » pu remarqués pendant la vie, quoiqu'ils fussent peut-être étiologiquement » liés a la pneumonie ». Je suis convaincu que des recherches futures sur ce point, démontreront que la pneumonie, *chez l'adulte*, comme chez le nouveau-né, cause de graves affections de l'oreille moyenne. Il est, d'autre part, généralement reconnu que les phthisiques adultes perdent souvent l'ouïe, et qu'une inflammation purulente de l'oreille moyenne est, chez eux, d'un très-mauvais pronostic, car elle prédit la mort prochaine du malade. Ici, comme dans la pneumonie, l'affaiblissement de l'acte respiratoire est la cause principale de l'affection de l'oreille. Je voudrais, à ce sujet, faire remarquer aux médecins non spécialistes, combien il est faux de conclure qu'un malade doit avoir l'oreille moyenne saine, parcequ'il entend encore ce qu'on lui dit. Un examen minutieux, subjectif, peut seul prouver que l'oreille moyenne est saine ou affectée, car une surdité complète n'est nullement une suite absolue et nécessaire de ces affections.

e) Il me semble très-rare que le processus morbide se propage *directement, per continuitatem,* de la muqueuse naso-pharyngienne à l'oreille moyenne, car dans la grande majorité des cas, j'ai trouvé la trompe parfaitement saine, dans ses deux tiers inférieurs.

f) Le *sexe* n'a, il me semble, aucune influence sur la fréquence des maladies de la cavité tympanale, chez les nouveau-nés, car la proportion m'a paru pour les enfants malades (39 garçons et 27 filles, soit environ 4:3) presque égale à celle que j'ai trouvé pour les enfants sains (8 garçons et 6 filles, soit 4:3).

IV. La cavité tympanale, chez l'enfant, n'est pas seulement sujette à l'inflammation purulente, comme le pense *Tröltsch*, elle peut aussi être le siége d'une simple affection catarrhale. Dans les 80 autopsies j'ai trouvé 30 fois une inflammation catarrhale, et 36 fois une inflammation purulente.

V. *L'otite moyenne aiguë (otitis media acuta, s. catarrhus acutus,* de *Tröltsch)* s'est présentée 13 fois sur 80 autopsies (soit 16 ¼ p. %). Elle a presque toujours été accompagnée d'un œdème des méninges et du cerveau, ou d'une hypérémie des méninges, mais jamais d'inflammation purulente du cerveau ou des méninges. Je n'ai rencontré cette inflammation purulente, que comme complication de l'otite moyenne purulente.

VI. *L'otite moyenne catarrhale (otitis media catarrhalis, s. catarrhus chronicus simplex,* de *Tröltsch),* s'est présentée 17 fois (soit 21 ¼ p. %), et n'a jamais été accompagnée de maladies du cerveau ou des méninges, même dans le cas où il y avait pneumonie catarrhale totale double. Du reste, on ne doit pas en général attribuer à la pneumonie, quand elle existe, les complications cérébrales que l'on rencontre presque constamment dans les cas d'otite moyenne aiguë, car j'ai rencontré une fois un œdème des méninges et du cerveau (obs. XXX) et une fois une pachyméningitis (obs. LXV) comme complications de l'otite moyenne aiguë, tandis que les poumons ne présentaient qu'une atélectasie congestive modérée, sans traces de pneumonie. Deux autres cas (obs. LVI et LVII) prouvent en outre que, dans l'otite moyenne simple comme dans la purulente, on peut trouver une pneumonie totale double, sans complications du côté de l'encéphale. *La cause la plus prochaine des affections cérébrales dans l'otite moyenne aiguë, ne doit donc pas être cherchée dans les maladies du poumon, mais bien dans celle des oreilles* (1).

VII. *L'otite moyenne purulente (Otites media purulenta, s. catarrhus medius purulentus,* de *Tröltsch)* est la forme la plus fréquente et la plus grave des maladies de l'oreille chez les nouveau-nés. Je l'ai trouvée 36 fois (soit 45 p. %) et elle a été compliquée 16 fois (sur 36) de maladies du cerveau et des méninges.

VIII. *L'otite moyenne purulente,* s'est, dans près de la moitié des cas (17 fois sur 36) bornée à une simple inflammation purulente de la muqueuse, sans produire d'altérations plus profondes de l'oreille. Les méninges n'ont été affectées que 6 fois, dans ces 17 cas.

IX. *L'otite moyenne purulente* a été, dans les autres cas, (19 fois sur 36) accompagnée d'affections consécutives assez graves et plus ou

---

(1) Il faut remarquer que plusieurs auteurs (*Chomel, Dietl, Bleuler, V. Huss, Köring* et d'autres) ont noté depuis longtemps l'apparition de la méningite pendant le cours de la pneumonie. Dernièrement encore, *Immermann* et *Heller* (*Pneumonia und Meningitis,* dans *Deutsch. Archiv. f. Klin. Medic.* Bd. V. Hft I.) ont trouvé 9 fois la méningite, dans 30 autopsies de pneumonie, faites depuis le mois d'Octobre 1866, au mois de Mars 1868, à l'Institut anatomo-pathologique d'Erlangen. Ils n'ont, malheureusement, examiné l'oreille dans aucun de ces cas.

ment rapprochées, auxquelles on pouvait, dans quelques cas, attribuer la mort de l'enfant. C'était: *a*) 14 fois la *carie des osselets et des parois de la caisse*, savoir: 6 fois la carie des osselets seuls, 5 fois la carie des parois de la cavité tympanale, et 3 fois la carie des osselets et des parois. La *destruction des articulations des osselets* produite par la carie, se classait de la manière suivante:

Destruction de l'articulation entre le marteau et l'enclume   . 1 fois
    »   »   » l'enclume et l'étrier . . 5 »
    »   simultanée de ces deux articulations . . . . . 3 »
                                         ——
                                        9

J'ai en outre trouvé deux fois la base de l'étrier cariée, en même temps que la membrane de la fenêtre ovale présentait une perte de substance. Deux autres cas présentaient les membranes des deux fenêtres du labyrinthe détruites par le pus de la caisse, tandis que le tympan n'offrait pas de solution de continuité.

b) J'ai trouvé 2 fois la *carie de l'apophyse mastoïde*, sans perforation du tympan. Il y avait en outre, dans un de ces cas, une carie des osselets et des parois de la caisse.

c) J'ai trouvé 5 fois une *phlébite et une trombose du sinus latéral et du golfe de la veine jugulaire interne*. L'un de ces cas se compliquait d'une carie des deux articulations des osselets et d'une *perforation du sinus latéral*. Dans un autre cas, le sinus latéral était aussi perforé, mais non pas à l'intérieur (du côté de la caisse); la paroi supérieure et extérieure du *sulcus transversus* présentait une perforation carieuse, qui formait un conduit fistuleux allant jusqu'à la peau, sous laquelle il se terminait en cul de sac. Un troisième cas présentait une phlébite du sinus latéral, compliquée d'une inflammation purulente de l'articulation du maxillaire gauche, qui avait amené la destruction nécrotique du condyle, et une méningite purulente circonscrite de la fosse moyenne du crâne. L'enfant qui présentait cet ensemble de lésions, était une petite fille de quinze jours, morte avec tous les symptômes d'une septiémie; le tympan était intact.

d) Le *labyrinthe* m'a présenté 4 fois des lésions (sur 36 cas d'otite moyenne purulente, soit 11 $\frac{1}{9}$ p. %), savoir: 1 cas d'accumulation de pus dans le vestibule et le limaçon, avec destruction simultanée des membranes des deux fenêtres du labyrinthe; 1 cas d'accumulation de pus dans le vestibule et dans le limaçon par suite de la membrane de la fenêtre ovale, celle de la fenêtre ronde étant intacte. Aucun de ces cas n'était compliqué de méningite purulente.

e) L'*otite externe purulente* (c'est à dire l'inflammation purulente du conduit auditif externe et du tympan) s'est rencontrée cinq fois (sur 36), en même temps que l'otite moyenne purulente. La membrane du tympan n'a qu'une fois été partiellement détruite.

f) *Affections du cerveau et des méninges.* Sur 19 cas d'otite moyenne purulente compliquée, j'ai trouvé: 1 cas d'abcès du cerveau; 3 cas de méningite purulente; 1 cas de méningite fibrineuse diffuse avec œdème du cerveau; 1 cas de méningite hémorrhagique; 2 cas de pachymeningitis et d'arachnitis; 2 cas d'une fine injection de la pie-mère et du cerveau. Il faut remarquer que des affections très-développées du cerveau et des méninges compliquaient plus de la moitié des cas d'otite moyenne purulente compliquée, et, de plus, que l'abcès du cerveau et toutes les méningites purulentes, que j'ai trouvées sur 80 autopsies, accompagnaient cette forme de maladie.

g) J'ai trouvé de *tubercules miliaires aigus* de la rate et du foie chez une petite fille de 3 mois, atteinte d'une otite moyenne purulente compliquée de carie. Elle avait en outre une méningite purulente et une pleurésie purulente double, tandis que les poumons ne présentaient qu'une légère atélectasie congestive. Je crois devoir attribuer, dans ce cas, les tubercules miliaires à la résorption des masses caséeuses contenues dans l'oreille moyenne, car l'autopsie ne m'a pas démontré d'autre foyer d'infection. Nous sommes d'ailleurs disposés à admettre, d'après les nouvelles données de la science, *que tout tissu, tout exsudat, des tubercules miliaires eux-mêmes, peuvent servir de foyer d'infection, dès qu'ils ont subi la métamorphose caséeuse.* Il est reconnu, non seulement que le pus retenu dans l'oreille moyenne peut facilement subir la transformation caséeuse, mais encore que beaucoup d'adultes, qui souffrent d'une otorrhée chronique, meurent rapidement de tuberculose aiguë des méninges, des poumons ou des intestins.

X. *L'imperforation du tympan*, dans l'otite moyenne purulente des nouveau-nés, est un fait important pour le diagnostic et pour le pronostic. Je n'ai même trouvé qu'*une seule fois* une solution de continuité de cette membrane, dans 5 cas d'otite interne purulente compliqué d'otite externe, alors qu'elle se trouvait prise entre deux accumulation de pus.

XI. L'otite moyenne purulente des nouveau-nés peut exceptionnellemente *dater de la vie intrautérine.* Les destructions carieuses, que j'ai rencontrées chez des enfants de 5, 8, 11 et 12 jours, parlent du moins en faveur de cette proposition.

XII. L'oreille, chez les nouveau-nés, est encore sujette à deux maladies particulières, relativement rares, qui sont l'*otite gangréneuse* et l'*otite diphthérique.* La première a été depuis longtemps décrite par les auteurs. J'ai, le premier, reconnu et décrit la seconde, que j'ai rencontrée non seulement chez les nouveau-nés, mai aussi chez les adultes. Cette maladie étant nouvelle et encore peu connue, je dois renvoyer à la description détaillée que j'en donne dans le mémoire ci-joint p. 48 à 60 (V. à p. 50 n.° 8).

Mes recherches anatomo-pathologiques prouvent donc, non seulement que l'oreille du nouveau-né peut présenter les mêmes affections inflammatoires que celle de l'adulte, mais encore que les maladies, chez le premier, se distinguent de celles que l'on rencontre chez le second, par les particularités suivantes: 1.° L'oreille moyenne est affectée, relativement à l'oreille interne et à l'oreille externe, bien plus souvent chez l'enfant que chez l'adulte, puisque j'ai trouvé 66 cas de maladies de l'oreille moyenne, tandis que je n'ai trouvé que 5 cas d'affections de l'oreille interne et 4 cas de l'externe; et encore ces 9 derniers accompagnaient-ils des maladies de l'oreille moyenne. — 2.° Les maladies de l'oreille moyenne ont, relativement, une marche plus rapide et sont d'un pronostic plus grave chez les nouveau-nés que chez les adultes. — 3.° Le diagnostic est bien plus difficile chez les premiers, que chez les seconds, puisque l'examen, non seulement subjectif, mais encore objectif, nous fait défaut. Je ne pense pas que l'on puisse explorer le tympan, au moyen du spéculum, chez un enfant de moins de 6 mois, car le conduit auditif a, chez le nouveau-né, la forme d'une fissure transversale très-étroite. Il est d'autre part impossible de déprimer la paroi inférieure du conduit auditif cartilagineux, pour le dilater, sans déchirer la membrane du tympan, qui représente en quelque sorte la continuation de la paroi supérieure du conduit, et qui concourt à former la base du crâne. Quelle que fût la forme du spéculum que j'ai commandé et essayé dans ce but, (transversalement ovale, à extrémité en biseau, bivalve etc...), je n'y suis jamais parvenu. Et alors même que nous arriverions à explorer le tympan chez le nouveau-né vivant, nous n'aurions de données importantes, ni directes ni indirectes, sur les maladies de la cavité tympanale auxquelles il participe si peu. Je n'ai pu, pas dans tous les cas d'otite moyenne purulente, voir par transparence le pus de la caisse au travers du tympan, qui se présentait alors sous forme d'une tache jaune verdâtre (cela n'est du reste possible qu'avec un fort éclairage et après l'ablation du méat). Souvent même, pendant que l'otite moyenne purulente produit les destructions les plus graves, le tympan présente un aspect si normal, qu'il est impossible de se douter de ce que l'on trouvera plus loin. La couche cutanée de cette membrane ne participe, en général, que très-rarement aux affections de la caisse chez l'enfant, tandis que la couche muqueuse y prend presque toujours part.

Quoi qu'il soit très-difficile de reconnaître une maladie d'oreille qui ne donne pas d'écoulement de pus, chez le nouveau-né qui ne peut dire ni où il souffre, ni ce qu'il éprouve, l'homme de l'art qui pense à la possibilité de cette affection, peut, après avoir examiné tous les autres organes, et par voie d'exclusion, arriver à établir son diagnostic. Il devra, pour plus de facilité, faire entrer dans le cercle de ses réflexions diagnostiques, les conditions étiologiques dont j'ai parlé plus haut, et avoir présent à l'esprit le tableau que *Tröltsch* (voir son Traité) a cherché à établir théoriquement. Le diagnostic des maladies de l'oreille n'est, au fond, pas plus difficile que celui d'autres maladies du nouveau-né, et il faut, chez lui, en cas de doute toujours examiner cet organe, dont les lésions peuvent non seulement causer la mort, mais encore laissent souvent une triste infirmité après elle et pour toute la vie, — la *Surdi-mutité* ».

Oranienbaum 3 Juillet 1869.

Doct. Robert Wreden.

M. le Prof. Baccelli fait une Communication en latin sur un Pleximètre, de son invention, dont il explique au Congrès l'usage et la valeur.

« *De Plessimetro Punctiformi.*

Illustres Conlegae,

Percussionis ingenium Clinicis quammaxime opitulatur. Attamen difficilimum artis hujusce postulatum, quodque jure meritoque omnium attentionem sibi vindicat, nondum aequa solutione gaudet.

« Quomodo fiet ut propemodum ex puncto alicujus superficiei sonitus indubie eruatur, ex quo puncto et sonitu extensionis dati visceris, aut datae laesionis ex processu anatomico obortae, judicium adamussim ferri possit? »

Wintrich omnibus prior postulatum sentiens, plessimetrum vulgarem verticaliter imposuit atque in ejusdem fastigio, malleoli ope, percussionem exercuit. At plurima evidentissima incomoda, nec non disquisitae rei definiendae difficultas, abs re animos avertebant.

Postulatum nullomodo explebat vulgaris plessimetri correpta superficies uti videre est per laminam eburneam Traube, et hic agendi modus praeterquam quod exoptatam metam non attingerit, commune instrumentum magis arduum in adplicationibus reddidit, et instrumenta isthaec ejusmodi sunt ut quaelibet difficultas in usu remoratur oportet. Eburnea enim lamina, non auctoribus practicis, sed discipulis ipsis percussionis arte imbuendis debet accomodari.

Unusquisque noscit quid agat dum lamina eburnea ad percutendum utatur. Ictus, vel a digito sit vel a malleolo, super laminam rite adplicatam, in tota ejusdem superficie disperditur: hinc fit ut tota area subiecta non solum ictui convibret, sed halo quidem extra laminam indeterminatus. Ergo sonitus erutus ex latiori parte dimanat, et minime respondet iis praesertim in adjunctis in quibus ars exigat judicium ex. gr. extensionis intra centimetrum arctissimae.

Quare in rem etiam atque etiam incumbens ut mihi et discipulis meis subsidium daretur in judiciis ex. gr. circa cordis diametres ferendis, nec non circa extrema versamenti limina ex thoracica cavitate educendi, ut in vero Empyemate agendum esse probavi, rem ejusmodi absolvendam duxi.

Pyramis quae basim praebet percussioni exercendae aptissimam, ita ut ex lata superficie ictum ad punctum usque recolligat, ob suae cuspidis aciem intolerabilis omnino esset aegrotis. At qui quum geometrice liqueat *circuli* tangentem in plana corporis superficie adplicatam *punctum* iri, facillimi negocii res erat pyramidis cuspidem in quarta circuli parte comprehendere.

Punctiformis ergo plessimeter resultabat ex *pyramide et circulo* foederatis.

Ex basi enim pyramidis ictus ad cuspidem concentratus transfertur: cuspes in quarta circuli parte delitescens, dum collateralibus punctis gaudeat ut adplicari sinat, vim in collateralia puncta directe non trasfert: ita ut ideale plessimetri punctiformis officium hac unica ratione comparari posse videatur.

Res expectationi respondit, quin imo expectationem ipsam virtute praecelluit. Nam si super planum harmonicum percutiatur corpus trium linearum crassitiem vix exaequans, corpus istud vel ex puncto mathematico percussum differentiam ciet expertis auribus egregie sensibilem.

Ut vero sonitus ad summum eveheretur *consonantiae adparatum* in pyramide excavata fabrefaciendum censuimus; cavitatis pariete, subtili ac rotundo foramine, pertuso.

Universis apertissimum arbitror instrumentum hoc nostrum dumtaxat profuturum iis in casibus in quibus minima extensio judiciis plessicis subiicienda foret. Quare nec digiti excellentiam neque eburneae laminae practicam utilitatem inficientes, illud arcte tenemus quod *plessimetri hujusce nostri punctiformis officium coeteris praestet ubi de minimis differentiis accuratissima judicia, quae tamen obvia sunt in clinica facti specie, renuntianda supersint* ».

***

Le Prof. BACCELLI fait ensuite usage de son instrument sur un homme qui avait été introduit dans la salle, en démonstra la position exacte du cœur et des autres organes qui l'environnent.

M. le Vice-Président DE-MARIA ouvre la discussion sur la Communication de M. BACCELLI.

M. le Prof. BOUILLAUD loue beaucoup l'instrument présenté, qu'il appelle très-ingénieux, mais il dit que le doigt est pour lui toujours encore le meilleur des Plessimètres. Il se félicite toutefois avec M. Baccelli de la précision avec laquelle il fait ses études.

Enfin M. le Vice-Président LAZAREWITCH parle sur la même question, et montre un autre Plessimètre inventé par lui:

« Avant hier, dit-t-il, Monsieur le Professeur Baccelli a eu la complaisance de me montrer son plessimètre qu'il vient de présenter à ce Congrès.

Nous étions sur le même chemin dans nos travaux de plessimétrie. Car il y a déjà huit ans que j'ai fait la description d'un plessimètre, construit presque d'après les mêmes principes que celui de M. le Prof. Baccelli. À l'occasion de sa communication, comme je n'avais pas le mien je l'ai fait faire exprès ici à Florence et le voici.

L'idée primitive de la construction de ce plessimètre est de remplacer le doigt. Pour cette raison sa forme demi-cylindrique et sa grandeur correspondent à peu près au doigt.

À cause de cette forme convenable ce plessimètre peut très-bien être appliqué sur toutes les surfaces du corps humain, comme par exemple sur les espaces intercostaux. L'instrument est creux et avec une ouverture de côté; il donne ainsi une plus grande résonnance pendant la percussion.

Appliqué par sa convexité il peut parfaitement bien servir a la plessimétrie linéaire. En faisant la percussion avec mon plessimètre l'abdomen de femmes au dernier mois de leur grossesse, je peux distinguer très-facilement la différence entre le ton clair des intestins et la matité de la matrice, et je trouve encore trois degrés de cette matité:

1. le ton des parties dures, comme par exemple des os,
2. le ton des parties molles, comme par exemple des muscles,
3. le ton de fluides, comme des eaux amniotiques.

Ordinairement dans ma clinique d'accouchements je dessine sur le ventre des femmes enceintes avec un mince morceau de bouchon carbonisé la forme de la matrice et même la position du fœtus. Je montre de la même manière la position, la forme et la grandeur des organes et des différentes tumeurs dans l'abdomen.

Voilà, Messieurs, tout ce que je voulais vous dire à l'occasion de la communication faite par mon très-honorable Collègue, M. le professeur Baccelli ».

La séance est levée à 4 heures.

P. SCHIVARDI
Secrétaire de la séance.

QUATRIÈME SÉANCE DE L'APRÈS-MIDI

Lundi 27 Septembre, à 2 heures

Communications de la Présidence.

Toscano — Sur les procédés utiles et nouveaux qui n' ont pas été appreciés par l'Académie de médecine de Turin dans l'examen du Traité pratique de l'auteur sur les rétrécissements organiques de l'urèthre présenté au second prix *Riberi*.

Arcoleo. — Sur l'Albinisme en Sicile.

Macari. — De abortu medico et de partu cœsareo.

Discussion. — Minati, Morisani, De-Maria.

Mazzoni. — Sur la réduction de la luxation incomplète iléo-pubique.

Castiglioni. — Communique que dans les Congrès de statistique il y aura une section de statistique médicale.

QUATRIÈME SÉANCE DE L'APRÈS-MIDI

Lundi 27 Septembre 1869.

Président honoraire Prof. Bouillaud.
Président Prof. De Renzi.
Vice-Présidents Prof. De-Maria, Burci, Cipriani, Marcacci, Michelacci.
Secrétaire général Prof. Brugnoli.
Secrétaire particulier Doct. L. Ponza.

Présidence de M. le Professeur De-Maria Vice-Président.

La parole est a M. Scivardi qui lit le compte-rendu de la séance précédente qui est approuvé.

M. le Prof. Brugnoli, secrétaire général, communique la note des ouvrages envoyés en don au Congrès, et donne lecture d'une dépêche télégraphique expédiée par M. le Prof. Tessier de Lyon Vice-Président qui prie M. le Prof. Bouillaud de présenter aux membres du Congrès ses vifs regrets de ne pouvoir assister au Congrès, et ses sincères remerciements pour l'honneur qu'ils ont bien voulu lui faire.

M. le Professeur De-Maria lit la lettre par la quelle l'illustre et savant Professeur Bufalini s'excuse de ne pouvoir, à cause de son âge très-avancé, intervenir aux séances du Congrès.

M. Ronconi offre sa brochure — *Di una scuola speciale di Farmacia in Italia* — avec prière qu'elle soit prise en considération par le Congrès.

La Présidence propose aussi de remercier l'Avocat Andreucci parce qu'il a eu la complaisance de faire hommage au Congrès de ses travaux. (V. p. 53 N. 81). La proposition est acceptée.

La parole est donnée à M. le Doct. A. Toscano qui, après avoir communiqué ses conclusions sur un cathéter modifié par lui, lit un mémoire relatif à des considérations qui n'ont pas été appréciées pas l'Académie de Turin, dans l'examen *de son Traité pratique sur les rétrécissements organiques de l'urèthre, présenté au second prix Riberi.*

« *Compte Rendu, par le Docteur* Ant. Toscano, *sur les procédés utiles et nouveaux qui n'ont pas été appreciés par l'Académie de Médecine de Turin dans l'examen du Traité pratique de l'auteur sur les rétrécissements organiques de l'urèthre presenté au second prix* Riberi.*

Ce n'est point pour m'en appeler d'un verdict inexact rendu à l'occasion d'un prix qui a été adjugé à d'autres, mais uniquement dans le but d'être utile à la science et à ceux qui souffrent de rétrécissements de l'urèthre, but principal pour lequel je me suis depuis longtemps consacré à un si pénible travail que je viens, à l'occasion solennelle de la réunion à Florence du Congrès médical international, résumer en quelques mots tout ce que j'ai dit d'utile et de nouveau sur ce sujet après avoir constamment contrôlé mes opinions au lit du malade, opinions que je soumets aujourd'hui à des juges plus compétents et nullement intéressés dans la décision d'un grand prix, comme il est arrivé au sein de l'Académie de Turin, où, parmi les passions qui dominaient, on a presque entièrement oublié d'apprécier le but le plus intéressant de mon ouvrage qui est la réforme du traitement de cette maladie.

Je vais aux démonstrations.

I.

La Commission de l'Académie ne s'est nullement arrêtée sur la première question que j'ai soulevée au chapitre de l'anatomie pathologique où je me suis attaché à montrer l'impossibilité d'un diagnostic spécial des rétrécissements organiques, et où j'ai dit et prouvé que pour connaître les éléments histologiques des rétrécissements organiques « on n'a pas pu bien fixer le procédé que la nature emploie, ni les matériaux qu'elle y dépose »; ce qui peut avoir lieu, — soit par transudation plastique et induration consécutive (Ducamps, Lallemand, Alf. Guérin) — soit par transformation vasculaire en tissus fibreux (Jules Guérin, Cruveilhier) — soit par l'inflammation des vaisseaux du corps spongieux, qui laisse subsister des endurcissements fibreux au lieu des vaisseaux (Mercier), — soit par transformation des tissus normaux en tissus anormaux (Reybard), — soit enfin par le rapprochement des fibres et la disparition des molécules qui leur sont interposées (Robin).

Que pouvait-on établir de précis par le diagnostic spécial des rétrécissements, si tous les moyens diagnostiques sont de beaucoup inférieurs à tous ceux que l'anatomiste possède? Et si pour l'anatomie pathologique des rétrécissements organiques il reste à l'anatomiste tant de doutes sur la table des dissections, et sur l'objectif du microscope, n'y en aura-t-il pas bien davantage pour le chirurgien qui explore et porte un diagnostic sur l'homme vivant? Indépendamment des notions sur l'étendue, le nombre, le siége et la durée des rétrécissements, que de connaissances à acquérir sur leur forme et leur direction, sur leur ouverture centrale ou excentrique, sur l'égalité ou l'inégalité d'épaisseur de leurs parois, sur leur partielle ou totale circonférence, ainsi que sur les innombrables tortuosités et anfractuosités de leur surface muqueuse?

Il n'est pas seulement difficile, mais il est impossible d'obtenir de telles notions. Aussi ai-je commencé par démontrer que pour parer à cette insuffisance du diagnostic, il fallait donner à cette étude une tout autre direction afin d'arriver au but définitif, la guérison; voilà pour quoi j'ai mis en tête de mon ouvrage cette épigraphe « Per la diagnosi in ispecie, la cura ».

La Commission d'examen ne s'étant point arrêtée sur ces bases fondamentales de mon ouvrage, glissa légèrement sur le reste, et n'apprécia que quelques généralités comme je vais le faire remarquer.

II.

Dans la préface de mon ouvrage et dans plusieurs points des chapitres de l'étiologie, de la syptomatologie et du pronostic, les principes de ma doctrine clinique sont toujours rappelés pour montrer le but où tend l'utilité de mon ouvrage, qui vise à se rendre pratique, sans trop se soucier de l'étalage et du luxe des théories, qui doivent être abandonnées, comme je l'ai dit dans ma préface, à ceux qui n'écrivent que pour faire un livre.

La division de l'étude des lésions anatomiques en primitives et en secondaires, celle des symptômes des rétrécissements de l'urèthre en intra-uréthraux, en extra-uréthraux ou peri-uréthraux et en généraux, ont produit, dans l'exposition de cette même étude, une clarté qu'on ne trouve point dans d'autres auteurs spéciaux; ce qui n'a pas manqué d'être, quoique indirectement, d'une certaine utilité.

III.

Dans le chapitre du diagnostic j'ai fait mon possible pour m'émanciper des théories qui ont du crédit chez plusieurs écrivains et je me suis surtout attaché aux détails de la pratique. Le paragraphe des explorations, en réunissant tous les préceptes et les précautions qu'il faut prendre, démontre toute l'insuffisance de la sonde explorative de Ducamp, et d'autres instruments semblables Cette sonde non seulement n'est pas utile, elle est même dangereuse, car elle peut induire en erreur.

Toute cette étrange pratique explorative n'a jamais été attaquée de front par le grand nombre d'auteurs que je connais, comme je l'ai fait dans mon livre, afin de la proscrire une fois pour toutes. Malgré le silence gardé par la Commission d'examen je pense que mon livre contient quelques vues nouvelles, et quelques préceptes utiles qu'on ne saurait nier; et parfois dans l'art médical pour avancer il faut savoir reculer.

IV.

Ce n'est pas seulement l'insuffisance des moyens explorateurs pour établir le diagnostic du siége, de la nature, de l'époque, du nombre, de la forme, de l'extension des rétrécissements, des complications irritatives, congestives, et inflammatoires, mais c'est encore plus le manque absolu de notions indispensables sur le siége, central ou latéral de l'ouverture, sur l'égalité ou l'inégalité des parois de l'obstacle, ainsi que sur sa forme annulaire complète ou partielle, qui m'a forcé à m'arrêter plus spécialement que tout autre praticien sur la constatation des différents degrés de rétrécissements pour établir sur des bases plus solides la nouvelle méthode que j'ai exposée dans mon livre.

La seule distinction des différents degrés de calibre des rétrécissements, condition qu'il est facile de constater par les procédés divers d'exploration, donne la certitude absolue non seulement du diagnostic, mais aussi la mesure de la guérison, du moins en ce qui concerne un acte opératoire à proposer et à exécuter.

Cet indice de certitude pour la recherche et la découverte du degré de l'obstacle, ainsi que pour l'utilité pratique, si féconde en bons résultats, aucun auteur avant moi ne l'a démontré, comme je l'ai fait, nul ne l'avait élevé à l'état de méthode et de doctrine pratique. J'ai ainsi distingué et divisé les divers rétrécissements organiques sous le seul aspect où ils peuvent être diagnostiqués : 1. en rétrécissements insurmontables, 2. en rétrécissements surmontables, 3. en rétrécissements non dilatables, et 4. en rétrécissements dilatables.

Cette distinction diagnostique basée sur le calibre de l'urèthre malade, par les modifications qu'on y peut apporter, conduit à un positivisme clinique, non inférieur aux meilleures méthodes et aux meilleurs procédés que possède la science; ces vues et ces opinions m'appartiennent en grande partie par le grand développement pratique que je leur ai donné

L'étude minutieuse des conditions temporaires et définitives de ces quatre variétés de calibre, telles que l'irritation, la congestion, l'inflammation, la tortuosité, l'inégalité des parois etc., cette étude, dis-je, n'est pas indigne d'attirer l'attention des praticiens, mais c'est par ma méthode que j'ai pu parvenir à imprimer au traitement des rétrécissements un progrès important. Des examens comparatifs et des tableaux différentiels sur les différents rétrécissements ne font pas faute dans mon ouvrage pour compléter le tableau du diagnostic général et particulier; l'utilité et la difficulté de la pratique y prédominent toujours aux dépens de la théorie.

V.

La distinction des divers degrés de rétrécissements conduit directement aux indications thérapeutiques suivantes: ainsi aux rétrécissements surmontables et dilatables on applique la dilatation, — aux surmontables et non dilatables on applique l'uréthrotomie interne, ou la cautérisation; — aux insurmontables l'uréthrotomie externe.

En obéissant à quelques indications médicales, plus ou moins directes, et en pratiquant quelques maneuvres exploratrices, ces méthodes peuvent être réduites, en raison inverse de leur gravité, aux modifications suivantes. Ainsi, les insurmontables pouvant être souvent rendus surmontables n'exigent plus pour leur traitement l'uréthrotomie externe, mais bien l'uréthrotomie interne ou la cautérisation; les non-dilatables, et surmontables pouvant être rendus dilatables l'uréthrotomie interne ou la cautérisation deviennent inutiles; il suffit de la dilatation pour les guérir.

Les longues et patientes tentatives plusieurs fois répétées dans les explorations, le temps, le choix et l'occasion favorable, ainsi que application judicieuse de tous les autres moyens médicaux recommandés par l'art, (parmi lesquels il faut placer la saignée locale très-abondante et répétée) réussissent souvent, comme je l'ai démontré mieux que personne, à améliorer les conditions de la maladie.

En suivant mes principes, le traitement des rétrécissements organiques de l'urèthre se trouve notablement amélioré, car on procède du simple au composé, en passant de la méthode la moins dangereuse à la plus grave, sans blesser le moins du monde la dignité de l'art et la conduite du médecin assistant. Cet accord entre la recherche de ce qu'il y a de bon et l'introduction de ce qu'il a de mieux, avec la simplification des moyens de traitement est très-utile en chirurgie, et dans tout le corps de mon ouvrage cette conduite est fort bien suivie.

VI.

On trouve dans le chapitre de la dilatation un procédé qui m'appartient et que je nomme *dilatation par guide;* la Commission en a fait mention sans l'apprécier, puisqu'elle ne l'a ni loué, ni blamé et qu'elle s'est contentée, suivant son habitude, de s'en tenir à un jugement sur les généralités.

Ce procédé consiste à introduire un guide filiforme en gomme élastique à travers l'obstacle jusqu'à ce qu'il arrive dans la vessie; l'extrémité extérieure de cet instrument est munie d'un écrou où l'on visse un autre guide d'argent, long de 54 centimètres. Après lui avoir fait prendre la courbe d'un cathéter ordinaire on l'introduit dans l'urèthre. — On pousse le guide en gomme élastique jusque dans la vessie où il reste entortillé, tandis que celui d'argent avance et reste dans le canal de l'urèthre; on enfile sur le mandrin d'argent et l'on retire l'un après l'autre divers cathéters coniques de grosseur toujours croissante et ouverts aux deux extrémités, fonctionnant comme un coin circulaire et dilatatoire, en occupant l'espace qui se trouve entre le rétrécissement et le mandrin métallique.

Par ce procédé la dilatation devient une méthode, très-sûre et très-facile, et d'un résultat certain et infaillible, si les dispositions organiques de l'obstacle s'y prêtent par l'égalité de ses parois, par la centralité de l'ouverture, et si les tissus affectés sont disposés à se dilater et à se résoudre.

Grâce à l'exiguité de l'instrument les rétrécissements les plus prononcés peuvent être guéris par mon procédé.

Je compte après la publication de mon ouvrage quatre autres cas traités par ce procédé, dont trois ont guéris complètement en me dispensant de me servir de l'uréthrotomie interne, qui avait déjà été proposée; le quatrième récidiva peu de temps après la guérison, ce qui me fit supposer qu'il s'agissait d'un rétrécissement latéral ou partiel, où la dilatation manque toujours son effet.

Dans un compte-rendu comme celui-ci je ne puis qu'indiquer les procédés nouveaux et utiles qui m'appartiennent, tandis qu'on trouvera le détail complet dans mon ouvrage.

Dans les autres parties des mon chapitre sur la dilatation, il n'y a pas autre chose de moi que la manière de l'exposition, et c'est seulement au moyen de l'étude que j'ai faite sur la différente épaisseur des parois des obstacles organiques et sur la tortuosité de leur trajet qui en est la conséquence, que j'ai exclu des procédés de la dilatation ceux qui emploient la force, car je les ai toujours regardés comme très-dangereux, surtout dans les cas où il pourrait y avoir les conditions déjà indiquées de l'inégalité des parois, et il présentent moins d'avantages que les autres procédés de dilatation dans les cas contraires.

VII.

Après avoir étudié l'action thérapeutique, plus que tout autre écrivain ou praticien, j'ai prouvé et démontré que tout procédé de dilatation n'a aucun effet, lorsque l'obstacle est partiel, que l'ouverture n'en est pas centrale; j'ai aussi, mieux que tout autre, fait observer par la force de l'analyse que la seule action mécanique de la dilatation est impuissante à guérir un rétrécissement organique quelconque, puisqu'il est absolument nécessaire que l'action vitale y concoure, celle-ci est d'abord éveillée par l'irritation du tissu de l'obstacle, qui ramollit ensuite et est ainsi mieux disposé à la résolution. Ce concours indispensable des deux actions mécanique et vitale fait bien comprendre que tout traitement par dilatation ne peut pas être l'ouvrage d'une séance, ni d'un jour, ni même de plusieurs, jours mais qu'il y faut des mois, même à la condition expresse que l'obstacle ait l'ouverture centrale; mais si elle était latérale, le résultat est nul ; car l'action mécanique en pareil condition ou déplace seulement le tissu endurci, s'il est partiel, aux dépens du tissu sain qui est en face ou de côté, ou bien dilate le tissu le plus mince, quand celui-ci est inégal, parce qu'il est moins solide que le tissu épais, qui seul peut être dilaté en partie.

Ces doctrines si bien en harmonie entre elles ne se trouvent que je sache dans aucun livre; je les ai développées encore mieux et toujours contrairement à l'avis de la Commission d'examen, qui est allée jusqu'à dire qu'il n'y a rien d'utile et de nouveau dans mon ouvrage.

VIII.

On trouve dans mon chapitre sur la cautérisation l'examen des deux procédés généraux de la cautérisation excitante, et de la cautérisation destructive, distinction que j'ai accueillie et admise après l'examen minutieux de chaque pratique et de chaque école; voici quelles sont mes observations critiques.

1. Le plus fin des portecaustiques connus jusqu'à présent a par son

mécanisme et sa manière d'agir une épaisseur telle que même lorsqu'il pourra être introduit à travers l'obstacle, il sera toujours plus avantageux de le remplacer par d'autres méthodes et d'autres procédés plus faciles, plus inoffensifs et en même temps plus sûrs dans leurs résultats, tels que ceux de la dilatation ou de l'uréthrotomie interne.

2. Comme on ne peut obtenir qu'un diagnostic simplement rationnel sur la nature, la forme, etc., ainsi que nous l'avons démontré, du tissu malade, celui-ci ne peut pas être cautérisé assez convenablement par quelque procédé que ce soit, et le plus souvent c'est au hasard que l'on doit l'innocuité de son application; aussi l'ai-je à bon droit qualifiée d'opération de hasard; et j'ajoute ici, que c'est une opération indigne de la médecine opératoire actuelle, car manquant de toute précision de diagnostic, elle ne peut qu'accidentellement atteindre le véritable point malade.

3. En admettant que le point à cautériser pût être atteint, et que l'action du caustique vint à être circonscrite sur ce seul point, sans se répandre sur les tissus adjacents, le traitement, pour être utile, aurait certainement lieu par excitation, et non par la destruction du tissu malade; car, (hormis le procédé de la cautérisation directe des anciens, qui était beaucoup plus rationnel que celui des modernes) on ne peut obtenir toute espèce de destrution par les procédés latéraux, soit d'avant en arrière, soit d'arrière en avant. Et même en admettant que l'on pût obtenir la destruction, elle exigerait une réparation du tissu fibreux inodulaire non moins importante que celle du tissu détruit.

4. Après un examen attentif de la méthode par cautérisation, j'ai conclu, sans m'éloigner le moins du monde de tous les préceptes de ses fauteurs, comme Ducamp, Lallemand, Leroy et autres, que lorsque la cautérisation a guéri, elle a agi non par la destruction, mais par la seule excitation du tissu malade, excitation résolutive et curative, comme je l'ai déjà démontré dans l'action thérapeutique de la dilatation. Cette étude par la spécialité de ses développements est assez solide pour pouvoir être acceptée par les vrais praticiens comme la plus convenable à la rigueur de la critique et aux exigences de la pratique.

IX

A force d'études et d'observations je suis arrivé à reconnaître que l'uréthrotomie interne par une seule incision, outre qu'elle agissait au hasard, comme la cautérisation, laissait l'inconvénient que pendant très-longtemps dans la plupart des cas on devait faire usage de la sonde pour maintenir la dilatation du point incisé.

C'est un des motifs qui m'ont décidé à préférer l'uréthrotomie multiple à la simple. C'est pourquoi je n'ai jamais cessé d'étudier et de modifier les instruments pour réussir dans mon but, qui a toujours été d'atteindre immanquablement le point le plus convenable du rétrécissement pour lui couper, comme néoplasme, la vie de nutrition.

La récidive qui a ordinairement lieu après que les résultats de la dilatation se sont vérifiés assez vite dans les rétrécissements excentriques latéraux et inégaux, m'a fait penser qu'un des principaux motifs pour lesquels l'urètrotomie par une seule incision peut être suivie de récidive, c'est qu'elle place le tissu de l'obstacle dans des conditions d'excentricité et d'inégalité dans ses parois, ou de partialité de ce même tissu.

Ce qui me confirme encore davantage dans l'idée, qu'il vaut mieux pratiquer l'incision multiple, pour éviter l'impossibilité du diagnostic spécial, et pour atteindre avec plus de facilité et de certitude le point le plus favorable de l'obstacle pour mieux le disposer à la résolution.

Ces considérations, rationnelles et pratiques, sont exposées tout au long dans mon ouvrage; mais ceux qui composaient la commission d'examen l'attribuèrent non pas à la nouveauté doctrinale de mes idées, mais, à cette pratique chirurgicale fort commune, qui consiste à préférer les incisions multiples et superficielles à l'incision unique et profonde.

X

Les inconvénients du mécanisme des urétrotomes à plusieurs lames connus jusqu'à présent, (comme ceux de Fravot, Bonnet de Lyon, Boiné et autres, qui n'ont presque jamais été mis en usage à cause de leur volume trop considérable) disparaissent grâce à l'invention de mes urétrotomes munis d'un guide central filiforme et métallique.

Sans ce guide l'urétrotomie multiple est impossible, sans lui l'application en serait incertaine et dangereuse; par ce guide tout est mathématiquement calculé et exécuté; tandis que les lames épargnent les tissus sains, les parties malades sont coupées d'une manière convenable et régulière; enfin on peut opérer avec ce guide les rétrécissements les plus forts avec plus de facilité qu'avec tout autre uréthrotome, car l'ouverture de l'obstacle n'est plus en rapport avec tout l'instrument, mais seulement avec le conducteur, qui est des plus minces.

Ce conducteur, quand l'instrument agit, reste toujours au centre des lames, et occupe constamment le centre physiologique de l'urètre, de façon que, si le rétrécissement est central, le conducteur se trouve au milieu, si le rétrécissement est latéral ou inégal, il reste plus rapproché du côté rétréci que du sain ou du plus mince.

Grâce à ces deux conditions essentielles, anatomiques et opératoires, l'action de mes urétrotomes est d'autant plus sûre que à celle des autres; elle est plus avantageuse pour obvier à l'impossibilité du diagnostic et peut devenir très-féconde en bons résultats.

Or, quand toutes les lames sortent également du tube qui les renferme, et que ce tube glisse sur le conducteur central, tandis que ces mêmes lames traversent l'obstacle, elles doivent nécessairement le diviser comme il suit:

1.º Si le rétrécissement est égal et central, il sera également et excentriquement divisé;

2.º Si le rétrécissement est partiel et inégal, il sera peu à peu divisé en raison de son plus grand rapprochement du centre de l'axe urétral, qui reste toujours occupé par le conducteur métallique.

Ainsi, plus le tissu malade est rapproché du conducteur, plus il sera divisé, et il sera d'autant plus facilement coupé par les lames qu'il opposera une plus grande résistance; tandis que le tissu sain se déplace par le passage des lames, soit parce qu'il est plus éloigné du guide, soit parce qu'il est plus mou et plus souple, et il reste ou tout-à-fait entier ou à peine scarifié.

La commission examinatrice a dit quelques mots sur mes uréthrotomes, mais elle n'a su en calculer ni le mécanisme, ni la fonction, ni les avantages pour lesquels je les ai proposés et inventés; son jugement inexact m'oblige malgré moi de dire qu'elle a montré quelque ignorance de la matière, puisqu'elle a conclu que l'uréthrotome à une lame est préférable aux miens à quatre lames, parce que, a-t-elle dit, on peut avec le premier, fort bien exécuter l'uréthrotomie multiple *en le faisant tourner sur son axe ou bien en faisant arriver la lame sur les différents points de l'obstacle*. Tout cela prouve que la commission n'est pas au courant, que le plus grand nombre des rétrécissements organiques, les quatre cinquièmes (Thompson) se trouvent justement sous l'arcade du pubis, ou bien encore dans la première moitié de la première courbe de l'urèthre, où pour opérer convenablement, *sine qua non*, il faut que tout uréthrotome soit nécessairement courbe, et non pas droit comme celui que la Commission a préféré aux miens, qui sont tous courbes.

Parmi les uréthrotomes connus jusqu'à présent il n'y en a aucun de courbe qui, d'après la Commission, tourne sur son axe, afin de porter la lame sur les différents points de l'obstacle.

Il en existe de droits, mais ils ne peuvent être appliqués que par le redressement forcé de l'urètre, comme dans le cathétérisme rectiligne, et de pareilles opérations ne peuvent avoir que des résultats désastreux, comme dans le procédé de Reybard et dans d'autres semblables.

La Commission n'a pas été plus heureuse ni plus riche en connaissances uréthrotomiques quand elle a ajouté pour compléter son opinion que *l'uréthrotome préféré a de plus l'important avantage de pénétrer plus facilement à travers l'obstacle, à cause de son volume plus petit.* Aucun uréthrotome ne peut être plus mince ni plus petit que le conducteur de mon instrument, qui a à peine un millimètre et demi, et son introduction à travers l'obstacle, mieux que tout autre instrument semblable qui existe ou qu'on pourra imaginer, peut être pratiquée dans les rétrécissements de l'urèthre les plus prononcés.

XI

J'ai prouvé et démontré par des mesures et des calculs l'insuffisance de ce qu'on nomme scarification du tissu des rétrécissements ; on manque l'effet mécanique aussi bien que l'effet thérapeutique, car en calculant la divarication des plus petites lames des scarificateurs, conjointement au volume des tiges qui les soutiennent, on trouve qu'ils ont au moment d'agir un diamètre de six, huit et même dix millimètres, justement autant que le diamètre physiologique de l'urètre. En voulant les faire agir même avec le minimum de divarication des lames qui serait de quatre à six millimètres, elles ne scarifient plus, mais elles incisent et divisent de trois à cinq millimètres le tissu affecté ; division assez insuffisante lorsqu'elle atteint le point plus épais de l'obstacle, pour être guéri plutôt par l'uréthrotomie que par les scarifications ; en effet, les succès attribués à la scarification appartiennent plutôt à la division plus ou moins profonde du tissu affecté.

Cet examen, basé sur des mesures rigoureuses et non sur de simples conjectures, m'engagea à perfectionner l'uréthrotomie multiple, en circonscrivant les incisions qu'elle fait aux limites intra-uréthrales ; j'ai reconnu la justesse de mes idées en les soumettant, dans le traitement des malades, à la confrontation des résultats obtenus. Ces résultats m'ont toujours prouvé, et me prouvent encore très-souvent dans la pratique, que l'action mécanique aussi bien que l'action vitale sont utiles dans la stricturotomie multiple et intra-uréthrale ; elles servent aussi, à elles seules, dans un grand nombre de cas à faire résoudre et à atrophier le tissu du rétrécissement quand même il daterait de plusieurs années ; et cela sans l'intervention de la dilatation consécutive. Car ce tissu ayant été divisé en plusieurs parties, comme obstacle mécanique, donne aussitôt libre passage au cours de l'urine, et comme organe vital, il perd la faculté et la force de vivre pour être ramolli et absorbé de manière à permettre que le cours de l'urine ne trouve plus d'entrave à l'avenir.

Cependant, on n'a tenu aucun compte de toutes ces améliorations cliniques et opératoires qui m'appartiennent, tandis que l'intérêt qu'elles ont inspiré au plus grand nombre des lecteurs de mon ouvrage a été assez satisfaisant pour moi, qui n'ait travaillé que dans le seul but d'être utile à l'art que je cultive.

XII

Il n'est pas nécessaire que je décrive ici en détail mes uréthrotomes, qu'on me permette d'en donner seulement un aperçu sommaire pour mettre en évidence les détails utiles et nouveaux qui les distinguent si avantageusement, en comparaison de tous ceux qui sont connus jusqu'à présent. Mes uréthrotomes ont pour type commun un conducteur central d'argent, d'un millimètre et demi de diamètre, et une fois et demie plus long que le corps de l'uréthrotome.

Ce conducteur est précédé d'un autre conducteur filiforme de gomme élastique, comme celui des uréthrotomes de Maisonneuve, sur l'écrou duquel on visse l'extrémité interne du conducteur métallique de mes uréthrotomes ; sur celui-ci glisse un tube métallique long et courbe presque comme un cathéter ordinaire, sur l'extrémité interne duquel sont fixées quatre lames formant quatre angles droits.

Dans le premier uréthrotome les lames débouchent d'une extrémité en forme d'olive, ayant quatre rainures pour les cacher ; cette extrémité est fixée à un second tube qui glisse jusqu'à un certain point sur le premier, sur lequel les lames sont fixées.

Dans le second les quatre petites lames sortent par pression de quatre niches creusées dans l'extrémité interne du petit tube qui les cache, dans lequel glisse entre les lames mon conducteur central.

Dans le troisième, les lames sont un peu relevées en bosse au centre et tranchantes aux deux côtés latéraux semblables en tout à celles des derniers uréthrotomes de Maisonneuve ; elles sont fixées à l'extrémité interne d'un tube beaucoup moins courbe qu'un cathéter ordinaire, et qui glisse sur un conducteur de la même façon que dans les deux autres.

Pour plus d'éclaircissements, consulter dans mon ouvrage les détails et les gravures représentant ces instruments.

Les avantages de ces uréthrotomes sont :

1.º Avec tous les trois, après avoir achevé l'opération sans changer l'instrument de position, on retire hors du corps de l'instrument le conducteur, et on peut ainsi vider la vessie comme on ferait avec un cathéter ordinaire.

2.º Toujours au moyen du même conducteur, après avoir extrait le corps de l'uréthrotome on peut faire glisser par dessus un cathéter en gomme élastique percé aux deux bouts, jusque dans la vessie, soit pour la vider, soit pour faire la dilatation, soit enfin pour le laisser à demeure.

3.º Avec le premier uréthrotome, les incisions du rétrécissement sont suivies de la dilatation immédiate par l'extrémité olivaire qui suit les lames ; de sorte que l'on peut nommer ce procédé : uréthrotomie dilatatoire et évacuatrice ;

4.º Avec le second uréthrotome, la division de l'obstacle est précédée d'une espèce de dilatation par le conducteur, d'après mon procédé indiqué ci-dessus : car la petite extrémité OLIVAIRE qui cache les quatre petites lames devra être poussée sur le conducteur qui le parcourt jusqu'à ce qu'il arrive derrière l'obstacle ; dans ce passage il produit par la divarication à peine sensible de ses lames une espèce de quadruple scarification dans le point rétréci : après l'avoir franchi, on fait sortir par pression les petites lames de leur quatre niches, au degré voulu, et tirant le tube sur le conducteur, qui doit rester toujours fermé à sa place, on taille et on opère l'obstacle de derrière en avant ;

5.º Avec le troisième uréthrotome on peut opérer le rétrécissement de deux façons : 1.º Quand on peut diviser celui-ci par quatre incisions seulement, on doit extraire l'instrument toujours dans la même direction dans laquelle il a été introduit. On peut faire les incisions tant sur les rayons antéro-postérieurs et latéraux, que sur ceux qui s'en éloignent un peu, soit à droite soit à gauche ; — 2.° Quand on veut diviser le rétrécissement par huit incisions, on introduit l'uréthrotome du côté droit ou du côté gauche seulement, en portant le pavillon de l'instrument, au moment de l'incision, dans la direction du bord extérieur du muscle droit abdominal correspondant, et l'on franchit le rétrécissement pour le diviser d'avant en arrière.

Après que l'obstacle a été divisé par quatre incisions égales et tant soit peu latérales, on fait les quatre autres incisions d'arrière en avant.

XIII

Le mécanisme de mes uréthrotomes, leur application à la maladie toujours variable des rétrécissements organiques, mise à côté de très-bons résultats obtenus, me forcent à en appeler au jugement du Congrès, qui est en mesure, bien mieux que moi, de proposer aux praticiens tout ce qu'il peut avoir d'utile dans mon ouvrage, et auquel j'en appelle en m'appuyant sur le jugement donné par l'Académie de Turin.

Comme complément de tout ce que j'ai dit et pratiqué sur l'étude de l'uréthrotomie unique et multiple, je dois aussi dire que j'ai été obligé de combattre l'opinion inexacte émise par M. Phita dans son ouvrage sur les affections urinaires ; je veux parler de la malheureuse comparaison d'égalité d'action qu'il a faite entre l'uréthrotomie intérieure, le cathétérisme forcé, et la dilatation mécanique des coarctations. Le cathétérisme forcé, ou la dilatation mécanique agit par la force grossière et aveugle, et s'il ne déchire pas, élargit la partie faible de l'obstacle ou la partie saine qui est en face. Ces conditions défavorables s'aggravent bien plus lorsqu'il produit des lacérations ou des fausses routes ; tandis qu'avec l'uréthrotomie simple ou multiple, on obtient des incisions régulières et précises, surtout quand on l'exécute sur le conducteur central et métallique de mes instruments, qui non seulement garantit de toute incertitude ou danger, mais qui met l'opérateur toujours à même d'opérer avec sûreté, et très-souvent avec la certitude d'un bon résultat.

Il était donc de mon devoir, pour l'utilité de l'art et des malades, de signaler une comparaison si erronée, malgré le nom imposant de celui qui a publié ce faux parallèle.

XIV

J'ai dit quelques mots sur l'excision des rétrécissements, et j'ai proposé un nouvel instrument qui permette une exécution facile et sûre, toujours à l'aide du conducteur central et métallique, comme celui de mes uréthrotomes, en admettant que l'excision fut une méthode préférable aux autres ; ce qui à mon avis n'est pas et ne pourrait être que dans les cas exceptionnels d'existence de polypes ou d'autres lésions pareilles, qui feraient obstacle au cours de l'urine plutôt par leur présence dans le canal de l'urèthre, que par un rétrécissement dû à l'épaississement des parois uréthrale. Dans tous ces cas, mon instrument projeté serait efficace. La commission s'est un peu occupée de son mécanisme.

XV

Au chapitre de l'uréthrotomie externe, je n'ai à revendiquer que l'ordre dans lequel j'ai exposé les matières et leur examen rigoureux.

Quant à l'ordre, j'ai noté l'importance des moyens dont l'art dispose ; j'ai ensuite fait le parallèle qui en dérive pour le choix du procédé et de l'indication. Ainsi j'ai disposé et distingué, comme d'autres ont fait, l'uréthrotomie externe en uréthrotomie avec conducteur, et en uréthrotomie sans conducteur ; j'ai appelé la première uréthrotomie par élection, la seconde, par nécessité ; à cette dernière, j'ai ajouté celle par urgence. La clinique impose cet ordre, et il est permis en pratique.

En considération de l'innocuité et des heureux résultats de l'uréthrotomie interne, j'ai exclu de la pratique (d'une façon relative pourtant), l'uréthrotomie externe par élection et avec conducteur, non pas autant à cause de sa plus grande gravité en tant qu'opération, que parce qu'elle ne divise que la partie postérieure du rétrécissement, et n'est pas exempte par cela même des inconvénients que j'ai attribués à l'uréthrotomie unique. J'ai admis l'uréthrotomie par nécessité dans tous les cas : 1.° où le rétrécissement devient tout-à-fait insurmontable ; 2.° où tous les moyens recommandés par l'exploration manquent en même temps que tous ceux que la médecine recommande comme fort utiles ; enfin quand le cas devient grave soit par la rétention d'urine, soit par les abcès urineux qu'il y a lieu de craindre au périnée, et à l'hypogastre.

J'ai cru devoir adopter et recommander toutes ces précautions avant de se décider à faire l'opération en question, parce que j'ai observé dans plus d'un cas qu'en la retardant, et en essayant de nouveau de franchir l'obstacle, j'ai fini par le vaincre, et dans ce cas, j'ai toujours pratiqué avec succès l'uréthrotomie interne au lieu de l'externe.

J'ai admis l'uréthrotomie externe par urgence toutes les fois que la gravité des phénomènes locaux et généraux la réclamaient impérieusement.

Dans ces cas seulement je l'ai admise et pratiquée, mais, pourtant, toujours avec de médiocres résultats : une seule fois j'ai réussi à guérir complètement et définitivement le malade.

XVI

Au chapitre de l'ischurie complète, j'ai proposé que, quand cette infirmité est le fait d'un rétrécissement organique, et quand tout autre moyen de guérison tenté a manqué son effet, l'uréthrotomie externe, seule ou par nécessité, ou par urgence, doit être préférée ; mais, surtout, point de cathétérisme forcé, ni de ponction de la vessie.

Voici à ce propos comment je me suis exprimé : « Dans le choix « d'un procédé, le meilleur sera celui qui imitera le mieux la nature ; « puisque l'un des résultats les plus fréquents de l'ischurie complète par « rétrécissement est le déchirement et la rupture de l'urèthre membraneux, « conséquence rarement dangereuse pour la vie, l'observateur doit donc, « dans ses applications et dans ces procédés, imiter la nature, non par « choix, mais par devoir ; c'est par là qu'il accomplit les meilleures indi- « cations de la clinique. »

XVII

Le chapitre sur la récidive des rétrécissements m'appartient tout entier ; il est presque nouveau dans la chirurgie. Dans ce chapitre, je passe en revue toutes les méthodes et les procédés. Toujours en thèse générale et suivant ma doctrine chirurgicale, j'ai confirmé et prouvé, que la récidive des rétrécissements dépend d'un traitement non approprié, et d'une opération mal appliquée au cas, plus que de toute autre cause. Ce manque d'opportunité provient, non pas de l'inefficacité du moyen curatif, mais de ce que ce moyen ne se présente pas à propos, dans l'impossibilité d'un diagnostic de la maladie.

Dans ce chapitre, j'ai puissamment combattu le discrédit que les parasites de la pratique (et il y en a assez dans le monde chirurgical), ont tâché de répandre sur tous les moyens proposés pour guérir les rétrécissements organiques, en les appelant temporels ou d'un succès éphémère, ou insuffisants pour pouvoir modifier et résoudre le tissu du rétrécissement.

Pour abattre leurs funestes arguments, j'ai exposé le chiffre très-élevé des résultats heureux qui ont été obtenus par un grand nombre de praticiens, tandis que, presque toujours on ne peut attribuer comme je l'ai dit, qu'à une application inopportune des procédés, le très-petit nombre des insuccès.

La brièveté de cet opuscule, qui n'a eu d'autre but que de montrer la part qui me revient, me dispense de répéter ici pourquoi un rétrécissement, après avoir été plus ou moins parfaitement guéri, revient à son premier état.

J'ajouterai seulement ici que dans le chapitre des récidives, mieux que dans aucun autre, j'ai exposé en abrégé ce qui dans cet ouvrage est de moi, et ce dont la Commission n'a dit mot, peut-être parce que ce sont là des questions trop nouvelles, ou même trop minutieuses. La Commission a toujours gardé le silence, et elle s'est même quelquefois trouvée en contradiction avec elle-même ; et la preuve c'est qu'elle a dit que « mon livre semble plus particulièrement avoir été écrit pour les néo-« praticiens » avec la petite considération pourtant « que cela n'empêche « pas qu'il ne puisse aussi être consulté avec utilité par les hommes les « plus consommés dans l'art! » Que dire à cela?

XVIII

Tout ce que j'ai pu prouver au lit du malade, d'accord avec mes idées cliniques, je vais le résumer dans les propositions suivantes, comme confirmation de ce que j'ai établi et exposé dans le cours de mon ouvrage ; car je suis persuadé que ma réforme sur les rétrécissements organiques de l'urèthre sera approuvée par les praticiens consciencieux et bienveillants.

Voici ces propositions:

1.° Ce n'est pas l'étroitesse du calibre de l'urèthre qui rend souvent le rétrécissement insurmontable, mais bien sa tortuosité plus ou moins prononcée, qui fait qu'on ne peut pas le franchir, ni avec les sondes flexibles, ni avec les solides, filiformes, ou côniques, ou cylindriques, ou olivaires, petites ou grosses. La preuve, c'est que souvent en pareils cas d'insurmontabilité le jet de l'urine n'est ni trop gêné, ni fort petit, et que si l'on parvient après quelques essais infructueux à surpasser le rétrécissement, on peut imprimer à la sonde qui le traverse avec une grande facilité, des mouvements de va et vient ; ce qui prouve clairement que l'empêchement dérive de la tortuosité et non pas de l'étroitesse du calibre. Ce résultat, quoique plus rarement, peut aussi s'obtenir convenablement et presque de la même manière, quand même le jet de l'urine serait trop petit ou interrompu ; ou lorsque, comme il arrive dans quelques cas assez rares pourtant, l'écoulement de l'urine est complètement suspendu, ce qui confirme davantage l'existence de la tortuosité.

2.° La tortuosité du canal est un fait que l'on peut fréquemment observer parmi les phénomènes d'un rétrécissement qui daterait d'une certaine époque.

A la tortuosité il faut indispensablement rattacher l'inégalité, la latéalité, la partialité, etc., de l'obstacle. Outre la déduction clinique, aidée les effets répétés de l'exploration, il y a aussi en faveur de l'existence de a tortuosité, le fait pratique des résultats qui confirme sans cesse tout ce que j'ai dit.

3.° Le cas qui le plus fréquemment complique un rétrécissement organique, c'est la congestion, aussi bien du tissu qui le constitue que de ceux qui l'environnent. Et comme à cause de cette congestion, le malade est sujet à la dysurie, à la strangurie ou à l'ischurie; il arrive que souvent pour cette raison, l'obstacle ne peut être ni dilaté, ni surmonté.

L'indilatabilité et l'insurmontabilité, et celle-ci plus souvent que l'autre, peuvent subir de grandes modifications par d'abondantes saignées au périnée. Cette pratique m'a été, plus d'une fois, indiquée et suggérée par les cas d'hémorrhagie accidentelle, et plus souvent par le flux hémorrhoïdal; ces pertes de sang m'ont permis de franchir et dans quelques cas, dilater aussi des rétrécissements que je n'avais pu franchir auparavant. J'en conclus que, dans les cas infranchissables et même dans ceux qui ne se laissent pas dilater, ce moyen thérapeutique que j'ai reconnu très-utile, sert puissamment ou à commencer la dilatation, ou à préparer l'urèthrotomie interne.

Pour obvier au manque absolu de diagnostic, on est forcé d'adopter l'uréthrotomie multiple, et avec des instruments, *sine qua non*, qui aient un conducteur central et métallique, comme les miens; je dois à ces instruments les beaux résultats de ma clinique. Par l'adoption de l'uréthrotomie multiple, j'ai suffisamment prouvé que pour un grand nombre de faits, le tissu qui constitue les rétrécissements est atrophié, quand même il daterait d'une époque fort éloignée, depuis six, huit, dix-huit et jusqu'à trente-quatre ans.

5.° C'est à force de temps, de patience et d'essais que j'ai surmonté le plus grand nombre de rétrécissements que j'ai eu à traiter; car je ne saurais le répéter assez souvent; par les moyens que j'ai indiqués ici je suis parvenu, non seulement à franchir l'obstacle, mais encore à le dilater.

En agissant de cette façon, les cas de rétrécissements infranchissables seront réduits à un très-petit nombre.

6.° En adoptant l'uréthrotomie multiple, je me suis souvent abstenu, sans éprouver aucun dommage, de la dilatation consécutive, pour compléter le traitement, ainsi que cela est recommandé par d'autres procédés.

CONCLUSION

Voilà les procédés nouveaux qui m'appartiennent dans le *Traité pratique des rétrécissements*, et que j'ai de mon mieux résumés ici en les soumettant pour l'avantage de la science et de l'humanité au jugement du Congrès et des praticiens; je proteste néanmoins solennellement que je n'aspire point à la révision du jugement que la Commission examinatrice de Turin a prononcé pour le second prix Riberi; je n'ai eu d'autre visée que d'exposer ce qui m'appartient dans le livre que j'ai publié. »

M. le prof. ARCOLEO, de Palerme, lit en français une note très-intéressante sur l'Albinisme en Sicile, et sa lecture finie il dépose au banc de la Présidence un tableau des albinos observés en Sicile dans l'année 1869.

Sur l'albinisme en Sicile ; communication du Dr J. ARCOLEO, professeur de clinique ophthalmologique à l'Université de Palerme.

L'albinisme est un fait dont l'étude scientifique n'a pas eu jusqu'à présent tout le développement qu'elle demande. J'appelle l'attention du Congrès sur la question pour qu'elle soit bien appréciée.

J'ai commencé mes études en Sicile, où un tel vice congénital est fréquent, de préférence aux autres pays, où il est très-rare ; jusqu'ici j'ai recueilli dans quelques pays de la province de Palerme, le nombre considérable de 59 albinos ; c'est-à-dire :

Localités.	Populations.	Nombre des albinos.	Nombre des familles
Palermo	195,000	40	16
Termini	25,000	4	2
Piana dei Greci.	8,000	4	1
Polizzi	9,000	6	1
Misilmeri	14,000	5	2
Tot.	251,000	59	22

Sur ce nombre 41 sont vivants ; 18 morts.

Quant au sexe, les hommes prédominent dans les proportions de 32 sur 27 femmes.

Quant à leur âge, ils sont dans les proportions suivantes :

Dès leur naissance jusqu'à 10 ans	24	
De 11 à 20	14	(1) Des 7 qui manquent, je
21 à 30	7	n'ai pas pu savoir l'âge res-
31 à 40	1	pectif.
41 à 50	4	
51 à 60	2	
	52 (1).	

Le grade de consanguinéité parmi les parents, a été noté 5 fois. Dans les autres j'ai pu souvent soupçonner la consanguinéité des ancêtres.

J'ai souvent rencontré le père d'un tempérament bilieux, la mère lymphatique ; le premier d'une bonne constitution, la seconde, médiocre ou faible.

Les albinos mariés sont 6 jusqu'à présent ; une des femmes est stérile ; les autres ont procréé 24 enfants, parmi lesquels il n'y a aucun albinos, mais ils sont d'une constitution faible.

Le *nistagmus* a été plus remarquable chez ceux qui ont les yeux d'un rouge plus marqué.

Les cheveux qui sont d'abord argentés, deviennent plus foncés après plusieurs années, et la peau même perd son premier éclat.

J'en examinai plusieurs avec l'ophthalmoscope, et je pus souvent observer : la pupille optique petite, à contours bien marqués, précision des veines et des artères de la rétine et de la coroïde ; agrandissement du fond de l'œil, attribuable peut-être au défaut de la couche pigmentaire ; il n'y a pas de *staphiloma posticum*. Dans la coroïde des lapins albinos que j'ai examinée avec le microscope, j'ai trouvé des cellules, mais dépourvues de pigment.

Ayant étudié dioptriquement, les yeux de plusieurs albinos vivants j'ai ou souvent noter un certain degré d'astigmatisme accommodatif, et que les fortes lunettes biconvexes qu'ils apprécient et préfèrent, leur servent plutôt pour agrandir les objets, que pour corriger la réfraction qui est normale.

Beaucoup d'entre eux présentent un suffisant degré d'intelligence. De la même famille il y a un médecin et un juge de Mandement; il y en a qui sont prêtres, artistes, ouvriers, etc. Leur caractère moral n'est pas moins gai; on en trouve rarement de trop sérieux.

Parmi les causes générales qui pourraient faciliter le développement et la diffusion de l'albinisme, on a cru que le paupérisme, les conditions de localité, les conditions météoriques etc., pourraient avoir de l'influence.

En Sicile, ceci n'est pas le cas, puisque la plus grande partie des familles des albinos sont plutôt riches, et il y en a peu de ceux qui ont besoin de travailler pour se nourrir. Un argument contraire à cette hypothèse, c'est le fait des deux jumeaux, desquels l'un est albinos, et l'autre a un tempérament bilieux, tandis que les conditions du développement et de la vie ont été communes à tous les deux.

Je crois que l'imagination a quelque influence; j'ai noté le fait à la 4ᵉ et à la 12ᵉ de mes observations. Néanmoins on doit rechercher bien plus haut la cause fondamentale; elle se trouve je crois dans la consanguinéité des ancêtres, condition qui empêche le changement des éléments organiques dans les générations successives qui doivent par conséquence s'affaiblir et tomber dans une espèce de décadence. Les végétaux et les animaux nous en donnent des preuves lumineuses.

En Sicile, comme aussi dans tous les pays insulaires, un tel croissement est défectueux; les mariages entre consanguins abondent par raisons géographiques, d'autant plus que les communications entre les différents pays de l'île sont très-difficiles. Les *oasis* de l'Afrique, où un tel croissement est bien rare, et où il y a beaucoup d'albinos, confirment le fait. Je donnerais la même raison pour expliquer l'actuelle fréquence de la scrophule et de la tuberculose en Sicile, et particulièrement à Palerme.

Quoique d'après ma statistique, il résulte que les familles consanguines sont 5 parmi les 22 notés, néanmoins l'observation ne perd pas sa valeur, puisque la consanguinéité de la plupart des autres remonte à des sources plus anciennes, comme j'ai pu le noter.

J'appelle votre attention sur une question d'une si grande importance, afin que chacun de Vous, messieurs, avec son contingent recueilli dans les divers pays, puisse, dans les Congrès à venir, contribuer à la solution de ce problème scientifique.

Nombre des familles des albinos	Nombre des albinos de la même famille	AGE	SEXE		EXISTENCE DES ALBINOS		ÉTAT CIVIL DES ALBINOS		Cons[...]
			M.	F.	morts	vivants	mariés	célibat.	P[...]
1	3	16. 19 » 5m	1	2	1	2	»	3	2
2	3	20. 11. 7m	2	1	1	2	»	3	
3	1	3.	»	1	1	»	»	1	
4	3	19. 8. 6.	1	2	»	3	»	3	
5	1	20.	»	1	»	1	»	1	
6	4	2. 18. 22. 1.	1	3	2	2	»	4	2
7	3	19. 4. 5.	2	1	2	1	»	3	
8	2 (6)	22. 24.	2	»	»	2	»	2	2
9	2	58. (7) 2.	2	»	1	1	»	2	
10	4	49. 47. 4. 2.	1	3	3	1 (8)	1	3	2
11	2	50. 52.	1	1	»	2	1 (9)	1	
12	2	11. 1.	1	1	1	1	»	2	
13	2	27. 29.	2	»	»	2	2 (11)	»	
14	4	11. 9. 7. 7m	3	1	»	4	»	4	
15	6 (12)	30. 25. 18. 16. 12. 8.	5	1	»	6	»	6	
16	4	40. 3. 1. 1m	2	2	3	1	1 (13)	3	
17	5 (14)	»	2	3	2	3	»	5	
18	1 (15)	45.	»	1	»	1	1	»	
19	1	18.	1	»	1	»	»	1	
20	1	8.	»	1	»	1	»	1	
21	1	10.	1	»	1	»	»	1	
22	4 (18)	»	2	2	»	4	»	4	2
22	59	»	32	27	18	41	6	53	

(1) Il est à remarquer que sur 14 enfants il y en a eu 12 qui sont [hy]drocéphale, tandis que les albinos seuls ont survécu.

(2) Il existe dans la famille maternelle 7 hypermétropes, y compris la [mère] des deux albinos vivants.

(3) Buveur de liqueurs alcooliques.

(4) Le chevalier N. N. éprouvait une grande sympathie pour une belle femme [...] et il désirait avoir une fille qui lui ressemblât. C'est pourquoi il pressa sa femme [...] des relations amicales avec elle; celle-ci l'aima beaucoup et souhaita aussi d'av[oir un] albinos. Ayant ainsi tous les deux le même désir, ils eurent une fille albinos qu[i...] à l'âge de deux ans. Tristes et fâchés, ils désiraient ardemment en avoir une aut[re] l'eurent, mais avec albinisme beaucoup moins prononcé. Ils en voulurent en outre [un qui] semblât au prototype, et ce fut un garçon, qui était albinant plus qu'un albinos. Ap[rès une] série d'autres enfants qui n'étaient pas albinos, ils en procréèrent un autre qui [...] l'âge d'un an. Dès lors, ils n'eurent plus un tel désir, et ils n'eurent plus d'enfants a[...] La tante de la femme, mariée avec un vieillard, produisit un seul albinos. Dan[s les fa]milles de leurs ancêtres dominait le lymphatisme; et tous étaient très-blancs, [...] albinants.

(5) Les ancêtres étaient très-blancs.

(6) Cousins des précédents.

(7) Cet albinos voyagea partout, cherchant des albinos, et il en trouva très p[eu...]

...NS L'ANNÉE 1860

Nombre total des fils	CONDITIONS PHYSIQUES DES PARENTS				PAYS
	Tempérament		Constitution		
	Père	Mère	Père	Mère	
14 (1)	bilieux	lymph.	robuste	grêle	Palerme
7	id.	id.	méd.	méd.	id.
3	id.	id.	id.	id.	id.
7	id.	id.	fort.	grêle	Termini
3	lymph.	bilieux	méd.	méd.	Palerme
11	id. (4)	id.	id.	id.	id.
5	id.	lymph.	id.	id.	Misilmeri
4	id.	id.	id.	id.	id.
2	bilieux	id.	id.	id.	Palerme
14	id.	id.	id.	id.	id.
15	id.	id.	id.	id.	id.
3 (10)	id.	id.	méd.	faible	»
3	id.	id.	id.	id.	id.
13	id.	id.	méd.	id.	id.
10	id.	id.	id.	id.	Noligri
8	id.	id.	id.	id.	Piano dei Greci
»	»	»	»	»	Palerme
»	»	»	»	»	id.
» (16)	»	»	»	»	id.
8	bilieux	lymphat.-bilieux	fort	fort	id.
2	id.	lymph.	fort	fort	Termini
»	»	»	»	»	» »
130	» »	» »	» »	» »	» » »

a pays du continent.
a trois enfants qui ne sont pas albinos mais au contraire bruns.
a trois enfants non albinos; la mère de ces deux albinos est la sœur du père des albinos précédents; cela indique la dégradation dans la même famille.
Il est remarquable que de ce mariage nacquirent deux jumeaux, dont, l'un albinos, l'autre d'un teint brun; tous les deux vivants.
Mariés tous deux; l'un a six enfants, l'autre quatre; aucun albinos.
Une femme qui servit pendant longtemps la famille des albinos s'étant mariée promit de procréer un albinos qui devait ressembler aux maîtres; la promesse fut accomplie.
A Polizzi, Il y a d'autres albinos, mais on en a pas reçu de nouvelles particulières.
La femme albinos mariée eut trois enfants; étant restée veuve, elle se remaria et eut cinq autres fils. De tous les huit, grêles, aucun albinos. Son père fut frappé en voyant une jument albinos; sa femme ensuite mit au monde sa première fille ainsi les autres.
Il n'a pas été possible d'avoir les autres renseignements.
Elle est stérile.
On ne connait pas d'autres détails.
L'aïeul de la femme albinos était africain, mais il se maria avec une palermitaine.
On ne connait pas les autres particularités.

M. le Doct. Macari de Florence lit un mémoire latin qui a pour titre:

« De abortu medico et de partu cæsareo.

Postremo in Senarum medicorum conventu, anno 1862, ardua quæstio fuit pertractata, minime vero soluta, utrum an non, abortus in muliere, cuius pelvis rectus diameter sit infra duos pollices seu quinque centimetra, liceat procurari.

Hoc internationali medico congressu, qui tot doctissimis præceptoribus illustratur, velim dictum problema sit resolvendum.

Ut minor sit difficultas, meam propositionem brevibus clarisque verbis exponam, inde nonnulla commentaria sequentur, denique mihi ut sentio, libere concludere licebit.

« Agitur de puella rachitica quarto gestationis mense; eius pelvis rectus diameter quinque centimetra tantummodo signat. Hoc in casu, statim abortus provocandus, an partus caesareus gestationis fine instituendus? »

Anatomia physiologica docemur partes ista in operatione incidendas teneras non esse, carere conspicuis nervis et arteriis.

Physiologia docet uteri irritabilitatem haud esse exquisitam, ideoque levem esse eiusdem ad phlogosim proclivitatem et excellentes conditiones possidere ad promptam et securam cicatriciem.

Chirurgia innumera vastarum et complicatarum eventrationum ut etiam amplorum penetrantium abdominis vulnerum facta gravibus absque eventibus medicata, feliciterque sanata, suis refert cultoribus.

Quid plura?

Ovariotomia, quae apud Gallos iamiam fuerat damnata uti semper fatalem operationem, hisce temporibus actis, felicissimos exitus obtinoit tum in Americae, tum in Germaniae, Russiae, Angliae, Galliae et Italiae regionibus.

Ex vobis unusquisque, sapientissimi Doctores, nunc libenter audit illustrium nomina Lizars, Baker-Brown, Koeberlè, Bird, Clay, Fergusson, Desgranges, Nelaton, Monneret, Targioni, Emiliani, Peruzzi, De-Cristoforis, Ceccatelli, Landi, Vanzetti aliorumque artis chirurgiae cultorum.

Obstetricia practica veritates, quas hoc in argumento Anatomia, Physiologia et Chirurgia operativa demonstrant, plene confirmat. Enimvero: ipsa nobis refert Thommasum Bartolinum cuiusdam chirurgi uxorem novisse, quae operationi caesareae quinquies fuit subiecta. Theophilus Renaud loquitur de muliere, quae istam tulit sexties. Saviard et Ammiral duabus in mulieribus bis fauste instituerunt.

Celeberimus Baudeloque anno 1798 Academiae medicae Parisiensis in sinu memoriam lexit nonagenos et unum gastro-hysterotomiae casus continentem, ex quibus patebat 37 foemminas, plurimosque foetus periculum effugisse.

Lemaitre mulieri Favre ventrem aperuit annis 1805, 1807 et 1811. Prevost alterae femminae sextum, Michaelis quartum.

In pulchra et generosa nostra Florentiae urbe partum caesareum exitu felici tulit Egidia Sgrilli anno 1827.

Celebratus Stoltz sex gastro-hysterotomiae casus pubblice reddidit, in quibus quatuor matres, sex filios potuit salvare.

Italus noster De-Billi operationem caesaream feliciter egit annis 1824, 1828 et 1836.

Ex dictis luce meridiana clarius patet sexcenties partum caesareum peractum fuisse absque mulierum filiorumque mortis periculo.

Si quis obiiciet medicos saepe saepius exitus faustos evulgare, infaustos vero celare, respondes indubium quoque esse saepissime caesareum partum tempore inopportuno pessimisque in conditionibus institui; inquam praeterea non raro matris, filiique mortem obstetricantis imperitiae, potius quam operationis gravitati esse adscribendam.

Hisce praemissis videor tramitem rectum sequi, quum affirmo relato in casu abortum procuratum meditatam caedem (assassinio) constituere.

Chirurgiae et Obstetriciae cultores quamplurimum in gastro-hysterotomia velint confidere, operationis processus perficiant, simulque requirant quomodo infaustas vices et sequelas evitare possimus ».

Franciscus Macari.

Le Docteur Minati s'oppose au vote parce que l'opération césarienne a des suites ordinairement funestes, lorsqu'elle est faite dans les hôpitaux, et des suites heureuses lorsqu'elle est faite à la campagne. D'après son avis, la question est beaucoup plus importante au point de vue des effets moraux, qu'au point de vue des effets physiques; à ce dernier égard, elle a été résolue par la science. Il s'oppose à ce qu'un vote soit émis, car son avis est qu'il faut laisser chaque médecin obéir à sa conscience.

M. le Docteur Morisani se déclare contraire à la proposition posée par le Doct. Macari et supposant le cas embarrassant que la femme refuse à se laisser opérer, il demande comment se reglairait M. Macari? Celui-ci répond qu'il tenterait de disposer par la persuasion la femme à l'opération césarienne; et en cas d'un refus irrévocable il se garderait bien de l'opérer.

M. le Vice-Président De-Maria met aux voix la question de convenance du vote. Le Congrès décide presque à l'unanimité [par assis et lévé, qu'il faut s'abstenir de voter.

Le Doct. Mazzoni, de Rome, fait la communication suivante sur la réduction de la Luxation incomplète Iléo-pubienne.

> *« Quelques mots sur la réduction de la luxation*
> *incomplète iléo-pubienne par le Doct. C. Mazzoni.*

Messieurs,

Il arrive quelquefois au médecin praticien de se trouver en présence d'un cas qu'il juge, au premier coup d'oeil, d'un traitement facile de façon à se croire maître de la situation, mais dans l'acte même, il rencontre des difficultés qui ne l'avaient pas d'abord frappé.

Je me suis trouvé, au mois de février de cette année, dans cette position, en présence d'une luxation du fémur que je crus au premier abord d'une réduction facile, et au contraire, je rencontrai de graves difficultés pour ramener l'os dans ses rapports normaux.

Voici le fait.

Un gentleman anglais, en sautant une barrière, dans les environs de Rome, fut renversé par son cheval, mais comme il se tint ferme à la selle, il se trouva nécessairement sous le cheval par le quel on le crut écrasé.

Ramené chez lui, je pus m'assurer qu'il s'agissait d'une luxation iléo-pubienne incomplète. Je dis incomplète pour signifier qu'il n'y avait pas l'exagération de la rotation en dehors qui fait que la pointe du pied est tournée en arrière et le talon placé par devant; et par conséquent la capsule ne devait pas être largement déchirée.

A l'aine, on sentait la tête du fémur au dessus du ligament de Poupart; l'artère fémorale battait sur la tête même, et l'on sentait les pulsations de l'artère iliaque jusqu'au niveau du nombril.

Le plan musculaire du bassin était complètement soulevé et les muscles psoas et iliaque, autant qu'on pouvait en juger, se trouvaient à l'extérieur.

Je me proposai de réduire immédiatement cette luxation. Entre plusieurs méthodes qui se présentaient à mon esprit pour effectuer cette réduction, il y en avait deux auxquelles je donnai la préférence: la méthode classique consistant dans l'extension et contre-extension; et celle du Professeur Fabbri de Bologne (1), connue dans l'art sous le nom de méthode italienne.

Je donnai la préférence à cette seconde méthode et avec l'assistance de M. le Docteur Fazi et en présence du Doct. Gregory je commençai les manoeuvres de réduction en faisant des mouvements d'abduction, de rotation et d'extension, suivant les préceptes de M. Fabbri. J'entendis un craquement et je crus, de même que les assistants, la luxation réduite. Et comme le malade était souffrant et vomissait, il fut laissé en repos. Les extrémités inférieures avaient été rapprochées l'une de l'autre au moyen d'une ligature aux genoux.

Pendant la nuit le malade éprouva de fortes douleurs locales, les vomissements continuèrent. Je fus appelé et après un examen attentif, à mon grand étonnement, je m'apperçus que la luxation n'avait pas été réduite. Je ne crus pas devoir la réduire sur le champ, parceque je reconnus la grave commotion de viscères abdominaux qui mettait la vie en danger.

Pourtant le malade s'étant un peu remis, après quelques jours, je dus penser sérieusement à réduire la luxation. Je me mis à étudier sur le cadavre le mécanisme pour réussir dans cette opération; ce qui ne laissait pas de me donner quelque inquiétude; attendu que le Professeur Fabbri lui-même considère la luxation incomplète iléo-pubienne comme étant d'une réduction peu facile, à tel point qu'il a été quelquefois nécessaire d'avoir recours à la ténotomie, et que l'on trouve dans l'histoire de l'art des cas dans lesquels la réduction fut impossible, bien qu'elle fut pratiquée par des hommes très-habiles et jouissant de la plus haute réputation tels que Gerdy, Sédillot, Velpeau, etc.

Mes expériences sur le cadavre me firent remarquer un fait qui me frappa, c'est-à-dire que dans la luxation iléo-pubienne, quand les muscles psoas et iliaque sont en dehors de la tête du fémur, la méthode classique de l'extension et contre-extension n'est pas praticable, parceque ces muscles ont déjà atteint le maximum de l'allongement dont ils sont capables, ils entourent, en forme de collier, la tête du fémur et la retiennent presque fixée sur l'os pubis. Il est impossible de faire un mouvement d'extension sans s'exposer à une rupture de ces muscles.

Pour opérer la réduction d'après la méthode du Professeur Fabbri, il est nécessaire de faire le manoeuvres suivantes:

1.º Abduction très-prononcée de la cuisse de façon qu'elle forme avec l'axe du corps un angle très-aigu.

2.º Rotation en dedans en retenant la cuisse dans la flexion.

3.º Pression fixe et puissante de haut en bas, exercée par un aide, sur la tête du fémur, pendant la rotation afin que la tête du fémur descende du rebord de l'os pubis.

4.º Allongement de la jambe et la placer parellèment à l'autre.

Je répète qu'une condition indispensable pour la bonne réussite de cette réduction est que la tête du fémur, pendant qu'on exécute la rotation en dedans, soit pressée de haut en bas, parceque les muscles petit et moyen fessiers, se trouvant à un niveau plus élevé, obligent la tête du fé-

---

(1) Memorie della Società Medico-Chirurgica di Bologna, 1841.

mur à rester en haut, et par conséquent s'opposent à ce que cette tête puisse dépasser le rebord de l'os pubis.

Lorsque la tête du fémur a surmonté l'obstacle que présente l'os pubis, elle peut prendre la direction *cotiloïdienne* et revenir de suite à sa place, ou bien elle peut aller au *trou obturateur*, et donner lieu même à un changement de luxation soit en avant soit en arrière; mais ceci est toujours d'un heureux présage parceque alors la réduction est certaine.

Avec le procédé que je viens d'exposer, je suis parvenu plus de 30 fois sur le cadavre à remettre la luxation iléo-pubienne à sa place. C'est encore ce qui arriva sur le malade dont j'ai exposé l'histoire. Après l'avoir très-fortement chloroformisé, je répétai la manœuvre décrite et le résultat répondit parfaitement à mes prévisions, à ma grande joie et à la satisfaction des médecins et des autres personnes présentes.

C'est donc à la science de l'illustre Fabbri que nous devons, le malade et moi, cette réussite. En effet c'est l'illustre Fabbri qui a donné à la chirurgie cette nouvelle méthode de traiter les luxations fémorales, et sa méthode a été suivie en Angleterre par M. Olms et dans *Guy's hospital* pour les luxations iliaques et ischiatiques. Quant à moi si j'ai en ceci le moindre mérite, il consiste en ce que j'ai appelé l'attention sur les difficultés, qu'on recontre dans la réduction de cette luxation et qui sont le degré à donner à l'abduction et la nécessité d'exercer, au moyen d'une aide, sur la tête du fémur une pression de haut en bas pendant l'acte de la rotation, et forcer la tête du fémur à vaincre la résistance opposée par le petit et le moyen fessiers.

Mais mon plus grand mérite est d'avoir pu signaler à mes Collègues étrangers les travaux faits par un italien sur les luxations fémorales; et les assurer qu'il n'y aura plus à l'avenir de luxation de l'articulation du fémur contre les quelles la chirurgie restera impuissante ».

M. le Doct. Castiglioni Pierre, de retour du Congrès international de statistique tenu à La Haye, annonce qu'on a décidé la constitution d'une section de statistique médicale.

Après quoi l'ordre du jour étant épuisé, la séance est levée à quatre heures et demie.

L. Ponza
Secrétaire de la Séance.

CINQUIÈME SÉANCE DE L'APRÈS-MIDI

MARDI 25 SEPTEMBRE À 2 HEURES

Voir à la page 154,
SÉANCE EXTRAORDINAIRE, tenue au Muséum d'Histoire naturelle de Florence.

SIXIÈME SÉANCE DE L'APRÈS-MIDI

MERCREDI 26 SEPTEMBRE À 2 HEURES

GIOVANINI. — La pince staphyloraphique.
BARELLAI. — Aperçu historique sur les hospices maritimes.
    DISCUSSION. — COLETTI, ZUCCHI.
    Ordre du jour approuvé.
LAZAREWITCH. — Embryotome et autres instruments obstétricaux.
PANTALEONI. — Sur les fièvres dites essentielles et plus particulièrement
    sur la fièvre rémittente et sur l'existence et valeur clinique d'une
    fièvre miliaire.

SIXIÈME SÉANCE DE L'APRÈS-MIDI

Mercredi 28 septembre à 2 heures.

Président honoraire, Prof. BOUILLAUD.

Président, Prof. S. DE RENZI.

Vice-présidents, Prof. DE MARIA, BURCI, CIPRIANI, MARCACCI, MICHELACCI.

Secrétaire-général, Prof. BRUGNOLI.

Secrétaire particulier, Dr E. LEVIER.

Après la lecture du procès-verbal et la présentation des hommages offerts au Congrès, M. le Prof. C. GIOVANINI, de Bologne, présente et explique l'usage d'une pince staphyloraphique qui a de grands avantages pour le chirurgien, en ce qu'elle rend plus facile et plus rapide son ouvrage, pour le malade, en ce qu'elle accélère l'opération et la rend moins douloureuse.

La pince staphyloraphique, inventée et produite par CAÏETAN GIOVANINI, *de Bologne.*

En imaginant cette pince je me suis proposé de rendre moins difficile et plus expéditif pour le chirurgien, autant que plus supportable pour le malade, le passage des fils à travers les bords du voile du palais divisé, avec un instrument simple par sa forme, par son mécanisme, par son petit volume, et à la portée de tous les chirurgiens.

On n'a qu'à charger la branche mâle de la pince, par le trou qu'on voit au milieu de son extrémité supérieure interne, d'une des aiguilles courbes, dont est muni chacun des deux bouts du cordonnet choisi pour la suture, et retenu par un nœud aplati au-delà du chas au fond de l'aiguille, dans la rainure qui est pratiquée dans sa cavité (1). Ce cordonnet (long de 30 à 35 centim.), reste flottant, après avoir été mis dans la fente pratiquée sur le dos du tuyau enchassé dans l'épaisseur de la branche et qui loge l'aiguille.

Le chirurgien debout à gauche du malade, la main tournée en haut, peut opérer le passage des aiguilles dans la partie droite, tenant à pleine main la pince à demi ouverte, insinue la portion courbe de la

---

(1) Si on veut employer le fil d'argent, on peut, au lieu du nœud, faire dans les bouts passés dans le chas, un petit repli bien serré, avec une pince anatomique, qui ne doit pas dépasser le creux du chas dans la rainure de l'aiguille.

branche mâle dans l'espace béant derrière le palais ; saisit dans les deux mors de la pince le bord du même voile qu'on veut percer dans le point qu'il juge convenable sur la ligne de la fente du ressort, qui est adaptée au dehors de la branche femelle, vis-à-vis de la boutonnière taillée dans toute son épaisseur, du milieu jusqu'à l'extrémité de son mors ; et le pouce, en pressant en avant le bouton de la branche mâle, fait sortir l'aiguille jusqu'à ce que, après avoir transpercé d'arrière en avant le palais, elle s'avance dans la boutonnière et, de suite, dans la fente du ressort, où elle s'arrête, avec un petit bruit dans les entailles pratiquées tout près du collet de la portion lancéolée. Aussitôt, en retirant hors de la bouche la pince, on entraîne avec elle le fil déjà enfilé dans le palais, par un tour exécuté avec les doigts en haut et au dehors sur l'aiguille, on dégage le fil et l'aiguille de la fente du ressort de la pince, les bouts du fil restent pendants au dehors, jusqu'à ce que l'aiguille enfilée à l'autre bout du fil soit mise en place dans la branche mâle de la pince. Alors le chirurgien, en changeant de main et de place, achèvera le passage du bout de fil, qui, après l'insertion de tous les autres, devra être noué pour compléter la suture ; et ainsi de suite pour les autres sutures.

EXPLICATION DE LA PLANCHE (III).

Fig. 1. — *Pince staphyloraphique complète.*

(A) Branche mâle renfermant, à son extrémité, l'aiguille dont le fil reste hors la fente du tuyau qu'on va décrire. Ce fil (a) est muni à son bout inférieur d'une seconde aiguille (b) qui y tient par un nœud devant son chas.

(B) Bouton pour appuyer le pouce et pousser le stylet parcourant le canal creusé dans la branche.

(C) Fente du canal pour l'insertion et le libre passage du fil.

(D) Trou où aboutit le canal et où l'aiguille est introduite et se cache dans la portion vide, pour en sortir par l'impulsion en avant qui lui est imprimée par le pouce sur le bouton (B).

(E) Branche femelle.

(F) Ressort bleu, fendu jusqu'à la moitié de sa hauteur, pour arrêter l'aiguille dans son passage. Les lèvres de la fente sont brunies en blanc pour bien fixer le point de la piqûre de l'aiguille.

Fig. 2. — *Coupe de la portion supérieure de la branche femelle de la Pince.*

(G) Bout de la branche démontrant la face interne et la boutonnière traversée par l'aiguille arrêtée dans ses entailles au milieu de la fente du ressort.

Fig. 3. — *Aiguille.*

(H) Aiguille courbe : (c), portion lancéolée ; (d), entailles d'arrêt au-dessus de son col ; (e) portion concave où, près de son extrémité postérieure, est pratiqué le chas concave pour contenir le nœud du fil ; (f), fil d'argent avec le nœud qui le retient dans le chas.

M. le prof BARELLAI communique l'histoire de la philhantropique institution dont il a été le promoteur et le fondateur, des *Hospices marins*.
Il rend hommage par de chaleureuses paroles à la générosité des hommes
et des municipalités qui ont efficacement secondé son œuvre, avec la parole, les faits, les conseils et l'argent. Il exhorte vivement tous les vrais
philhantropes à prendre une part active dans ces belles institutions.

« *Aperçu historique sur l'institution des Hospices maritimes.*

par le professeur Joseph Barellai.

Messieurs,

Dans cette occasion solennelle, mais aussi fugitive et peut-être sans
retour de voir réunis ici, dans ma ville natale, tant d'honorables confrères
des nations les plus civilisées, pouvais-je me dispenser de soumettre à leur
attention et de recommander à leur cœur une institution qui est la vie de
ma vie (ce qui importe peu, je le sais) mais qui, en recevant les développements dont elle a besoin, peut apporter de grands avantages à l'humanité ? Non, messieurs, je ne le pouvais ni ne le devais. Je serai très-
bref, et dans ce but je me servirai de ma langue maternelle, que je connais le moins mal ; je crois d'ailleurs en agissant ainsi ne point jouir d'un
privilège, mais affirmer et exercer un droit.
Je ne vous dirai rien de l'influence salutaire du soleil, de l'air, de l'eau,
du sable de la mer sur les maladies scrofuleuses ; non-seulement je ne
réussirais qu'à produire l'ennui, mais on rirait encore de moi. Je me permettrai seulement de faire une courte description de la carte topographique je vous offre.
Pendant l'été, les riches, fatigués et blasés, sinon des joies, au moins
des plaisirs et des voluptés de la terre, et de la société des villes, se portent en foule aux stations de bains pour y goûter les voluptés de la mer.
Mais, me disais-je, les pauvres, loin de la mer, gravement malades et
souffrant d'une maladie que la mer peut guérir rapidement et complètement, ne pourront-ils donc jamais, même à présent que les chemins de
fer suppriment l'espace, ne pourront-ils jamais jouir de ce bienfait de
Dieu ? Il m'a toujours semblé à moi, fils du peuple et du travail, né sur
les confins de l'aisance et de la pauvreté, qu'atteindre ce but était non
seulement un devoir de la démocratie sincère et honnête, mais encore plus
une injonction de la justice humaine, et, comme médecin, une rigoureuse
obligation de l'art.
J'eus le bonheur de me rencontrer dans la prison politique de There-
sienstadt avec un jeune peintre, Stefano Ussi, qui, bien des années après,
devait, grâce à son génie, obtenir le premier prix de peinture à l'Exposition universelle de Paris. En 1852, sur ma prière, Stefano Ussi fit le
portrait bien touchant de deux pauvres petits scrofuleux qui se mouraient
à l'hôpital de *S. Maria Nuova*. Le tableau d'Ussi, bien plus que mes paroles, toucha si profondément tous mes honorables collègues de la Société
médicale de Florence et leur inspira ce zèle ardent, qu'ils mirent à vouloir faire passer dans les faits la pensée de ne point refuser aux enfants
du pauvre les bienfaits de la mer, de cette mer qui dans la fécondité
d'une éternelle jeunesse devrait rajeunir la terre et en retremper les races
abâtardies.
La Société médicale nomma une commission composée de citoyens
respectables pour mettre à exécution cette pensée ; et, permettez-moi, Messieurs, de payer de suite une dette de reconnaissance, en déclarant que

sans la coopération intelligente, assidue et gratuite de MM. Auguste Casamorata, Jules Carobbi, Noël Capecchi, Joseph Poggi, Joseph Gheri, l'institution ne serait point née parmi nous, et nous n'aurions point vu s'élever l'hospice de Viareggio.

Le prof. Pierre Betti, dont la mémoire restera toujours chère et vénérée, m'apprit, mais bien longtemps après la publication de mon petit mémoire, faite par le Comité, que l'hôpital de Lucques, et précisément celui des Enfants trouvés, envoyait, même avant 1853, les enfants scrofuleux à Viareggio pour y prendre les bains de mer. Ainsi donc, Lucques a l'honneur de l'initiative; Lucques qui, au dire de Degerando, eut aussi celui de donner l'exemple à l'Italie, dès le huitième siècle, de la fondation des hôpitaux.

Néanmoins le Comité porta son attention sur Viareggio, et, après avoir réuni quelques faibles ressources, il commença le premier envoi des petits malades, en n'employant que les intérêts sans toucher au capital. Les bons résultats qu'on obtint valurent au Comité un accroissement de faveur et de secours de la part du public; et comme il ne pouvait, on le comprendra facilement, mettre ensemble les enfants et les grandes personnes, il s'occupa de trouver un local pour celles-ci.

L'année 1859 vit les destinées de l'Italie s'améliorer, et le gouvernement de la Toscane, grâce surtout au bon vouloir du baron Bettino Ricasoli, donna à l'hôpital de Livourne l'autorisation de recevoir des scrofuleux adultes que le Comité de Florence lui enverrait, moyennant une faible rétribution journalière. Les autorités hospitalières ainsi que la Municipalité de Livourne ont toujours prêté leur concours avec le plus grand zèle à cette œuvre de bienfaisance, et ne cessent de le prêter encore chaque année; et même depuis quelques années, elles apprêtent exprès un local près de *S. Iacopo*, le fournissent de l'ameublement convenable et y établissent le service nécessaire. Les médecins de l'hôpital de Livourne donnent leurs soins gratuits aux malades, et ceux qui le désirent sont soignés, gratuitement aussi, dans le nouvel établissement livournais d'eau marine pulvérisée.

En 1862, grâce à Dieu, la Toscane n'existait plus; et de Suse à Brindes l'Italie étalait sa splendeur à la face de l'Europe.

Deux médecins génois, le Dr Ramorino, dont on ne saurait trop déplorer la perte, et David Chiossone, médecin, patriote et écrivain chéri de tous, installèrent, grâce au concours du Dr de Rossi, alors directeur de l'hôpital de Voltri, le premier hospice maritime fondé pour les provinces lombardes sur la côte de la Ligurie. Quelques paroles que je dois à la bienveillance du prof. Polli suffirent pour constituer aussitôt un comité à Milan; on élut pour président un patriote de 1821, un camarade de Silvio Pellico, un glorieux reste des prisons du Spielberg, le chev. Caietan Castiglia. Les années suivantes l'âge avancé ne permettant plus à Castiglia de continuer ses fonctions de président, on lui donna pour successeur le président actuel, Joseph Sacchi, qui a bien mérité de l'œuvre. Dès le premier jour les fonctions de secrétaire furent remplies par le Dr Ezio Castoldi, qui les exerce encore, et dont l'activité et le zèle ont tant fait en Lombardie pour cette institution bienfaisante.

En voyant Milan recueillir en quelques jours, je dirai même en quelques heures, des sommes considérables pour envoyer les enfants scrofuleux à Voltri, j'ai bien reconnu là la ville des cinq journées; et avant de m'en retourner, j'embrassai ce pavé que mon imagination me représentait encore rougi par tant de sang généreux, noble consécration de l'autel de la patrie.

En 1863, l'autorité d'un homme que nous vénérons tous, que nous chérissons tous, du président honoraire de ce congrès, du prof. Maurice

Bufalini, décida le maire et les autorités hospitalières de Fano à établir un certain nombre de lits pour les scrofuleux de la province de l'Emilie; et Reggio fondait un comité dont le président fut et est encore le prof. Antoine Baschieri, frère de cœur de Ciro Menotti et exilé pendant dix-huit ans de son pays natal. Ce comité recueillit les moyens nécessaires pour envoyer à Fano un assez grand nombre d'enfants scrofuleux, que Baschieri accompagna lui-même et recommanda à l'excellent D' Louis Casati, alors directeur de l'hospice.

À peine le prof. Charles Grillenzoni, un exilé de 1849, eut-il connaissance de l'ouverture de l'hospice de Fano, qu'il se mit à organiser un comité, à recueillir de l'argent ; et en août 1863, il conduisait à Fano, pour la première fois, les enfants scrofuleux de Ferrare.

Comme l'hospice de Voltri ne contenait que quarante lits, et que partant il était trop étroit pour admettre le grand nombre d'enfants que les divers comités des villes de la Lombardie : Bergame, Côme, Pavie, etc., voulaient y envoyer, un patricien de Gênes, le marquis Lazare Negrotto Cambiaso, s'unit en 1864 à plusieurs autres riches personnes de Gênes et de Milan, et après avoir loué, la première année, et ensuite acheté un vaste établissement près de la mer, sur la délicieuse plage de Sestri Levante, il y organisa un hospice magnifique et bien approprié. Honneur à ces généreux Patriciens !

En 1865, le maire de Brescia, sur les instances du docte et zélé docteur Rodolphe Rodolfi, loua assez cher une belle villa à Nervi et y établit un hospice pour les enfants de Brescia, auxquels s'unirent ceux de Mantoue.

Les villes d'Italie voyaient chaque jour se multiplier les observateurs et les témoins des effets vraiment admirables de la mer, non seulement pour la rapide résolution des tumeurs scrofuleuses sous la mâchoire, au cou, aux aisselles, aux aines, non-seulement pour la guérison des abcès chroniques et pour la cicatrisation des vieilles plaies, mais encore pour la guérison des tumeurs blanches les plus graves et les plus invétérées, que le couteau du chirurgien menaçait déjà ; les rapports publiés par Ézio Castoldi, de Milan, Martinelli, de Modène, et Cottica, de Ferrare, servaient à répandre les convictions en faveur de notre institution. Je fis dès l'année 1864 un résumé très-bref de ces divers rapports à l'Académie médicale de Bologne, présidée par l'illustre prof. Rizzoli, l'Académie nomma aussitôt une commission exécutive, et le président donna un exemple public et fécond de générosité spontanée. Grâce à la protection des professeurs Versari et Brugnoli, et à l'activité du D' Verardini et de tout le Comité de Bologne, à partir de 1864, un grand nombre d'enfants de cette ville allèrent à Fano pendant deux étés de suite. Mais la générosité des Bolonais ne pouvait se contenter du petit nombre de lits que l'hospice de Fano pouvait mettre à leur disposition, et en 1866 ils cherchèrent et trouvèrent à Riccione les moyens de faire jouir des bienfaits de la mer plus de cent enfants à la fois, comme on le voit par le beau rapport du prof. Gamberini, qui est le président de la section technique, tandis que le docteur François Buratti est le président bien méritant du Comité actuel.

En 1867, Rome elle-même, malgré sa triste situation politique, accueillait l'institution ; et on le doit à ce savant et vénérable vieillard, le prof. Benoît Viale, et au zèle ardent du prof. Guido Baccelli, dont vous avez tous, messieurs, admiré dans ce Congrès, le talent élevé et l'esprit pénétrant. Depuis trois ans, Porto d'Anzio recueille bon nombre d'enfants de Rome.

Mais dans toute l'Italie, la province où l'institution a mis les racines les plus profondes et les plus fortes, est celle qui est rentrée la dernière jusqu'à ce jour dans la famille italienne, cette Vénétie si malheureuse et pendant tant d'années, mais toujours grande et généreuse. La Vénétie a plus fait en une année que les autres en dix ans.

Après avoir remué les académies scientifiques, fait prendre des engagements aux municipalités et aux conseils provinciaux, organisé une société parmi les provinces, excité de toute façon la charité des citoyens, Venise a accompli un fait rare dans les plus grandes capitales d'Europe, un fait unique et nouveau en Italie ; elle a organisé une foire de bienfaisance qui a produit quarante mille francs.

Nous devons cette ardeur à faire le bien au sénateur Torelli, à un grand nombre de bons citoyens, et surtout à plusieurs de nos collègues, tels qu'au prof. J. Namias, au doct. M. R. Levi, au prof. J. Santello et au prof. F. Coletti, dont le mémoire, lu au milieu des applaudissements de l'Académie de Padoue, enflamma les âmes de ses auditeurs et de ses lecteurs, et établit une époque mémorable dans la vie et le progrès de l'institution ; la splendeur et la vivacité du style de ce mémoire ne peuvent être comparées qu'à ce qu'a écrit le prof. Charles Livi, dont les ouvrages sont lus avec le plus vif plaisir en Italie et qui ont été louées avec tant de justice et d'esprit par un écrivain tel que Paul Mantegazza et qui ont tant influé à répandre l'amour de cette bonne œuvre dans toute l'Italie.

Cette ardeur des Vénitiens eut pour résultat de créer, aussitôt en Juillet 1868, un mois seulement après la proposition faite à l'Athénée, un établissement au Lido, où commencèrent les bains pour les enfants de la ville de Venise.

Le Dr Levi, qui aux qualités de l'esprit joint une activité infatigable, et à qui est dû en grande partie le beau résultat de la foire de bienfaisance, s'empressa au nom du comité de publier un compte-rendu, à peine la saison des bains était-elle terminée ; l'ordre et la clarté qui règnent dans ce rapport en font un document très-précieux et très-utile pour l'institution. On reçut cette année dans un hospice provisoire bon nombre d'enfants des provinces de Padoue, Vicence, Vérone, Trévise, Udine, Bellune ; on les menait et on les ramenait des bains sur des barques ; mais l'hospice vénitien s'élèvera d'ici à quelques mois au Lido même, à côté de l'établissement de bains.

On peut calculer que dans ces dix hospices, six pour le moment sur la Méditerranée et quatre sur l'Adriatique, il y a environ 600 lit, et en calculant seulement deux mutations de baigneurs, tandis que dans quelques hospices on en fait jusqu'à trois, il y a en Italie chaque année non moins de 1,200 enfant. scrofuleux qui participent aux bienfaits de la mer. Eh bien, messieurs ! c'est peu, mais très-peu pour les besoins. Quand au Moyen-âge on a voulu détruire la lèpre, on a construit 20,000 léproseries !

Et pourtant le peu qu'on a fait, nous le devons non à la protection spéciale des gouvernements, mais bien, ainsi que j'ai eu l'honneur de vous le dire, à un grand nombre de bons citoyens, d'écrivains distingués, à la sentinelle avancée de la pensée, la presse, qui à toujours et de mille manières, favorisé l'institution. Et puisqu'il est toujours vrai que c'est toujours Orphée qui remue les rochers pour édifier, les Muses italiennes n'ont pas dédaigné d'accorder de temps en temps à l'œuvre bienfaisante leurs chastes et fécondes faveurs (1). Mais je dois déclarer ici, non par esprit de coterie de métier, mais par devoir de simple justice, que la part la plus grande dans l'accomplissement de l'œuvre revient aux médecins italiens.

---

(1) Herminie Fusinato, Jacques Zanella, et Jean Raffaelli, trop tôt enlevé à la gloire des lettres italiennes.

J'ai visité dans les premiers jours de juillet 1867, la belle plage de Berck, sur l'Océan, en compagnie du Dr Perrochaud, l'instigateur et le directeur de ce premier et unique hospice fondé en France.

M. Husson, directeur de l'administration générale de l'Assistance publique à Paris, homme éclairé, plein de prévoyance et de talent, sur les conseils du Dr Perrochaud et grâce aux ressources d'un grand Empire, a aussitôt dépensé quelques millions pour la construction de l'hospice maritime, sûr d'épargner ainsi, en gagnant du temps, un plus grand nombre de millions en journées d'hôpitaux. En 1867, l'hospice de Berck était en bois et contenait 100 lits; mais on avait déjà commencé et on menait activement la construction d'un autre hospice en pierre beaucoup plus vaste et vraiment magnifique; il est déjà achevé, et au printemps passé, il a été solennellement inauguré au milieu de fêtes splendides par S. M. l'Impératrice.

Dans cette occasion à jamais solennelle et heureuse pour moi, au milieu de cette assemblée, présidée par un illustre médecin français, et honoré par la présence de plusieurs illustrations du même pays, j'envoie mes sincères congratulations à MM. Husson et Perrochaud.

Puisque ma pensée est tournée vers la France, je ne puis m'empêcher de rappeler Michelet, qui alliant la courtoisie du citoyen français au génie et au cœur du citoyen du mond , a sur cette œuvre de bienfaisance écrit dans son livre *La Mer*, publié en 1861, des paroles que la reconnaissance a tracées et que les années n'effaceront jamais de mon cœur.

Mais si dix hospices sont trop peu nombreux en Italie, un seul hospice n'est-il pas vraiment plus qu'insuffisant pour une nation de 36 millions d'habitants! Si un grand nombre de médecins français, anglais, suisses, belges, allemands, slaves faisaient ce qu'ont fait le Dr Perrochaud et tant de médecins italiens, que d'avantages pour l'humanité! Je pense que la grande famille médicale a plus de pouvoir qu'on ne croit sur la marche et le développement, je ne dirai pas des agitations populaires, mais bien des véritables progrès de la civilisation. Il faudrait pourtant que tous les médecins fussent unis entre eux par un lien indissoluble de respect et d'amour, et fissent voir plus clairement au monde, qu'ils se réjouissent et qu'ils sont heureux, non parce qu'un confrère est avili, non parce que le client les paye, non parce que les puissants les honorent, mais que leur joie éclate lorsque le malade guérit et que les générations s'améliorent. Ce but sublime peut être atteint grâce à la belle institution des *Congrès médicaux internationaux*, et l'Italie gardera à jamais le souvenir et la reconnaissance qu'elle doit à celui qui lui a procuré l'honneur d'accueillir dans son sein cette Seconde Session.

Si les Congrès scientifiques ont guidé les premiers pas de l'Italie dans sa nouvelle voie, les Congrès internationaux peuvent beaucoup coopérer à l'accomplissement du grand problème social : la rédemption sincère et efficace des classes pauvres, de l'ignorance et des préjugés par l'alphabet, le dessein et les chiffres ; la rédemption de la faim par le travail, l'épargne, l'association et le crédit sacré et bienfaisant de l'honnêteté ; la rédemption de la maladie, de la douleur et d'une mortalité prématurée, par les maisons de santé économiques, les établissements de convalescence, les hôpitaux de vénériens et les hospices maritimes.

J. Barellai.

« Après la lecture de M. Barellai la salle retentit des plus vifs applaudissements, qui témoignent de la sympathie, de l'approbation et de la reconnaissance de toute l'assemblée. Et comme son discours renfermait des expressions touchantes et flatteuses envers les habitants de la Vénitie, M. le prof. Ferdinand Coletti, appartenant à ces provinces crut de son devoir de l'en remercier et de lui promettre que ses paroles bienveillantes seraient fidèlement rapportées, ne doutant pas qu'elles serviraient à enflammer davantage cet esprit d'émulation qui est une source féconde des plus nobles résultats. Cependant le motif essentiel qui avait engagé M. Coletti à demander la parole était de faire remarquer qu'un discours comme celui de M. Barellai ne devait pas aboutir à une simple approbation de l'Assemblée, quelle que fût l'unanimité et la chaleur de ses applaudissements, mais plutôt à une votation plus durable. Et puisque l'Association médicale italienne avait pris par un ordre du jour au Congrès de Venise, l'engagement de protéger cette institution, il demandait que le Congrès international de Florence, fort de son internationalité, voulut bien par l'autorité de son suffrage encourager et sanctionner solennellement le vœu déjà prononcé à Venise. C'est dans cette intention qu'il propose un ordre du jour ainsi conçu :

« Le Congrès médical international de Florence, convaincu de l'efficacité des Hospices marins, forme des vœux pour la prospérité et pour le développement progressif de cette précieuse et philantropique institution.

M. le doct. Zucchi prie le prof. Barellai d'ajouter à son œuvre celle du comité de Bergamo, qui depuis longtemps a pris l'initiative et envoie les enfants indigents, malades et scrofuleux aux bains de soufre de Trescore.

M. le prof. Barellai remercie pour le renseignement, mais il croit que les bains de mer sont préférables.

L'ordre du jour de M. le prof. Coletti mis aux voix est approuvé à l'unanimité.

Le Prof. Lazaréwitch présente un remarquable Embryotome de son invention, ainsi qu'un pelvimètre, un crochet et un foret dont on apprécie hautement la valeur, pour les opérations obstétricales. On lit une description complète de ces instruments dans deux brochures de l'auteur. La première :

« Embryotome par J. De Lazaréwitch Professeur à la Faculté
de Médecine de Kharkoff.

Le temps où l'on pourra éviter des opérations aussi barbares que l'embryotomie paraît encore assez éloigné, cependant le bienfait des accouchements prématurés artificiels ne peut s'appliquer qu'à quelques cas prévus d'avance. Le perfectionnement des modes d'opération dans les accouchements, de ceux surtout qui exigent l'emploi d'instruments d'embryotomie a été l'objet constant de mes préoccupations, et je me flatte d'avoir obtenu quelques résultats satisfaisants.

Deja à l'exposition obstétricale de Londres, en 1866, ainsi qu'au Congrès médical international de Paris, en 1867, j'ai insisté sur les qualités à exiger d'instruments d'obstétrique, à savoir: petit volume, surfaces arrondies, application facile et sûre.

OSPIZII MARINI
IN ITALIA

MARE TIRRENO			MARE ADRIATICO		
Ospizio di Viareggio	*aperto nel*	1856	Ospizio di Fano	*aperto nel*	[illegible]
„ „ Livorno	„ „	1859	„ „ S. Benedetto del Tronto	„ „	186[3]
„ „ Voltri	„ „	1862	„ „ Riccione	„ „	186[4]
„ „ Sestri	„ „	1864	„ „ Venezia, Isoletta del Lido.	„ „	186[7]
„ „ Nervi	„ „	1865			
„ „ Porto d'Anzio	„ „	1867			

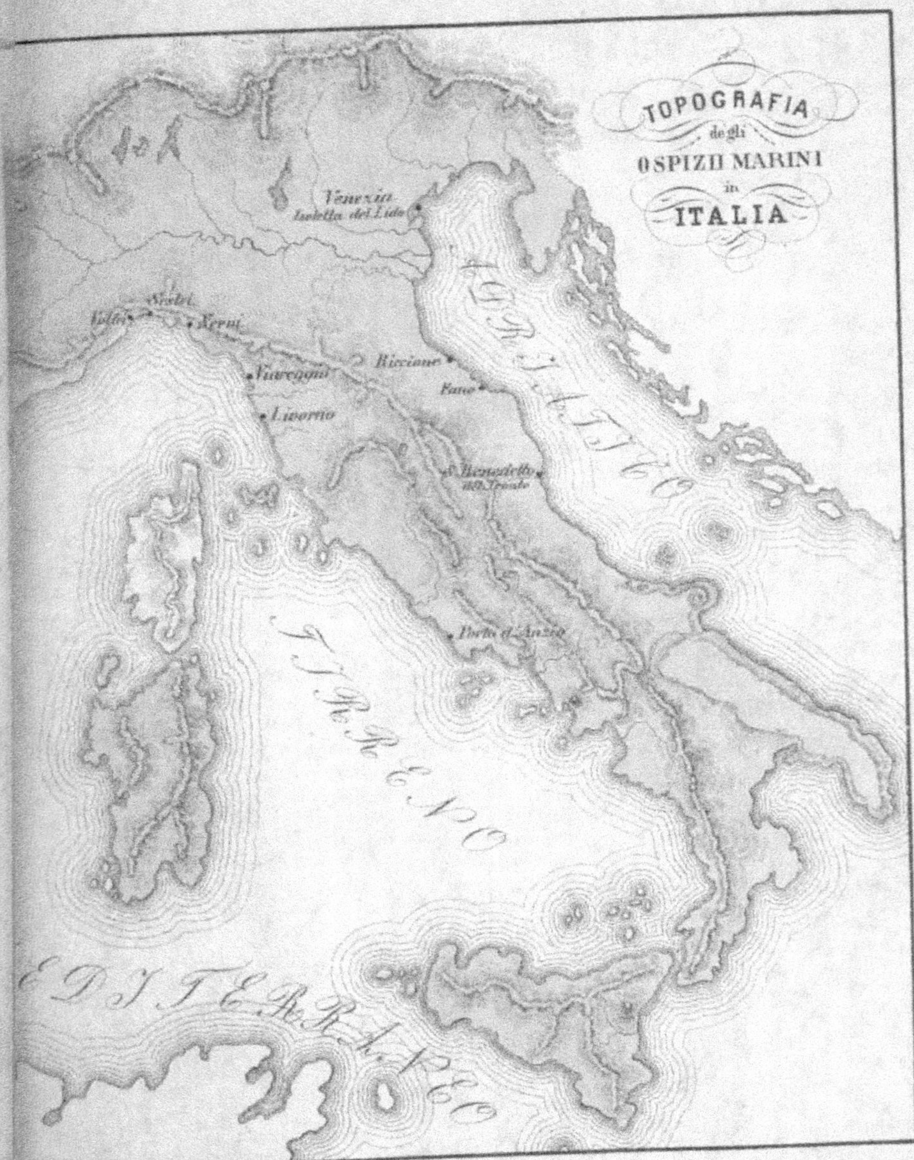

TOPOGRAFIA
de gli
OSPIZII MARINI
in
ITALIA
Venezia
Isoletta del Lido
Sestri
Voltri
Nervi
Viareggio
Riccione
Fano
Livorno
S. Benedetto
del Tronto
Porto d'Anzio
ADRIATICO
TIRRENO
MEDITERRANEO

Pl. IV. Pag. 345.
De Lazaréwitch 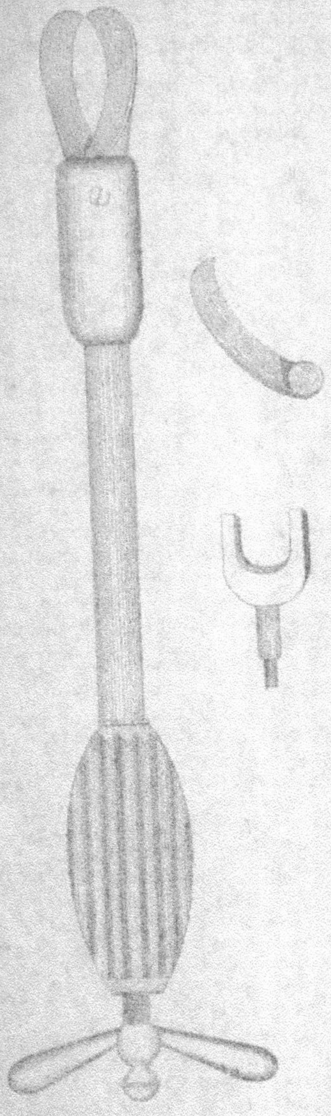
Pl. III. Pag. 338
Giovanini
F
D
C
Fig. 1
E
A
c
Fig. 2
Fig. 3
f
H
e
d
c
b

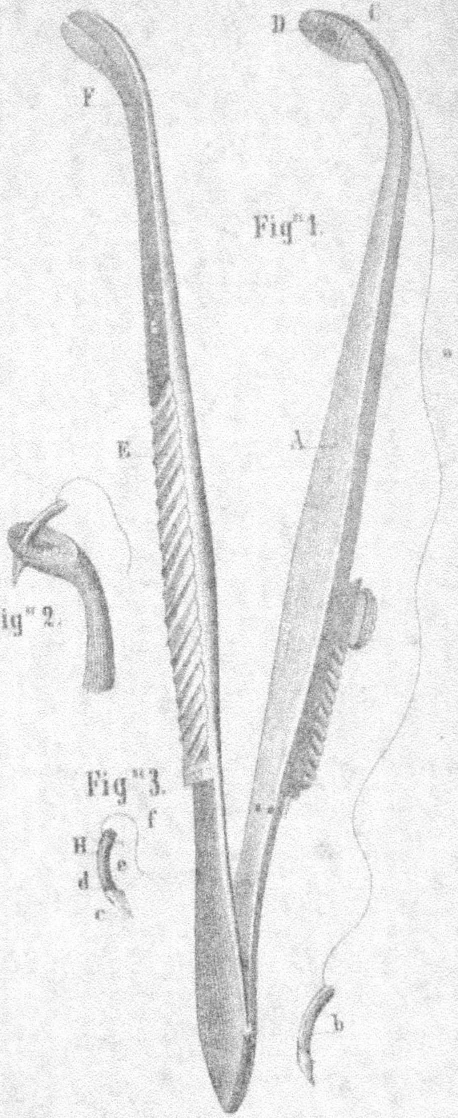

Ces qualités sont surtout indispensables dans l'embryotomie. Comme les opérations de ce genre ne souffrent aucun retard, on est forcé souvent de recourir à une main inexpérimentée, tous les accoucheurs ne possédant pas à un égal degré les secrets de leur art. C'est pourquoi il est urgent d'avoir un instrument dont puisse se servir même un chirurgien médiocre.

L'instrument dont je donne ici une description et que j'appelle *embryotome* me paraît satisfaire à toutes les conditions indiquées ci-dessus; il peut remplacer avec avantage tous les instruments dont on a fait usage jusqu'à ce jour, parce que, sans demander une grande habileté de main, il sert à toutes les opérations d'embryotomie sans exception.

L'embryotome est un instrument tout à fait nouveau. Il se compose d'un tube d'acier creux, dont la partie inférieure, le tiers à peu près, est doublée en bois et sert de manche (Pl. IV fig. 1).

La partie supérieure du tube est un peu plus large que l'inférieure et se bifurque (fig. 2). Ce tube est traversé par une forte branche d'acier (fig. 3) qui se compose de deux parties articulées: la partie supérieure forme un creux dans lequel vient se placer l'extrémité inférieure. Cette construction permet à la partie inférieure de se mouvoir autour de son axe perpendiculaire, indépendamment de la partie supérieure. A son extrémité, la branche d'acier forme une vis qui tourne dans un écrou renfermé dans le manche de l'instrument. Cette vis peut être mise en mouvement au moyen d'une manivelle; en remontant elle refoule la partie supérieure de la branche. L'extrémité de cette dernière s'élargit en forme de fer à cheval.

La partie supérieure du cylindre renferme dans sa bifurcation les deux parties de l'instrument, courtes, fortes, ayant la forme d'un bec d'oiseau et que j'appelle *compresseurs*; ils sont larges à leur face externe et s'effilent à l'intérieur sans cependant être tranchants; les extrémités des compresseurs sont affilées; elles se recourbent en bec d'oiseau. Quand on dévisse l'instrument les deux compresseurs se séparent, quand on donne à la manivelle un mouvement contraire, l'extrémité de la branche remontant dans le cylindre, saisit les compresseurs et les force à se rapprocher, en agissant sur eux, comme sur un plan incliné. L'écartement des compresseurs s'obtient au moyen d'un ressort renfermé dans la partie creuse d'un de ces derniers (fig. 3). Les deux compresseurs sont maintenus dans la bifurcation du cylindre par une goupille.

Mon embryotome peut servir:

a) A la perforation du crâne. Je l'applique, et après avoir fait un pli sur la tête, je tourne l'instrument et je déchire toutes les parties saisies.

b) J'arrache ensuite avec les pinces de l'instrument les os de la voûte du crâne les uns après les autres, et je fais la cranioclasmie.

c) Enfin, je saisis avec la même pinces la base du crâne, et je peux faire l'*extraction de la tête*.

d) Dans les présentations de l'épaule je fais la *détroncation* facilement, sans que les organes de la mère soient lésés. Dans ce cas, il faut saisir le cou de l'enfant avec les pinces de l'instrument et faire tourner celui-ci sur son axe. Cette opération doit être répétée deux ou trois fois.

e) Cet instrument peut servir à toutes les autres opérations d'embryotomie avec la même sureté et la même facilité.

Je n'en citerai qu'un exemple, mais il présente un des cas de cliniques les plus compliqués.

Tatiana Mentchenkoff est une femme de vingt trois ans, de taille élevée et de forte constitution. Une fois déjà elle est accouchée heureusement, mais un mois avant terme. Devenue grosse une seconde fois elle est entrée à la Clinique d'accouchement de l'Université de Kharkoff le 25 décembre

1867. La poche des eaux s'était rompue quatre jours avant cette date; vers le même temps elle avait commencé à éprouver les premières douleurs qui avaient sensiblement augmenté le 23 décembre. Deux jours avant son entrée à la clinique, elle avait cessé de sentir les mouvements du fœtus; dans la matinée du 25 décembre elle avait touché elle-même entre les grandes lèvres de la vulve la main de l'enfant. Le ventre de la femme, sans être trop volumineux présentait une forme anormale, un ovale incliné. A l'auscultation, on ne saisissait ni bruits, ni souffle. Le main droite de l'enfant d'un rouge livide et légèrement enflée était beaucoup plus froide que les parties de la vulve qui l'entouraient. Le côté droit du fœtus était engagé entre les parois du bassin, de manière qu'en introduisant le doigt dans le vagin à côté du bras de l'enfant, à la hauteur du coude on pouvait palper le côtes inférieures. Le dos recourbé était tourné en arrière; la tête au dessus de la ligne innominée du bassin à laquelle correspondait la situation du cou. Il était évident que le fœtus de sept mois environ était sur la voie de ce qu'on appelle *l'évolution spontanée*, produite par la contraction de la matrice qui refoule le corps plié en double.

Considérant qu'après l'entrée de la malade à la clinique les contractions étaient devenues régulières et assez fortes, j'attendis près de trois heures, dans l'espoir d'un accouchement naturel. Ce laps de temps écoulé, il fallut en venir à l'embryotomie. Malgré la situation élevée du cou de l'enfant et l'obstruction du canal pelvien par le corps, je procédai à la décollation au moyen de mon embryotome. Les branches de l'instrument refermées sur elles-mêmes furent guidées par les doigts de la main gauche jusqu'au cou de l'enfant, contre lequel elles s'appliquèrent solidement. Au moyen de la vis les compresseurs furent écartés par degré et, glissant autour du cou, en saisirent la plus grande partie, qui forma un assez gros pli, une fois les compresseurs rapprochés. Après quoi toute cette partie saisie fut déchirée. Immédiatement les compresseurs furent écartés de nouveau et appliqués sur le cou de l'enfant; cette fois ils saisirent les vertèbres qui furent séparés par le mouvement de rotation de l'embryotome sur son axe. A la troisième application l'embryotome saisit les autres parties molles du cou qui furent déchirées au moyen du même mouvement de l'instrument.

Après la séparation de la tête, l'instrument fut retiré, le tronc de l'enfant fut extrait par traction, tandis que la main gauche recouvrait la plaie béante du cou; la tête fut retirée à la main de la manière suivante: le pouce fut introduit dans l'ouverture du crâne et deux doigts dans la fente de la bouche.

L'accouchée passa fort bien les jours qui suivirent l'opération; elle quitta la clinique 7 jours après ses couches. L'enfant pesait 2400 gr. L'opération faite à l'aide du seul embryotome fut donc couronnée d'un plein succès.

Depuis 1861 jusqu'à présent, j'ai fait plus de dix fois usage de cet instrument, et toujours avec un égal bonheur. Les docteurs Jassinsky te Gavronsky s'en sont également servis avec succès. Dans toutes les opérations qui nécessitent quelques solutions de continuité des parties du fœtus, je n'en connais point d'autre qui remplisse mieux son but, tout en occupant un espace restreint et en déployant une aussi grande force.

Ces qualités de mon embryotome, qualités que j'ai éprouvées dans les cas les plus compliqués, m'ont engagé à en offrir une description dans cette assemblée. J'ai l'intime conviction que l'accoucheur le moins expérimenté peut s'en servir avec plus de sûreté que de tous les autres instruments d'embryotomie ».

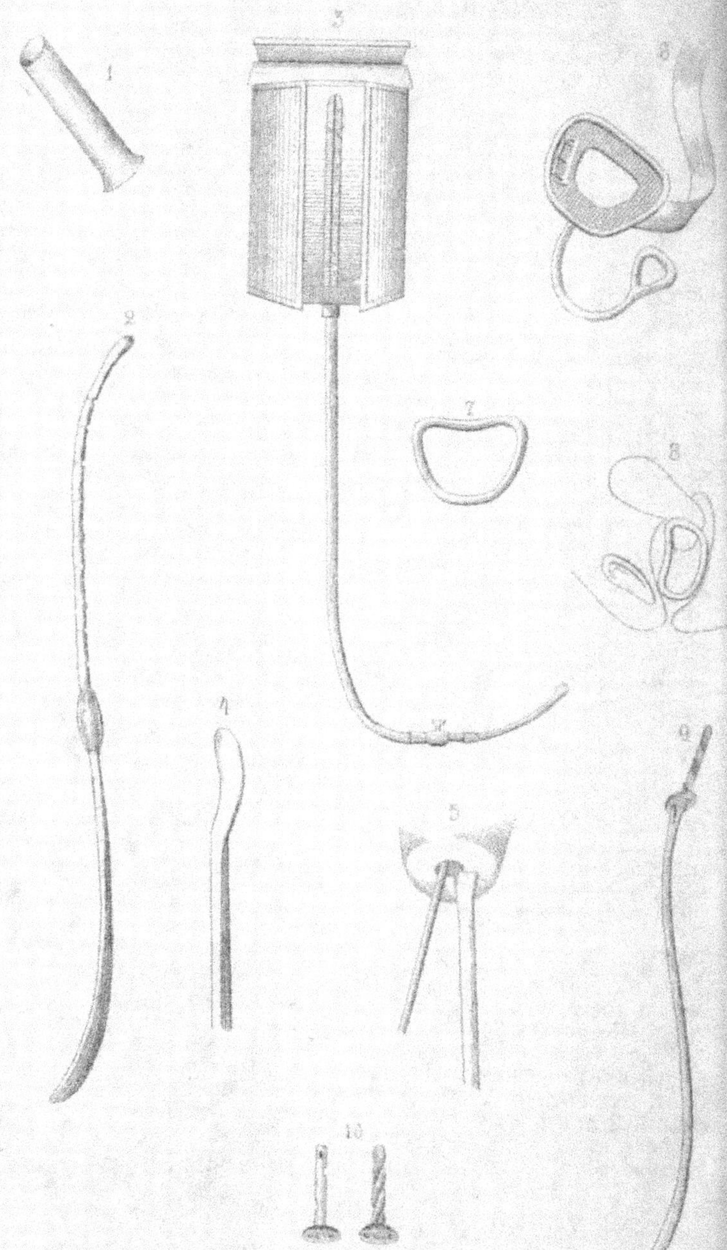

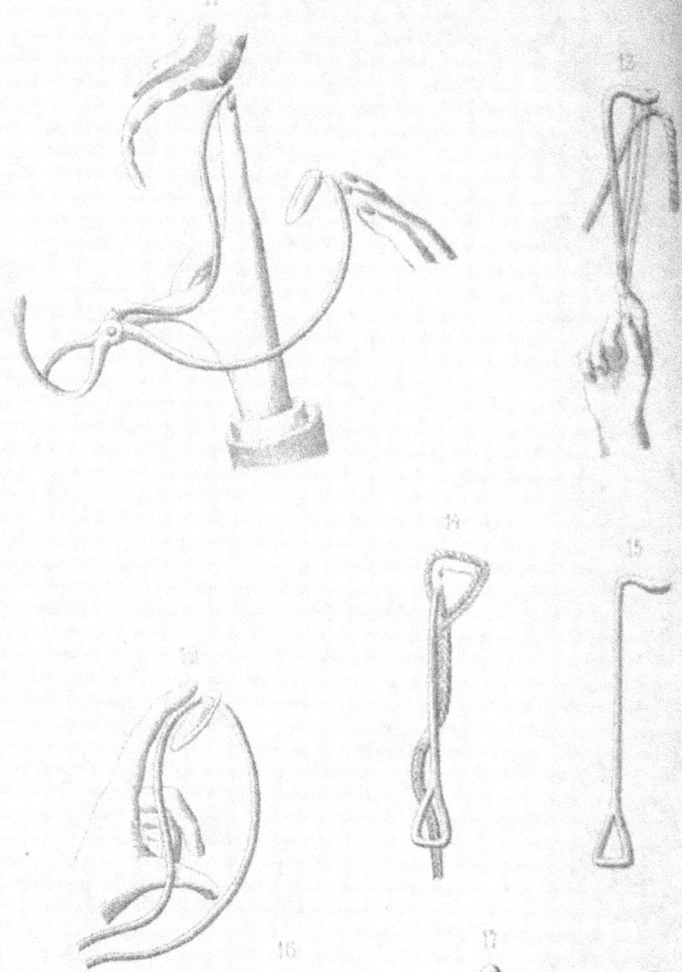

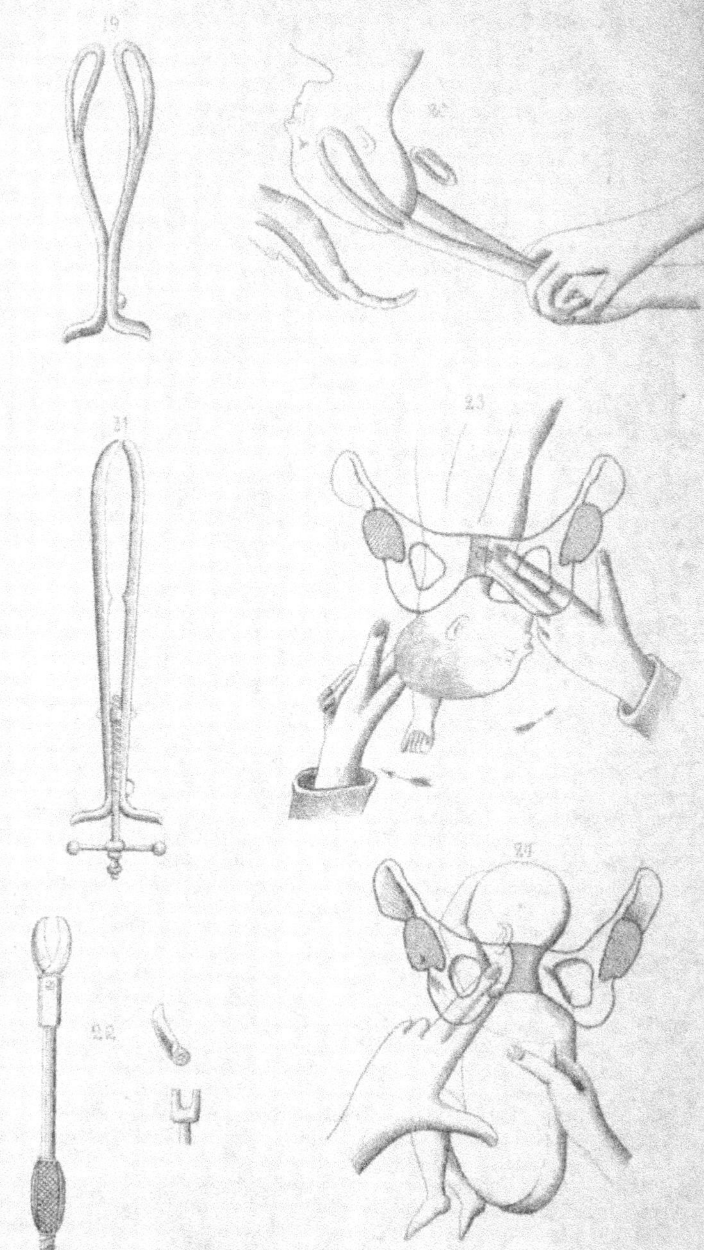

L'autre brochure représente au moyen de planches (V.)

Quelques opérations et des instruments obstétricaux et gynéco-logiques, par J. de Lazaréwitch.

Fig. 1. Spexulum — 2. Sonde utérine — 3. Appareil pour douches utérines méthodiques — 4. Hystérotome — 5. Hystérotomie — 6. Hystérophore — 7. Pessaire trapézoïdal — 8. Pessaire trapézoïdal maintenu dans le vagin — 9, 10. Redresseur utérin en spirale et pour le drainage — 11, 12. Pelvimètre — 13-17 Crochet mousse — cet instrument s'applique sur le pli de l'aine, quand les fesses s'engagent (fig. 15). Le crochet peut servir comme un *porte-lacs* (fig. 14), comme un *porte-cordon* (fig. 13) et comme un *porte-fil* (fig. 16, 17) — 18. Appareil pour les injections intra-utérines et pour l'accouchement prématuré — 19. Forceps — 20. Application du forceps — 21. Céphalotribe — 22. Embryotome — 23, 24. Version.

———

M. le Commandeur PANTALEONI fait ensuite un éloquent discours contenu en grande partie dans une monographie qu'il distribue, sur les fièvres essentielles en général et plus particulièrement sur les fièvres rémittente et miliaire. Il dit qu'on, peut au moins affirmer que la fréquence de miliaire a été excessivement exagérée, et s'adresse aux représentants de l'école Florentine en les priant du fournir les renseignements et les preuves nécessaires pour en assurer l'existence.

« Sur les fièvres dites essentielles et plus particulièrement sur la fièvre rémittente; sur l'existence et sur la valeur clinique d'une fièvre miliaire, par le Docteur D. PANTALEONI.

Messieurs et chers Confrères,

Ce n'est pas, certes, un traité, et pas même une dissertation sur les fièvres essentielles, que je vais ici vous présenter; ce sont seulement quelques aperçus, quelques considérations, que j'entends soumettre à l'examen, au jugement d'une réunion de médecins de toutes les parties du globe; car c'est seulement par le concours de la science et de la pratique de tous les différents pays, que l'on pourra aboutir à fixer une doctrine générale sur les fièvres.

Les fièvres que l'on a nommées essentielles, ont des caractères si vagues, une physionomie si changeante, une nature même si protéiforme, que, de tout temps, il a été très-difficile de les décrire et plus malaisé encore de les classifier.

Et d'abord, il n'y a pas de forme morbifique qui se ressente davantage de l'influence de ce que l'on a appelé la *constitution médicale*, soit cet ensemble inconnu et mystérieux de causes que l'on a dit *non naturelles*, et qui, pendant qu'il exerce son influence, change le caractère des maladies, leur donne une empreinte, un type tout-à-fait différent de celui qu'elles prennent dans d'autres temps, sous d'autres circonstances, c'est-à-dire sous une autre constitution médicale. Cette incertitude des formes, ce vague de la symptomatologie des fièvres avait fait de leur étude un véritable chaos, que les travaux remarquables de plusieurs médecins, surtout dans la première moitié du siècle, ont en partie réussi à éclaircir.

Mais, malheureusement, le type, la forme, et je dirai même la nature essentielle des fièvres, non-seulement diffère dans la succession des temps, mais elle diffère aussi dans les climats divers. Comment espérer, dès lors, établir une doctrine générale des fièvres sans le secours des connaissances

des médecins de tous ces pays, et sans que tous y apportent les résultats
de leur expérience?

Et que l'on ne croie pas que chaque pays ayant réussi à formuler une
nosologie des fièvres, il soit oiseux pour la pratique de chaque pays
de s'occuper des changements qu'elles subissent dans un autre. C'est
que si les fièvres essentielles prennent, d'une manière plus générale,
un type dans un pays plutôt que dans un autre, mes fréquents voyages
et mes visites aux hôpitaux des différents pays m'ont mis à même de
constater qu'il n'y a pas de pays, où, occasionnellement, on n'ait pas
lieu d'observer des fièvres, qui sont plus communes dans d'autres pays,
et que l'on tâche alors, et bien à tort, de parquer et de forcer à entrer dans le cadre obligé adopté par les doctrines du pays. Ainsi, à notre premier Congrès de Paris, le docteur Bole vint faire une communication très-intéressante sur une épidémie de fièvres, qui avait paru dans la
province de Bordeaux, où il pratique; ces fièvres à forme rémittente, ne pouvaient pas être confondues, comme plusieurs médecins avaient fait, av. c la
fièvre typhoïde, qui domine si généralement à Paris et en France. Ce fut
à cette occasion que je pris la parole pour faire voir que cette fièvre rémittente, qui paraissait nouvelle en France, était très-commune en Italie,
dominante à Rome, absolument différente de la fièvre typhoïde, dont je
n'avais vu, pendant ving-cinq ans de pratique, que quelques cas très-rares
à Rome.

C'est à cause de cette circonstance, que la classification des fièvres ne
saurait exactement être la même dans les divers pays. Ainsi, en France et en
Allemagne, on ne paraît se préoccuper que du typhus et de la fièvre typhoïde, que plusieurs médecins confondent même ensemble. En Angleterre,
outre la fièvre typhoïde et le typhus, que l'on trouve si souvent dans les
hôpitaux des grandes villes, on a observé, et surtout en Irlande, une
double rémittente qui suit la famine, et qui paraît être la même fièvre qui fit de si grands ravages en hiver, il y a deux ans, à Saint-Pétersbourg. Cette fièvre, je ne l'ai jamais encore rencontrée ni en Italie, ni
en France, ni en Allemagne; mais les Anglais parlent toujours aussi d'une
rémittente des pays chauds qui est très-violente aux Indes et dans les pays
tropicaux. En Italie, où pourtant le traitement clinique des fièvres est si
bien entendu, la classification et la nomenclature des fièvres sont des plus
capricieuses et l'on se plaît à accepter complaisamment les dénominations
reçues en France et en Allemagne, sans que nos fièvres ressemblent entièrement à celles de ces deux pays.

C'est qu'en Italie, sans parler de la fièvre inflammatoire du printemps
que l'on appelle généralement rhumatismale — sans parler de la gastrique
automnale — il existe presque partout, mais surtout à Rome et à Naples,
la rémittente, que j'ai citée plus haut, et qui diffère absolument de la fièvre
typhoïde. J'ai déjà eu l'occasion de vous entretenir sur la cause probable
de cette fièvre, en vous parlant du miasme paludéen, au quel elle me paraît toujours se rattacher de près ou de loin. Cette fièvre et ses différentes manifestations seraient donc le produit du miasme végétal, tandis
que le typhus, la fièvre typhoïde et d'autres maladies semblables le sont du
miasme animal, et l'on rencontrerait une forme plutôt que l'autre selon
que le pays est sous l'influence et infesté par l'un ou par l'autre de ces
miasmes.

Malheureusement, quoique, d'après mon avis, le miasme soit toujours
au fond de cette rémittente, d'autres causes morbifiques ont le temps
d'agir et de compliquer cette fièvre pendant la longue période de l'imbibition du miasme. Ainsi, il est bien rare que cette fièvre se présente sans
une complication inflammatoire, gastrique ou d'une autre nature, dans les
pays où elle est endémique, et c'est ce qui fait que le traitement n'est

pas toujours aussi simple que l'ont prétendu ceux qui n'en ont observé qu'une épidémie accidentelle. Ainsi le quinine, qui a agi comme spécifique, et sans jamais manquer ses effets dans l'épidémie rapportée par le Doct. Bole, avait si peu d'efficacité à Rome que, au début de ma pratique dans cette ville, pas un des médecins les mieux posés n'aurait osé administrer le quinine dans la rémittente nerveuse, gastrique, putride, comme on la nommait alors, etc., à moins que les rémissions n'eussent pris le caractère de l'intermittence la plus marquée. C'était une erreur, une erreur très-grave, et, moi qui vous parle, j'ai le regret d'avoir perdu des malades, que j'aurais pu et dû inmanquablement sauver. C'est qu'il faut au début attaquer vivement la complication, et, en général, on voit bientôt que les rémissions deviennent plus claires; il faut alors administrer le quinine, et fréquemment il agit comme dans l'intermittente, coupant de suite la fièvre; mais, d'autres fois, il ne produit qu'une amélioration, et il faut continuer l'usage du remède pendant 15 et même 20 jours. Depuis que j'adoptai ce mode de traitement, je ne me rappelle pas avoir perdu un seul malade. Mais je n'ai déjà que trop parlé de cette fièvre rémittente miasmatique, et je préfère dire quelques mots au sujet de la miliaire.

Et ici, je vous avoue, Messieurs, que c'est avec le plus grand regret et avec beaucoup d'hésitation que j'entame ce sujet, car je crains de ne partager nullement les idées de confrères les plus distingués et que j'honore très-hautement, les confrères surtout de cette école de Florence, qui a jeté et jette un si grand éclat sur la médecine italienne. C'est que, Messieurs, je ne crois pas à la fièvre miliaire, tandis que, dans ce pays, on ne parle que de fièvre miliaire, et l'on dirait qu'il n'existe presque pas d'autre maladie que la miliaire.

Et d'abord, Messieurs, laissez-moi de suite bien formuler ma pensée et poser nettement la question. Qu'une éruption miliaire existe quelquefois sur la peau, il faudrait être aveugle et même avoir perdu le sens pour le nier. J'en ai eu moi-même deux ou trois fois pendant ma vie les mains remplies, gonflées; néammoins je ne me suis pas aperçu même alors d'être malade. Qu'une éruption miliaire se présente sur la peau dans le cours de plusieurs fièvres, surtout en été, surtout si vous couvrez trop vos malades c'est là un fait connu de tous les médecins, et les *sudamina* de nos confrères de France, que l'on rencontre presque toujours dans la fièvre typhoïde, ne sont pas autre chose. Mais ce que je nie, ou du moins ce que je n'ai jamais vu pendant ma longue pratique, c'est que cette éruption soit la cause de la maladie, c'est que cette éruption ait des rapports essentiels avec la fièvre, c'est que cette éruption ait aucune importance clinique. Voilà, Messieurs, le point où je crois différer essentiellement d'avis avec beaucoup d'honorables confrères de Florence et d'Italie, et c'est pour leur donner le moyen de défendre leur doctrine, c'est pour leur offrir une occasion de bien développer et de bien formuler leurs idées, de nous éclairer sur un sujet qui leur est si familier, que j'ai voulu porter la question devant cette illustre assemblée, et m'y prononcer d'une manière si hardie et si positive.

Mais, en le faisant, je sens que j'ai implicitement assumé l'obligation devant vous de justifier ma conduite en soumettant à votre jugement les raisons puissantes qui me portent à des conclusions si différentes de celles de ces confrères au sujet de cette maladie.

Et je dirai, d'abord, que je suis venu quatre fois à Florence et en Toscane pour y étudier et y voir quelques cas de miliaire. On n'a jamais pu m'en montrer un seul, ce qui, au fond, ne prouve absolument autre chose, sinon que j'ai joué de malheur. J'ai demandé alors quels étaient les ouvrages où je pouvais puiser des principes bien établis par l'école et de bonnes observations. On m'a renvoyé à une traduction italienne de la monographie d'Allioni, que tous les médecins connaissent, traduction accompagnée de notes et de cas narrés par un autre médecin que le traducteur. Je n'y ai rien trouvé qui pût me faire changer d'avis. Quand j'écrivais ces notes, l'ouvrage du Doct. Santini n'avait pas paru. J'en parlerai à la fin de cette lecture. J'ai adressé alors aux médecins les plus distingués, à ceux qui forment autorité dans l'école, des questions auxquelles ils ont répondu avec cette bienveillance et cette libéralité scientifique que tout le monde leur reconnaît. Et, avant tout, je demandai quelle est la forme sous laquelle la miliaire se présente au médecin? — *Sous toutes les formes*, m'a-t-on répondu; et voilà, pour commencer, un être bien étrange, une maladie bien singulière, qui n'a pas de forme bien définie, bien caractérisée à laquelle on puisse la reconnaître. Y a-t-il une plante, un animal dont on pourrait dire la même chose? Y a-t-il une autre maladie en médecine dont on pût dire autant? Les diathèses, les infections générales peuvent, il est vrai, éclore sous toutes les formes, compliquer toutes les maladies; mais précisément parce qu'elles ne constituent point des maladies par elles-mêmes, mais un état général de l'organisme qui les modifie toutes. Et ici j'ajouterai que j'appelle diathèses, comme on le fait en France, certains états généraux qui modifient tout le système et par conséquent toutes les maladies qui s'y entent dessus: par ex. la scrophule, la diathèse goutteuse, syphilitique, etc. — Combien de temps dure la miliaire? — Impossible de le dire: un jour, deux jours, quinze, vingt, un mois, plusieurs mois. On me citait hier le cas d'un homme qui est atteint de la miliaire depuis trois ans. Voilà donc une autre curieuse singularité, et je défie que l'on me montre une autre fièvre qui présente des caractères semblables. — Mais enfin à quoi reconnaissez-vous que c'est la miliaire quand elle n'a pas paru sur la peau, et non une autre maladie qui travaille le malade? — Aucun caractère, aucun symptôme, aucun signe pathognomonique. *Le seul*, je le répète, le *seul* que l'on ait pu me désigner, c'est une odeur caractéristique. Pour le coup, je vous avoue que la chose m'a paru un peu trop forte: un diagnostic qui ne se baserait que sur l'odeur de la maladie! — Mais enfin, puisque c'est la miliaire interne cachée qui tourmente le malade, son apparition à la peau, son éruption va certes le guérir? — Pas du tout, messieurs, cela n'est pas toujours le cas, au contraire quelquefois la maladie n'en est que plus grave. Encore un point qui semble non-seulement jeter un défi à toutes nos connaissances médicales, mais intervertir toutes les lois de la logique; car, enfin, comment montreriez-vous qu'un être quelconque est cause des effets en question, autrement qu'en faisant voir que, par la présence de cet être, ils se produisent, et disparaissent par son absence? Et ce n'est certes pas le cas ici — Mais, au moins, y a-t-il toujours une proportion entre la gravité de la maladie et l'éruption miliaire? — Pas du tout, car on rencontre des cas très-graves où la miliaire paraît à peine à la peau et même ne paraît pas du tout, quoiqu'on s'obstine à l'appeler miliaire, et j'ai vu des malades qui s'en donnaient à volonté une très-abondante récolte à la peau, seulement en se frottant rudement les bras et la poitrine, sans que la maladie principale subît aucun changement. Et voilà encore un curieux rapport de proportion entre cause et effets. Je citerai l'opinion du Doct. Timermans qui pense que la gravité de la maladie est en proportion inverse de la quantité de l'éruption. Le Doct. Sella aurait précisément observé le contraire. — Mais enfin, qu'est-ce donc que ce principe morbifique si protéiforme, si indéfini, si étrange et pourtant si terrible? Est-ce un miasme, un poison, un contagium? — On est très-enclin à le croire contagieux; mais prenez garde, Messieurs, ce principe contagieux n'a aucun des caractères que l'on a reconnu jusqu'ici aux autres contagiums. Ainsi, il ne s'épuise point en paraissant à la peau, en séchant, en s'évanouissant graduellement. Il peut disparaître, et, comme nous dirions, rentrer, revenir à la peau en redoublant de force et d'intensité, et tout cela par caprice, sans aucune régularité. Le malade se lève, mange, se porte bien; il peut se croire guéri, et voilà que, tout-à-coup, la miliaire reparaît, et l'on ne sait si c'est pour un jour ou pour un mois, ou si elle ne s'en ira jamais. Trouvez-vous là, Messieurs, les caractères d'aucune autre contagion? Sauriez-vous me citer une autre fièvre éruptive et contagieuse qui ressemble à celle-ci? Mais, au moins, une bonne fois guéri, le malade va être garanti pour l'avenir comme dans tous les contagiums fébriles — Non, ce n'est pas le cas: les rechutes sont très-fréquentes, sinon même d'autant plus fréquentes que l'on a eu une fois la miliaire. Mais il y a aussi un autre caractère étrange si la miliaire était contagieuse: on a décrit des épidémies où elle accompagnait la petite vérole, la rougeole, les pétéchies, la scarlatine, or en général deux contagiums fébriles n'existent point en même temps.

Voilà donc un contagium sans incubation déterminée, sans période d'apparition, de développement et de dessèchement ou de disparition; un contagium qui va, vient, ou même ne vient pas du tout, qui en venant ne guérit pas le malade, ou ne le soulage même pas; un contagium qui ne produit pas ce suétudisme que tous les contagiums pyrétiques produisent, suétudisme qui met le malade à l'abri ou presque à l'abri d'une seconde atteinte. Voilà une maladie sans caractères ou symptômes définis, sans une période quelconque déterminée, sans un signe pathognomonique, qui peut être également grave, mortelle ou sans aucune importance du tout; voilà une cause qui n'est ni en proportion avec les effets, ni même toujours en rapport d'existence avec ceux-ci. Ai-je donc, Messieurs, bien tort de douter de son existence, ou plutôt de mettre en doute le rôle important que l'on a fait jouer à la miliaire en médecine?

Si admettre l'existence de la miliaire n'eût amené qu'une infraction à ce principe de logique: « *Non sunt multiplicanda entia praeter necessitatem* », je m'en serais mis l'âme en paix aisément et je n'aurais pas entamé cette discussion; mais c'est que la crainte de cet ennemi imaginaire affecte bien fâcheusement le traitement des maladies. Ainsi, par exemple, j'ai vu quatre ou cinq cas de rémittentes, en Italie, que l'on avait déclarés fièvres miliaires et dangereuses, dans lesquels, étant consulté, je dus prendre sous ma seule responsabilité d'administrer le quinine, et ces prétendues miliaires furent toutes presque immédiatement guéries. J'ai vu un cas de pneumonie la plus évidente chez un de mes amis, où le médecin refusa d'appliquer aucun moyen contre l'inflammation, dans la crainte de troubler une miliaire dont il rêvait l'existence, et qui ne parut jamais jusqu'à la mort du malheureux que l'on avait si mal soigné. Dans d'autres cas, au contraire, on agit trop et trop mal. On couvre les malades, on les sinapise pour provoquer à la peau l'ennemi que l'on imagine latent, caché; on redouble l'intensité de la fièvre et l'on rend graves des cas qui naturellement ne l'étaient pas. Messieurs, en France, en Angleterre, ici, partout, j'ai rencontré des éruptions miliaires pendant le cours des fièvres ou d'autres maladies; jamais je ne m'en suis préoccupé plus que de tout autre symptôme insignifiant, et jamais il ne s'en est suivi de symptômes fâcheux. Vous me direz, Messieurs, qu'il ne faut pas mettre sur une doctrine les erreurs de ceux qui la professent, ou sur une école les fautes des élèves. Oui, je partage votre avis, et je ne crois pas qu'il faille mettre sur le compte de la religion les fautes de ses prêtres; mais en même temps, il faut avouer qu'une religion ou une doctrine qui induirait particulièrement leurs adeptes à de pareilles erreurs, ne saurait, certes, être celle que l'on adopterait de préférence, et vous voyez si la doctrine si mal définie de la miliaire se prête à cela. De ces faits, de ces observations et de plu-

sieurs autres que je n'ai pas le temps de vous développer ici, j'ai été
conduit à formuler ces conclusions, que je soumets à votre jugement
éclairé.

1.° La miliaire est une éruption quelquefois primitive et de peu d'importance, qui peut être apyrétique ou accompagnée d'une fièvre sans gravité, à peu près comme l'urticaire, comme la roséole, comme les autres
exanthèmes sudoraux. 2.° Elle peut secondairement s'associer à plusieurs
autres maladies, surtout zymotiques, et alors l'importance ou la gravité
du cas est mesurée entièrement par la nature de la maladie primitive et
véritable, dont la miliaire n'est qu'un épiphénomène sans portée. Vouloir
faire l'histoire de la miliaire, en la considérant comme essentielle dans
tous ces cas, ce serait s'égarer dans un chaos inextricable et sans lumière,
dans un labyrinthe sans fil et sans issue; ce serait accorder à une prétendue miliaire tous les caractères, toutes les formes de vingt maladies différentes auxquelles elle s'associe. C'est ce que je reproche à l'école ou
aux médecins qui ont mis en vogue la fièvre miliaire comme une maladie
particulière.

Et pourtant, Messieurs, quand on voit des médecins si distingués se
préoccuper tellement de la miliaire, la rencontrer si fréquemment dans leur
pratique, il est impossible de ne pas admettre que cette éruption symptomatique, épiphénoménale quelqu'elle soit, se présente bien plus souvent qu'auparavant et bien plus souvent que dans la pratique d'autres
médecins en d'autres pays. C'est une question à laquelle j'ai tâché de
donner quelque explication. Et d'abord, il n'y a pas de doute que les maladies zymotiques se sont rendues de nos jours aussi fréquentes que l'étaient,
il y a cinquante ans, les maladies inflammatoires, et que ces maladies dominent en Toscane et dans d'autres parties de l'Italie. Or, la miliaire s'associe
de préférence ou paraît plus fréquemment avec les maladies zymotiques et
miasmatiques. J'ajouterai à cela que les fomentations, les couvertures, les
frictionnements, les sinapisations si libéralement appliquées à la peau pour
rappeler la miliaire prétendue latente doivent bien finir par la produire maintes
fois. D'autre part, l'attention assidue apportée par les médecins miliaristes à l'observation de ce phénomène, auquel ils attachent une si grande
importance, doit le leur révéler quand il échappe à l'observation d'autres
médecins qui n'y en rattachent presque aucune. Enfin, je ne voudrais dire
rien de blessant pour des confrères que j'estime si hautement, mais je
crains fort qu'il en soit un peu de la miliaire comme du diable, que l'on
ne voit plus paraître depuis que l'on a cessé de croire à son existence,
et dont les méfaits ont disparu depuis que les hommes ont cessé de l'invoquer ou de le craindre. Je crois que, quand on aura réduit le rôle de
la miliaire à sa véritable importance et que l'on aura fini de la craindre,
on cessera aussi de la voir si fréquemment : ou au moins on ne la verra
que comme une éruption de la peau sans gravité, ou comme un épiphénomène sans importance.

Un nouvel ouvrage sur la miliaire, celui du Dr Santini, et qui a reçu le
prix, a paru depuis que j'avais recueilli ces notes, par conséquent je ne l'ai
eu que après avoir imprimé cette petite brochure. Je l'ai étudié, et soyez sûrs
que rien ne m'aurait été plus agréable que de me désavouer. Je n'ai jamais
reculé devant l'hommage que tout homme d'honneur doit à la vérité, et
je crois en mourant pouvoir dire avec Grégoire VII : « *Dilexi justitiam
et veritatem et propterea morior in exilio* », et je vis dans l'exil. Mais
malheureusement si je n'eusse pas exprimé mes doutes au sujet de la miliaire, je l'aurais fait après la lecture de cette ouvrage. En effet, il
est impossible de trouver rien de plus vague et de plus indéterminé. On
accuse les Italiens de manquer de précision, et si ce livre est le texte

auquel nous devons former nos idées, j'avoue que les étrangers peuvent bien le citer comme une preuve du manque de ce talent parmi les italiens. Lisez la symptomatologie qu'il nous donne, et dites-moi s'il n'y a pas là dedans tous les symptômes de vingt maladies. Lui-même le Dr Santini dit que quelquefois la miliaire se présente avec la sinoque inflammatoire, quelfois avec la fièvre rhumatismale, d'autres fois avec la catarrhale, ou bien avec la fièvre gastrique ou bilieuse, puis avec la typhoïde et même avec l'intermittente, et voilà six définitions différentes ; mais à chacune, à chaque symptôme admis par un écrivain s'ajoute de suite la contradiction de tout cela par un autre observateur. Messieurs, on dit dans cet ouvrage que l'éruption peut paraître en vingt-quatre heures, mais retarder jusqu'au quarante-deuxième jour. Franchement, croyez-vous qu'avec de pareilles incertitudes on établisse la réalité d'un tableau morbide ? La maladie, dit le Doct. Santini, peut tuer dans un jour, même en six ou huit heures, mais elle peut durer un mois, deux mois et même plus. Et c'est cela que vous regardez comme une définition bien positive, bien évidente d'une forme de maladie ?

Le docteur Santini lui-même accepte complètement le dicton du docteur Atassi : « que l'ordre et la règle dans la miliaire c'est le désordre et l'irrégularité en tout. » Et c'est cela le modèle que vous m'offrez pour la description de la miliaire ? Vous me reprochez si mon esprit se refuse à abjurer toutes les notions de la médecine et de la logique, toutes les idées de l'ordre et des règles apprises par l'observation de 40 ans ?... Et messieurs, si cela est la vérité en mélecine je me rallierai aux idées du devancier de votre chef à l'école de Florence, je parle du prof. Nespoli, qui en vous apprenant la médecine, déclarait hautement ne pas y croire ? Non, messieurs, si c'est cela votre miliaire, *je n'y crois pas.* Le pronostic, selon le Dr Santini, n'est pas plus précis que la symptomatologie. Franchement, le fameux *bis redibis non morieris in bello,* m'a paru aussi clair que les règles posées à ce sujet. C'est la maladie la plus perfide, la plus maligne, la plus trompeuse, voilà ce que votre livre m'apprend. Bourgeois ne voit jamais un seul malade mourir de miliaire, et dans l'épidémie de Faraud, vous avez 72 pour 100 de morts. Est-ce que le choléra, la peste en a jamais tué autant ? Et vous voulez faire accroire que la *même* maladie offre des écarts si prodigieux dans ses apparitions, comme 0 à 72 pour 100 ? Je sais bien que vous me direz qu'il s'agissait de constitutions différentes, de différentes épidémies. Eh ! messieurs, j'ai débuté dans ma lecture par des considérations sur l'importance précisément de ces constitutions médicales ; mais avouez-le donc que la miliaire là-dedans n'y est pour rien, mais que la différente maladie, la différente fièvre produite par la constitution différente était tout, et qu'il faut s'adresser à ces constitutions, à ces fièvres, et non à une miliaire qui peut être, et qui est ordinairement si peu importante. Comment nier qu'il s'agit de cas mille fois différents, et qui n'ont rien de commun, qu'une éruption tout à fait accidentelle à la peau ?

J'ai lu avec avidité le chapitre des résultats nécroscopiques, et voilà ce que j'y ai appris : Aucune uniformité, aucun rapport avec la maladie, lésions multipliées, variées, inconstantes, sans rapports avec la crotopathie. Je cite presque les mots du livre, et pourtant je me hâte de reconnaître une exception très-importante. Le prof. Pelizzari a remarqué une pneumonie intervésiculaire avec endurcissement et œdematie pulmonaire toute particulière, très-bien décrite, et qui paraîtrait dans plusieurs cas même se rattacher à une pneumonie de nature miliaire. Eh bien ! si cela était bien démontré, voilà au moins quelque chose de scientifique, quelque chose de précis, de défini, et je me félicite de pouvoir en applaudir l'école. Nous aurions alors une base pour une *pneumonie miliaire.* Mais dans tout le reste il n'y a rien, et quand nous allons au traitement nous trouvons la même incertitude. Prenez le traitement. Tous les remèdes ont également été employés, prônés par les uns dans une épidémie désavouée par les autres, dans une autre. Enfin tout y est confusion, désordre, incertitude.

Et voilà donc une symptomatologie qui appartient à presque toutes les maladies connues, un cours morbifique des plus vagues, un pronostic sybillin et indéfini, un traitement qui ne l'est pas moins et des nécroscopies inconcluantes. Voilà toutes les preuves données d'une essence morbide, qui serait le fléau du pays. Et ne vous en prenez pas au Dr Santini. Son ouvrage est éclairé, érudit, consciencieux, très-bien fait, mais il a voulu recueillir toutes les épidémies différentes et celles mêmes de plusieurs auteurs, qui n'admettent l'existence de la miliaire que comme un épiphénomène. Comment voulez-vous que l'ouvrage, si bienfait, ne représente pas le type des vingts maladies qui sont accompagnées de la miliaire ?

Messieurs, ce n'est pas au hasard, que j'ai réuni dans une lecture la rémittente et la miliaire. Il m'a paru que l'école toscane ne reconnaît pas ou au moins ne parle pas de la rémittente miasmatique.

L'illustre Bufalini n'a pas encore achevé la publication de son traité des fièvres que j'attends avec impatience depuis trois ans; mais j'entends toujours citer l'intermittente, et jamais la rémittente miasmatique. Or, c'est la maladie, avec la typhoïde qui accompagne le plus fréquemment l'éruption miliaire, et si l'école de Florence ne s'occupe pas de cette maladie, ce serait donc celle-ci qui ferait souvent les frais de la miliaire, que les élèves de cette école diagnostiquent à chaque instant. Ce n'est pas seulement un vague soupçon, j'ai cité les cas que j'ai rencontrés dans ma pratique en Italie.

Et à présent, laissez que comme un ignorant j'adresse à la bienveillance, à la science de mes illustres confrères ces questions :

1° Il y a une miliaire essentielle. Je ne vous demande pas si vous l'admettez, puisque je vous reproche d'en exagérer l'importance : mais la croyez-vous décidément un contagium ? Cela simplifierait bien la discussion, mais prenez bien garde, vous vous trouverez avec un contagium qui se joue de toutes les lois des autres contagiums fébriles. La croyez-vous une simple éruption exanthématique, comme l'urticaire et les exanthèmes sudoraux ? C'est bien plus facile à comprendre, mais il sera bien plus difficile d'expliquer le rôle que vous lui faites jouer en médecine.

2° Admettez-vous une miliaire épiphénoménale symptomatique d'autres maladies? Si vous le faites comme moi, la distance qui nous sépare est bien diminuée ; car il ne nous resterait plus que de bien déterminer quand la miliaire est essentielle et quand elle est symptomatique, et je vous prierai de vouloir bien le faire et avec des caractères bien précis, bien nets, montrant aussi par des chiffres l'importance relative de l'une ou et de l'autre. Si vous n'admettez pas une miliaire symptomatique, il faut le déclarer bien hautement et bien franchement ; mais alors je vous prierai de me dire comment vous comprenez une partie de vos épidémies miliaires. Je m'explique. On a rapporté des épidémies de miliaires avec pétéchies, on la trouve en effet presque toujours dans la dotinentérite typhoïdée ; on a rapporté des épidémies où la miliaire accompagnait la variole, la rougeole, la scarlatine, etc. etc. Si vous n'admettez pas une miliaire épiphénoménale, c'est donc la miliaire qui prime dans ces cas, et alors c'est la rougeole, la scarlatine, la petite vérole, la pétéchie qui deviennent secondaires à leur tour ou tout au plus des complications ; et je crains fort qu'une fois engagés dans cette voie vous vous trouverez seuls en

Europe et dans le monde médical à professer de pareilles doctrines.

3° Il va sans dire qu'une fois admise la miliaire comme un exanthème essentiel, et plus encore si on l'admet comme un contagium il y a un troisième cas à contempler, c'est le cas où ce principe essentiel se compliquerait ; on associerait ainsi à une autre maladie un principe morbifique également essentiel.

M. le prof. Ghinozzi dit qu'il est prêt à répondre, mais que comme l'heure fixée par le programme est passée, il le fera demain, dans la séance de l'après-midi.

La séance est levée à 4 h. $\frac{1}{2}$.

E. Levier,
Secrétaire de la Séance.

SEPTIÈME SÉANCE DE L' APRÈS-MIDI

JEUDI 30 SEPTEMBRE À 2 HEURES

Condoléances de l' Assemblée à M. PANTALEONI pour la mort de son frère.

GRITTI. — Nouveaux procédés opératoires.

DE-RENZI HENRY propose de remettre la discussion sur la miliaire à la
dernière séance.

DISCUSSION SUR LA MILIAIRE. — GHINOZZI, de BESSER.

GOBBI. — Les défauts de la pratique actuelle de la Médecine.

TIMERMANS. — La miliaire ou pour mieux dire la fièvre miliaire est-elle
une maladie par elle-même, une fièvre essentielle ?

DE-RENZI H. — SAPOLINI.

BURRESI. — Sur l' essentialité de la miliaire.

TIMERMANS. — SANTINI.

Adieux de M. BOUILLAUD Président honoraire.

SEPTIÈME SÉANCE DE L'APRÈS-MIDI

Jeudi 30 Septembre.

Président honoraire, Prof. Bouillaud.

Président, Prof. S. De-Renzi.

Vice-Présidents, Prof. De-Maria, Burci, Cipriani, Marcacci, Michelacci.

Secrétaire-général, Prof. Brugnoli.

Secrétaire particulier, Doct. P. Schivardi.

Après la lecture du Procès-verbal de la séance du 29, et la présentation des Ouvrages offerts au Congrès, le Vice-Président De-Maria lit une lettre de M. Pantaleoni dans laquelle il annonce qu'un télégramme lui a apporté la nouvelle de la mort d'un de ses frères, et que ce malheur domestique lui ôte toute faculté de prendre une part ultérieure aux intéressants travaux du Congrès.

M. le Président propose à l'Assemblée d'adresser à M. Pantaleoni de sincères condoléances et de lui exprimer le regret de ne l'avoir plus parmi nous, après avoir pris une part si active et si éclairée à nos travaux. — L'Assemblée approuve.

M. le Secrétaire général informe le Congrès que la Commission nommée par la Présidence (Voir pag. 156) a assisté dans une salle de l'Hôpital de S. Maria Nuova aux opérations faites avec de nouveaux procédés par M. Gritti de Milan. L'exposition et la démonstration de ces nouveaux procédés par l'opérateur seront insérés das les actes, et nous les imprimons ici même.

« Exposition et démonstration d'une nouvelle méthode d'amputation de la cuisse, appelée amputation du fémur aux condyles *avec lambeau rotulien, par le Doct. R. Gritti, chirurgien en chef du Grand Hôpital de Milan.*

Il y a environ douze ans que j'ai publié, dans les *Annali Universale di Medicina* (Milano, Luglio 1857) un mémoire sur l'amputation du fémur avec l'indication d'une nouvelle méthode opératoire appelée *Amputation du fémur au dessus des condyles avec lambeau rotulien.*

L'idée qui a donné naissance à cette méthode a été suggérée par l'extrême difficulté d'obtenir au moyen de l'amputation ordinaire du fémur à son extrémité inférieure un moignon qui possède toutes les conditions requises pour permettre plus tard aux amputés d'en faire encore un bon usage.

Les praticiens savent parfaitement combien la cicatrice qui se trouve placée au milieu du moignon obtenu par les méthodes ordinaires, et la forme conique que celui-ci affecte bientôt après l'opération, rendent difficile l'application d'un appareil prothétique et combien la ténuité du tissu cicatriciel qui est superposé à l'os rend les ulcérations fréquentes, et enfin comment les névralgies placent bien souvent le pauvre opéré dans l'impossibilité de se servir de son membre. Aussi faut-il bien dire que dans des cas pareils, qui d'ailleurs sont très-communs, le chirurgien est obligé de reconnaître le résultat défavorable qui lui est donné par les méthodes opératoires ordinaires.

Persuadé, d'après ce que je viens de dire, de l'importance de modifier la méthode opératoire en ce qu'elle avait d'incontestablement mauvais, j'ai fait des essais et je me suis aperçu qu'on pourrait bien éviter tous ces inconvénients en faisant un lambeau pris sur la partie antérieure du genou, la rotule y comprise, la quelle étant sciée dans sa face articulaire aurait pu être mise en contact immédiat avec l'extrémité inférieure du fémur également sciée, en repliant le lambeau sur le moignon du fémur. Cette modification demande à peu près la même manœuvre qu'on doit faire pour le talon dans l'amputation du pied selon la méthode de Pirigow: et l'expérience a démontré que la soudure des deux surfaces osseuses se produit sans difficulté et avec des avantages considérables pour le moignon.

Le procédé opératoire est le suivant:

Les instruments et les aides sont les mêmes qu'on emploie dans les amputations ordinaires. Le malade est couché sur le lit d'opérations, le chirurgien se place à sa droite; il commence par former un lambeau antérieur ou rotulien de forme ronde ou carrée, il pratique à cet effet avec un bistouri une incision de la peau, qui partant de l'extrémité supérieure du péroné et suivant une ligne transversale passe devant le tibia à trois centimètres au dessous du bord inférieur de la rotule et se prolonge jusque au milieu du côté intérieur de la tête de la tibia, à la même hauteur. Des deux extrémités de cette première incision partent deux autres incisions perpendiculaires à celle-ci ou une semilunaire qui montent des deux côtés jusqu'à la hauteur du bord supérieur de la rotule. — Après avoir fait ces trois incisions, l'opérateur passe à la dissection du lambeau cutané; avec la main gauche il exécute sur la peau du lambeau un mouvement de traction qui a pour but d'aider à la décoller de l'aponévrose tibiale, tandis que avec le bistouri il détache le lambeau cutané jusqu'au bord inférieur de la rotule; alors il coupe le tendon tibio-rotulien à son insertion sur la rotule et il pénètre dans l'articulation; il coupe les ligaments latéraux, les ligaments croisés et la capsule articulaire. — La dissection étant ainsi accomplie, il renverse le lambeau de manière à mettre à découvert la surface articulaire de la rotule; avec la main gauche qui est chargée de cette opération le chirurgien doit maintenir la rotule dans une position verticale en la fixant par son bord supérieur sur la base des condyles, tandis qu'avec le main droite armée d'une petite scie arquée (phalangienne) il exporte le segment d'os qui correspond à la surface articulaire. Après cette première partie de l'opération on fait glisser le malade sur le bord inférieur du lit afin de pratiquer le lambeau postérieur et la section du fémur. Le lambeau postérieur s'obtient par une incision verticale à l'axe de la cuisse, incision profonde jusqu'à l'os, et qui rencontre les deux incisions latérales à environ deux centimètres de leur extrémité supérieure: la section du fémur doit être pratiquée un peu au dessus des condyles et à quelques centimètres au dessus de la limite du lambeau postérieur.

Il faut avoir soin en pratiquant la section du fémur, de le scier dans un point où les diamètres de l'os correspondent à ceux de la superficie de section de la rotule, afin que les périostes puissent se trouver en contact. — On passe ensuite à la ligature des artères de la région, et même de la veine fémorale si on craint l'hémorrhagie qui parfois est très-abondante. Il ne reste qu'à replier le lambeau rotulien sur le fémur, de manière que ces deux surfaces osseuses sciées viennent parfaitement en contact; on obtient la réunion des lambeaux cutanés au moyen de plusieurs points de suture entrecoupée, renforcés avec de longues bandes de diachylon et avec un bandage contentif simple ou avec des attelles en carton pour immobiliser les muscles de la cuisse.

Les avantages de cette opération sont les suivants:

1° La rotule fait bientôt une adhésion osseuse avec l'extrémité inférieure du fémur, d'où il s'ensuit que le moignon acquiert une forme régulière, immuable avec la cicatrice en arrière, sur la quelle l'appareil prothétique ne peut exercer aucune fâcheuse influence, pas même lorsque l'opéré vient complètement y prendre son point d'appui.

2° Cette opération ménage l'insertion du muscle extenseur (le droit antérieur) de la cuisse, donne à celle-ci plus de force, et permet une juste direction à la marche de l'amputé.

3° Pendant la période de cicatrisation on a la plaie en arrière, ce qui facilite l'écoulement des matières et permet en même temps de l'examiner et même de l'ouvrir sans toucher aux os, en cas d'une hémorrhagie secondaire.

Indications. — On peut la pratiquer dans les cas de blessures d'armes à feu pénétrant dans l'articulation du genou; dans les maladies traumatiques causées par l'action des corps contondants tels que machines, voitures, etc. etc., dans les affections chroniques de la tête du tibia (nécroses, caries, néoplasmes). La seule condition essentielle c'est que les tissus qui forment le lambeau antérieur, y compris la rotule, soient sains.

Cette opération a été pratiquée bien des fois dans les campagnes militaires du Schleswig, de la Prusse et de l'Italie et aussi dans la pratique des hôpitaux civils par Schuh, Lücke, Fuchs, Sawstitzky, Middeldorpf, etc. En Italie on connaît les résultats de sept opérations.

> 1 par Melchiori avec guérison
> 2 par Vanzetti, morts (1 après 30 jours de l'opération).
> 1 par Gritti, mort.
> 1 par Rizzoli avec guérison.
> 2 par Comolli avec guérison.

C'est-à-dire 4 succès sur 7 cas ».

« Nouveau procédé de résection intrabuccale et sous-périostienne de la mâchoire inférieure, suivi d'observations pratiques, par le Doct. R. GRITTI chirurgien en chef du Grand Hôpital de Milan.

La mâchoire inférieure par sa forme et sa position spéciale est devenue l'étude de prédilection et le champ des opérations des chirurgiens de notre siècle, surtout depuis que la nécrose phosphorique a concouru à multiplier le nombre des maladies de cet os.

Si nous cherchons attentivement à nous rendre compte des études que les chirurgiens ont faites sur la démolition de cet os, nous voyons que tous les procédés opératoires ont pris naissance des deux méthodes principales suivantes.

La première de ces méthodes appartient à Dupuytren, et elle est caractérisée par les grandes incisions de la peau de la joue et par la mise à découvert de toutes les parties malades à démolir. Les procédés de Velpeau, Cloquet, Lisfranc et autres ne sont que des dérivations de la méthode de Dupuytren; car ils aboutissent tous, pour arriver à réséquer ou à désarticuler la mâchoire, à pratiquer de grandes incisions dans la joue.

La seconde méthode principale de démolition de la mâchoire inférieure est celle de Signoroni publiée en l'an 1843 dans le 105ᵉ volume des *Annali Universali di Medicina*, - *Milano* - méthode qu'il appelle sous-cutanée. L'idée fondamentale de cette méthode consiste à arriver à la démolition de l'os sans incision de la peau, en se servant de l'ouverture de la bouche. Les italiens ont particulièrement suivi les idées de Signoroni, et parmi eux Parravicini, Longhi créèrent des méthodes et pratiquèrent des opérations de démolition sans inciser la peau de la joue.

J'ai eu à soigner une nécrose phosphorique de la mâchoire inférieure, nécrose qui s'étendait des dernières dents incisives de gauche jusqu'à un point très-élevé sur la branche montante de droite. Dans ce cas la résection partielle de l'os nécrosé me parut indiquée; mais par quelle méthode opératoire pouvais-je arriver à la branche montante de la mâchoire sans pratiquer les grandes incisions de Dupuytren que je voulais éviter sur la figure d'une jeune femme? Fidèle aux idées de Signoroni je me suis proposé de modifier le procédé opératoire en me basant sur la connaissance anatomique qu'on peut passer un mince instrument tranchant derrière la branche montante en toute sûreté en se tenant tout près de la surface intérieure de cet os, sans rencontrer d'organes importants et qu'en suivant cette route on pouvait pratiquer la résection de la branche montante en ne faissant à la peau, pour donner passage à la scie à chaîne, qu'une petite incision correspondant à la région parotido-massétérienne.

Procédé opératoire. — Le chirurgien dispose tout ce qu'il faut pour l'opération, c'est-à-dire, les aides qui doivent être au moins trois, et les instruments qui sont un bistouri convexe, une aiguille d'acier faite exprès, légèrement arquée, plate, longue de 15 centim., large de 5 mill. munie d'un chas et terminée en fer de lance à bords obtus; une scie à chaîne, quelques petites spatules de bois, deux périostotomes pour détacher le périoste et les muscles, l'un droit, et l'autre courbe, une tenaille ostéotomique de Signoroni ou de Rizzoli et quelques scies à couteau, ainsi qu'un ou deux robustes daviers à résection et pour l'extraction des dents, un dilatateur de la bouche dans le cas d'atrésie des mâchoires et quelques petits cautères actuels en cas d'hémorrhagie.

Le patient doit être couché sur son lit où l'on peut l'anesthésier au commencement de l'opération s'il le demande lui-même, mais l'anesthésie n'est pas positivement indiquée. L'opérateur pratique avec un bistouri à travers la peau de la région parotido-massétérienne, une incision verticale longue d'environ deux centimètres, à la distance de 15 millim. du bord postérieur de la branche montante de la mâchoire inférieure qui doit être réséquée. Ensuite il incise l'aponévrose parotido-massétérienne, et il découvre le lambeau antérieur de la parotide qu'il pousse, en arrière avec l'extrémité d'un doigt jusqu'à ce qu'il arrive à toucher le bord postérieur de la branche montante de la mâchoire inférieure; faisant alors ouvrir la bouche au patient, il y pénètre avec l'index de la main gauche tandis qu'avec la droite il introduit la longue aiguille derrière la branche mise à nu, et il la pousse en avant, de façon que la pointe glisse sur la surface interne de l'os et pénètre dans la bouche en traversant la muqueuse à la hauteur de la couronne de la dernière dent ou de l'espace correspondant. L'aiguille qui est armée de la scie à chaîne est alors enlevée par la bouche et laisse la scie à sa place, (le côté tranchant tourné vers la surface de l'os); on dilate alors la plaie intrabuccale faite par la scie, et après avoir placé les spatules contre le côté tranchant de la scie, afin de ne pas entamer les parties molles, on arrive très-facilement à scier l'os de l'intérieur à l'extérieur.

Lorsque l'os est coupé, ce dont il est facile de s'apercevoir, l'opérateur enlève la scie. Il lui reste alors à détacher le périoste et à réséquer l'os de l'autre côté. Pour exécuter cette résection il pratique d'abord une incision sur la muqueuse du bord des alvéoles dentaires en partant du point où se trouve la plaie faite par la scie à chaîne et en allant jusqu'au point malade extrême de la mâchoire, puis il détache le périoste et les muscles avec l'aide des périostotomes dont nous avons parlé, d'abord à l'extérieur, puis à l'intérieur de la surface osseuse. — Si la maladie se restreint à la partie moyenne on coupe alors la mâchoire avec la tenaille ostéotomique après avoir arraché la dent qui correspond à l'endroit sur lequel la section doit tomber; si la maladie s'étend au-delà, il faut faire une incision à la peau dans une direction verticale à la branche horizontale de la mâchoire, et scier l'os par cette ouverture avec une scie à couteau et l'extraire ensuite par la bouche; — si enfin la maladie affecte toute la branche horizontale de la mâchoire, le chirurgien n'a qu'à répéter la même opération qu'il a pratiquée de l'autre côté. Après que l'os a été coupé des deux côtés on le sort de la bouche au moyen d'un davier ou d'une pince robuste.

Il ne peut guère y avoir d'hémorrhagie grave après l'opération, s'il s'agit de nécrose phosphorique parce qu'ordinairement dans ce cas l'artère dentaire est oblitérée. En cas d'hémorrhagie il faudrait cautériser avec un bouton de fer rougi.

Cette méthode opératoire est principalement recommandable dans les cas de nécroses phosphoriques, de caries et dans les tumeurs bénignes, comme par exemple dans les kystes de l'os et dans l'ostéosarcome non dégénéré quand la maladie a pour siége la branche montante de la mâchoire.

J'ai eu l'occasion d'exécuter cette méthode opératoire en septembre 1865 au Grand Hôpital de Milan sur la jeune femme dont j'ai parlé et qui était affectée d'une nécrose phosphorique. — La manœuvre opératoire fut facile et courte, mais malheureusement la malade mourut le huitième jour après l'opération, par suite d'une érysipèle. La nécroscopie a démontré que les os restés en place étaient sains, et que les tissus à l'entour ne présentaient ni altérations, ni inflammation produite par le traumatisme de l'acte opératoire ».

« *Exposition et démonstration d'une nouvelle méthode d'opération du phimosis congénial qu'on appelle* par dédoublement. *Par le Doct*. R. GRITTI.

On opère généralement le phimosis congénial par la section longitudinale ou par la circoncision partielle ou totale du prépuce. Ces différentes méthodes sont toutes imparfaites dans leur but et dans leur résultat. La première laisse un gros lambeau inférieur qui gêne beaucoup et qui se fait œdémateux; la seconde en exportant le prépuce prive le gland de sa protection naturelle.

Pour échapper à ces inconvénients je pratique un procédé opératoire que j'appelle par dédoublement parce qu'il a pour but de dédoubler une partie du prépuce en deux lambeaux, un de la peau, l'autre de la muqueuse. La méthode consiste à pratiquer d'abord une incision longitudinale d'environ trois centimètres qui entame la peau et qui partant du bord préputial arrive jusqu'au collet du gland, puis une seconde incision tégumentaire qui partant de l'extrémité inférieure de la première en direction

transversale tourne sur le bord de l'ouverture préputiale en forme de

On décolle ensuite avec le bistouri le petit lambeau cutané triangulaire compris dans les deux incisions et on coupe la muqueuse à la base du triangle fait par le lambeau cutané depuis le bord préputial jusqu'au collet du gland, c'est-à-dire jusqu'à l'extrémité supérieure de l'incision cutanée. On dédouble les deux lambeaux, on rapproche leurs bords sanglants et on les réunit, au moyen d'une suture entrecoupée.

Avec cette méthode on obtient l'élargissement du bord préputial de deux à trois centimètres. Mais il arrive quelquefois que le prépuce est très-long et extrèmement étroit, et dans ces cas il faut faire préalablement la circoncision partielle du prépuce, pour achever l'opération avec la méthode sus-indiquée.

Si la suture des bords rapprochés n'a pas lieu, ou si la gangrène a détruit les lambeaux, le chirurgien aura à pratiquer la circoncision totale sans s'occuper de l'opération échouée et sans craindre d'autres complications ».

« *Exposition du procédé opératoire sous l'eau pour empêcher la pénétration de l'air dans les cavités closes, et son contact avec les surfaces suppurantes, ou saignantes; par le Doct.* R. GRITTI.

Cette méthode a été entrevue par différents auteurs et particulièrement par Mayor, mais personne n'a eu l'opportunité d'en faire l'application en grand et d'en indiquer les procédés opératoires.

La méthode est recommandable:

A. pour la thoracocentèse, dans l'empyème, dans l'hydrothorax;
B. pour l'artrocentèse, pour l'extraction du pus, du sang, de la sérosité intrarticulaire.
C. pour la gonartrocentèse, l'extraction des corps étrangers du genou;
D. dans les cas de ténotomie, aponévrotomie, miotomie par rétraction.
E. dans la phlébotomie sous-cutanée pour le traitement des veines variqueuses;
F. dans les différents cas d'oncotomie par abcés lymphatique specialement des régions profondes de l'abdomen, de la fosse iliaque, etc.

La facilité d'avoir un troiscart, une baignoire, une cuvette, un vase quelconque avec de l'eau tiède dans la quelle on enfonce la partie malade au moment du l'opération, engagera les chirurgiens des villes et des campagnes à en faire l'application, dans les circonstances et dans les localités sus-indiquées.

Les chirurgiens suivront les indications et le manuel opératoire exposé dans la brochure imprimée dans les *Annali Universali di Medicina (Milano Feb. 1870)* ».

L'ordre du jour porte la continuation de la discussion sur la fièvre miliaire. Une courte discussion s'élève sur la question suspensive proposée par M. HENRY DE RENZI qui demande que la Présidence du Congrès veuille prier la Direction de l'hôpital *S. Maria Nuova* de vouloir rassembler dans un lieu spécial les individus affectés par la miliaire. Il propose en outre que la discussion soit remise à la dernière séance du Congrès. Ces propositions ne sont pas acceptées.

« M. le prof. Ghinozzi a la parole, il soutient, en opposition aux objections du Commandeur Pantaleoni, l'existence de la miliaire, comme maladie spécifique et distincte des autres maladies exanthématiques, elle ne serait jamais secondaire et symptomatique d'un autre procédé morbide. Il ajoute que la miliaire est une entité morbide, comme la petite vérole, la scarlatine, la rougeole, ect.; il ne faut pas la confondre avec les autres fièvres sudorales essentielles recourantes ou rémittentes. Il dit en outre que la miliaire a une histoire à soi-même comme toutes les autres maladies exanthématiques mieux connues et distinctes. Et il prouve sa thèse en s'appuyant sur ce que la miliaire a ses causes endémiques ou épidémiques, et peut-être même contagieuses. De même qu' elle a ses symptômes prodromiques, elle a également ses symptômes caractéristiques dans les périodes de préparation, et de maturation, dans le période d'éruption, et dans celle de déclinaison et de desquammation. Il dit en outre, et démontre que si la miliaire n'a pas un traitement spécifique elle cède à un traitement symptômatique ou à une medication indirecte, qui consiste à activer les fonctions de la peau et spécialement la circulation et l'innervation de cet organe dans le but de régler les principales fonction de l'économie animale, et pour aider et soutenir les forces et faciliter l'éruption de la miliaire.

Enfin le prof. Ghinozzi ajoute qu'il ne faut pas se tenir à un symptôme ou à un autre, mais qu'il faut juger de l'existence et de l'entité de quelconque maladie par l'ensemble de tous les symptômes déduits de tous les criteriums cliniques. Le temps accordé étant passé il ne lui est pas permis de continuer sa discussion et il quitte la tribune pour laisser tirer les conséquences de son exposé en opposition à celui de M. Pantaleoni à ses savants collègues et à tout le Congrès. »

M. le prof. De Besser de Pétersbourg monte à la tribune et déclare qu'il n'a pas droit de nier l'existence de la miliaire, mais il a droit comme médecin étranger de pouvoir constater les assertions du préopinant. Or les modes de vérifier ces assertions sont très-compliqués, ils exigent beaucoup de temps, un travail assidu, bien des connaissances diverses, et une assistance continuelle à la maladie. Jusqu'ici il ne peut par conséquent rien affirmer, rien nier; il faut attendre et étudier. Lorsque l'histoire et l'exposition des phénomènes de cette maladie se presente avec des *si* et de *peut-être*, cela signifie qu'à présent on n'en sait encore rien, et qu'on ne peut tirer aucune conséquence.

M. le Dᵣ Gobbi, de Césène succède à la tribune à M. de Besser et dit quelques mots sur la non-existence de la miliaire comme maladie par elle-même et comme cause de mort, et il donne ensuite lecture de sa brochure dans laquelle il s'occupe de cette question.

Les défauts de la pratique actuelle de la médecine
exposés au Congrès médical de toutes les nations, à Florence,
par le Dr VINCENT GOBBI.

Messieurs et très-respectable Président,

> « Liberam profiteor medicinam : nec ab antiquis,
> neque a nobis sum ; utrosque, ubi veritatem
> colunt, sequor, et multi facio saepe repetitam
> experientiam. » — BAGLIVI.

Puisque j'ai l'honneur de me trouver au milieu de cette illustre assemblée, où sont réunis les médecins de toutes les nations pour discuter sur les plus graves intérêts de la science, et de l'humanité, j'ai résolu de m'occuper de la question la plus importante du jour, c'est-à-dire, des erreurs de la pratique journalière de la médecine, d'où dérivent, dans plusieurs pays de l'Italie, et particulièrement dans la Romagne, où je demeure, de nombreuses causes de mortalité.

Ces erreurs, sur lesquelles j'appelle votre attention, peuvent se diviser en trois classes : la première comprend les médecins qui ne reconnaissent d'autres maladies que la miliaire ; la seconde ceux qui outre la miliaire admettent bien d'autres maladies, mais ne voient en elles et toujours que le caractère dissolutif ; la troisième se compose de ces médecins naturalistes, comme on les appelle, qui proclament une pathologie toute nouvelle, la pathologie cellulaire.

A peine la médecine avait-elle secoué le joug du Brownisme et du Thomasinisme, à peine marchait-elle de nouveau, toute triomphante, sur les traces des classiques, que l'on vit le misérable spectacle d'une classe de médecins, d'ailleurs élevés à la bonne école, et qui jusqu'alors s'étaient distingués par la plus heureuse pratique, renoncer tout à coup à un brillant passé pour suivre la nouvelle théorie pauvre et stérile en vérité de la miliaire. Aussitôt ils se sont persuadés qu'il n'y a point d'autres maladies aiguës, ou chroniques, en dehors de la miliaire ; qu'il n'y a aucune partie intérieure ou extérieure du corps, qui ne puisse être le siége d'aucune autre maladie, à moins que ce ne soit la miliaire. Arrivés au lit du malade, ils examinent la peau avec la plus sérieuse attention, et dès qu'ils découvrent la moindre granulation, la moindre aspérité, ils s'écrient sur le champ : voilà la miliaire. S'ils ne trouvent aucune espèce d'indice, chose très-rare, la miliaire est alors pour eux dans l'intérieur ; et si intérieurement, chose plus rare encore, ils ne peuvent découvrir aucun signe apparent, ils proclament alors avec obstination que si elle n'existe pas encore, infailliblement elle doit venir, parce qu'elle est en incubation, et ils l'attendent jusqu'à ce qu'arrivent les sueurs de l'agonie.

Après avoir ainsi établi leur diagnostic préconçu, leur traitement consiste en peu de médicaments, selon deux ou trois caractères différents qu'ils attribuent à cet exanthème. Rarement ils font usage de sangsues, jamais de saignées.

Mais comme la nature ne se soumet pas à une telle simplicité, les erreurs de cette doctrine sont devenues de jour en jour plus apparentes. La miliaire en effet, alors même qu'elle existe, n'ayant point une forme anatomique fixe comme la scarlatine, la petite vérole, etc., n'ayant pas un appareil phénoménal général qui lui soit propre, mais se confondant avec l'hydroa, avec l'hydrargyrie, et avec tous les exanthèmes indéfinis, qui provoquent la sueur, on vit clairement qu'elle n'était qu'un simple épiphénomène, qui peut exister ou ne point exister avec une maladie quelconque, et par conséquent qu'elle n'est pas une maladie en elle-même, et ne constitue point l'essence d'aucune maladie.

Ces observations, confirmées par l'autorité de De Haen, Cullen, Bosquillon, Bateman, Chomel, J. P. Franck, Rostan, et d'autres illustres auteurs classiques, anciens et modernes, finirent par produire quelque effet sur la plupart de ces exclusivistes, qui eurent honte d'appeler encore miliaire la fièvre gastrique, la fièvre nerveuse, la fièvre typhoïde , l'encéphalite, l'arthrite, la phthisie tuberculeuse, etc.

Néanmoins une telle conversion n'apporta pas au malade l'utilité que l'on pouvait en espérer, car on admit bien il est vrai, que toute maladie n'était pas la miliaire, mais quelques médecins admettent encore la miliaire comme symptôme principal de toutes les maladies, et quelques autres, embrassant la nouvelle doctrine, qui ne reconnaît que des maladies dissolutives, on n'en continua pas moins à rejeter, comme auparavant, plusieurs moyens excellents de traitement, et principalement la saignée.

Pour les théoristes de la seconde catégorie, la race humaine, après le choléra-morbus, est tellement affaissée, qu'on la croirait presque arrivée au sphacèle. Aussi ne voient-ils près du lit du malade qu'hydroémies, chloroses, anémies, maladies malignes, etc., et ils considèrent comme de fausses apparences les pléthores, les irritations, les phlogoses mêmes.

En vain a-t-on appelé pendant longtemps ces novateurs au lit du malade, en vain leur a-t-on mis sous les yeux les codes de la science les classiques anciens et modernes. Ce ne fut qu'après les démentis les plus formels donnés à une telle pratique, qu'on les vit pour la plupart revenir de leur erreur, et se persuader enfin que les maladies dissolutives n'occupent qu'une seule classe restreinte, et bien distincte dans la vraie pathologie, et que toutes les autres maladies ne peuvent pas revêtir le caractère dissolutif et surtout celles qui se présentent sous l'aspect d'une vitalité augmentée, d'une surabondance de plasticité du sang, avec le pouls fort, plein, fréquent, avec une température plus élevée, chez les jeunes gens vigoureux, bien nourris et bien portants.

Cependant plusieurs d'entre eux après avoir été désabusés, n'embrassèrent point la médecine d'Hippocrate, de Morgagni, de Grisolle, de Bufalini, de Ramaglia, etc., mais ils se rangèrent dans les brillantes files des médecins de l'école germanique, qu'on appelle l'école du naturalisme, et qui, si on les en croit, ont apporté la dernière réforme à la médecine.

Ceux-ci se proposent de pénétrer dans les mystères intimes de la nature, et en cherchant audacieusement les causes des causes, promettent d'atteindre le vrai positif de la science. C'est le programme ordinaire de tous les systématiques, programme qu'ils ne tiennent jamais, comme c'est précisément le cas des médecins naturalistes.

En effet où sont donc les faits et les expériences positives et constatées qui prouvent que certaines modifications des cellules amènent toujours certains phénomènes ? Au contraire, que de gratuites assertions sur les trois sortes de changements de la matière, qui donnent lieu à l'intégrité organique, aux différentes productions pathogéniques, à la réintégration organique ? Que de gratuites assertions sur l'unité de la forme, sur l'unité de la force, sur l'unité de la matière et sur son allotropisme morphologique ?

Cette classe de médecins si diverse des deux autres, dont nous avons déjà parlé, tout en montrant un certain scepticisme en thérapeutique

et en faisant une panacée de la glace et de l'eau fraîche, est complètement
d'accord avec les deux autres pour bannir la saignée.

Quand à l'usage de la glace et de l'eau fraîche, je dirai que ces
moyens, qui ont toujours été employés en médecine, ne doivent certainement pas être exclus ; mais quand on en voit l'application faite sur la
tête d'un apoplectique avec épanchement de sang au cerveau, où la santé
et la vie dépendent non pas de la coagulation du sang, mais tout au contraire de sa réabsorption à l'état liquide ; quand on voit appliquer
la glace tout d'un coup sur le ventre brûlant et en sueur d'un malade
affecté d'entérite ; et quand on la voit employer encore par frottement sur
le corps sensible et très-délicat d'une accouchée de peu de jours ; et
avec la même indication sur la peau d'un scarlatineux , et particulièrement dans ces deux derniers cas, où tout le monde sait combien
sont funestes les refroidissements les plus légers, et même les simples
changements de chambre ; et quand on voit soumettre au bain froid général les apoplectiques dont l'affection est devenue chronique ; et quand on
voit appliquer la glace sur la poitrine de pauvres tuberculeux arrivés à la
deuxième, ou à la troisième période ; et quand enfin on voit prescrire des
ablutions froides par les narines, afin de supprimer l'écoulement bienfaisant du sang, dont se sert la nature pour éliminer un engorgement mortel de la tête, dans ces cas, et dans d'autres semblables, je ne puis comprendre comment on doit admettre une telle pratique, qui est évidemment
contraire aux faits et à la raison.

Pour convenir avec eux sur l'exclusion de la saignée, il faudrait prouver que la masse du sang ne peut jamais augmenter, et que la plé-
thore n'existe pas. Mais comment l'admettre quand il s'agit de personnes
sanguines, qui mènent une vie sédentaire, qui abusent d'aliments suc-
culents et de vins généreux ? Comment admettre cela chez des individus avec suppression de pertes de sang habituelles ou naturelles ? Ne
voit-on pas tous les jours chez cet homme-ci un engorgement du foie, ou
des intestins, et chez cette femme-là de funestes symptômes aux premiers
ou aux derniers mois de la grossesse, guérir par un flux hémorrhoïdal, ou
par un épistaxis ? Ne sont-ce pas là les preuves les plus infaillibles de la
nécessité des saignées que la nature donne elle-même aux médecins, qui ne
seront vraiment médecins qu'autant qu'ils se feront ses fidèles imitateurs ?
N'est-ce pas en effet la nature qui nous a enseigné l'usage des diurétiques,
des cathartiques, des sudorifiques, des vésicatoires et de tous les moyens
les plus héroïques de traitement ?

Vouloir ensuite dans ces cas, et surtout dans les inflammations très-
aiguës, substituer le vésicatoire à la saignée, comme font plusieurs de ces
Erasistrates, c'est vouloir substituer un moyen à un autre dont l'indication
est différente, c'est même vouloir augmenter le mal en jetant de l'huile
sur le feu. Ainsi en voulant réprimer la vitesse du pouls au moyen de la
digitale, calmer la chaleur avec la glace, abattre l'ipersthénie par la diète,
sans émission de sang, c'est vouloir vaincre les effets sans vouloir vaincre
la cause, c'est vouloir enlever l'ombre sans enlever le corps. Aussi si tous
les malades d'inflammation, qu'ils disent avoir guéris, ont été traités par
cette méthode, il faut dire avec Hufeland, ou qu'ils n'étaient point malades d'inflammation, ou que la nature a fait des miracles.

Je ne suis pas du tout un partisan acharné de la lancette. Les libelles
des controstimulistes contre moi, les consultations controversées, les autopsies attaquées et mes écrits contre le thomasinisme signalèrent dans mon
pays mon début dans la profession médicale. Mais quand je vois des individus avec tous les signes d'un coup de sang imminent à la tête, mourir ou rester paralysés, parce qu'on a négligé la saignée ; quand je vois
des pleuro-pneumoniques, à l'état sur-aigu, mourir, ou au moins ne ja-

mais recouvrer la santé pour la même raison; quand je vois tous les jours ceux qui sont atteints de néphrite, d'encéphalite, etc., être condamnés en masse, comme dans les malheureux temps de Brown, à une mort prompte, sans la saignée, ou à une mort lente dans le chronicisme; quand je trouve sur les cadavres les marques d'une inflammation négligée, certainement alors je ne saurais admettre un tel système, qui est la négation de la vérité, et de 30 ans d'expérience.

L'abus de la glace et l'exclusion de la saignée proviennent au moins indirectement de l'école germanique, je ferai observer que ce système qui peut être bon pour les régions du Nord, chez des peuples d'un sang froid, si différents des peuples du Midi par leurs habitudes, le genre d'aliments et de boissons, ne pourrait point s'appliquer en Italie dans tous ses climats, et surtout en Romagne, où sous un soleil ardent, au milieu de riantes campagnes, et d'un air oxygéné, sur un sol volcanique, avec des aliments nourrissants et des vins sulfureux et exaltants, vit un peuple bouillant, vigoureux et sanguin.

Au milieu de tous ces changements de systèmes, la plupart opposés, un grand nombre de médecins n'ont pas encore renoncé tout à fait aux vieux principes, et ne connaissent pas suffisamment les nouveaux; il en résulte une telle confusion de théories pathologiques et thérapeutiques, que les malades ne peuvent qu'en souffrir de grands dommages.

C'est donc à vous, Monsieur le président, qui êtes animé de l'amour de la science et de l'humanité, c'est à vous, messieurs, qui êtes venus ici de toutes les parties du monde, qu'échoit la tâche de dissiper ce chaos apporté par la doctrine de la miliaire, des maladies dissolutives, et de la pathologie cellulaire, en faisant reluire, mieux que je ne l'ai fait, la lumière d'Hippocrate, afin qu'une fois pour toutes l'on prouve avec évidence, que les systèmes et les principes généraux ne sont point admissibles dans notre science, où la nature nous présente toujours des cas particuliers jamais observés, et nous montre les cas ordinaires sous un aspect varié à l'infini.

Les principes généraux sont donc également faux en thérapeutique, et par conséquent, ceux qui ont établi la maxime, qu'il faut toujours saigner, se trompent aussi bien que ceux qui prétendent que l'on ne doit jamais saigner. •

M. le prof. TIMERMANS, de Turin, lit le mémoire suivant pour combattre les opinions émises par M. Pantaleoni.

« La miliaire ou pour mieux dire la fièvre miliaire est-elle une maladie en elle-même, une fièvre essentielle?

M. Pantaleoni, dans la partie verbale de l'exposition qu'il a faite sur la miliaire, m'a fait l'honneur d'une citation à propos d'un des caractères nosologiques de la fièvre miliaire : caractères nosologiques que j'ai cherché à fixer dans une grave discussion qui eut lieu il y a deux ans devant l'Académie de médecine de Turin, dont je m'honore d'être membre. Je demande au Congrès la permission de donner quelques mots d'explication, car à propos de la fièvre miliaire en face des deux opinions qui dominent ici, je me déclare en âme et conscience *miliariste*, comme

M. Pantaleoni veut bien nous appeler. J'ai la conviction qu'une fièvre miliaire existe comme fièvre essentielle : j'affirme ce que je crois, j'affirme
ce que je vois au lit des malades, je ne dirai pas tous les jours, mais
bien souvent, de temps en temps.

Pour bien fixer la question, l'honorable Pantaleoni nous a dit qu'une
éruption miliaire existe quelquefois sur la peau (c'est écrit à la page huitième de sa brochure), mais il a ajouté *in verbis* (c'est bien dommage,
car *verba volant*), il a ajouté, en résumant sa lecture, qu'il admettait
lui aussi une fièvre miliaire essentielle, mais que celle-ci n'est pas fréquente comme on le croit, ne se voit pas toutes les fois qu'on prétend la
voir, qu'on oublie peut-être la maladie véritable pour n'admettre qu'un
fantôme, ce qui est malheureusement vrai.

Je me permettrais à mon tour de bien poser la question et je laisse
les abstractions pour m'en rapporter aux faits.

On observe souvent une fièvre (température à 39-40 c., pouls à 90,
100, respiration à 25, 40) qui dure trois, quatre, cinq jours et puis tombe :
en jugeant *à posteriori* on dirait que le malade est convalescent d'une
synoque ; mais pas du tout, il n'est pas encore bien, un malaise général le
fatigue, il n'a pas appétit, il ne dort pas bien ; pourtant la température est
au-dessous de 38, et quelquefois elle descend jusqu'à 37. Sans nouvelle
cause, sans qu'il soit possible de trouver aucune lésion locale, il survient
un autre accès de fièvre qui n'a pas de type régulier et se répète encore deux
ou trois fois ; c'est souvent une véritable fièvre récurrente (*febris recurrens*), et un beau jour voilà avec la sueur terminale de la fièvre paraître
une éruption miliaire plus ou moins confluente, plus ou moins étendue,
quelquefois cristalline, d'autres fois rouge, c'est-à-dire avec de petites taches qui rappelleraient celles de la *rougeole*, si elles n'avaient pas au centre
la vésicule miliaire caractéristique.

En même temps que la fièvre tombe, les phénomènes morbides cessent ou diminuent, quelquefois pour toujours, ordinairement, ou au moins souvent pour quelques jours seulement ; et cela se répète de la même façon non
pas deux fois, trois fois, mais plusieurs fois, de sorte que la maladie peut
même durer des mois ! C'est un fait clinique sur lequel le doute n'est pas
permis. Eh bien, M. Pantaleoni a tourné presque en ridicule ce fait ; il a
dit que c'était une *curieuse singularité* ; et il a ajouté qu'aucune autre
fièvre n'a jamais présenté des *caractères semblables*. Pour mon compte,
j'ai l'honneur de dire à l'honorable confrère Pantaleoni et à ceux qui en
son absence voudraient soutenir la même thèse, que j'ai observé plusieurs
cas semblables et que je suis *sûr* d'avoir bien observés. C'est précisément
cette *curieuse singularité* qui fait un des caractères nosologiques de la
fièvre miliaire. Je sais bien qu'avec les connaissances que nous avons, ce
fait ne s'explique pas, mais pour avoir le droit de se dire *curieux de la
nature*, quand un fait est constaté, il faut bien l'admettre. Si on ne peut
pas l'expliquer, que voulez-vous, *ignorantia fatenda est*.

Je prévois une objection qui entre précisément dans l'explication du
fait. M. Pantaleoni est trop savant, je me complais à le reconnaître,
pour se placer sur un terrain assez glissant ; il ne niera pas le fait, il ne
mettra pas en doute la fièvre qu'en peu de mots j'ai décrite, mais
il en donnera une autre explication. Voilà tout ! Pour lui, ce ne sera pas
une fièvre miliaire, mais, que sais-je, une fièvre rémittente, une fièvre récurrente, une fièvre intermittente dans laquelle une éruption miliaire s'est
montrée.

En réduisant la question dans ces termes, j'en fais appel aux savants
qui siègent au Congrès médical international, la question n'est peut être
plus qu'une question de mots ! Pas plus que cela !

Mais permettez-moi encore une toute petite explication. M. Pantaleoni, dans un cas de maladie comme celle que j'ai décrite voudrait administrer la quinine et c'est avec l'aphorisme *naturam morborum curationes ostendunt* qu'il voudrait prouver que c'est bien à une maladie rémittente ou intermittente qu'on a à faire, et non à une fièvre miliaire. Eh bien, messieurs, permettez-moi que j'accentue fortement ma proposition, l'exemple m'a été donné par l'honorable contradicteur de la miliaire : *la quinine ne guérit pas la fièvre miliaire, exceptés les cas de complication avec une fièvre intermittente !*

Il faut admettre la possibilité de beaucoup de complications dans la fièvre miliaire, excepté les cas de complication *avec la fièvre paludéenne* que j'ai vuebien souvent, la miliaire pure, la miliaire simple, la véritable miliaire, en un mot, *résiste complètement aux préparations de quinquina* : d'après l'aphorisme que j'ai cité, elle n'est donc pas une fièvre intermittente ni rémittente ; elle prend souvent c'est très-vrai, un cours *récurrent*, mais ce n'est là tout simplement qu'une forme, qui s'observe dans la fièvre miliaire, et que l'on peut observer aussi dans la fièvre typhoïde et dans d'autres fièvres. A ce propos, il sera utile de noter que pour moi je ne crois pas que la fièvre récurrente, si bien décrite par M. Griesinger dans son traité classique des maladies infectieuses, soit une maladie à part : je le répète encore une fois, la *febris recurrens* n'est qu'une forme qui peut s'observer dans des individualités morbides bien différentes.

J'arrive donc à conclure, d'après ce que j'ai dit tout à l'heure, que la fièvre miliaire n'est pas une fièvre d'origine paludéenne, ce qui est bien prouvé par l'insuffisance du quinquina ; mais il y a encore une autre raison bien pu'ssante pour arriver à la même conclusion : c'est qu'on observe la miliaire en dehors des constitutions médicales qui tiennent à la *malaria* ; l'hiver, par exemple, le printemps à Turin donnent souvent beaucoup de cas de miliaire, tandis qu'on l'observe beaucoup moins fréquemment dans l'automne et dans l'été. Quand j'ai quitté Turin il y a huit jours, il y avait beaucoup de cas de fièvres périodiques dans ma clinique et presque pas de miliaire, tandis que dans le printemps passé, on observait précisément le contraire.

Je crois avoir démontré que M. Pantaleoni confond la fièvre miliaire avec la fièvre rémittente ; malgré les observations qui ont été présentées au Congrès, d'après une longue série d'observations thermométriques que je fais dans ma clinique depuis plusieurs années, j'admets la fièvre rémittente comme une spécialité morbide, qui tient sa place entre la fièvre continue et l'intermittente.

D'autres auteurs et praticiens non moins distingués que M. Pantaleoni voudraient confondre la fièvre miliaire avec la fièvre typhoïde. Et c'est encore une autre explication qu'on veut donner de la maladie. On admet qu'il y a une infection typhoïde et on explique la manifestation de la miliaire à la peau par cette infection. Mais, *cum bona venia* de tous ces contradicteurs, parmi lesquels je trouve des grandes célébrités médicales italiennes et étrangères, entre une autorité et un fait d'observation, moi je me tiens toujours à celui-ci.

C'est un fait, messieurs, qu'on peut observer la fièvre miliaire compliquée par la dotinentérite, comme on la voit associée avec la pneumonie, le rhumatisme articulaire, la péritonite (surtout la péritonite puerpérale), la pleurite, la méningite. Mais, de grâce, qui est-ce qui voudrait nier la variole, la scarlatine, la rougeole, parce qu'on trouve dans la première le catarrhe d'estomac, dans la seconde l'angine et la néphrite, dans la troisième la bronchite ? Quel est le praticien qui n'a pas vu la fièvre miliaire en dehors de tout symptôme typhoïde ? C'est d'après une longue expérience clinique, faite non-seulement près de la clientèle particulière, qu'on pourrait croire suspecte, mais dans le grand hôpital de Saint-Jean, de Tu-

rin, dans une clinique, c'est-à-dire en présence d'un grand nombre
d'élèves, que je pourrais jurer que la fièvre miliaire n'est pas une fièvre
typhoïde; souvent il n'y a dans la miliaire ni délire, ni stupeur, ni diarrhée, ni engorgement de la rate; il faut excepter les cas dans lesquels on
trouve une complication de tiphus et de miliaire, ce qui est encore possible, comme je crois l'avoir mis hors de doute dans mes publications
cliniques et particulièrement dans les discours que j'ai prononcés devant
l'Académie de médecine de Turin.

Oui, messieurs, en dépit de ce que nous a dit M. Pantaleoni, la fièvre
miliaire peut *prendre toutes les formes*, cela ne doit étonner personne.
Je ne veux pas abuser de l'analogie, mais n'est-ce pas ce qu'on voit par
exemple, dans la fièvre typhoïde même, qui tantôt prend les formes d'une
fièvre inflammatoire, tantôt celles d'une fièvre muqueuse, ou celles d'une fièvre bilieuse, etc.

Messieurs, le doct. Pantaleoni nous a dit très-sagement *que la classification des fièvres ne saurait exactement se présenter la même
dans des pays différents.* J'accepte cette proposition qui nous donnera la
clef des différentes opinions et des différentes descriptions qu'ont données
des fièvres les divers auteurs qui les ont étudiées sous différents climats et
dans différentes épidémies.

En prononçant ce mot *épidémie*, je ne puis nullement oublier de faire
noter au Congrès que c'est précisément la manifestation parfois épidémique
qui laisse croire à une cause de la miliaire toute spéciale ou même peut-
être spécifique.

J'avoue que pour moi cette spécificité n'est nullement prouvée; l'inoculation
du serum qui se trouve dans les vésicules miliaires ne m'a donné jusqu'à
présent aucun résultat bien concluant; est il pourtant probable qu'une
cause existe quoiqu'elle n'ait pu, jusqu'ici, être démontrée mathématiquement, ni par l'expérience directe, ni par le microscope, ni par la
chimie.

Quelqu'un pourrait objecter qu'il est difficile de comprendre une cause
morbide spéciale ou spécifique qui reste longtemps dans le corps à l'état
latent.

Messieurs le fait arrive pour d'autres maladies bien connues et contagieuses, la rage, par exemple, la siphylis; une cause très-virulente peut
donc rester longtemps dans le corps et produire ses effets morbides. On
objectera encore avec M. Pantaleoni, que ce n'est pas là un caractère
des maladies fiévreuses. Je demande encore une fois pardon à mon illustre contradicteur. Dans la petite vérole, par exemple, on observe souvent
des abcès multiples qui durent quelquefois des mois après l'exsication des
pustules, ce qui prouverait la possibilité d'une longue variohœmie, selon le
langage de M. Piorry. J'en ai donné des exemples dans mes ouvrages de
clinique. Du reste, c'est encore un fait que la miliaire peut avoir une longue
durée avec ou sans localisations pathologiques, et les faits on doit les observer; on peut les interpréter différemment, mais on ne les nie pas!

M. Pantaleoni, dans son brillant réquisitoire contre les *miliaristes*, les
accuse presque de n'avoir pas de remède pour cette maladie, qu'on soigne selon lui *a casaccio* et sans une sûreté vraiment scientifique. Sans doute
jusqu'à un certain point il a raison; pour la fièvre miliaire, il n'y a pas
de traitement spécifique, il n'y a pas une méthode sûre, exclusive, qu'on
puisse suivre dans tous les cas; mais cette objection est-elle sérieuse?
Je m'en appelle au Congrès. Dans cette fièvre, à peu près comme dans
les autres fièvres éruptives, il n'y a qu'un traitement possible, et ce traitement on doit le tirer des indications simptomatiques; c'est quelquefois
avec des antiphlogistiques, d'autres fois avec des stimulants qu'il faut soigner le malade: on donne la glace, si la chaleur est élevée, on fait des

applications froides sur la tête, s'il y a une forte douleur, on donne à boire des limonades, du tamarin, s'il y a soif, mais en même temps, souvent à la distance de quelques jours seulement on donne le vin, l'éther, le quinquina comme stimulants, on met des vésicatoires, etc. Rien d'extraordinaire dans tout cela, rien qui répugne à la pratique médicale la plus sage.

Il a pourtant un remède qui selon moi doit trouver son application dans le traitement de cette maladie; c'est la teinture d'aconit ou l'extrait alcoolique de cette plante. Avec ce remède, on calme la fièvre, on diminue la température, on favorise la transpiration, et avec la sueur qu'on provoque, on excite souvent l'éruption qui est en retard.

Ce sont ces retards qui rendent quelquefois difficile le diagnostic, qui laissent le praticien dans le doute, surtout quand il y a dans le même temps quelque grave localisation phlogistique aux poumons, aux articulations, au cœur; ce sont bien ces cas qui peuvent être cause d'erreurs. Quand on est un peu trop ontologiste, quand on a pas assez l'habitude du diagnostic physique, ou qu'on ne peut pas bien l'appliquer comme il arrive dans la pratique routinière quand on voit souvent une maladie prendre des formes différentes, le praticien est bien excusable s'il ne devine pas tout de suite la véritable maladie; mais, messieurs, *errare humanum est*, et celui qui n'a jamais fait de faute diagnostique qu'il jette la première pierre.

Ici je m'arrête en témoignant à M. Pantaleoni toute mon admiration pour son esprit distingué et pour l'amour qu'il porte à la science et aux savantes discussions.

M. Henri de Renzi trouve que les caractères jusqu'ici exposés ne sont pas suffisants pour accepter l'essentialité de la miliaire, qu'il n'y a pas de différence entre cette maladie et la fièvre rémittente. Il croit que le thermomètre seul pourrait trancher la question.

M. le Dr Sapolini répond à M. Ghinozzi qui avait dit que bien rarement l'éruption miliaire se fait à la face. Il remarque que si elle y manque souvent, bien souvent au contraire on trouve la vésicule miliaire sur la conjonctive. Il ajoute aussi que dans la fièvre miliaire il y a une pulsation spéciale des carotides, parce qu'après trois ou quatre ondulations accélérées mais régulières, il y en a une qui est comme coupée ou doublée.

M. le prof. Burresi prend la parole pour faire l'histoire pathologique de la miliaire, qu'il regarde aussi comme une fièvre essentielle, et pour démontrer la différence qu'il y a entre la fièvre typhoïde, la fièvre rémittente et la miliaire.

« Sur l'essentialité de la miliaire

Discours prononcé par le professeur Pierre Burresi

MM. les professeurs Besser et De-Renzi ont demandé les caractères anatomiques et les résultats des observations thermométriques et uroscopiques relatives à la miliaire, en déclarant que sans eux ils ne peuvent

pas se former une opinion certaine sur l'existence ou la non-existence de
cet exanthème. Une pareille demande est non-seulement juste, mais elle est
ici plus que jamais nécessaire ; parce que si les recherches anatomiques
et physico-chimiques sont d'une utilité incontestable dans l'étude de tout
processus pathologique, elles sont vraiment indispensables pour la distinction des divers processus aigus fébriles, dont la nature nous est absolument
inconnue. Pour satisfaire donc, autant qu'il est en mon pouvoir, le désir
légitime qui a été manifesté par MM. de Besser et De Renzi, je demande la
liberté de soumettre à l'attention du Congrès les résultats de mes études
sur ce sujet.

Je me permets avant tout de faire observer que, même sous le rapport étiologique la miliaire diffère des autres fièvres essentielles; car si
nous lui appliquons le même jugement, au moyen duquel on croit démontrer la différence qui passe entre le typhus et la fièvre typhoïde (c'est-
à-dire comment il se fait que quelques foyers d'infection produisent seulement
des cas de typhus ou seulement des cas de fièvre typhoïde) nous aurons
ici nécessairement les mêmes conséquences. J'ai observé en effet que bien
souvent la miliaire se manifeste dans quelques familles et domine dans
certaines localités et à certaines époques simultanément avec la fièvre typhoïde et d'autres fièvres exanthématiques; mais j'ai aussi vu dans d'autres
circonstances l'apparition de la miliaire indépendamment d'autres fièvres
essentielles, qui ne se présentaient même pas comme des maladies intercurrentes ; dans ces cas la fièvre miliaire est seule à se propager parmi
les malades, et on ne voit jamais des cas de fièvre typhoïde ou d'autres fièvres éruptives, qui [ne soient pas la suette. Il faut donc reconnaître la
spécificité de la cause de la miliaire.

Mais cette maladie a-t-elle des caractères anatomiques particuliers?
L'anatomie pathologique ne peut servir à la distinction des fièvres entre
elles que par *localisation du processus morbide* ; en effet nous ignorons
absolument la vraie nature et les phases diverses de ces processus fébriles;
nous savons seulement qu'une dyscrasie aiguë du sang en est la première
condition essentielle, que l'on voit survenir ensuite des lésions de l'assimilation et de la nutrition et des désordres des fonctions nerveuses, et enfin
des effets divers dans les divers organes de l'économie. Or, il est certain que le processus de la fièvre typhoïde se localise constamment sur la
rate, et aussi constamment sur les intestins, beaucoup plus rarement sur
la peau, et que dans la fièvre récurrente on a des localisations constantes
hépato-spléniques, tandis qu'elles font défaut à la peau et aux intestins.
D'autre part le processus miliarique se localise *presque constamment*
sur la peau, jamais il ne produit des altérations du foie, et ne s'unit qu'accidentellement avec la tuméfaction de la rate et l'hypertrophie des follicules
intestinaux. Pendant la vie même on a presque jamais dans la miliaire les
phénomènes ordinaires de l'altération intestinale (météorisme, douleurs à
l'abdomen, diarrhée, etc.), on n'observe qu'une constipation obstinée, qui
se trouve en rapport avec les sueurs abondantes et continuelles. Il résulte donc de tout ce que je viens de dire qu'il y a une assez grande
différence anatomique entre la miliaire et les fièvres typhoïde et récurrente, avec lesquelles on voudrait la confondre.

On affirme aussi que la localisation cutanée du processus miliarique
n'est point spécial et caractéristique de cette maladie ; et une autorité
compétente, le célèbre Hebra, a dit que l'éruption miliarique ne parcourt
pas des stades distincts, qu'elle n'a point de caractères spécifiques quant
au siége, au volume, à la forme, etc., et qu'elle n'est pas suivie par la desquammation. M. le professeur Ghinozzi vous a déjà exposé les caractères
de l'exanthème miliarique quant à son siége ordinaire et à l'époque de
son apparition ; je ne ferai que rappeler ses caractères anatomiques. L'érup-

tion miliarique consiste en une dermatite suppurative, bornée à la partie la plus superficielle de la couche papillaire du derme et qui diffère de l'éruption propre de la variole par une moindre profondeur et par une moindre intensité du processus phlogistique. Elle parcourt trois stades distincts : dans le premier on a des vésicules formées par l'exsudation sous-épidermique, causée par l'hypérémie du réseau vasculaire superficiel du derme ; dans le deuxième le contenu des vésicules devient purulent, et dans le troisième le complet dessèchement du fluide intravesiculaire est suivi du détachement de l'épiderme et de la desquammation, qui dans certains cas de miliaire confluente est si abondante qu'elle dépasse celle de la rougeole. L'éruption miliaire a donc des caractères propres et distinctifs, comme toute autre fièvre exanthématique.

Abordons maintenant le point le plus intéressant de la question, je veux parler des variations subies par la température du corps durant la marche de la fièvre miliaire. J'ai fait à ce propos bien des observations, et j'ai tâché de les suivre avec le plus grand soin possible: qu'il me soit permis de lire les conclusions de mes études publiées, il y a peu de temps, dans mon travail *sur la miliaire essentielle*. Je suis parvenu à m'assurer que la fièvre miliarique diffère des autres espèces de fièvres par les caractères thermométriques suivants:

1. La température s'élève rapidement durant le 1er et le 2.me jour de la maladie, au point qu'ordinairement en 24 ou 36 heures elle arrive au maximum de 39.°—39.°5. C. La chaleur n'augmente ici jamais lentement *comme dans la fièvre typhoïde*.

2. Durant le stade qui précède l'éruption et pendant celui de l'éruption elle-même, surviennent ordinairement de légères rémissions matinales (0,5—0,8), quelquefois plus prononcées (1.°—1.°5), mais la température du soir ne dépasse presque jamais les 39.°5—40.° C. *Le maximum de la température dans la fièvre miliaire égale ordinairement la moyenne de la température de la fièvre récurrente et typhoïde*, et la cause de ce fait doit peut-être être reportée à la soustraction de la chaleur produite par l'évaporation des sueurs abondantes et continuelles.

3. Dans quelques rares cas de miliaire la température qui le soir du 3.me, 4.me et 5.me jours marque 39.°5—40°, aussitôt après l'efflorescence de l'éruption, tombe soudainement au matin suivant a 37.°5—38.° C., sans s'élever de nouveau beaucoup le soir, et en 24 ou 36 heures l'apirexie, a lieu. Cette rapide décroissance, *qui n'est pas spéciale à la fièvre typhoïde, s'observe aussi dans le typhus, dans la rougeole et dans la variole bénigne*.

4. Lorsque la suppuration de la miliaire survient il n'est pas rare que la temperature augmente de 1.°—2.° C; et après s'être ainsi maintenue durant un ou deux jours, elle baisse ensuite par degrés, et la fièvre tombe dans l'espace de deux ou trois autres jours. Cette marche a de l'analogie avec *ce qui arrive dans le stade de la suppuration de la variole*.

5. Après l'éruption de la miliaire, lorsque dans certains cas la sueur se supprime, il arrive un accroissement *soudain et remarquable* de la température (2.°—4.° C); que j'ai vu quelquefois atteindre 42.°—42.°5 C. Cette élévation de température *spontanée, grande et soudaine* du corps, qui accompagne souvent un état très-grave et précurseur même de la mort, si l'art n'intervient pas promptement, *a de la ressemblance avec ce qui se passe* (quoique beaucoup plus lentement) *dans quelques cas de scarlatine grave, on ne l'observe point dans la fièvre typhoïde et récurrente*.

Voilà donc, Messieurs, les oscillations thermométriques relatives à la miliaire: maintenant je ne ferai qu'indiquer quelques faits assez importants relatifs à l'altération de la composition de l'urine dans cette maladie.

Dans la fièvre miliaire, différemment des autres fièvres l'excrétion quotidienne de l'urée, au lieu d'augmenter, diminue et se réduit au dessous de la moyenne normale; dans quelques cas je l'ai trouvée réduite à 6,00 gramm. La cause d'un fait aussi singulier doit être recherchée dans l'activité continuelle et grande des fonctions cutanées, et par conséquent dans l'excrétion extraordinaire d'azote qui a lieu par la peau. En effet l'application du traitement *perfrigérant*, au moyen duquel on supprime brusquement les fonctions de la peau, produit bientôt une augmentation considérable dans la quantité de l'urée des urines. Un autre fait, qui est aussi digne de considération, c'est que durant la convalescence de la miliaire l'excrétion quotidienne de l'urée par les reins descend à un degré bien bas et de beaucoup inférieur à celui auquel elle descend après les autres fièvres (elle se réduit même à 1,00 ou 2,00 gramm.) et elle ne remonte au chiffre normal ou peu au dessous que très-lentement, après bien des jours et quand la nutrition du malade est suffisamment rétablie.

Telles sont, Messieurs, les observations que j'ai pu recueillir par l'étude de la miliaire; si on les met en harmonie avec les caractères cliniques de cette maladie, si bien exposés tout à l'heure par les illustres professeurs Ghinozzi et Timermans, elles ne pourront laisser aucun doute sur l'existance d'un pareil exanthême miliaire. C'est là du moins mon opinion bien arrêtée ».

M. le Prof. TIMERMANS, répondant à M. H. De Renzi, dit que le thermomètre sert à montrer la presence et le degré de la fièvre, mais qu'il ne vaut souvent rien pour un diagnostic entre les différentes espèces de fièvres; il dit encore qu'il ne croit pas, que le thermomètre pourra trancher la question, et cite plusieurs cas observés par lui et dans les quels la thermométrie n'a jamais donné des résultats différents entre la fièvre miliaire et la typhoïde.

M. le Docteur SANTINI montre l'essentialité de la fièvre miliaire, en s'appuyant sur l'histoire, l'étiologie, la symptomatologie, le traitement curatif. Il admet pour la génération de la miliaire une constitution spéciale épidémique et reconnait comme éléments propres à l'engendrer les climats, les grandes variations atmosphériques, les miasmes, l'état puérperal, la perfrigération cutanée. Après cela il rappelle les principales particularités phénoménales et les faits essentiels relatifs à l'éruption et fait voir les grandes relations qui existent entre l'éruption miliaire même, la constance des symptômes et la terminaison de la maladie. Il n'accorde pas à la miliaire un traitement spécifique. La fièvre miliaire n'a qu'un traitement rationel ou indirect. Cependant le Doct SANTINI ramène l'attention des médecins à trois sortes d'agents thérapeutiques, qui, une fois indiqués, exercent sur la maladie une influence prompte et merveilleusement bienfaisante; ces remèdes sont les applications froides externes et l'emploi interne de la glace, les vésicatoires cantharidés, le quinquina et les sels de quinine.

M. le Prof. BOUILLAUD prend la parole pour faire ses adieux. Il dit qu'il a été Président honoraire du Congrès médical de Bordeaux, Président effectif du Congrès international de Paris, mais qu'il s'attribue à grand honneur d'avoir présidé à titre honoraire le Congrès international de Florence. Il croit que la cause des Congrès internationaux a été ici désormais gagnée, les séances ont été très-brillantes, des points importantes de doctrine ont été élucidés, les médecins doivent être contents d'y avoir assisté. La Médecine est la science de l'homme sain et de l'homme malade, elle réalise la fameuse inscription du Temple de Delphes: *Nosce te ipsum*, car pour être bon médecin il faut connaitre l'homme au physique et au morale. Cicéron, un grand Italien, a dit: *si la santé est le prémier des biens, la médecine est le premier des arts*. Il cite aussi Descartes et Pascal, et puis il rappelle et prononce en italien le paroles dites le premier jour par M. le Ministre de l'Instruction publique, que *la medicina è la scienza più benemerita dell' umanità*.

En terminant M. Bouillaud dit que ne pouvant serrer la main à tous les membres du Congrès, il va la serrer pour tous au Président effectif M. S. De Renzi.

La séance est levée à 4 heures et $^1/_2$ au milieu des applaudissements de l'assemblée.

Doct. P. Schivardi
Secrétaire de la séance.

HUITIÈME SÉANCE DE L'APRÈS-MIDI

Vendredi 1 octobre à 2 heures.

(Pour la première partie de la séance, voir pag. 230)

DEUXIÈME PARTIE.

Rapport sur l'ouvrage manuscrit de M. le Doct. Daismaison Dupallan. — Du service administratif et médical des Asiles d'aliénés de l'Italie en 1840.

Castiglioni Pierre. — De la Cinération des cadavres.

Discussion.

Coletti Prof. Ferdinand.

Seydewitz Baron Paul.

Borgiotti.

Sonsino.

Castiglioni P.

Proposition Castiglioni adoptée.

Herzen. — Sur la fonction de la rate.

HUITIÈME SÉANCE DE L' APRÈS-MIDI.

Vendredi 1ᵉ Octobre à 2 heures.

———

Vice-Présidents, MM. DE-MARIA, BURCI, CIPRIANI, MICHE-
LACCI, MARCACCI.
Secrétaire général M. BRUGNOLI.
Secrétaire de la séance, M. SCHIVARDI.

La séance est ouverte par la lecture du procès verbal de la séance
de l' après-midi du 30 septembre qui est approuvé sans discussion.

Le Secrétaire général communique quelques brochures offertes en hommage au Congrès.

M. le Doct. PONZA donne lecture d' un rapport de la Commission chargée de rendre compte du travail déjà ancien de M. le Doct. Daismaison
Dupallan. — Du service administratif et médical des Asiles d' aliénés de
l' Italie en 1840. —

« Messieurs,

L' ouvrage du Docteur Daismaison Dupallan est un rapport sur les conditions où il trouva les aliénés en Italie en 1840; c' est un de ces travaux
qui attestent encore une fois le grand intérêt que les étrangers, et particulièrement nos confrères français, ont toujours pris à tout ce qui touche
l' Italie. Ce mémoire a beaucoup de ressemblance avec celui publié par le
Doct. Guislain où il rend compte d' une visite aux divers hôpitaux d' Italie;
mais le Doct. Daismaison a ajouté une étude statistique à la rédaction de
laquelle il a mis le plus grand soin, recueillant çà et là les données pour
dresser un tableau approximatif des aliénés qui à cette époque se trouvaient dans les hôpitaux en Italie. Il faut également louer la juste appréciation des publications d' auteurs italiens sur la folie: ce qui est une preuve
du vif intérêt avec lequel le Doct. Daismaison a accompli son excursion scientifique, et de sa connaissance exacte de la spécialité.

La statistique est la partie la plus importante de l' ouvrage: mais les
résultats sont-ils exacts en présence des désordres que l' on rencontrait
alors (l' auteur lui-même le reconnait), dans l' enregistrement des malades
et dans la manière de dresser les statistiques? Quelle valeur pouvons-nous
accorder à des conclusions tirées de statistiques recueillies en un temps où
la charité publique s' exerçait aussi imparfaitement, surtout envers les aliénés
répandus dans diverses provinces si différentes par les conditions de richesse, de civilisation et de communications? Les conclusions se tendent le
plus souvent à constater à cette époque l' état de tous nos hospices d' aliénés.

La vérité qui ressort de l'examen des registres actuels des hospices d'aliénés comparés avec ceux qui sont conservés depuis une trentaine d'années, c'est que le nombre des aliénés qu'ils contiennent est aujourd'hui de près du double qu'il n'était autrefois; et le travail si remarquable de l'auteur vient à l'appui de cette donnée. Nous ne pouvons pourtant rien en conclure, ni si les aliénés ont augmenté en Italie, ni encore moins fixer un chiffre: la question est des plus compliquées, et doit être étudiée dans les plus grands détails. Que l'on ouvre aujourd'hui dans une province un hospice d'aliénés, et le lendemain les malades afflueront de toutes les communes qui s'empresseront de les y envoyer.

Les membres soussignés de la commission nommée par la Présidence du Congrès médical international de Florence sont d'avis qu'il n'y aurait pas une grande utilité à publier le travail du Doct. Daismaison, tout en exprimant leur estime pour une œuvre faite avec tant de soin et d'exactitude.

Les conditions actuelles d'un grand nombre d'hôpitaux en Italie sont heureusement bien changées: journaux de psychiatrie, statistique, travaux des spécialistes, tout tend à démonstrer la vive impulsion donnée à l'étude de la folie et le progrès que cette branche de la médecine a fait chez nous. Néammoins la lecture des rapports qui datent de trente ans, comme celui de notre auteur, montre au plus grand nombre des aliénistes que malheureusement la plaie est encore ouverte. On a fait beaucoup dans peu d'hôpitaux, peu dans beaucoup, et excessivement peu dans les autres, du moins en ce qui concerne les aliénés. Nous voyons avec douleur que très-peu d'aliénistes se sont rendus au Congrès, ils auraient pu défendre une cause qui, quoique gagnée dans la conscience de tous, n'a pas encore obtenu, malgré le vœu des aliénistes, tout le bien que doivent en attendre les malades; et l'ouvrage de l'auteur aurait fourni l'occasion favorable pour une discussion qui lui était due en retour de l'attention délicate qu'a mise le Doct. Dupaltan nous envoyant ce mémoire remarquable ».

Prof. François Bini.
Doct. G. L. Ponza.
Prof. Tebaldi.

Les conclusions de la Commission sont approuvées.

M. le Vice-Président De-Maria, pour se conformer à ce qui a été annoncé par la Présidence en levant la huitième séance du matin. (Voir pag. 229), fait continuer la discussion sur la VII question du Programme (Voir le Procès verbal de cette partie pag. 231).

Après la clôture définitive de la discussion sur les questions du Programme. M. le Doct. Pierre Castiglioni monte à la tribune et lit un mémoire sur la crémation ou l'incinération des cadavres.

« *De la Cinération des cadavres.*

Messieurs,

J'appelle votre attention et j'invoque le vote du Congrès sur une question très-intéressante pour l'hygiène publique: la substitution de la cinération des cadavres à l'inhumation ordinaire.

C'est une question, vous le savez tous, qui n'est pas nouvelle. Les anciens brulaient les cadavres; il suffit de citer les Aryas, les Grecs, les Romains jusqu' au V⁰ siècle, les peuples germaniques, les Gaulois, les Scandinaves, les Slaves, les Russes jusqu' au XII⁰ siècle, les Indiens même aujourd' hui. Je vous ferai grâce des détails sur les procédés qu' ils employaient, car vous connaissez tous l' histoire mieux que moi, et vous êtes convaincus, je crois, qu' à une époque, où la chimie fait des prodiges, ce ne sera pas la méthode d' exécution qui nous fera défaut, pour éviter les dangers de tout genre, que les critiques peu confiants dans la science ont imaginés contre la cinération des cadavres.

Rappelée de temps en temps à la discussion des hygiénistes dans les siècles passés, cette question a été franchement abordée en France, à la suite de la Révolution, et portée sur le tapis du législateur. L' an V de la République française, sur la proposition de M. Legrand d' Aussy, le Conseil des 500, dans son rapport du 25 brumaire, autorisa la cinération des cadavres: pourvu qu' elle n'eût pas lieu dans l' enceinte des habitations; et bientôt après parut le projet de loi sur les sépultures de Cambry. J' ai eu ces documents entre mes mains en 1867 à Paris, avec le type du *crémadère* et du *sépulcre cinéraire monumental*, dans un exemplaire du temps et possédé par M. E. de Girardin.

L' illustre rédacteur en chef de la *Presse* reprit l' initiative en 1856 dans son journal, qui engagea à ce propos une longue polémique, et fut soutenu par la plume spirituelle et incisive de M.ᵐᵉ George Sand.

Cet exemple fut bientôt suivi en Italie. Je vois parmi nous un de nos plus zélés confrères et de mes plus chers amis, le professeur Coletti, qui depuis douze ans, dans le journalisme médical, a repris hardiment, et a toujours soutenu l' initiative de cette réforme. Je suis sûr qu' il viendra à mon aide dans cette discussion, si une discussion aura lieu. Je me contenterai donc de vous exposer en peu de mots la question, principalement sous le point de vue de la compétence du Congrès, et de réfuter les objections qu' on a produites pour la combattre.

En 1867, M. le Doct. Bertani et moi, faisant partie, comme délégués des Comités italiens, du Congrès international de Paris des Comités de secours aux blessés en guerre, nous avons posé la question de la cinération, en profitant de la discussion du thème de la désinfection du champ de bataille. Nous proposâmes alors que la cinération des cadavres, que nous soutenions en principe pour tous les cas, fut proclamée par le Congrès international de la croix rouge comme le seul moyen efficace et sûr de désinfecter le champ de bataille, tant pour les cadavres des hommes, que, et principalement, pour ceux des animaux.

Dans le Congrès étaient représentés tous les degrés de l' organisation religieuse, depuis les sœurs de charité jusqu' aux dignitaires de l' ordre de St. Jean de Jérusalem; et ils avaient naturellement leurs orateurs. Nous nous sommes débattus avec acharnement pour que la question fut admise à l' honneur de la discussion. On nous traîna en longueur jusqu' à la clôture du Congrès, et on finit par nous annoncer que notre question, (je ne sais pas bien si elle fut brulée ou ensevelie), serait renvoyée au Congrès de Berlin en 1869.

A l' occasion de ce dernier Congrès je revins à la charge, et dans une réunion du bureau de la Présidence du Comité de secours aux blessés de Florence j' obtins que M. le Chevalier César Castiglioni de Milan, chargé de nous représenter au Congrès international de Berlin, reproduirait et en mon nom et au nom du Comité la proposition de la cinération des cadavres. Mais là aussi on trouva le moyen de l' éviter ou de la supprimer.

Et cependant, Messieurs, c' est aux Congrès internationaux qu' il appartient en première ligne de s' occuper de pareilles questions; c' est notre constance qui doit faire triompher les droits imprescriptibles de l' hygiène sur les préjugés traditionnels et vulgaires, revêtus du manteau de la piété et de la vénération pour les morts; ce sont les Congrès qui doivent faire retentir aux oreilles du public les vérités de la science, afin de les habituer à ce mot terrible de cinération, à ce spectre de l'imagination qui représente comme un crime contre l'humanité la réduction en cendres des restes mortels de ceux qui nous sont chers. C'est à nous enfin, Messieurs, de rappeler à haute voix aux peuples insouciants les dangers et les inconvénients immenses de l'inhumation, de persuader aux consciences timides et pieuses que la cinération n'empêchera pas en tout cas ni le retour de la poussière à la poussière, comme veut la Sainte Écriture, ni la résurrection dans la vallée de Josaphat, et de convaincre au contraire les âmes sensibles qu'il est bien préférable de garder dans des urnes microscopiques les cendres de ceux qui leur furent chers, que d'en abandonner les cadavres à la putréfaction, qui nous en fait fuir le voisinage, qui empoisonne l'air, l'eau potable, les habitations, et qui sert bien des fois de véhicule pour ressusciter des germes contagieux, et pour perpétuer la réapparitition de certains fléaux épidémiques, tels que les quatorze invasions de la peste qui ont ravagé dans le court espace de 125 ans (1325 à 1450) cette belle ville de Florence.

Mais laissons de côté les sentiments et les préjugés religieux, très-respectables cependant lorsqu'ils sont de bonne foi; ce sont des difficultés que le progrès de la civilisation n'a pu écarter jusqu'ici qu'à moitié, mais dont il finira par triompher, car lorsqu'on a fait la moitié du chemin on préfère toujours aller jusqu'au bout que de reculer. Ajoutons nos paroles d'encouragement pour que les peuples ne s'arrêtent pas sur la route.

Beaucoup de difficultés d'un autre genre ont été mises en avant contre la cinération des cadavres. Ce ne sera pas certainement, je le répète, la méthode pratique, ni l'ensemble des systèmes de combustion économique, avec ou sans le classique drap d'amianthe, ni les moyens de désinfection et de déodoration qui manqueront à notre époque.

Mais il y a une objection très-récente, que je classerai parmi les moins sérieuses, et que j'aurais omise volontiers, si elle n'était présentée par un homme respectable. En France M. Latour, à propos de la réforme des cimetières de Paris proposée par le baron Haussmann, en rappelant sa proposition des cimetières temporaires, s'est opposé non seulement au système égyptien de la momification, et conséquemment aussi à ceux de l'embaumement et de la pétrification, ce qui est bien juste, car on envahirait peu à peu tout le territoire et on ajouterait à la population des vivants trois ou quatre populations de morts par siècle, mais il a également combattu en même temps le système de la cinération. Voici ses arguments: Supposons, dit-il, que la cinération eût prévalu universellement depuis les temps de Socrate seulement: l'humanité serait déjà morte de froid par défaut de combustible qui aurait été employé pour la cinération. Les urnes cinéraires auraient demandé pour leur dépôt un espace que personne ne pourrait concevoir: le Louvre et les Tuileries n'auraient pas suffi pour renfermer les urnes des descendants d'une seule famille.

J'ai déjà démontré dans un écrit publié dans mes *Annales de médecine publique* l'exagération dans laquelle est tombé M. Latour. La superficie du cimetière du Père Lachaise à Paris suffirait pour renfermer les coffrets cinéraires de 20 millions de morts, c'est-à-dire pour quatre siècles, en supposant qu'on dût conserver les cendres de tout le monde, puisqu'il y a à Paris 50,000 morts par an; car il ne faut pas oublier qu'il suffit d'un récipient bien petit pour renfermer les cendres d'un cadavre. Quant à la crainte de la mort de l'humanité par le froid à cause du défaut de combustible, je ne sais pas si je dois faire à cette objection l'honneur d'une réponse. On pourrait demander ce qu'il est arrivé de l'humanité en Russie jusqu'au XI siècle; on pourrait passer en revue tous les moyens économiques de combustion. Je me contenterai de rappeler en passant et d'appuyer la proposition, qui a déjà été avancée, de faire brûler le cadavre pas les produits gaseux et combustibles du cadavre même, c'est-à-dire le système très-économique et très-délicat de l'*auto-pirexie* pour lequel j'ai déjà préparé un projet pratique et des dessins

Je ne répéterai pas les autres objections plus ou moins vulgaires que vous connaissez tous, et qui n'ont aucune valeur devant l'hygiène et la chimie. Mais arrétons-nous à celles qui ont une certaine apparence de gravité; l'habitude, qui nous empêche de faire tourner en notre faveur l'opinion publique; les exigences de la justice sociale; la piété envers les morts.

L'habitude est certainement un obstacle à toute réforme radicale, car elle engendre une seconde nature; et je ne me dissimile pas que le meilleur moyen de faire triompher ces réformes, c'est de les introduire peu à peu et par la force même de l'opinion modifiée et éclairée par le raisonnement. Aussi ai-je désiré mettre cette question à l'ordre du jour; et je ne serais pas éloigné d'admettre que l'on commence par déclarer la cinération facultative, ce qui introduirait peu à peu une habitude nouvelle. Du reste, Messieurs, je vous ai déjà parlé d'un document très-significatif du gouvernement de la République française, qui prouve que la l'habitude, même à notre époque, n'a pas toujours empêché le législateur d'essayer la réforme radicale dont je vous parle.

En dehors de l'habitude, il y a une objection apparemment très-sérieuse qu'on fait à la cinération des cadavres, c'est leur soustraction aux vérifications et aux autopsies ordonnées tardivement dans l'intérêt de la justice sociale à l'aide de l'exhumation.

Heureusement nous avons une foule d'arguments très-solides pour nous défendre contre cette objection. Je ne devrais considérer que les cas d'inspections judiciaires dont la nécessité se manifeste après l'inhumation. Mais à ce propos je donnerai d'abord un argument qui prouve que dans l'intérêt de la justice pénale, et en dehors des cas très-exceptionnels, le système de la cinération donnerait des résultats incomparablement supérieurs à ceux du système actuel d'inhumation. Il doit être bien entendu que la cinération se relierait nécessairement à un système tout à fait nouveau de vérification des décès, dans lequel la charge de médecin nécroscopique de la commune et du mandement ou district, acquérerait une très-grande importance. Aucun cadavre ne pourrait être déclaré tel sans que les signes de la putréfaction n'aient déjà commencé à se produire. De là un premier résultat, l'impossibilité absolue de se laisser méprendre à la mort apparente. Naturellement il y aurait dans chaque commune une salle de dépôt des cadavres fournie de toutes les améliorations hygiéniques suggérées par la science, et une première déclaration du médecin local constaterait le décès et le commencement de la putréfaction. À ce moment le cadavre est transporté au chef-lieu du district, où je trouve l'appareil pour la cinération et où doit être organisé le service médical d'inspection qui a pour but de faire l'autopsie du cadavre (1) pour examiner la cavité abdominale, et livrer la déclaration de *nihil obstat* pour la cinération. On comprend facilement que l'inspection du médecin nécroscopique dans le tube gastro-entérique, ou l'autopsie complète dans les cas suspects, ou pour cause d'instruction scientifique, réussira à découvrir tous le cas d'empoisonnement et de mort violente, qui actuellement échappent à la justice, ou dont les indices ne

---

(1) Le médecins libres pourraient être admis à ces autopsies: de là une source immense d'instruction et d'observations anatomo-pathologiques.

se présentent à l'autorité judiciaire que tardivement, et après l'inhumation, et qui donnent lieu aux exhumations pour inspection judiciaire. Au lieu donc d'encourager les empoisonneurs, et les homicides, comme on a prétendu, et de les soustraire à la poursuite de la justice, le système de la cinération aura cet autre résultat d'aider à découvrir presque tous les faits d'empoisonnement et de mort violente qui restent actuellement ignorés, et sera par conséquent un nouveau frein au crime.

L'inconvénient qu'on accuse se réduirait donc à ces cas très-exceptionnels dans lesquels la visite et l'autopsie nécroscopique ordinaires n'auraient pas découvert les traces de mort violente, soit à cause de la nature du poison, comme acide cyanhydrique, certains alcaloïdes, etc. soit de la nature de la lésion, comme puncture du cerveau d'un enfant par les fontanelles ou les narines, etc., et dans les cas seulement, où l'autorité judiciaire n'aurait eu aucun indice dans les premiers jours après la mort; car si des indices existent, elle aura naturellement le droit de suspendre la cinération.

Or, si l'on considère que les lois actuelles n'interdisent pas l'embaumement, au moyen du quel on peut injecter, imbiber, remplir un cadavre d'acide arsénieux, de chlorure de zinc, de bichlorure de mercure, et d'autres substances vénéneuses, et ainsi masquer un empoisonnement; qu'aucune loi n'empêcherait d'adopter généralement la pétrification si un procédé très-économique fut inventé suivant les traces de nos célèbres Segato et Gorini, ce qui rendrait impossibles les inspections tardives; que le système enfin de l'inhumation, n'exigeant pas l'autopsie préalable, laisse très-souvent ignorer des délits, qui avec le système prévoyant sus-indiqué pour la cinération seraient découverts 99 fois sur 100; si l'on considère tout cela, je répète, on n'aura plus de doute sur la préférence à donner à la cinération, sous le point de vue aussi des intérêts de la justice. Le nombre des cas de mort violente qui échapperaient à l'inspection médicale serait tellement minime, qu'on ne pourrait pas les comparer à ceux qui restent actuellement ignorés et impunis; et sur ce petit nombre il faudrait encore ôter les cas qui se prêteraient à la découverte chimique d'une substance vénéneuse fixe dans les cendres du cadavre après la cinération, et les cas où actuellement l'analyse tardive ne donne aucun résultat sûr et positif. Il serait du reste inadmissible qu'en considération d'exceptions très-rares ou dût renoncer aux grands progrès de la science et à des avantages considérables et universels.

Ce n'est donc pas non plus devant cette objection que le triomphe des lois de l'hygiène devrait être reculé.

Reste finalement la piété envers les morts. A ce propos permettez-moi, Messieurs, de faire le parallèle entre les deux systèmes.

Je comprends la piété des Egyptiens, qui s'efforçaient de conserver pour l'éternité les corps momifiés de leurs parents; je comprends aussi de nos jours le pieux désir de la conservation des cadavres à l'aide de l'embaumement ou de la pétrification. Il y a quelque chose de mystérieusement voluptueux dans cette lutte des survivants contre la brutalité destructive de la mort et contre le pressentiment du vide et de la disparition complète des corps qui vient tôt ou tard après l'inhumation. Mais la conservation des cadavres telle que la souhaiterait la piété domestique, serait une impossibilité sous le point de vue d'un intérêt social bien plus impérieux; car les morts finiraient bientôt par chasser les vivants.

Or, que peut-on imaginer de plus doux pour le fils affectionné qui vient de perdre son père, pour l'épouse aimante que la mort vient de séparer de son mari, que de posséder dans la chambre, ou de pouvoir visiter tous les jours dans une nécropole élégante et monumentale les cendres de ces êtres bien aimés, recueillies religieusement dans des petits coffrets

portant devant leurs photographies, et au pied ce court épitaphe qui suffit toujours pour rappeler la vertu et l'amour, et qui est l'expression du cœur? Le langage de la poésie, le langage vulgaire même, ayant horreur de toute phrase qui puisse rappeller le cadavre et la chair en putréfaction, a toujours employé ce mot universel de *cendres*, mot classique et pieux, consacré par la tradition de tous les peuples. Serait il logique de ne vouloir pas de la chose, lorsqu'on tient si vivement à l'idée? Et n'est-ce pas une perspective délicieuse et séduisante pour notre esprit que celle de pouvoir conserver, de pouvoir transporter avec nous, comme des compagnons indivisibles du malheur les cendres des êtres qui nous sont chers, ces *deos manes* de la famille? Voyez ces infortunés fugitifs de Parga; ils oublient, ils refusent même d'emporter dans l'exil leurs richesses; les femmes et les jeunes filles laissent en arrière leurs habillements et leur bijoux chéris, pour charger sur leurs bras des de leurs parents, de leurs ancêtres, pleurant à chaudes larmes de ne pouvoir transporter les cadavres récents, qui rappelaient les désirs plus ardents, les douleurs plus vives, les affections plus saignantes. Eh bien: avec quel enthousiasme, avec quelle immense satisfaction croyez-vous que ces pauvres martyrs de la liberté auraient exporté une nécropole tout entière, si la cinération eût été en usage chez eux, si des urnes microscopiques eussent renfermé les cendres de leurs morts.

Oh! la part qu'on ferait à la piété serait bien plus grande et bien plus durable si l'habitude de la cinération nous permettait de visiter sans horreur, de regarder, de serrer dans nos mains et de presser sur notre cœur à tous les instants les cendres de nos morts bien-aimés! Nous verrions peut-être plus rarement la jeune fille oublier sans souci les sages avertissements de sa mère mourante, la veuve passer dans la joie l'année du deuil devant la mémoire d'un époux tout récemment perdu, tandis que maintenant l'horreur du cimetière où règnent la solitude, les miasmes et la putréfaction, les considérations de l'hygiène lui conseillent de ne pas visiter trop souvent la fosse qui en renferme le cadavre et lui permettent plus aisément un facile oubli.

Ce n'est donc pas la piété non plus qui saurait nous retenir de prononcer le vœu que je vous demande, et que je vous prie de délibérer d'après la formule suivante, que j'ai l'honneur de vous soumettre:

« La 2.ᵉ Session du Congrès médical de toutes les nations exprime le vœu que par tous les moyens possibles on tâche d'obtenir légalement que la cinération des cadavres soit substituée à l'inhumation, en hommage aux lois de l'hygiène ».

J'ai la confiance, Messieurs, que vous voudrez m'accorder le puissant appui de vos suffrages.

Doct. Pierre Castiglioni ».

———

M. le Prof. Coletti appuie chaleureusement la proposition de M. le Dʳ Castiglioni, et prononce le discours suivant, qui est accueilli aussi par les plus vifs applaudissements de l'assemblée.

« Sur l'incinération des cadavres,
discours du professeur Ferdinand Coletti.

C'est avec un vif sentiment de satisfaction que je réponds à l'appel de M. le Dʳ Castiglioni, pour appuyer de toute ma conviction l'ordre du jour proposé par lui sur l'incinération des cadavres. Il y a une maxime qui convient admirablement à cette question; la voici: « Le plus difficile n'est pas de prouver une vérité, mais de la pratiquer. » En effet les objections qui s'élevèrent contre cette méthode de la crémation ou incinération des cadavres, objections hygiéniques, religieuses, techniques, économiques, sociales, à quelque petite différence près, peuvent être réfutées les unes après les autres.

Il y a bien 12 ou 13 ans que M. A. Bonneau, et d'autres en France et moi en Italie, avons entrepris de poser largement et de débattre une telle question ; malgré tous nos efforts, on doit savoir qu'elle n'a pas avancé d'un pas. Solferino, Custoza, Königrätz, Sadowa, avec leurs effroyables hécatombes de victimes humaines et d'animaux, avec leurs inhumations précipitées, et à la surface du sol, ne parvinrent pas à lui faire faire le moindre progrès dans l'esprit de la société. Et pourtant y a-t-il un moyen plus prompt et plus sûr de désinfecter un champ de bataille ? Ce ne sera certainement pas les arbres et les autres matières combustibles qui manqueront. Les bras ne feront pas non plus défaut. Et puisque aujourd'hui on a neutralisé les blessés, on pourra bien neutraliser les morts.

La cause de cette difficulté réside en ce que les vérités se prouvent par des arguments : tandis que les préjugés ne peuvent être déracinés que par des faits, et ceux-ci n'y parviennent même pas toujours, sans beaucoup de difficultés.

Mais en avouant que la question n'a pas avancé d'un seul pas, nous n'étions pas pourtant dans le vrai. Elle en a fait un gigantesque, puisqu'elle vient d' passer des modestes élucubrations d'un médecin et d'un journaliste, à l'ordre du jour d'un Congrès international : elle en fera un autre non moins remarquable, si, comme je l'espère, le Congrès vote l'ordre du jour de M. Castiglioni.

C'est dans cette confiance que je me propose de passer rapidement en revue ces objections, que nous regardons déjà comme réfutées, et dont cependant beaucoup de gens s'effarouchent encore.

L'insalubrité des cimetières, de ces charniers immenses en putréfaction, détrempés par les pluies, vrais égouts d'eaux marécageuses, où le soleil darde ses rayons, où planent les vents qui viennent après s'abattre et souffler dans nos rues, dans nos places et nos maisons, doit avoir pour suite l'infiltration, et le mélange d'éléments d'infection, c'est-à-dire de maladie et de mort. Après cela, l'hygiène osera-t-elle donner la préférence à l'inhumation sur l'incinération ?

Quant à l'objection du volume énorme des gaz délétères, qui s'échappent de la combustion des cadavres, en s'élevant dans l'air, et qui infecteraient un territoire très-étendu, nous en parlerons lorsqu'il sera question des objections techniques.

Mais il y a une autre question très-grave pour quelques-uns, c'est la question religieuse. Je ne sais à la vérité si elle est réellement très-grave ; aussi n'ai-je pas l'intention d'entrer ici en recherches et en détails sur les cultes, les dogmes et les cérémonies religieuses. Mon érudition en fait de Bible se borne tout au plus au verset « *Pulvis es et in pulverem reverteris ;* » mais vous m'accorderez qu'il s'accomode bien plus à l'incinération qu'aux autres méthodes d'ensevelissement, et qu'il semble fait exprès pour servir d'épigraphe et de devise à l'incinération. Du reste tous les honneurs qu'on rend au cadavre avant l'inhumation, ne pourrait-on pas les rendre également et indistinctement avant l'incinération ? Cette grave question religieuse me paraît donc déjà résolue.

Quant aux préjugés sociaux ou à l'habitude, je comprends qu'il est difficile de vaincre cette répugnance, cette sorte d'horreur, dont quelques uns sont saisis à l'idée de devoir livrer aux flammes les restes des personnes aimées. Mais j'en appelle à tous ceux qui ont perdu un être bien aimé, et qui ont conservé la pieuse habitude de visiter, de temps en temps, leurs morts, je leur demande si toutes les fois qu'ils se sont mis à genoux sur cette terre, quelque émaillée de fleurs quelle fût, devant cette pierre sépulcrale, quel que fût l'art exquis de la sculpture, je leur demande si un serrement de cœur ne les a pas pris tout à coup à la pensée de la décomposition et du dégât survenus dans les traits d'une mère vénérable, et d'un enfant chéri, trésor de grâces et de tendresse ? Une poignée de poussière purifiée, légère, inodore, nullement malfaisante, ne laisserait-elle pas les traits de nos chers défunts plus intacts, que cette repoussante transformation, laquelle ne peindrait ses traits dans notre mémoire qu'à travers une couche de vermine et de pourriture ?

Économie, voilà un mot que je ne prononce qu'avec peine en face de questions si graves ; néanmoins les objections de ce côté ne sont rien moins que formidables. Économie, pour nous, signifie dépenser avec mesure et non point lésiner sur des dépenses nécessaires à la conservation et aux bienséances de la société. Si l'on veut tenir compte des frais nécessaires pour les cercueils, pour creuser les fosses, pour remuer et déblayer la couche provisoire tous les cinq ou dix ans, afin que les générations passées fassent place aux générations nouvelles, dépenses indispensables dans l'inhumation, il ne sera pas difficile de prouver que l'incinération n'en exigerait pas de beaucoup plus considérables. Un fait de la plus grande importance vient à l'appui de mon assertion. Lorsque la République française approuva le projet de Cambry, projet qui a beaucoup d'analogie avec celui que nous proposons, une Société s'était aussitôt formée pour proposer au gouvernement de se charger des frais nécessaires à l'acquisition du fond, à l'érection de l'édifice, au payement du personnel de service, à l'achat du combustible, etc., ne demandant à titre de redevance que l'exploitation pendant trente ans des pompes funèbres, les frais de sépulture étaient fixés au prix de 15 fr. pour tous les enfants au-dessous de l'âge de douze ans, et 30 francs pour tous les autres. Il est à propos de remarquer que la méthode de Cambry étant mixte, coûtait par conséquent beaucoup plus que l'inhumation seule, ou la seule incinération.

A côté des objections d'économie se présentent les objections techniques, qui se rapportent aux procédés et aux moyens d'obtenir promptement et intégralement l'incinération des cadavres. Or, les moyens que la science a mis aujourd'hui à notre portée pour économiser le combustible en augmentant l'intensité de la chaleur et de l'ignition ne peuvent laisser aucun doute sur la facilité de l'effectuation. Sans entrer dans les détails, que je tiens pourtant de bonne source, puisque les personnes que j'ai interpellées sur cette matière s'y connaissent parfaitement, je puis assurer que de ce côté là aussi les difficultés ne seraient pas insurmontables. Je dirais seulement, puisque ceci répond en même temps à une question technique et à une question hygiénique, qu'avec notre méthode le brûlement des cadavres se ferait de telle sorte que le corps humain serait réduit en matières fixes et volatiles de nature à pouvoir être transportées immédiatement et sans inconvénient au milieu de nous. Les gaz nuisibles, tels que les carbures d'hydrogène, les sulphures, les phosphures, l'oxyde de carbone, et autres produits azotés, seraient, pour ainsi dire, repliés sur eux-mêmes et reconduits à se brûler dans le foyer d'ignition, en se résolvant en acide carbonique, azote et eau, sans tenir compte des moindres quantités d'acide phosphorique, sulfureux, etc.

Il y a une autre question que je ne veux pas dissimuler ni chercher à éluder par la seule raison que je me trouve incapable de la résoudre. C'est la seule vraiment sérieuse qu'on ait trouvée contre l'incinération, c'est la question médico-légale, c'est-à-dire, l'impossibilité de procéder avec l'incinération aux exhumations juridiques et aux autres recherches que la justice, dans certaines circonstances, pratique sur les cadavres. Néanmoins, je me permettrai de dire que si elle est très-grave elle n'en est pas moins rare ; et je suis d'avis qu'en mettant à exécution certaines précautions que nous avons déjà proposées il y a douze ans, et avec l'aide des connaissances aujourd'hui plus étendues en matière de symptomatologie toxico-lologique, cette objection deviendrait moins grave qu'elle ne paraît au premier abord. En tout cas je me demande tout d'abord s'il y aurait à balancer entre le salut des populations entières et l'éventuelle impunité d'un coupable?

Ce sont donc moins les objections que les préjugés qui semblent être graves et enracinés. Nous avons commencé à les attaquer et nous persistons à les combattre; que maintenant les faits viennent à notre appui, et le vœu du Congrès sera l'un des plus importants. Si quelqu'un s'avisait par hasard d'anathématiser notre proposition en prononçant le mot *utopie*, nous lui répondrons qu'en présence des prodiges du progrès et devant l'audace de la pensée humaine, ce mot doit disparaître du langage de tous les peuples civilisés; ou s'il doit exprimer encore quelque chose, cela ne signifiera désormais et ne pourra signifier que conquête de l'avenir. C'est dans cette acception du mot, que nous voulons nous servir d'une sentence immorale pour en faire une application plus honorable en répétant : Utopisez, utopisez, il en restera toujours quelque chose !

« Le doct. baron PAUL DE SEYDEWITZ, de Londres, regrette que la discussion sur une si grave question se soit engagée en italien, ce qui doit empêcher un certain nombre de membres présents de la suivre avec fruit. Lui, pour sa part, se déclare pleinement d'accord avec le docteur Castiglioni, dont il a été le collègue aux Conférences internationales de Paris, en 1867, pour améliorer et modifier la Convention de Genève. Il se rappelle qu'alors ceux qui avaient la haute main tâchaient d'escamoter la question en la remettant de jour en jour jusqu'aux calendes grecques et de réduire par ces manœuvres les promoteurs de l'incinération au silence. Mais alors il s'agissait des champs de bataille seuls, et l'assemblée de Paris se trouvait composée d'éléments fort divers, il eût donc été, dans le cas le plus favorable, très-difficile de s'entendre. Ici, c'est autre chose. Dans une réunion de médecins discutant sur une question de ce genre, ce n'est pas le sentiment qui doit dominer, c'est la science, et les raisons qui doivent prévaloir doivent être puisées en elle. Ce n'est pas par des sentimentalités, mais bien par des arguments scientifiques qu'on doit soutenir ou réfuter une pareille question. Or la science trouve bien plus préférable la crémation au mode actuel d'enterrer les morts. Certes, ce n'est pas à nous, médecins, de nous laisser retenir par la crainte d'éveiller des préjugés nationaux, religieux et sociaux en disant hautement : telle et telle chose doit se faire dans l'intérêt de la santé publique! Notre devoir, au contraire, est précisément de mettre la santé publique partout et toujours et par dessus toute considération, de nous constituer partout et toujours, bien que dans les limites de nos fonctions, les gardiens les plus compétents de l'hygiène et de la santé de nos concitoyens.

La véritable rôle assigné à la médecine moderne et des temps à venir, est bien plus la prophylaxie des maladies que leur guérison ; et les travaux sur la canalisation ainsi que les statistiques médicales les plus récentes démontrent clairement la pernicieuse influence des cimetières sur l'hygiène et la santé publiques.

La question de l'incinération des cadavres n'est terrible que pour des âmes timorées, car au fait, est-il donc moins profane de faire des concessions à quelque société industrielle pour exploiter à sa guise un champ de bataille quelconque, pour en recueillir les ossements qui s'y trouvent, de les vendre ensuite à quelque raffinerie de sucre, ou bien même de les réduire à l'état de noir animal pour en faire du cirage ? »

M. le baron de Seydewitz, après avoir passé en revue les arguments et les objections conclut en engageant fortement ses confrères à voter pour la proposition faite par M. Castiglioni.

Il termine au milieu de vifs applaudissements.

M. le Dr Borgiotti s'associe aux préopinants pour appuyer la proposition du doct. Castiglioni. Il fait observer que l'introduction d'une semblable mesure rencontrerait l'approbation générale des communes pour lesquelles la question des cimetières est et a toujours été l'une des plus difficiles et des plus embarassantes. Le peuple lui-même d'ailleurs parait revenir de ses anciens préjugés. L'orateur a pu se persuader *de visu* dans quel horrible état se trouvent généralement les corps inhumés dans les cimetières.

Le Dr Sonsino est tout à fait d'accord avec le Dr Castiglioni; toutefois il déconseille l'adoption de mesures violentes, et il croit plus avantageux, dans l'intérêt même de la chose, de procéder lentement, et de ne commencer que par *permettre* l'incinération des cadavres, laissant ainsi à tout le monde la liberté d'adopter un système ou l'autre.

M. Castiglioni fait observer que cet amendement est inclus dans sa proposition, puisque cette proposition est ainsi conçue :

« Le Congrès émet le vœu que par tous les moyens possibles on tâ-
« che d'obtenir légalement, dans l'intérêt des lois de l'hygiène, que l'in-
« cinération des cadavres soit substituée au système actuel de l'inhuma-
« tion. »

Le Dr Sonsino n'insistant pas sur son amendement, la présidence met aux votes la proposition du Dr Castiglioni, qui est adoptée au milieu de vifs applaudissements.

M. le Dr Herzen communique au Congrès les faits positifs que la physiologie actuelle possède relativement à la fonction de la rate.

« *Communication du* Dr Herzen *sur la fonction de la rate.*

Messieurs,

Je viens vous communiquer, autant que le bref délai qu'on m'accorde le permet, les faits positifs acquis par la physiologie par rapport à la fonction de la rate. Si j'ai choisi ce sujet, ce n'est pas, je vous assure, pour continuer une polémique oiseuse, mais parce que je crois faire une chose utile en donnant à ceux de vous qui n'ont pas le temps de suivre les monographies physiologiques, une idée approximative des travaux qu'il a fallu exécuter, pour extorquer enfin à la nature la clef de cette énigme, problème de tous les temps, et dont quelques retardataires persistent encore à dire « que c'est un mystère insondable. »

Avant d'entrer en matière, permettez-moi, messieurs, de vous prier que chacun de vous qui aurait *un fait* à opposer aux faits que je vais exposer, me fasse l'objection dès que j'aurai fini. Une contradiction entre les faits est chose absurde qui ne peut exister; si donc il y a contradiction, elle ne peut être qu'apparente, et alors la faute réside dans les conditions de l'expérience, ou dans la rigueur des déductions.

La physiologie a dû soutenir un rude combat pour établir enfin d'une manière pour ainsi dire palpable et incontestable, le fait aujourd'hui reconnu par tous les physiologistes, sauf quelques retardataires, que le suc pancréatique possède outre la propriété de transformer l'amidon en glycose, et d'émulsionner la graisse, aussi celle de transformer l'albumine en peptone. C'est uniquement de cette dernière propriété que je vous entretiendrai aujourd'hui, car c'est celle qui a conduit à la constatation positive de la fonction de la rate.

En 1857, Corvisart a prouvé que si on pratique sur un chien qui vient de prendre un repas, la double ligature du duodénum à l'anneau pylorique et au passage dans le jejunum, si on introduit dans le duodénum une quantité d'albumine coagulée, et si on tue l'animal 10 à 12 heures après, on trouve que de l'albumine emprisonnée, environ 40, et quelquefois 50 grammes ont été dissouts, transformés en peptone, et en partie absorbés.

L'expérience a le même résultat, si outre les ligatures indiquées, on lie aussi le conduit cholédoque et même si on prive le duodénum de sa circulation de manière à le transformer en un réceptacle passif, dans lequel l'albumine n'est exposée qu'à l'influence exclusive du suc pancréatique.

C'est donc bien le suc pancréatique qui opère la digestion des 40 ou 50 grammes d'albumine emprisonnée dans le duodénum. Ces expériences prouvent encore un autre fait, qui constitue une différence essentielle entre l'action du suc gastrique et celle du suc pancréatique, c'est que ce dernier opère la digestion dans un milieu neutre ou légèrement alcalin, car on ne trouve jamais *acide* le contenu du duodénum, doublement lié.

Ces faits sont mis en évidence encore davantage par la méthode d'infusion. Si on tue un animal en pleine digestion stomacale, c'est-à-dire vers la sixième heure après le repas, on trouve que l'infusion *neutre* de son pancréas digère de 30 à 35 grammes d'albumine, si on n'avait pas lié le pylore, et de 40 à 50 grammes, si on en avait pratiqué la ligature. M. Schiff vous a dit au Musée d'où provient cette différence.

Je vous prie de bien noter les grandes quantités d'albumine dont il s'agit dans ces expériences, quantités sur lesquelles on ne se trompe qu'en y mettant beaucoup de bonne volonté, et qui me donnent le droit de faire abstraction de quelques expériences où l'on parle de quantités minimes d'albumine, d'un *gramme* ou de *fractions* d'un gramme, comme représentant le pouvoir digestif de l'infusion pancréatique active. Les auteurs de telles expériences n'ont jamais vu de véritable digestion pancréatique, leurs expériences n'ont aucune valeur et je n'en parlerai plus.

Ce fut Meissner qui le premier prouva que dans un animal à jeun, après l'accomplissement d'une digestion copieuse, on n'obtient plus *aucune trace* de transformation de l'albumine en peptone par le suc pancréatique, ni en emprisonnant l'albumine dans le duodénum, comme ci-dessus, ni en l'exposant à l'infusion du pancréas, préparée de la même manière.

Plus tard, Schiff arriva par de nombreuses expériences au résultat que le pouvoir digestif du suc pancréatique ne commence à se manifester d'une manière appréciable que vers la quatrième heure après le repas; que son pouvoir digestif augmente rapidement jusque vers la septième heure de la digestion stomacale, et qu'il diminue ensuite assez rapidement pour disparaître tout à fait vers la quatorzième ou quinzième heure après le commencement de la digestion. Ces faits m'autorisent à passer sous silence une expérience de Lussana, dont il croit pouvoir tirer une conclusion contraire aux conclusions ultérieures de Schiff, et dans laquelle le chien a été tué trois heures après le repas, c'est-à-dire à un moment où son pancréas n'aurait pas encore pu commencer à être actif même si les autres conditions de l'expérience lui avaient permis de le devenir une ou deux heures plus tard.

Mais qu'est-ce que tout cela a à faire avec la rate, vous demandez-vous peut-être? Eh bien, voici: Répétez sur des chiens adultes bien guéris, après l'extirpation de la rate, les expériences dont je viens de vous décrire le résultat, obtenu sur des animaux normaux, et vous verrez toujours et sans exception qu'il vous sera impossible d'obtenir la moindre digestion d'albumine par leur pancréas. Vous aurez beau surprendre ces animaux au plus fort de la digestion stomacale, à l'heure où la rate des animaux normaux est au maximum de son gonflement, et où, *simultanément*, le pancréas produit le maximum de ferment, — vous n'obtiendrez, encore une fois, aucune digestion d'albumine, ni dans le duodénum des animaux vivants, ni par l'infusion de leur pancréas; si vous vous laissez séduire à aciduler votre infusion, il peut arriver que vous observiez la *dissolution* d'un ou de deux grammes d'albumine dans l'acide, comme c'est arrivé à M. Lussana, mais jamais une *digestion*, c'est-à-dire une transformation en peptone. Et il est inutile d'employez toujours le long procédé d'extirper la rate et d'attendre la guérison complète des chiens, ou bien de produire la dégénérescence de la rate; non, il suffit qu'au moment où vous administrez aux animaux, chiens ou chats, le repas qui doit mettre en activité les organes digestifs, et au moment où vous mettez la double ligature au duodénum, vous posiez en même temps une forte ligature en masse sur les vaisseaux de la rate; le résutat est le même, c'est-à-dire absence totale de pouvoir digestif dans l'infusion pancréatique aussi bien que dans le suc pancréatique naturel. — Vous m'objecterez peut-être que dans cette manière d'opérer, la lésion ou la fièvre traumatique ont pu déranger la digestion. — J'ai des arguments indirects et directs pour vous répondre. D'abord en tous cas la digestion stomacale se fait parfaitement, ce qui prouve qu'il n'y a point de fièvre, car la fièvre suspend entièrement la production de la pepsine. Et puis, si vous répétez sur un autre animal toutes ces manipulations, exactement de la même manière, mais avec cette seule différence qu'au lieu de serrer fortement la ligature des vaisseaux spléniques, vous ne faites que mettre un fil autour du faisceau vasculaire, de manière à permettre encore la circulation dans la rate, alors, messieurs, la digestion de l'albumine s'accomplit parfaitement, et comme dans des chiens ou des chats normaux, soit par le suc pancréatique naturel, soit par l'infusion du pancréas. Ces faits ne laissent plus aucun doute possible, et il en ressort que ce n'est pas par la lésion traumatique, mais par la *mise hors d'activité* de la rate que nous empêchons la digestion pancréatique de l'albumine.

Ainsi, messieurs, *la rate sert à préparer les matériaux pour la production de la pancréatine*. Telle est la fonction propre de cet organe mystérieux dont l'extirpation ne produit en apparence aucun trouble dans l'organisme, tel est le résultat d'environ trois cents expériences faites sur des chiens et des chats, et non pas sur « quelques lapins malades » comme l'a prétendu M. Lussana dans sa critique superficielle; telle est enfin l'importante découverte à laquelle ce long travail a conduit notre collègue M. Schiff.

Quant à moi, messieurs, ne croyez pas que ce soit à la suite d'une aveugle confiance dans les écrits ou dans les paroles de mon maître que j'ai pris si chaleureusement la défense de sa découverte; je suis tout à fait d'accord avec M. Baccelli, qu'il ne faut être esclave d'aucune doctrine en matière de science; je vais même en cela plus loin que lui, et je crois qu'aucun homme consciencieux ne doit être esclave de *ses propres* théories; mais seulement des faits observés et bien observés. Quant aux recherches dont il s'agit ici, je vous en parle avec cette assurance, parce que tout en ne prêtant à ces expériences que l'aide manuel, je les ai vues et revues un nombre si infini de fois, qu'il m'est impossible de douter de leur exactitude, et de la rigueur de la méthode qui les a dictées.

Maintenant, allons un peu plus loin dans l'analyse de cette fonction.

M. Schiff, dans la communication qu'il vous a faite au Musée, a suffisamment appuyé sur l'importance et le rôle des substances peptogènes ; je n'y reviendrai pas ici, je ne ferai que vous rappeler les faits fondamentaux qui doivent nous éclairer davantage sur la fonction de la rate.

Vous savez que le sang des animaux à jeun ne contient pas les éléments nécessaires pour former la pepsine et la pancréatine ; on a beau exciter ou congestionner l'estomac et le pancréas, on n'obtient de l'estomac qu'un suc acide sans pepsine, et du pancréas qu'un suc qui transforme l'amidon et qui émulsionne la graisse, mais qui ne digère point d'albumine. Dès qu'une certaine quantité de matières peptogènes se trouve en circulation, la formation de la pepsine commence. Dans la marche normale des choses c'est l'extrait salivaire des aliments qui fournit les peptogènes. La production de pepsine une fois commencée, va croissant jusque vers la sixième heure après le repas, et puis diminue et cesse vers la douzième heure. Quant à la pancréatine, il en est autrement ; elle ne commence à se montrer dans le suc pancréatique qu'environ quatre heures après le repas. Il est encore une différence essentielle entre la production des deux ferments : pour produire de la pepsine il suffit de faire arriver des peptogènes dans le sang, soit par l'estomac, soit par le rectum, soit par le péritoine, soit par le tissu cellulaire sous cutané, soit enfin par injection directe dans une veine ; une seule partie du corps fait exception, c'est l'intestin grêle : comme vous savez, les peptogènes absorbés par l'intestin grêle ne donnent pas lieu à la formation de pepsine, pour les raisons que M. Schiff vous a dites au Musée. Pour former de la pancréatine les conditions sont plus restreintes ; on ne l'obtient que dans le cas où les peptogènes ont été absorbés par la muqueuse stomacale ; toute introduction de peptogène par une autre voie reste sans effet.

Tout cela nous a été exposé en détail par M. Schiff. Aujourd'hui nous y avons ajouté le chaînon moyen, le trait-d'union indispensable qui relie l'absorption stomacale à la production de la pancréatine, c'est-à-dire la fonction de la rate, dont l'activité est, comme nous avons vu, la condition *sine qua non* pour la production de la pancréatine. Pour que celle-ci ait lieu, il ne suffit donc pas que les peptogènes se trouvent dans le sang, ni qu'ils proviennent de l'estomac, il faut encore qu'ils subissent sous l'influence de la rate tuméfiée dans la quatrième heure de la digestion un changement dont la nature *intime* nous est encore inconnue, mais qui seul les rend aptes à se déposer dans le pancréas sous forme de pancréatine.

Or, quand la rate est absente ou inactive pour une cause quelconque, que devient cette partie de peptogènes qui sous son influence se serait transformée en pancréatine? Elle reste dans le sang, et y constitue un *excès* de peptogènes disponibles. Donc, si notre conclusion est juste, dans les cas où la rate n'agit plus, il y aura production excessive de pepsine dans l'estomac. Eh bien, je vous ai déjà cité l'autre jour quelques chiffres qui mettent ce résultat en évidence ; voici ces mêmes chiffres mis à côté de ceux qui représentent le pouvoir digestif du pancréas des mêmes animaux.

GRAMMES D'ALBUMINE TRANSFORMÉS EN PEPTONE
PAR LES INFUSIONS STOMACALE ET PANCRÉATIQUE

ANIMAUX NORMAUX		ANIMAUX SANS RATE	
Pancréas	Estomac	Estomac	Pancréas
Chiens . . . 40	42 ½	172	—
65	67 ½	115	—
		125	—
Chats . . . 17 ½		200	—
24	38	111 ½	—
37	65	205	—
37 ½	72 ½	300	—
Rats. . . . 0,5	70	160	—
	3	9	—

Ces faits, messieurs, me semblent non seulement fournir un contrôle évident des deux théories sur la formation de la pepsine et sur la fonction de la rate, mais aussi une explication de la voracité des animaux privés de la rate, et de l'innocuité de l'extirpation de cet organe. De la *voracité*, non certainement par *dispepsie*, mais tout au contraire par *excès de pepsine*, car l'estomac de ces animaux digère en moins de temps une plus grande quantité d'aliments. De l'*innocuité*, parce que l'excès même de la digestion stomacale sert à remplacer l'abolition de la digestion pancréatique, ou plutôt duodénale.

Et maintenant, messieurs, pour finir, je vous ferai encore observer la grande utilité pour l'économie normale de ce double foyer de digestion des albuminoïdes.

L'estomac, comme vous le savez, dédouble l'albumine; sous l'influence de la pepsine elle se transforme en peptone et en parapeptone; la parapeptone représente environ le *tiers* du produit de la digestion stomacale; la parapeptone se distingue de le peptone par son insolubilité dans des liquides neutres; il est donc impossible qu'elle soit absorbée de l'estomac, car pour passer du suc gastrique acide au sang alcalin, elle devrait passer par une étape neutre, — où elle serait précipitée, et ne ferait qu'obstruer les voies de l'absorption. — Mais la parapeptone passe par l'estomac dans le duodénum, ensemble avec le reste de l'albumine primitive dissoute ou seulement désagrégée; là elle trouve le suc pancréatique, qui transforme l'albumine et la parapeptone elle-même, *directement* en *peptone*, et rend ainsi absorbable et assimilable cette partie d'aliments qui autrement serait perdue pour l'organisme. Dans les animaux sans rate l'excès de pepsine qui se produit toujours dans l'estomac, répare la perte de parapeptone en produisant une plus grande quantité de peptone.

J'espère, messieurs, vous avoir mis en évidence ce que j'avançais l'autre jour, c'est-à-dire que si les vaisseaux gastro-spléniques ou la rate elle-même *contribuaient* d'une façon quelconque à la production de la pepsine, alors l'estomac d'animaux auxquels on a lié ces vaisseaux, ou bien qu'on a privés de la rate, devraient (si non cesser de digérer) au moins montrer une *diminution* de son pouvoir digestif; et alors les animaux, privés en même temps de la digestion pancréatique devraient (si non mourir d'inanition), au moins trahir un grand trouble de la nutrition générale.

Or, vous savez que le pouvoir digestif de l'estomac augmente au lieu de diminuer, et que les animaux se portent et se nourrissent parfaitement pendant des mois et des années.

La séance est levée à 4 h. 1/2 de l'après-midi.

P. Schivardi,

Secrétaire de la Séance.

NEUVIÈME SÉANCE DU MATIN.

SAMEDI 2 OCTOBRE, À 9 HEURES

INVITATION faite par le gouvernement Espagnol de tenir la troisième session du Congrès médical à Madrid.

COMMUNICATIONS diverses.

BELLINI. — Du soufre comme antidote chimique contre quelques empoisonnements aigus par les métaux.

DE-MARIA. — Sur l'emploi du nitrate de quinine comme fébrifuge.

BALESTRA. — Sur la fièvre rémittente miasmatique étudiée à Rome.

DISCUSSION. — MACARI, BALESTRA, GIACONI, BRUGNOLI.

SAPOLINI. — Sur une nouvelle sonde utérine.

PETRERA D. — Contribution à la clinique de l'angine croupale.

ARCOLEO. — Sur un cas de gliome ascendent de la rétine suivi de mort.

NUNEZ-VAÏS. — Sur une procidence par l'anus des intestins grêles.

DE VIVENOT. — Sur l'usage prophylactique du sulphate de quinine dans les pays marécageux.

DISCUSSION. — ZUCCHI, DE BESSER, DE-MARIA.

NEUVIÈME SÉANCE DU MATIN

2 Octobre 1869.

***

Présidence du Vice-Président, M. De-Maria.
Vice-Présidents, MM. Burci et Michelacci.
Secrétaire général, M. Brugnoli.
Secrétaire de la séance, M. Carruccio.

La séance est ouverte à heures 9 ¼.

Après la lecture du procès verbal, qui est approuvé, M. le Vice-Président donne communication d'une dépêche télégraphique du Secrétaire du Conseil des Ministres du Gouvernement Espagnol, ainsi conçue :

« Urgence

Madrid. — Le secrétaire du Président du Conseil des Ministres au Président du Congrès Médical International de Florence.

Je suis autorisé à vous proposer Madrid comme siége du futur Congrès. Le Gouvernement Espagnol et la classe médicale vous en seront reconnaissants ».

***

Le Vice-Président fait observer qui cette dépêche arrive trop tard, parce qu'on a déjà dans une séance précédente établi qu'on tiendra la 3ᵐᵉ session du Congrès Médical International à Vienne. Il en exprime par conséquent tous ses regrets, et il exprime l'assurance que le Congrès voudra bien s'unir avec lui pour remercier le Conseil des Ministres du Gouvernement Espagnol et l'honorable classe médicale de cette nation.

Ces paroles sont accueillies par de longs applaudissements.

Après M. le Secrétaire Général communique au Congrès quelques numéros du Journal *La Riforma*, au nom de M. le Professeur La Loggia, lequel dans un remarquable article inséré dans ce journal propose l'institution d'un certain nombre d'observatoires médicaux, dans lesquels en observant et en notant les caractères et les symptômes des maladies épidémiques, on puisse arriver à la connaissance de quelques unes des lois générales relatives à l'évolution des épidémies.

La parole est donnée à M. le Prof. Ranieri BELLINI, qui monte à la tribune pour donner lecture du mémoire, suivant:]

« *Du soufre comme antidote chimique contre quelques empoisonnements aigus par les métaux, Communication faite par le Prof. Ranieri Bellini.*

Messieurs,

Vous savez que les toxicologistes ont reconnu que les meilleurs antidotes chimiques contre les empoisonnements aigus par les métaux sont ceux qui, outre la rapidité de la réaction, donnent lieu à un composé insoluble qui n'est pas attaquable par le suc gastrique ou ne l'est que difficilement et seulement après un certain laps de temps.

Le gaz hydrogène sulfuré, donnant lieu immédiatement à des sulfurés métalliques, qui ne sont attaqués par le suc gastrique que difficilement et après un certain temps, est sans contredit le meilleur antidote chimique dans les cas où le poison métallique est de ceux qui subissent l'action de ce gaz. C'est ainsi que l'on a toujours vanté dans ces empoisonnements les eaux sulfureuses naturelles et artificiélles, le sulfure de fer hydraté et les sulfures alcalins.

Mais malheureusement le médecin n'a pas toujours à sa disposition les deux premiers antidotes; il ne peut pas toujours employer le fer. En effet on ne trouve pas les deux premiers dans la plupart des pharmacies, ou si on les trouve, il sont, en vertu du temps, avariés et par conséquent d'une action faible ou nulle; les sulfures alcalins, en vertu de leur action irritante et caustique, sont absolument contre-indiqués, surtout quand la muqueuse de l'estomac est enflammée ou ulcérée.

Le remède que je vous propose comme antidote chimique existe, vous le savez, non seulement dans toutes les pharmacies, dans toutes les drogueries, mais, peut-on dire, dans presque toutes les familles; c'est un corps au quel le temps ne fait subir aucune altération, qui ne possède aucune qualité irritante, qui n'a ni odeur ni saveur, et peut par conséquent être administré avec la plus grande facilité.

Ce n'est pas par lui-même que le soufre est un contrepoison chimique, mais bien parceque, ainsique les expériences que j'ai faites sur les animaux le démontrent, les matières alimentaires contenues dans l'estomac et dans la reste des organes digestifs lui abandonnent leur hydrogène, en donnant lieu à la formation du gaz hydrogène sulfuré, qui est encore plus abondant si l'on administre le magistère de soufre au lieu du soufre en poudre ou du soufre sublimé, parceque le magistère est hydraté et dans un état d'extrême division.

J'ai dit que le soufre est un antidote dans quelques cas et non dans tous les empoisonnements aigus par les métaux, parceque l'hydrogène sulfuré qui est le gaz qui se forme dans le tube digestif, quand on prend du soufre et au quel on doit l'effet utile, ne réduit pas à l'état de sulfure tous les poisons métalliques; de plus il n'opère cette réduction sur quelques uns d'entre eux que lentement et incomplètement.

Les empoisonnements métalliques aigus contre lesquels le soufre peut être employé comme antidote chimique, parceque le gaz hydrogène sulfuré produit un précipité rapide et complet, sont ceux occasionnés seulement par les sels de plomb, de cuivre, d'étain, d'argent, d'or, de cadmium, de palladium, par ceux de zing uni à un acide organique, tandis que ce remède ne doit pas être employé dans les empoisonnements aigus produits par les sels de fer, de manganèse, de zing uni à un acide minéral: acides arsénieux et arsénique, par les sels de bismuth, par l'émétique et par le sublimé corrosif.

Le contrepoison que je propose n'est bon qu'à une condition, c'est que ces empoisonnements aient eu lieu pendant que l'estomac était plein, ou bien que le soufre soit donné en même temps que les aliments, parceque, ainsi que j'ai pu m'en assurer par des expériences sur les animaux, lorsque l'estomac est vide, il n'y a pas la moindre trace de production dans sa cavité d'hydrogène sulfuré; car alors nous n'avons point les matières organiques qui peuvent céder l'hydrogène au soufre pour former le gaz neutralisateur.

Dans les cas d'empoisonnement consommé à jeun, les aliments qui doivent être donnés en même temps que le soufre, seront ou une émulsion de cervelles très-fraîches de bœuf, d'agneau ou de porc, ou bien du foie de ces animaux réduit à l'état de bouillie et enveloppé dans du pain à cacheter ou bien encore de la viande de bœuf ou de veau crue ou cuite. Car une longue série d'expériences faites avec diverses substances alimentaires me permet d'affirmer que ce sont là les aliments qui cèdent au soufre avec une grande rapidité la plus grande partie de leur hydrogène.

Néanmoins le soufre devra être employé comme antidote chimique dans les cas que j'ai cités, quand le médecin l'aura sous la main, et ne pourra avoir promptement les eaux sulfureuses naturelles ou artificielles, le sulfure de fer hydraté et tous les autres contrepoisons qui ont été préconisés contre les empoisonnements aigus par les métaux, et quand il ne pourra se servir des sulfures alcalins, parcequ'ils seront contre-indiqués par une gastrite ou par des ulcères sur la muqueuse de l'estomac; ou bien encore lorsque le malade se réfuse à prendre les eaux sulfureuses à cause de leur odeur nauséabonde.

Après M. le Vice-Président De-Maria lit une

« *Note clinique sur l'emploi du nitrate de quinine comme fébrifuge,*
par le professeur Charles De-Maria.

Je viens exposer à cette savante assemblée quelques notes cliniques sur un *sel de quinine* que l'on trouve cité dans plusieurs ouvrages de chimie et même de matière médicale, mais qui, à ma connaissance, n'a pas été jusqu'à présent appliqué en thérapeutique.

L'idée m'en est venue en m'occupant de la biographie médicale de notre grand historien Charles Botta, qui, dans la première moitié de sa vie, parmi ses écrits sur différents sujets de médecine en a laissé un sur l'emploi de l'acide nitrique comme fébrifuge. Exilé à la fin du siècle dernier pour son amour de la liberté, Botta était médecin à l'hôpital militaire de Grenoble; le manque et la mauvaise qualité du quinquina qu'il avait à sa disposition, lui firent entreprendre des essais cliniques pour trouver des antipériodiques à lui substituer. Il crut avoir trouvé ce qu'il cherchait dans l'acide nitrique. Il l'employa à la dose d'un gramme, et même d'un demi gramme étendu dans deux livres d'une tisane appropriée à prendre dans les 24 heures, et il obtint la guérison de fièvres tierces simples, et doubles, et de fièvres quartes quotidiennes, toutes rebelles à la quinine; parmi ces fièvres, il y en avait qui succédaient à des fièvres typhoïdes. Il ne fut jamais nécessaire de recourir en même temps aux purgatifs. D'autres confrères obtinrent les mêmes succès.

J'ai pensé alors que l'union de l'acide nitrique avec la quinine pourrait fournir une préparation saline égale et peut-être supérieure aux autres sels de quinine pour vaincre les affections périodiques à type différent. J'ai recherché avant tout les livres de clinique et de matière médicale pour savoir si quelque écrivain avait déjà fait mention de l'emploi du nitrate de quinine au lit du malade. On trouve bien dans les ouvrages de chimie quelques indications pour le préparer : Despres en décrit les cristaux en prismes rhomboïdaux, courts, inclinés vers leur base, Dorvault propose une formule afin de l'obtenir, mais ces auteurs ne disent rien de son action médicale.

L'écrit qui seul à ma connaissance a donné quelques notions sur l'action du nitrate de quinine sur l'organisme vivant, est celui publié il y a vingt-cinq ans par le professeur Louis Beraudi, de Casal Montferrat. Après avoir compris parmi les sels de quinine les nitrates de quinine et de cinchonine, il fait mention des symptômes suivants produits par le nitrate de quinine solide sur lui-même à la dose de dix grains : sensation d'ardeur à l'épigastre qui devint bientôt générale, bourdonnements d'oreille, mydriase, rougeur à la langue, dyspnée, face livide, pulsation aux carotides, yeux brillants, sommeil, transpiration abondante, symptômes qui disparurent en quelques heures, à l'exception de la chaleur épigrastique, et de la diarrhée. Beraudi voyant dans ces symptômes la preuve de l'activité du sel, il en conclut qu'il méritait plus d'attention, conclusion qui ne fut pas, à ma connaissance, prise en considération par d'autres observateurs.

Dans le but de soumettre à l'expérimentation clinique le nitrate de quinine j'ai prié mon excellent ami Chiappero, professeur de chimie à l'école vétérinaire de Turin, de me procurer du nitrate de quinine bien pur. Il s'empressa de satisfaire à mon désir, et me communiqua le procédé employé pour l'obtenir, ainsi que les caractères du sel. J'expose son mode de préparation pour les pharmaciens qui voudraient l'imiter.

Nitrate neutre de quinine.
Azotate quinine $(HO^2\ C^{20}\ H^{24}\ N^2\ O\ H^3\ O)$.

« On peut obtenir le nitrate de quinine de deux manières, ou par
« neutralisation en dissolvant de la quinine précipitée dans l'eau distillée,
« acidulée avec de l'acide azotique pur ; cette dissolution est filtrée bouil-
« lante, et abandonnée à une évaporation lente.

« Le nitrate de quinine est obtenu d'une autre manière plus naturelle-
« ment par une décomposition double par le procédé suivant, que l'on
« propose parce qu'en général dans les traités de chimie dans lesquels il
« est fait mention du nitrate de quinine, on ne donne pas de procédé
pour l'obtenir.

On prend :   16 parties du nitrate de barite cristallisé.
                  54 parties de sulfate de quinine séché cristallisé.
                  350 partie d'eau distillée.

« On fait bouillir ces réactifs dans une capsule de porcelaine à une
« douce température pendant un quart d'heure ; on filtre bouillant ; le li-
« quide filtré se trouble et devient lactescent à cause du nitrate de qui-
« nine, qui par le refroidissement du véhicule peu soluble, forme des gou-
« telettes oléagineuses, très-divisées, qui donnent au liquide l'aspect d'une
« émulsion ; avec le repos les goutelettes disséminées dans les liquides se
« recueillent au fond et forment une masse d'une consistance de térében-
« thine molle, et fluide, masse qui plus tard est condensée et cristallisée
« après vingt-quatre heures en prismes *élégants, réguliers, rhomboïdaux*
« assez volumineux, transparents, décolorés, déodorés, très-amers.

« On doit noter en préparant le sel son altérabilité facile par le calo-
« rique ; il faut donc aviser à ce que les parois de la capsule, dans la-
« quelle a lieu la réaction, restent à découvert, et ne pas les changer
« trop pour éviter la carbonisation du nitrate restant peu soluble dans

« l'eau froide, mais beaucoup dans l'eau bouillante et dans l'alcool. Les
« cristaux enlevés du liquide après deux ou trois jours seront mis à sécher
« sur un entonnoir de verre.

« Les eaux mères poussées jusqu'à l'ébullition seront passées sur le
« filtre qui a servi à la première opération afin d'enlever le peu de ni-
« trate de quinine resté avec le sulfate de barite. Ces eaux filtrées aban-
« données successivement à une évaporation lente d'étuve donnent encore
« une petite quantité de nitrate de quinine.

« La proportion sus-mentionnée des réactifs suffit pour décomposer tout
« le nitrate de barite ; en ayant soin toutefois que le sulfate de quinine
« que l'on emploie ne contienne pas d'eau de cristallisation, ou interposée
« dans une proportion qui ne dépasse pas 14 0/0.

« Dans le cas contraire, une petite quantité de nitrate de bismuth
« pourrait rester et gâter le nouveau produit. Quoiqu'il en soit, le
« pharmacien pourra aisément s'en apercevoir et éviter l'inconvénient ; pour
« cela il suffit de distiller une goutte d'acide sulfurique allongé dans le
« liquide filtré ; si quelque précipité devient permanent, on ajoute à la
« masse bouillante une pincée de sulfate, jusqu'à ce que le liquide clair
« n'en précipite plus avec l'acide sulfurique. »

Depuis quatre ans j'emploie dans les fièvres périodiques à type divers le nitrate de quinine en pilules à la dose de 40 à 60 centigrammes, et
j'ai obtenu un nombre considérable de guérisons. Je me propose de continuer mes essais ; je me bornerai par conséquent dans ce moment-ci à rappeler en peu de mots les cas les plus saillants qui se sont présentés à mon
observation, me réservant de les exposer plus tard en détail. Je ne veux
à présent qu'appeler l'attention sur le nitrate de quinine pour provoquer
de la part de mes savants confrères des essais qui puissent donner la
vraie mesure de son efficacité.

Première Observation.

Un jeune homme de dix huit ans, robuste et sain, contracta au mois
d'août 1865 une fièvre tierce qui bientôt devint quotidienne, elle résista
pendant quelque temps au sulfate de quinine, mais en répétant la dose,
elle disparut à la fin d'août. Dans le commencement d'octobre la fièvre
tierce reparut accompagnée de symptômes de congestion hépatique. Après
une application de sangsues, je prescrivis 40 centigrammes de nitrate de
quinine. L'accès revint à peine ; avec une nouvelle dose la fièvre fut coupée sans récidive successive.

Deuxième observation.

Un jeune homme de 19 ans fut sur la fin de septembre 1865 atteint
par une fièvre quotidienne, guérie après quelques accès par une saignée,
le sulfate de magnésie et le sulfate de quinine. Malgré ces remèdes la
fièvre reparut le 3 octobre, mais le sulfate de quinine en coupa le cours
jusqu'à la fin du mois. Un nouvel accès le 10 fut combattu avec le nitrate à la dose de 40 centigrammes, et il n'y eut plus de récidive.

Troisième observation.

Un homme de 30 ans, d'une constitution robuste, après cinq accès de
fièvre tierce, prit 40 centigrammes de nitrate de quinine, et la fièvre fut
aussitôt coupée sans retour. Il avait fallu, avant le fébrifuge, administrer
un purgatif salin, et appliquer des sangsues afin de remédier à une légère
irritation gastro-intestinale.

Quatrième observation.

Il s'agit d'un jeune homme de 18 ans qui présenta des symptômes d'embarras gastrique suivis de trois accès de fièvre tierce dans le mois de juillet 1866. Après l'usage de 25 grammes de sulfate de magnésie, on employa le nitrate à la dose de 40 centigrammes, et la fièvre cessa sans récidive.

Cinquième observation.

Un cuisinier de 40 ans fut atteint au mois de juillet de la fièvre tierce, produite à Cherasco par les émanations humides de la Stura. La fièvre durait depuis une année, avec le type de tierce; lorsqu'il demanda mon assistance, elle s'était changée en quotidienne depuis vingt jours. Le sulfate de quinine avait été employé inutilement parce qu'on n'avait pas fait attention à la complication d'un engorgement de la rate. Je fis appliquer quinze sangsues aux vaisseaux hémorrhoïdaux, puis je prescrivis le nitrate en pilules à la dose de 40 centigrammes, et la fièvre disparut définitivement.

Sixième observation.

Un jeune homme de 17 ans fut atteint au mois de mars 1866 de fièvre tierce simple sans aucune complication. La seule dose ordinaire de 40 centigrammes de nitrate de quinine en dix pilules avec un extrait amer suffit pour l'en délivrer.

Septième observation.

J'obtins le même effet favorable sur un homme de 23 ans, qui fut délivré d'une fièvre périodique quotidienne avec 40 centigrammes de nitrate.

Huitième observation

Un jeune homme de 17 ans, élève à l'Académie militaire de Turin, à laquelle je suis attaché comme médecin, eut des accès de tierce, qui duraient 24 heures à la fin d'octobre 1867, et qui ne cessèrent qu'à la troisième prescription de 60 centigrammes de sulfate de quinine. Mais peu de jours après la fièvre reparut. Alors je recourus au nitrate à la dose adoptée de 40 centigrammes consommée en 24 heures. Les accès ne se renouvelèrent plus, mais je crus nécessaire de répéter la dose pour la prendre peu à la fois dans les jours suivants.

Neuvième observation.

Il s'agit aussi d'un autre jeune homme de 20 ans, d'une bonne constitution, qui fut attaqué dans les premiers jours de juin 1867 par une fièvre rémittente avec des symptômes d'embarras gastrique. Une tisane émétisée débarrassa le tube alimentaire, et la fièvre prit le type tertiaire. Une seule dose de 40 centigrammes de nitrate de quinine suffit pour la vaincre sans récidive.

Dixième observation.

Un autre jeune homme de 19 ans présenta un cas tout à fait analogue dans le mois de juillet de la même année, et fut aussi délivré d'une fièvre tierce dans peu de jours avec la dose ordinaire de 40 centigrammes.

Onzième observation.

Dans un autre cas, un jeune homme de 20 ans guérit d'une fièvre tierce, mais elle récidiva, et il fallut répéter trois fois le nitrate.

Douzième observation.

Le même cas fut observé chez un homme de 50 ans au mois de juillet 1867.

Treizième observation.

Dans la plupart des fièvres simples et bénignes, dans lesquelles j'ai employé le nitrate de quinine, une seule dose de 40 centigrammes a suffi pour vaincre la maladie. Mais il n'en est pas de même lorsqu'à la suite d'une autre maladie, une affection intermittente névralgique se développe. Il faut alors des doses répétées. Tel fut le cas d'un jeune homme de 17 ans, qui après avoir offert à l'observation les symptômes d'une légère congestion cérébrale, dont on le délivra avec les remèdes appropriés, conserva néanmoins une otalgie très-violente avec le type quotidien. Deux doses des pilules sus-énoncées suffirent pour une entière guérison.

Quatorzième observation.

Dans un autre cas je délivrai d'une gastralgie douloureuse une dame de 55 ans, hystérique. Elle fut prise au mois de février 1868 de gastralgie violente avec dyspnée, défaillance et froid. L'accès apparaissait de 8 à 9 heures du matin. Les antispasmodiques n'ayant produit aucun bon effet, je prescrivis le nitrate de quinine à la dose de 40 centigrammes avec quelques centigrammes d'asa fœtida ; l'accès revint le jour successif, mais bien moins fort, et il ne se renouvela plus après la répétition du nitrate.

Quinzième observation

Une autre femme mariée, de 45 ans, sujette à des perturbations nerveuses douloureuses ou convulsives à l'approche de la menstruation qu'elle avait toujours abondante, fut attaquée au commencement de juillet 1867 par une prosopalgie faciale droite. Les douleurs étaient très-violentes, mais sans réaction fébrile. J'employai les remèdes antinévralgiques qui semblaient indiqués, mais sans effet. Ayant observé une rémittence qui me fit soupçonner une condition périodique, d'autant plus qu'elle s'était exposée à l'action de l'humidité, j'employai le nitrate à la dose de 40 centigrammes, dont je fis douze pilules avec un demi-gramme pour chacune d'extrait de valériane, et de nitrate de quinine. Après cinq ou six jours tous les symptômes morbides avaient disparu.

Je me borne aux observations que j'ai rapportées, auxquelles je pourrais en ajouter bien d'autres que je me réserve de citer dans un un mémoire plus détaillé sur ce sujet. Je crois que l'addition au sels de quinine administrés jusqu'à présent comme fébrifuges du nitrate qui à la dose de 40 à 60 centigrammes arrête le cours des fièvres, et des autres affections périodiques, n'est pas à dédaigner, surtout si l'on tient compte que je n'ai jamais observé les effets produits par son emploi, les surdités, les bourdonnements d'oreilles, les céphalalgies, et les autres symptômes qui sont produits sur les individus trop sensibles par les autres sels de quinine, et surtout par le sulfate.

J'espère que mes confrères voudront essayer le sel que je recommande, je crois, le premier, et je serai heureux si mon indication donne à quelques-uns d'entre eux le moyen d'obtenir, par le nitrate de quinine, la guérison de fièvres réfractaires à d'autres fébrifuges ».

———

Vient ensuite le tour de M. le Doct. BALESTRA qui donne lecture d'une bruchure :

« *La Fièvre rémittente miasmatique étudiée à Rome*
par le Doct. PIERRE BALESTRA.

Messieurs et très-honorables Collègues,

Plusieurs auteurs ont traité en général de cette fièvre, en lui donnant des noms différents, mais nous n'avons pas encore une monographie exacte et complète. Torti, Baglivi, Lancisi, Sydenham, Metaxa et bien d'autres ont parlé de la fièvre rémittente, mais seulement de quelques variétés particulières, et l'ont confondue bien souvent avec d'autres maladies fort différentes.

J'ai essayé de faire la description particulière et étendue de cette fièvre miasmatique, de ses variétés, telle qu'on l'observe à Rome ; car, dans ce pays, ces fièvres rémittentes sont assez différentes de celles des autres contrées très-chaudes et tropicales, étudiées par Maillot, Stewardson, Twining, Wilson, Griesinger et autres. Mais je ne parlerai ici que de quelques parties en général, empruntées à un travail bien plus complet que je ferai paraître bientôt.

La rémittente miasmatique de notre pays est une fièvre continue à cours assez long, avec des exacerbations et des rémissions périodiques, à type le plus souvent quotidien, distinguées par des frissons et par des sueurs plus ou moins abondantes et par des différences sensibles thermométriques. Elle est produite exclusivement par l'infection du miasme palustre.

Ce miasme consiste dans les spores et sporanges d'une petite plante de l'espèce des algues, comme il est démontré par les recherches et expériences que j'ai eu l'honneur de vous exposer dans une autre séance.

On a souvent confondu la fièvre rémittente avec d'autres maladies intermittentes et avec des affections qui se ressemblent dans la forme, quoique d'origine et de nature différente, c'est-à-dire avec les gastriques, ou gastro-entérites catarrhales, et surtout avec la fièvre typhoïde.

Telle ressemblance symptomatique que l'on observe à Rome entre ces deux fièvres est vraiment singulière, de sorte qu'il est aujourd'hui même assez difficile de distinguer, surtout dès le commencement, si une fièvre est tout simplement rémittente ou typhoïde, ou s'il y a complication ou non de ces deux affections ensemble. Ces connaissances sont très-nécessaires pour le diagnostic et le traitement en particulier, parce que, si on retarde l'administration du quinine, toute complication de la vraie fièvre typhoïde arrive bien facilement, ou bien la rémittente devient grave par elle-même.

Dans mon mémoire, j'ai tâché de bien déterminer les symptômes caractéristiques à chaque forme, de manière qu'on peut bien connaître, par des signes positifs, si la rémittente est seule, ou si elle est compliquée de la typhoïde à son commencement et le moment où cette complication arrive.

Il vaut mieux, à Rome, observer et étudier plus exactement la fièvre rémittente miasmatique dans la ville que dans les hôpitaux, où les malades entrent en général trop tard et avec des complications très-avancées.

Pour être bref, je ne puis vous entretenir sur les localisations et sur les différentes complications morbides ni sur la discrasie miasmatique.

Les effets de l'infection ou l'infection même est légère au commencement de la fièvre; mais, pendant la marche de la maladie, elle augmente et peut atteindre un degré bien élevé et même pernicieux.

Il y a deux degrés de fièvre rémittente: léger et grave; le premier plus fréquent dans l'automne et l'été.

Je distingue le cours de la rémittente en trois périodes: la première que j'appelle *mixte*, parce que les localisations ou les complications sont très-fréquentes et sensibles et se prolongent de deux à quatre jours; la seconde, qu'on peut nommer *distinctive*, par la présence de symptômes caractéristiques; la troisième, qui commence le huitième ou dixième jour, et que j'appelle *nerveuse* ou *typhoïde*, non tant par la ressemblance de forme que par la complication de la fièvre typhoïde, assez fréquente pendant cette période.

Je ne puis, faute de temps, vous faire une description exacte de tous les symptômes de la rémittente miasmatique, tels que je les ai exposés dans mon mémoire; pourtant, je dirai quelques mots seulement sur les symptômes spéciaux et caractéristiques par lesquels on pourra bien la déterminer et faire le diagnostic de son origine et de ses complications.

1.° Fièvre continue avec des paroxysmes à son commencement plus ou moins accentués, réguliers, périodiques, distingués d'abord par des frissons de différents degrés et pendant la rémission, par des sueurs partielles ou générales. La durée d'un paroxysme est de huit à dix heures.

2.° Propriétés spéciales et distinctives du pouls: vibrant, accéléré, ondulant, avec des différences très-remarquables du matin au soir de 20 à 50 pulsations et davantage, avec diminution ou augmentation très-sensible et proportionnée du thermomètre de deux à trois degrés et plus, pouvant atteindre comme maximum 4 centigrades et $^1/_2$. Ces différences du pouls et de la température si bien marquées, qui se répètent chaque jour, ne se rencontrent jamais dans aucune autre fièvre continue.

3.° Les paroxysmes arrivent plus souvent dans l'après-midi; la rémission vers minuit.

4.° Il n'y a presque jamais d'éruption pétéchiale ou de taches rosées sur la peau; quelquefois seulement des vésicules de *sudamina*; au contraire, l'*herpes labialis* est très-fréquent. Le nez saigne fort peu et rarement.

5.° Tuméfaction très-étendue et rapide de la rate au commencement et bien souvent aussi avant la fièvre, lorsqu'il n'existe que des symptômes d'incubation, de manière que, par ce seul signe de la rate, j'ai maintes fois réussi à annoncer la prochaine apparition d'une fièvre rémittente. Cette tuméfaction peut atteindre des proportions extraordinaires: l'obtusité plessimétrique surpasse 14, 20 et 30 centimètres en longueur et 8 à 12 en travers. La rate prend une position oblique et augmente toujours vers l'ombilic. Dans plusieurs cas, j'ai observé des alternatives, très-sensibles au plessimètre, d'augmentation pendant et de diminution après un assez fort paroxysme. Cette modification de la rate avant la fièvre, pendant et après les accès, me semble bien intéressante et assez caractéristique pour le diagnostic.

6.° Les propriétés spéciales des urines sont: couleur rouge brique foncée; acidité très-marquée d'abord, avec sédiments abondants pendant la rémission, composés presque toujours d'urates; réaction légèrement alcaline à la dernière période. Quant à ces dépôts dans l'urine, j'ai observé qu'ils sont ordinairement très-abondants dans tous les cas où la tuméfaction de la rate est considérable. Ainsi, chaque fois qu'il y a diminution sensible de ce viscère, comme je l'ai souvent remarqué après la complète rémission d'un accès bien prononcé, j'ai toujours constaté qu'elle est accompagnée de dépôts urinaires en quantité vraiment considérable. Cette propriété des urines ne manque presque jamais dans une telle fièvre, surtout après un fort paroxysme. Les urines ne contiennent pas d'albumine, si ce n'est par exception et en très-petite quantité, pendant la dernière période. Les chlorures y sont en proportion presque normale.

7.° Amélioration fort sensible et rapide après avoir administré dans les moments opportuns et en quantité suffisante des sels de quinine, avec diminution prompte et remarquable de la rate.

Je ne ferai pas mention ici des variétés et des irrégularités de la marche et des symptômes de la rémittente, ni des différences diagnostiques avec les autres maladies, et des causes et lésions anatomiques.

Quant à ces dernières, je ferai seulement observer que, dans la fièvre rémittente, on ne découvre jamais ni ulcération ni plaques de Peyer aux intestins, ce qui arrive toujours quand il y a complication de fièvre typhoïde. De même, je n'ai jamais observé le foie bronzé de Stewardson. La seule lésion constante est l'hypérémie et l'hyperplasie de la rate, avec ramollissement et infiltration pigmentaire. La membrane capsulaire amincie se détache facilement. Le parenchyme n'est pas si coloré, et il ne se réduit pas autant en bouillie que dans la fièvre typhoïde.

Maintenant, quelques mots sur le traitement. Au commencement de la fièvre rémittente, il n'y a pas autre chose à faire qu'à traiter les symptômes ou les formes compliquantes. Dès que celles-ci commencent à céder et que la forme rémittente se montre claire, avec les paroxysmes spéciaux assez distingués, il ne faut pas attendre davantage pour administrer la quinine et toujours à dose élevée, pas moins de deux grammes, et la répéter dans les jours suivants. Il faut se bien rappeler que l'administration de la quinine ne doit pas être retardée au-delà du cinquième jour, pour qu'elle soit efficace, parce que les altérations des organes étant trop avancées, la quinine ne suffit plus pour les guérir, d'autant plus que la complication de la fièvre typhoïde franche ne manque presque jamais pendant cette période.

Concluons:

La fièvre rémittente miasmatique de Rome est une fièvre à forme spéciale, *sui generis*, qui manque d'une description complète; elle est exclusivement produite par l'infection palustre. Quant à la forme, elle ne doit pas être confondue avec les intermittentes simples ou pernicieuses déjà connues; quant à l'origine et à la nature, elle est bien différente de la fièvre typhoïde, des gastro-entérites catarrhales et encore de toutes les autres affections qui lui ressemblent par les symptômes et surtout par les rémittences.

Elle a un cours et des symptômes propres et distinctifs, par lesquels on peut bien la reconnaître dès son commencement et la distinguer avec assurance de toutes les autres formes morbides qui lui ressemblent en quelque manière et la compliquent assez souvent.

Convenablement traitée par le préparations de quinine à doses suffisantes et répétées, on guérit toujours, même dans les formes les plus graves, cette fièvre autrefois si meurtrière; tandis que par tout autre moyen thérapeutique, elle serait dangereuse et bien souvent fatale par son infection, ou par la complication très-facile de la fièvre typhoïde franche ».

M. le Doct. MACARI demande la parole pour avoir quelques renseignements de M. Balestra, surtout sur le miasme palustre de rizières, qui pourrait avoir la même nature que celui qui produit la fièvre rémittente miasmatique, examiné par M. Balestra.

M. BALESTRA dit qu' il ne peut l' affirmer parcequ' il a étudié seulement le miasme palustre des marais, dans lequel il a trouvé les spores qu' il a décrit dans un précédent travail, mais il n' a pas encore eu l' opportunité d'examiner le miasme qui se produit dans les rizières.

Après quelques autres observations de M. MACARI, le Doct. GIACONI LOUIS, fait observér que « la famille de ces fièvres étant aussi étendue que protéiforme, et l' emploi convenable des préparations de quinine aussi difficile que dangereux suivant les cas de complications, il veut en peu de mots rappeler que tous les praticiens de toute âge ont adopté le système, hormis de très-rares exceptions, d' user de ces préparations seulement dans la rémission ». Après quelques mots de M. le Secrétaire général M. BRUGNOLI pour faire connaître qu' il n' y a pas d' inconvénients à donner les préparations de quinine pendant la fièvre et durant l' exacerbation même de la fièvre périodique, comme l' atteste l' heureuse pratique de M. le Doct. MINZI à Terracina qui les donne aussi dans le fort de l' accès pernicieux, la discussion sur cette question est close.

M. le Doct. SAPOLINI monte à la tribune pour faire connaître une nouvelle sonde flexible utérine, inventée par lui-même, et qui marque par elle-même les flexions de la matrice.

« *Une nouvelle sonde utérine, par M. le Doct.* SAPOLINI.

Très-honorables Confrères,

Le Congrès est arrivé glorieusement à son terme, d' autres doivent encore vous communiquer leurs travaux, je serai donc bref tout en me recommandant à votre bienveillance.

J' ai l' honneur, Messieurs, de vous présenter une nouvelle *Sonde Utérine* qui me parait remplir son vrai but.

Depuis longtemps plusieurs sondes ont été proposées aux gynécologistes, dont le Doct. Huguier nous a donné un aperçu exact et critique dans son ouvrage sur l' *Hystérométrie*.

Aujourd'hui les sondes les plus usitées dans la pratique sont la sonde de Sympson, ou le stylet boutonné et plus généralement encore la sonde Valleix.

Présent assez souvent au cathétérisme fait par des médecins experts et après l'avoir exécuté moi-même j'ai vu et constaté que l'introduction de ces instruments n'est pas toujours facile et sans dangers pour l'organe que l'on sonde; j'en ai conclu, qu'une sonde flexible devait être la plus convenable.

Une sonde élastique, ou la sonde de Velpeau faite de nœuds empilés l'un sur l'autre devrait mieux satisfaire à la pratique que la sonde de Valleix.

Mais la sonde élastique ou celle de Velpeau une fois introduite dans la cavité utérine, qu'avons nous gagné? Nous aurons la mesure de la profondeur de l'organe mais nullement de sa flexion.

L'instrument de Valleix peut parfois répondre à cette question; suivons son trajet à travers l'axe complexe de la matrice.

Le bout olival de cette sonde introduit dans le museau de tanche, l'opérateur peut l'attirer à lui si par hasard il est renversé en arrière; on avance ensuite la sonde le long de l'axe du col et le sphincter interne une fois surmonté, elle se trouve dans la cavité utérine. L'opérateur tourne alors doucement la sonde et observe de quel côté le manche de l'instrument se dirige; s'il est au pubis ce sera une *rétroflexion*, si en bas la flexion sera *antérieure*.

Le diagnostic peut être juste dans plusieurs cas, et ne pas l'être toujours, ce que je me propose de faire voir plus tard.

Cette manière d'introduction est facile sur bien des femmes, mais il en est tout autrement sur celles que n'ont pas eu d'enfants; quand il existe une hypertrophie et surtout une hypertrophie concentrique du col de la matrice; quand il est durci ou fixé par des adhérences morbides et dans maintes autres circonstances, surtout lorsque l'éperon s'est formé sur la limite de la cavité de la matrice; dans ces cas la sonde Valleix avancera difficilement dans l'axe de la matrice, et il peut arriver même qu'au lieu d'avancer, elle ne fasse que pousser l'organe à l'intérieur. Il peut arriver encore, que le corps de la matrice soit flasque, et alors ce sera la sonde qui donnera une flexion à la matrice qui réellement n'existait pas.

Je pourrais énumérer d'autres inconvénients qui faussent le diagnostic, mais pour abréger, je me limite à la dernière observation complémentaire du sondage Valleix. Admettons que le cathéter soit introduit aisément, l'explorateur porte l'autre main sur les parois abdominales afin de constater la présence de l'olive pour avoir ainsi la preuve de l'antéro-flexion. Si le sujet est maigre, on la trouve facilement, mais ce sera plus difficile toutes les fois que la patiente a trop d'embonpoint; enfin on parvient à trouver ce bout olival, mais grâce à cette palpation prolongée ni la muqueuse de la matrice, ni sa texture, ni les viscères, ni le péritoine n'auront certes gagné à cette labourieuse exploration, et la susceptibilité de l'organe sera surexcitée, et l'irritation de toutes ces parties sera augmentée.

C'est d'après ces considérations que vous pouvez facilement compléter, que j'ai pensé qu'il était nécessaire de trouver une sonde qui fut basée sur un autre principe, et que je soumets à votre appréciation.

Au bout d'une tige rectiligne de la longueur d'une vingtaine de centimètres, une série de six nœuds est fixée par un pivot central, et tous ces nœuds modelés à l'instar de la châine-scie sont unis l'un à l'autre par autant de pivots. Le tout présente une surface lisse et cylindrique. Le dernier de ces nœuds (A) a la forme de l'olive.

Le long de l'axe de la tige une crénelure sera soigneusement creusée et la même crénelure longera les six nœuds.

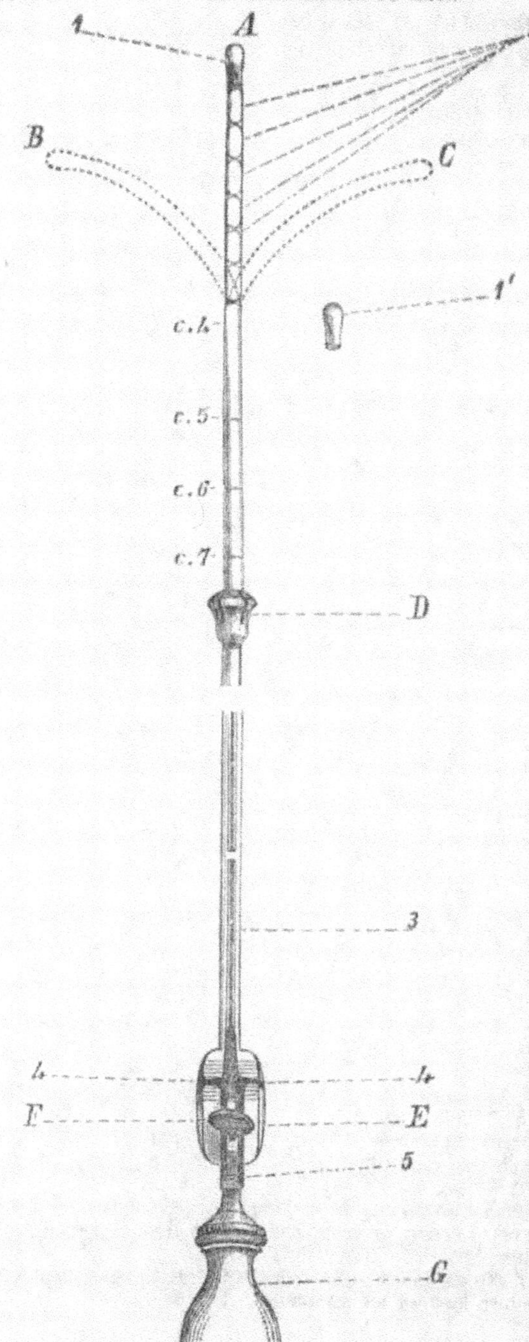

N. B. 1.º La partie inférieure du dessin montre l'instrument de face, tandis que la supérieure le représente de profil. 2.º B. et C. indiquent les flexions possibles devant et derrière.

La longueur des nœuds mesure quatre centimètres.

Un stylet (3) d'acier élastique bien lisse trouvera sa place dans la dite crénelure de la tige en sorte qu'elle puisse se mouvoir facilement. Une fois le stylet placé, on soudera des traverses métalliques sur la tige, qui par ces moyens ne pourra sortir de crénelure.

L'olive terminale est coupée par le milieu transversalement, et la moitié supérieure doit être faite de manière à pouvoir, au moyen d'un pas de vis, se superposer à la manière d'un capuchon et se fixer solidement sur la moitié inférieure.

Trois raisons ont déterminé cette combinaison: 1.º Après avoir introduit le stylet dans la crénelure et sous les petits ponts ou traverses il fallait le fixer dans le centre de l'olive: l'extrémité du stylet est donc munie d'un petit renflement légèrement recourbié, et trouve sa place dans la moitié supérieure de l'olive, tandis que la moitié inférieure est bivalve dans le sens perpendiculaire: le renflement du stylet placé au milieu des deux valves rapprochées et serrées forcément par la moitié de l'olive supérieure, le stylet sera solidement fixé. 2.º Il peut arriver, que le stylet se casse, ou qu'il perde de son élasticité, on pourra le démonter et le remplacer par un autre de rechange. L'exploration accomplie, il faut pouvoir nettoyer l'instrument afin qu'il ne se gâte pas, et surtout pour ne pas transmettre à une patiente la maladie de l'autre, c'est en vue de cette nécessité que dans le manche de l'instrument (G) lui-même se trouve une petite brosse, et voilà le 3e motif de la division de l'olive.

Entre le manche et la tige existe une petite plateforme oblongue et carrée (E) sur la quelle est indiquée de chaque côté une échelle millimétrique.

Sur la plateforme se trouve une petite plaque rectangulaire oblongue moins large que la plateforme, et qui fait partié intégrante du stylet (3). Du centre de la plaque sort une dent (4) de chaque côté, qui inclinée sur les bords de la plateforme (E) indique la hauteur sur l'échelle millimétrique.

La plaque doit être percée à jour afin de laisser assez d'espace pour que les ailes d'une vis (F) puissent passer. Cette dernière sera solidement fixée dans l'épaisseur de la plateforme, sans empêcher qu'elle puisse se tourner aisément sur elle-même.

Le but de cette vis est d'abord de maintenir à sa place la plaque et le stylet; et en la serrant davantage de la fixer contre la plateforme de la tige.

L'utilité de ce mécanisme ressortira surtout lorsque l'on voudra donner une flexion préalable à la sonde: par ce moyen elle acquiert l'avantage que Valleix donna à sa sonde, avec la différence que celle-ci a un angle fixe sur un côté de l'instrument, tandis que la mienne peut l'avoir à volonté d'avant en arrière ou *viceversa*. Pour obtenir l'une de ces courbes il suffira que l'explorateur pousse en haut, avec le pouce de la même main qui tient l'instrument, le bec (5) de la plaque ou le tire en arrière.

Une fois que l'on a placé le speculum par ex. de M. Cusko, l'on tâche d'introduire l'olive dans l'ouverture du col de la matrice, et par des mouvements latéraux on entrera facilement dans le col.

Si des néoplasmes dessinent des sinuosités, la sonde étant flexible pourra bien les surmonter; si des tumeurs l'obstruent, l'explorateur les constatera par la vue des dents de la plaque qui monteront ou descendront.

La flexibilité de la sonde permet donc de passer sans empêchements sur les sillons ou replis de l'arbre de vie, sur les lacunes, et sur les glandes des Naboth.

Supposons encore que le col soit hypertrophique, durci, et partant le canal rétrèci ; dans ces cas il est certain que ma sonde sera plus facile à introduire que celle de Valleix.

En effet la sonde Valleix avec son angle fixe a un diamètre trois fois plus considerable que celui de son olive, et lorsque elle est placée dans un canal, elle a trois points d'éloignement diamétralement opposés, l'*olive* en avant, le *dos* de l'arc curviligne en arrière, et troisièmement la *tige* également en avant : Ainsi donc l'olive est obligée forcément de heurter et sillonner la muqueuse, et conséquemment de ne pouvoir avancer que bien difficilement.

La difficulté augmentera de beaucoup lorsque le sphincter interne de la matrice est reserré sur lui-même, ou bien encore si l'olive est poussée contre l'éperon causé par une flexion.

Ma sonde me parait éviter tous ces obstacle ; elle n'a qu'un seul diamètre ; étant flexible elle ne peut occuper que le centre de l'axe, qu'il soit ou non rectiligne, et même si le canal est très-étroit, elle pourra par des mouvements latéraux s'avancer sans lésions et sans conséquences fâcheuses pour l'organe.

Une fois que ma sonde est parvenue dans la cavité utérine, le médecin explorateur devra fixer son attention sur la petite plaque du style, et ses dents latérales en rapport avec l'échelle millimétrique, c'est là l'utilité de ma sonde.

Une sonde doit avoir trois raisons d'être.

1.° *Mesurer la longueur complexe de la cavité utérine.* — La sonde étant pousée au fond de la dite cavité, et l'anneau (D) conduit sur le museau de tanche, l'hystérométrie est accomplie.

2.° *Connaître à peu-près si les parois internes de la matrice sont lisses ou rendues inégales par des tumeurs.* — La sonde Valleix avec son angle peut jusqu'à un certain point reconnaître une tumeur ; tirant sur le bec (5) de la mienne, et fixant la petite plaque moyennant des tours de vis vous aurez la sonde anguleuse soit en avant, soit en arrière.

3.° *Connaître si l'axe complexe du col, et de la cavité utérine est anguleux, c'est-à-dire s'il y a une flexion, et de quel côté!* — Avec ma sonde cette détermination est évidemment plus exacte. On pousse la sonde dans la cavité, l'olive touchera et parcourra sa paroi supérieure interne. Or en observant la plaque du stylet, si elle descend on *devra* en conclure qu'il y a une flexion antérieure ; si elle monte ce sera une rétroflexion, si elle est immobile l'axe de la cavité est normal.

Et notez bien qu'il n'en peut être différemment, car si le stylet est posé, comme je l'ai décrit, dans la crénelure de la tige, crénelure qui est marquée au de là des pivots des nœuds, il en résultera tout naturellement que si la chaîne des nœuds plie en deçà, le stylet descendra, si elle plie au de là il montera et avec lui la plaque et ses dents.

Dans le prèmier aussi bien que dans le second cas les mouvements seront marqués sur l'échelle millimétrique.

Si la flexion est latérale l'on n'a qu'à tourner la sonde sur un côté, et après l'avoir tirée en bas jusqu'au sphincter de la matrice l'avancer de nouveau, et s'il y a une flexion les petites dents l'indiqueront.

Vous voyez encore, Messieurs, qu'avec cette sonde on évite d'élever l'instrument jusqu'au pubis ou de l'abaisser au coccyx, comme il faut faire avec la sonde Valleix ; manœuvre assez antipathique et désagréable.

Elle présénte aussi un autre avantage, on peut tenir en place le spéculum ce qui est impossible avec la sonde Valleix.

Après l'exploration avec ma sonde que l'on retire rectiligne et qui par conséquent ne heurte pas les parois, on la pliera tout doucement, posant l'olive sur la paume arquée de la main jusqu'au point indiqué par les dents lorsque la sonde était dans la cavité utérine.

Je pourrais ajouter bien d'autres choses, mais j'ai promis d'être le plus bref possible, et je m'en tiens là.

Cette sonde quoique fort simple est sans doute bien délicate, et son mécanisme ne peux pas être compris à distance; je serai donc très-heureux de vous la montrer en détail à nos réunions du soir. Vous pourrez *de visu* mieux apprécier son action, et la facilité avec laquelle on peut la démonter; enfin vous lui pardonnerez les défauts qu'elle peut avoir et le nom dont je l'ai baptisée: Hystérolygisme, de λυγισμος flexion ».

M. le Secrétaire Général, au nom de M. PETRERA, lit une note qui a pour titre:

« *Contribution à la clinique de l'angine croupale.*

Messieurs,

De 1865 jusqu'en 1869, la province de Bari a été frappée deux fois par la diphtérie, qui a fait d'affreux ravages. Je n'ai pas l'intention de faire ici l'historique et de rechercher la cause de ces épidémies, car ce sujet fera probablement l'objet d'un travail spécial. Je veux seulement vous soumettre une observation qui, selon moi, peut avoir beaucoup d'importance dans la pratique et peut en avoir aussi, eu égard à la marche naturelle de cette maladie. Je m'engage d'autant plus à faire cette observation qu'on ne rencontre pas très-souvent des faits de ce genre.

Pendant cette épidemie, des cas de diphtérie s'ajoutaient aux cas d'affections croupales; c'est sur une modification de ces affections croupales que je désire attirer votre attention.

Vers la fin du mois d'août 1865, on me fit appeler pour donner mes soins à un malade qu'on disait près de mourir. Voici le résumé de mon observation: le malade était un individu de plus de 40 ans; il était malade depuis sept jours, avait la voix éteinte, l'inspiration très-pénible, prolongée, soufflante; l'exspiration moins pénible, non prolongée, je dirai même facile; souffle du larynx, qu'on entendait de loin, très-remarquable: la physionomie était altérée, cyanotique, abattue; bref, cet individu était presque à l'agonie.

En présence du danger d'asphyxie qui allait emporter mon malade, laissant de côté l'observation des autres parties du corps, j'examinai d'abord la gorge, et cet examen me démontra ce qui suit: à part les signes de la stomatite, on apercevait le voile du palais recouvert de fausses membranes descendant en bas et en arrière de la base de la langue, de façon à empêcher de voir les organes de l'arrière-gorge. En introduisant alors le doigt le long de la base de la langue, je franchis l'obstacle et mon doigt se trouva dans la cavité de l'arrière-gorge qui, au toucher, ne présentait rien d'anormal. Alors, mon doigt courbé en crochet, j'opérai des tiraillements sur cette barrière formée par le voile du palais, et, après avoir éprouvé une forte résistance, à mon grand étonnement, je vis venir au-devant du doigt et se placer sur la langue une espèce de tumeur arrondie, régulière à sa surface, de la couleur d'une fausse membrane croupale, mesurant à peu près de 2 à 3 cent. de largeur, de 5 à 6 de longueur, production pathologique qui était au milieu du voile du palais, et qui n'était autre chose que la luette énormément grossie.

Aussitôt que cette espèce de polype fut déplacée de la glotte, la scène morbide changea; le souffle du larynx cessant d'abord, le malade commença à respirer; il se mit à parler, petit à petit la cyanose s'évanouissant, le sentiment de bien-être revint et il put se considérer comme sauvé. Au bout de quelques heures, je coupai la luette déformée, et, après quelques jours de traitement par le chlorate de potasse, le malade guérit.

L'examen anatomo-pathologique montra que la luette était normale dans sa texture, mais allongée et agrandie par des couches concentriques de fausses membranes croupales.

Tel est le fait, et tout commentaire serait inutile. Je me borne donc seulement aux conséquences pratiques, laissant de côté, surtout en présence de tant d'hommes éminents, les considérations qu'on peut en tirer pour le diagnostic, conséquences pratiques que je ne ferai qu'énoncer, tant elles sont évidentes:

1.° L'épaisseur produite par les fausses membranes du voile du palais peut être considérable, au point de se porter jusque dans la glotte, gêner sérieusement la respiration et mettre en danger la vie du malade;

2.° Il faut toujours avoir présent à l'esprit une telle modification possible de l'angine croupale, afin d'être en garde pour le diagnostic différentie, entre cette forme étrange d'angine croupale et le croup proprement dit, avec lequel elle a une analogie symptomatique très-grande.

Je le sais; c'est là une forme bien rare, mais je ne doute pas que bien la connaître équivaut à sauver la vie à quelques malades ».

DANIEL PETRERA.

M. Bos donne lecture du résumé d'un mémoire publié par M. ARCOLEO.

« Sur un cas de gliome ascendant de la rétine
suivi de mort. Note du prof. ARCOLEO.

Un enfant de trois ans m'a été présenté cette année à la clinique ophthalmique, avec la perte de la vision de l'œil gauche causée par un gliome de la rétine; je pratiquai l'énucléation de l'organe malade. Les recherches anatomiques et microscopiques vinrent confirmer le diagnostic. Un mois après la tumeur se reproduisit sur le tronçon coupé du nerf optique, et, faisant des progrès, elle envahit le cerveau et d'autres organes, et mit fin aux jours du petit malade. La vue de l'œil droit était restée intacte jusqu'aux derniers moments de la vie. Voici ce que j'ai trouvé en faisant l'autopsie du cadavre: dégénération du nerf optique gauche à partir du moignon jusqu'au chiasma; aux bandelettes optiques, le chiasma se confondait avec une tumeur; le néoplasme envahissait également la couche optique correspondant, le ventricule moyen et en partie les ventricules latéraux. L'examen microscopique de la tumeur du chiasma fut fait avec le prof. Tommasi; on put constater le passage du gliome en sarco-gliome, ainsi que l'intégrité des fibres du nerf optique droit, enveloppées par la substance médullaire ramollie.

Ce fait pathologique me conduit à poser trois problèmes scientifiques d'anatomie, de pathologie et de physiologie.

Le problème anatomique a rapport à la vieille controverse: y a-t-il réellement entre-croisement des nerfs optiques dans le chiasma?

Le cas qui fait l'objet de cette communication, un autre que j'ai communiqué en 1867 au Congrès international d'oculistique à Paris, un troisième que j'ai pu observer il y a vingt jours à l'hôpital de Venise, grâce à l'obligeance du prof. Gradenigo, montrent l'intégrité du nerf optique droit et de la fonction visuelle du même côté, tandis que le nerf optique gauche, du pédoncule au chiasma jusqu'aux bandelettes optiques était détruit dans son parcours. Ces faits portent à croire qu'il n'existe pas d'entre-croisement ni *total* ni *partiel*, puisqu'en admettant que l'entre-croisement ne fut que partiel, j'aurais dû au moins noter un affaiblissement de la vue et une atrophie partielle de la papille optique; ce qui n'existait pas. Je sais bien que les anatomistes me contesteront ce résultat, le microscope à la main, que les physiologistes feront de même, en me montrant leurs expériences sur les animaux pour démontrer l'entre-croisement des nerfs optiques. Mais des physiologistes consciencieux mettent encore en doute les résultats de ces expériences, et je me plais à citer parmi eux notre grand Panizza, qui tout en admettant, d'après ses expériences, l'entre-croisement total des nerfs optiques dans le chiasma, en rejetant l'entre-croisement partiel, fait toutefois des vœux pour que l'anatomie pathologique recueille des faits concluants pour donner la solution la plus certaine de ce problème si obscur. C'est de la pathologie que j'ai tiré les trois observations qui me portent à penser qu'il n'existe pas d'entre croisement des nerfs optiques dans le chiasma, mais un simple contact des deux nerfs.

Quant au problème pathologique, voici les conclusions développées dans mon mémoire imprimé :

1° Le gliome de la rétine s'élève des couches grenues interne et externe et non point de la membrane limitante, qui ne contient point de cellules ;

2° Le gliome se transforme souvent en sarco-gliome, spécialement sur le trajet du nerf optique ;

3° Le gliome proprement dit est une tumeur *maligne* et *diffusible* qui peut produire la mort du malade soit par infection progressive, soit par métastase.

Enfin le problème physiologique a pour objet la détermination de la fonction de la substance médullaire entre les fibres du nerf optique. La lumière objective, tout en cessant d'agir comme telle sur le nerf optique, n'y imprime pas moins virtuellement son action, en développant un acte éminemment nerveux au moyen duquel les fibres nerveuses transmettent les sensations au centre ; mais ce sont les fibres périphériques, et non les continues, qui reçoivent les impressions. Nous savons que la substance médullaire n'est point représentée dans la rétine, et ne peut par conséquent ni recevoir les impressions ni transmettre les sensations ; cette opinion est confirmée par le fait du ramollissement de cette substance, tandis que les fibres nerveuses et la vision étaient intactes. Quelle fonction remplirait-elle donc dans le nerf optique ? Je crois pouvoir dire que cette substance sert à envelopper chaque fibre du nerf optique, afin que ce merveilleux cordon qui a tant de ressemblance avec le cordon électrique sous-marin, en conservant l'intégrité de ses fibres, puisse conserver intacts les rapports qui unissent l'homme au monde extérieur. »

M. le Doct. G. A. Nunez-Vaïs est invité à monter à la tribune; mais comme il n'est pas présent, sa brochure est distribuée aux membres du Congrès et insérée dans les actes.

« *Sur une procidence par l'anus des intestins grêles,
notice historique par le Doct.* G. A. Nunez-Vaïs.

Je ne crois pas étranger à la science ni incompatible avec le but scientifique que s'est proposé notre Congrès médical international de vous entretenir quelques instants, illustres et respectables savants, au sujet d'un fait pathologique qu'il m'a été donné de constater, une fois seulement, en Tunisie, dans l'exercice trentenaire de ma profession; je ne sais si quelques-uns d'entre vous ont pû être témoin d'un phénomène analogue, ou s'il est raconté dans un traité de pathologie qui me soit inconnu.

Ceci dit, et sans entrer dans de plus grandes digressions, j'arrive immédiatement au fait dont il s'agit, laissant à votre haute sagacité et à votre exquise pénétration le soin d'apprécier et de déterminer la véritable valeur des causes qui ont dû plus spécialement le produire, causes que peut-être mon intelligence limitée n'a pu suffisamment pénétrer.

Il y a déjà quelque temps, je fus appelé en toute hâte pour donner les secours de l'art à une israélite octogénaire, qui, me dit-on, était à l'agonie, par suite d'une procidence subite et complète des intestins grêles par l'anus. Frappé de l'étrangeté de la chose, qui me trouva d'abord tout-à-fait incrédule, j'allai chez la malade, que je vis, non point étendue sur le lit, mais couchée sur la pierre nue; je dus, après une simple inspection, écarter tous mes doutes sur la nature de cet accident des plus singuliers et me convaincre de l'exactitude du récit qui m'avait été fait.

L'espace situé entre les cuisses écartées de la patiente était occupé par une énorme masse intestinale qui, partant de l'anus, augmentait graduellement de volume jusque près des genoux.

On ne pouvait d'ailleurs mettre en doute le fait, après avoir observé l'injection intense et l'engorgement vasculaire, le brillant et la transparence qu'ont ordinairement les membranes séreuses, l'apparence pâteuse et la mollesse des tissus composant cette masse intestinale, enfin les rapports que celle-ci conservait encore, dans leur intégrité, avec le mésentère; on ne pouvait donc, mettre en doute que cette matière ne fût composée en grande partie, sinon en totalité, par les intestins grêles.

Je dirai très-brièvement, illustres savants, bien que cela soit inutile quand on s'adresse à vous, qui connaissez à fond les lois pathologiques qui, de cause à effet et d'effet à cause se succédant comme les anneaux d'une chaîne interminable, président aux infirmités humaines, je dirai que cette malheureuse était réellement près de rendre le dernier souffle: les extrémités étaient froides, ainsi que tout le corps, le pouls insensible; les mouvements du cœur n'étaient plus perceptibles, mais s'étaient changés en une sorte de frémissement indéfinissable; la convexité habituelle de l'abdomen était devenue une cavité; la peau, les masses musculaires de cette région s'affaissaient littéralement sur la colonne vertébrale; la respiration était rare et extrêmement difficile; l'haleine froide et la parole entrecoupée; toute action des muscles était abolie; enfin, le visage pâle, couvert d'une sueur glacée, présentait tous les signes les plus alarmants.

Que faire en pareille occurence? La seule mesure à prendre, si elle était possible, c'était le prompt rétablissement des intestins dans leur cavité normale; mais je doutais fort du succès de cette opération et je n'osais croire qu'elle donnerait le résultat désiré.

Je l'obtins cependant; dès les premières tentatives que je fis pour introduire cette masse, je n'éprouvai pas la moindre résistance; alors, commençant à agir avec précaution sur les parties intestinales les plus voisines de l'anus, puis, sur les autres, au fur et à mesure qu'elles se présentaient à mes mains, je parvins en très-peu de temps à terminer cette opération. Que cet expédient ait, à lui seul, suffi pour mettre fin, en un instant, à cet effrayant phénomène, il est superflu de le dire, et je saisis immédiatement l'occasion qui se présentait à moi pour voir, en parcourant avec l'index la voie suivie par les intestins, si je ne pourrais retrouver dans le rectum aucune trace capable de m'éclairer quelque peu sur la cause déterminante d'un fait pathologique tout-à-fait nouveau, pour moi du moins.

Mais cette tentative fut vaine, de même que toutes mes questions à la patiente et aux membres présents de sa famille, afin d'avoir quelque renseignement sur les affections de l'octogénaire ou ses indispositions précédentes qui pourraient avoir eu quelque rapport local, direct ou indirect, avec la partie de l'organisme qui avait été, dans tous les cas, le siége de l'accident décrit.

Je n'obtins d'eux aucune réponse. Je pus seulement constater, sur leur affirmation réitérée, que cette femme s'étant inclinée tout-à-coup et sans précaution pour ramasser sur le sol un objet qui lui avait échappé des mains, tomba, et au moment de la chute, cette forte procidence intestinale se manifesta. Mes observations directes n'ont pu me faire voir autre chose qu'une ou deux onces de sang pâle et presque décomposé, à la place où était auparavant la masse intestinale.

Dans l'impuissance où je me trouvais, ainsi que je l'ai dit, de recueillir aucune espèce d'éclaircissements sur le caractère, la force et la nature étiologique de cet étrange phénomène, il ne me restait qu'à appliquer à ma malade, entrée presque aussitôt en convalescence, un bandage de contention. Je quittai sa demeure très-satisfait du succès que j'avais obtenu, bien qu'il fût peu espéré.

Mais je ne fus pas également satisfait en méditant ensuite sur les immenses difficultés que rencontre souvent celui qui, comme moi, se voyant placé en présence de la science, manquant de talent et d'instruction, sent toute son impuissance dans la recherche des causes des maladies. C'est pourquoi il ne me restait alors, de même qu'aujourd'hui, qu'à accepter l'interprétation la moins improbable de ce fait pathologique.

Dans la complète ignorance où je me trouve encore de toute autre cause précédente, cause phlogistique ou d'autre nature, qui eût préparé, par la destruction nécessaire des tissus organiques, une voie anormale (que nous placerons où vous voudrez, soit sur quelque point du rectum, soit ailleurs) à la sortie de cette grande masse intestinale, ne me serait-il pas permis de croire que l'effort intempestif et mal mesuré que cette femme a fait en se baissant, ait exercé son action excessive sur des tissus déjà peu cohérents et considérablement relâchés à un âge aussi avancé; que telle ait pu être la cause unique et exclusive du déchirement en quelque partie de ces tissus; que cet effet ait lui-même produit l'accident que j'ai décrit et qu'on pourrait qualifier de terrible?

Il me semble, si je ne me trompe, que cette déduction étiologique est appuyée par les quelques traces de sang qu'offrait le sol et dont j'ai parlé déjà, et il me semble aussi que la prompte guérison de la malade donne une force nouvelle à cette explication.

En effet, l'ayant mise à une diète commandée par son état d'affaiblissement excessif et la crainte qu'une nourriture trop abondante pût porter la perturbation dans l'abdomen et amener par conséquent le renouvellement de l'accident déjà conjuré dans ses effets, je n'eus à remarquer dans la suite aucune sorte de dérangements. Or, Messieurs et illustres savants, vous m'accorderez qu'il n'y aurait pas eu lieu à constater si promptement cet heureux résultat, si des phlogoses ou des cachexies précédentes eussent enflammé, entamé, puis détruit ces tissus; une simple action traumatique, suivie d'une solution de continuité organique, aurait donc, à mon avis, dans ce cas spécial, constitué la cause efficiente de la procidence dont je me suis occupé.

Je soumets à votre haut discernement scientifique, et le fait lui-même et l'induction étiologique; mais je ne sais si je rencontrerai chez vous plus de confiance que ne m'en montrèrent peut-être quelques-uns de mes collègues de Tunis lorsque, le lendemain de l'accident, je leur fis part de ce phénomène extraordinaire.

N'ayant pu être assez heureux pour avoir avec moi quelqu'un des plus estimables d'entre eux pour me guider dans les déterminations à prendre devant cette existence en péril, je ne manquai pas, le lendemain, d'inviter quelques-uns de mes confrères pour venir avec moi visiter la malade, assister à l'enlèvement de l'appareil de contention et m'aider, au besoin, dans le cas où cette opération déterminerait une nouvelle procidence. Mais l'accident ne se reproduisit pas, et l'introduction de l'index dans l'anus n'eut pas d'autre résultat que celui que j'avais obtenu la veille. Malgré cette précaution, conseillée par les devoirs de l'art et par l'estime de mes collègues, il ne me fut pas donné de vaincre entièrement leur incrédulité, en présence des raisons étiologiques que j'ai citées plus haut. C'est pourquoi, tout en ayant confiance dans ma pratique, je ne sais cependant si un Congrès aussi solennel, voudra bien excuser ma présomption, et me pardonner les imperfections de cette observation. »

M. le Secrétaire-général présente à l'Assemblée quelques exemplaires d'un mémoire en allemand, *Ueber die Prophylaktische Anwendung des chinin gegen Malaria-Intoxication von Dr Rudolf Ritter v. Vivenot jun, k.k Professor an der Wiener Hochschule.* Wien 1869, et communique aussi une lettre de M. VIVENOT.

« *Note sur l'emploi prophylactique du sulfate de quinine dans les pays marécageux, communiquée par le* Dr RODOLPHE VIVENOT, *professeur à l'Université de Vienne.*

L'époque de la réunion des naturalistes allemands à Innspruck se rencontrant avec celle du Congrès médical international de Florence, je me vois, bien malgré moi, empêché d'assister aux séances de ce dernier, et je demande la permission de lui soumettre par écrit la communication suivante pour servir de discussion pendant une des séances de cette illustre assemblée.

Le miasme paludéen et les mesures hygiéniques servant à préserver l'organisme de l'homme de ses effets pernicieux faisant partie du programme (art. 7), je voudrais appeler l'attention du Congrès sur une mesure prophylactique à employer dans les pays marécageux, et qui, malgré son importance, ne me paraît pas avoir été jusqu'à présent appréciée à sa juste importance en Europe.

Dans une publication que j'ai faite il y a quelques jours et dont j'ai l'honneur d'adresser un certain nombre d'exemplaires aux membres du Congrès, j'ai recueilli une longue série d'observations, faites dans toutes les parties du globe, et d'où ressort le résultat constant que *l'emploi prophylactique du sulfate de quinine, pris régulièrement chaque jour à la dose de 3 à 4 grains, durant tout le temps que l'on séjourne dans un pays malsain, et pendant deux ou trois semaines après l'avoir quitté, préserve en général de l'infection paludéenne.* Dans les cas (et ils sont rares) où cette mesure ne réussit pas à supprimer entièrement les paroxysmes, l'influence bienfaisante du traitement prophylactique se manifeste clairement par la mitigation des paroxysmes et par l'abréviation de la duré de la maladie. Les résultats de tous les observateurs concordent si bien et portent avec eux un tel degré de conviction qu'il n'est point permis de douter de la faculté préservative du médicament.

Ces expériences démontrent avec non moins d'évidence que l'on peut prendre le sulfate de quinine à la dose indiquée et pendant un temps indéfini, sans crainte d'effets nuisibles sur l'organisme, conséquence que l'on attribue à tort à l'emploi du médicament quand elles doivent être plutôt mises sur le compte de la fièvre elle-même.

La surface où règne la *malaria* est très-étendue même en Europe. Les travaux d'assainissement demandent du temps, et jusqu'à ce qu'ils soient terminés, des milliers de victimes sont obligées de rester sous l'influence fatale de l'air empoisonné par le miasme. Ce sont en premier lieu les garnisons de certaines forteresses dont l'insalubrité est bien connue; ces garnisons sont condamnées à subir chaque année de grandes pertes en hommes malades ou même morts. Je crois donc que la question de *thérapie prophylactique* mérite d'être discutée par cette assemblée. Ne serait-il pas opportun de recommander vivement aux gouvernements des recherches en ce sens? Les garnisons nombreuses dans les pays malsains, se trouvant dans des conditions pareilles, et sous la surveillance de personnes de l'art, s'adapteraient parfaitement à cet ordre de recherches.

Dans les lieux où l'on connaît l'époque de développement de l'épidémie, on expérimenterait ce moyen prophylactique dès le commencement présumé de l'épidémie pour le continuer pendant tout le temps nécessaire.

Il n'est pas ici nécessaire d'entrer dans des détails; je m'en rapporte à mon ouvrage imprimé. Il me semble évident que ces expériences, exécutées sur une vaste échelle et avec toutes les garanties scientifiques, pourraient bien vite donner des résultats décisifs de la plus grande importance, tout aussi bien au point de vue théorique que pratique.

Je prends donc la liberté de soumettre cette question à cette illustre assemblée, en exprimant le vœu que l'on recommande aux divers gouvernements l'expérimentation, sur les garnisons établies dans les pays marécageux des effets prophylactiques du sulfate de quinine, en l'administrant régulièrement chaque jour pendant le séjour des troupes dans ces lieux malsains, à la dose de 3 grains, dissous dans une demi-once de rhum ou de vin. »

M. Zuccmi à propos de cette communication dit devoir observer que l'usage de la quinine comme prophylactique dans les pays marécageux, constitue une méthode vulgaire dans quelques-unes de nos contrées; et par exemple à Mantoue c'est une méthode assez commune; l'usage est de prendre la quinine à dose à peu près égale à celle dont on parle dans la note de M. Vivenot, c'est-à-dire qu'on en prend environ 20 centigrammes chaque fois. Mais cette méthode n'est pas aussi utile qu'on l'a dit.

M. de Besser dit qu'en Russie et dans le Caucase on pratique ce moyen prophylactique, et avec succès dans l'armée. Après quelques observations du vice-président De-Maria, la séance est levée à 11 h. 1/2.

A. Carruccio,

Secrétaire de la Séance.

DERNIÈRE SÉANCE DU CONGRÈS

NEUVIÈME SÉANCE DE L'APRÈS-MIDI

SAMEDI 2 OCTOBRE À 2 HEURES

COMMUNICATIONS diverses de la Présidence.

LETTRE d'adieu de M. S. DE RENZI Président.

SAPOLINI. — Proposition pour l'étude de l'Otojatrie.

MUCELLI. — Vaccination animale pratiquée par le Comité médical du Frioul.

BURG V. — Immunité cholérique par les préparations de cuivre.

CADET. — Le sulfure noire de mercure dans le traitement du cholèra.

LOMBROSO. — Premières lignes d'une histoire naturelle de l'italien.

ZURKOWSKI. — Sur l'emploi de l'eau sulfureuse thermale de Schinznach.

VELLEANU.

BELLINI. — Le chlorate de potasse est-il compatible, oui ou non, avec l'iodure de potassium ?

SEYDEWITZ. — Sur l'extirpation d'un rein.

CARCASSONNE — Réflexions cliniques sur un cas de hoquet.

BIANCHI. — De la constitution médicale en rapport avec la statistique.

Ordre du jour BIANCHI adopté.

ANDERSON SMITH. — Sur les moyens d'enseigner aux sourd-muets l'art d'émettre des son phonétiques.

SCHIVARDI. — La Galvano-caustique.

DISCOURS de clôture.

BRUGNOLI Secrétaire général.

DE-MARIA Vice-Président.

S. E. le Ministre BARGONI.

NEUVIÈME SÉANCE DE L'APRÈS-MIDI

Samedi 2 Octobre à 2 heures.

Présidence de M. le Prof. DE MARIA Vice-Président.
Vice-Présidents, MM. le Prof. BURCI, MARCACCI, MICHELACCI.
Secrétaire-général, Prof. BRUGNOLI.
Secrétaire de la séance, M. le Doct. P. SCHIVARDI.

La séance est ouverte par la lecture du compte-rendu de la huitième séance de l'après-midi, qui est approuvé.

M. le Vice-Président DE-MARIA annonce aux membres du Congrès que la lecture et approbation du procès verbal des deux séances d'aujourd'hui auront lieu lundi prochain, 4 Octobre, à 9 heures du matin dans la salle même du Congrès.

Il donne ensuite communication d'une lettre de M. le Président S. DE RENZI qui lui annonce que sa mauvaise santé l'oblige à partir. M. DE RENZI ajoute qu'il aurait dû de vive voix faire ses adieux et ses remerciments à tous et surtout à ses collègues de Florence pour l'honneur et la bienveillance qu'on lui a temoignés, en déclarant que sa reconnaisance durera toute sa vie. Il désire que ce qu'il n'a pu faire lui-même soit exprimé par la parole éloquente de M. le Vice-Président DE-MARIA.

M. le Secrétaire général, après avoir présenté les ouvrages offerts au Congrès, fait les communications suivantes:

M. le Doct. SAPOLINI demande à la Présidence de prendre l'initiative des propositions suivantes:

1.ᵉ Ou' à la 3.ᵉ Session du Congrès médical international une classe d'Otojatrie soit ouvert pour les médecins auristes qui sont invités à se donner préalablement un programme des questions à y traiter et résoudre.

2.ᵉ Que le Congrès international actuel avise à la nécessité d'établir des cliniques des maladies aiguës de l'oreille dans les grands hôpitaux comme elles existent déjà pour d'autres spécialités.

Ces propositions sont envoyées à la nouvelle Commission exécutive de la 3.ᵉ Session du Congrès.

M. le Doct. Michel MICELLI au nom du Comité médical de la province du Frioul qu'il représente au Congrès, dépose au bureau de la Présidence un rapport et des documents qui montrent que ce Comité s'occupe de la vaccination animale, qu'il la pratique dès 1867 après la proposition de M. le Doct. Perusini directeur de l'hôpital civil d'Udine.

M. le Doct. V. Burg de Paris, ne pouvant pas se rendre au Congrès et désirant s'associer à ses travaux, adresse une lettre à la Présidence pour communiquer au Congrès:

« Un document très-important de date tout-à-fait récente, encore inédit et dont je dois la communication à l'administration supérieure.

Ce document est le rapport de notre éminent hygiéniste M. le Docteur Vernois au conseil d'hygiène et de salubrité de la Seine sur cette question, à la solution de la quelle j'ai consacré aujourd'hui une si grande part de ma vie.

Immunité cholérique par les préparations de cuivre.

Le rapport de M. le Doct. Vernois auquel j'ai l'honneur de joindre un exemplaire du livre que j'ai publié sur le même sujet (Voir au N. 11 pag. 50) sera d'autant mieux accueilli par les Médecins à Florence que déjà en cette capitale, M. le Doct. Gallarini a constaté l'immunité proclamée et aujourd'hui hors de conteste chez tous les ouvriers en cuivre des divers établissements (au nombre de 30) où ce métal est mis en œuvre. Même enquête, faite à Naples et dans diverses parties de l'Italie méridionale par M. le Doct. Al. de Rogatis, a fourni les mêmes résultats positifs d'immunité cholérique constante chez les Ramieri.

Quant à la question thérapeutique du choléra par les sels de cuivre, l'avenir nous dira ce qu'elle vaut et si avec ces sels administrés en temps opportun et à dose convenable, l'on peut espérer d'aussi beaux résultats que ceux obtenus par M. le Doct. Lisle, à l'Asile des aliénés de Marseille, et que vous trouverez indiqués, Monsieur le Président, pag. 108 de mon livre.

— 36 malades traités par les moyens ordinaires, 8 guérisons et 28 décès.

— 32 malades traités par les sels de cuivre, 25 guérisons et 7 décès!... »

M. le Prof. Socrate Cadet de Rome, membre fondateur, ne pouvant aussi prendre part au Congrès à cause d'un malheur domestique, après avoir envoyé quelques exemplaires de son Quadro statistico di 227 militari indocolerici curati in Roma l'anno 1867, et des documents pour montrer les bons résultats thérapeutiques du sulfure noir de mercure dans le traitement du choléra-morbus indien, annonce par lettre que l'éthiops minéral en Perse et surtout dans les villages près de Téhéran a eu les mêmes succès. Il conclut que s'il a réussit en Italie en 1837, à Paris en 1849, à Elisabethgrad en 1866, à Tunis, et à présent en Perse, il est permis d'espérer qu'il en sera de même dans tous les temps, dans tous les lieux lorsqu'il est mis en usage en observant toutes les règles, qu'il a indiquées.

Le Prof. Lombroso monte à la tribune pour faire une communication sur la constitution physique des italiens, (Premières lignes d'une histoire naturelle de l'homme italien (taille, pois, crâne cheveux des italiens) résultat de ses recherches sur un grand nombre d'individus de toutes les provinces d'Italie.

Un Italien de 21 ans pèse en moyenne 62 kilogrammes, 902 grammes. Le Vénitien pèse plus que le Toscan; le Napolitain et le Lombard moins que les autres. On peut dire qu'en général un italien âgé de 20 ans pèse autant de kilogrammes moins un qu'il a de centimètres de hauteur au dessus du mètre. Ce poids surpasse d'au moins dix kilogrammes le poids moyen des Français et des Belges et égale celui des Russes de Kasan. Ce qu'il y a de curieux, c'est que les individus de basse taille pèsent proportionnellement plus que ceux de taille élevée. Le Prof. Lombroso observe ensuite que les Napolitains et les Vénitiens sont les plus grands, les Sardes et les Calabrais les plus petits des Italiens. Là où la taille de l'homme baisse, on observe le même phénomène chez le bœuf, l'âne et le cheval.

Les grands centres contribuent à élever la taille de l'homme. Les habitants des villes sont toujours plus grands que ceux des campagnes.

Quant à la couleur des cheveux, les blonds sont plus fréquents dans la Vénitie, la Ligurie, la Lombardie; on en trouve moins dans la province de Naples, la Romagne, la Sardaigne, les Calabres. D'ailleurs le climat influe beaucoup sur la couleur des cheveux. L'habitant du nord devient blond tandis que celui du midi brunit; mais la race lutte et quelquefois victorieusement contre cette influence lorsque par exemple nous voyons le Sicilien devenir blond grâce à quelques gouttes de sang grec et normand.

La longueur des membres est également variable suivant les provinces. Il faut noter la longueur exagérée des bras chez les Calabrais, et celle des jambes chez les Vénitiens. Ainsi donc sous ce point de vue les premiers se rapprochent davantage du singe.

Quant au cerveau, l'organe le plus noble et le plus intéressant, voici les résultats obtenus après avoir mesuré plus de 2000 crânes d'individus en bonne santé (25 pour chaque province) tous âgés de 21 ans et exempts de toute affection cérébrale: la capacité cérébrale est plus grande en Toscane que dans les autres provinces; viennent ensuite le Piémont, la Vénitie et la Ligurie; elle est la moindre en Sicile et en Sardaigne.

Les diamètres du crâne présentent une différence très-marquée non seulement de province à province, mais encore de ville à ville de la même province. Ainsi nous avons la brachio-céphalie à Molise et la doligo-céphalie à Bénévent; la brachio-céphalie à Trapani et la doligo-céphalie à Girgenti; la première à Bologne, la seconde à Ravenne; à Sondrio la brachio-céphalie et à Milan la doligo-céphalie; la brachio-céphalie dans toute la Toscane, excepté à Lucques.

Le maximum de la largeur et de la hauteur du front se rencontre en Toscane; le minimum en Calabre ».

Cette communication du Prof. Lombroso est accueillie par les plus vifs applaudissements.

La parole est à M. le Doct. ZURKOWSKI, médecin inspecteur des eaux de Schinznach, qui lit la brochure suivante:

« De l'emploi de l'eau sulfurée thermale de Schinznach dans les affections de la peau et des voies respiratoires, par le Docteur ZURKOWSKI lauréat de l'Académie impériale de médecine de Paris, médecin inspecteur.

Très-illustres Messieurs et Confrères,

Les thermes de Schinznach (Argovie, Suisse) sont situés sous le 25° 48' 43" de longitude et sous le 47° 25' 45" de latitude, à une altitude de 325 mètres, entre Bâle et Zurich, dans la fertile et riche vallée de l'Aar inférieur (rive droite), à l'extrémité sud-nord d'un chaînon du Jura formé de couches de calcaire jurassique redressées verticalement, du soulèvement des Alpes orientales.

La source thermale sulfureuse, découverte en 1658, sort d'une faille qui sépare le trias du lias. L'eau jaillissant de plusieurs fentes, est captée dans un cuvelage unique et a une moyenne de 32 à 36 centigrades. Limpide et incolore au griffon, elle prend une teinte opaline et dégage l'odeur du gaz sulphydrique au contact de l'air. Elle est faiblement alcaline, et donne au galvanomètre de Nobili un écart de 60 à 70 degrés. L'eau de Schinznach transportée est inaltérable.

D'après l'analyse faite par le Dr Grandeau, en 1865, un litre d'eau de Schinznach renferme:

		Grammes
Monosulfure de sodium		0,0086
— de calcium		0,0079
— de potassium		0,0021

		Cent. cubes
Gaz acide sulphydrique		37,8
— carbonique		90,8
— azote		0,00

ou, gr. 0,0762 de soufre, 37,8 cent. cubes de gaz sulphydrique, dont la plus grande partie à l'état libre, non combiné.

Les recherches nombreuses et variées du Dr Grandeau sur ce sujet, ont amené cet habile chimiste à formuler ainsi son opinion: « La source de Schinznach est l'une des sources sulfureuses chaudes les plus riches que l'on connaisse (1) ».

Depuis passé deux siècles, l'usage de l'eau de Schinznach était limité exclusivement aux affections cutanées et osseuses. Toutes les dermatoses en étaient tributaires, depuis les éruptions sécrétantes (eczéma humide) jusqu'au psoriasis et aux lupus. Ces derniers, ainsi que la carie des os plats et longs, manifestations ultimes du lymphatisme et de la scrofule y étaient et y sont avantageusement combattus, grâce à la source auxiliaire iodo-bromurée de Wildegg, située dans le voisinage de nos thermes, qui nous permet de recourir dans ces cas graves à un traitement mixte (2).

Mais, dans ces dernières années, guidée par l'analogie, la thérapeutique des affections des voies respiratoires a trouvé dans cette région favorisée un agent puissant, similaire des Eaux-Bonnes.

La composition chimique de la source, sa grande richesse de minéralisation, sa thermalité, l'altitude peu élevée de la vallée de l'Aar inférieur, sa configuration topographique, l'orientation et la disposition architecturale des thermes, avec leurs vastes galeries couvertes et leurs salles d'aspiration et d'inhalation, se sont trouvés parfaitement appropriés au traitement des affections des muqueuses laryngée et bronchique et même de celles du paranchyme pulmonaire qui offrent quelques chances de curabilité.

Une expérience clinique déjà longue nous a permis de publier plusieurs séries d'observations (3), où des faits nombreux et bien authentiques de catharre bronchique, de pneumonie caséeuse chronique, d'induration et d'excavation tuberculeuses au premier et deuxième degrés, avec ou sans hémoptysie, se trouvent compendieusement consignés. Ces faits ont été recueillis en collaboration avec plusieurs des éminents confrères qui ont dirigé leurs malades vers notre station de Schinznach.

----

(1) *Annales de la Société d'hydrologie médicale de Paris*, tome XII. Paris, 1866.

(2) Nous suivons la même méthode dans les accidents secondaires et tertiaires de la syphilis, en la combinant quelquefois avec des frictions mercurielles.

(3) De l'emploi de l'eau de Schinznach dans des affections des voies respiratoires. Strasbourg, 1866, et

Nouvelles observations sur le même sujet. (Extraits des *Annales de la Société d'hydrologie médicale de Paris*) tome XIV. Paris, 1868.

J'ai l'extrême satifaction de penser, que plus d'un membre de cette illustre assemblée a déjà eu l'heureuse occasion de se féliciter d'un choix fait avec ce tact médical qui est souvent couronné de succès brillants et durables ».

M. le Doct. VELLEANU croit pouvoir ajouter à ce que le préopinant a dit au sujet des eaux sulfureuses de Wildegg contenant de l'iode et du brome, éléments qui n'entrent pas dans les eaux de Schinznach, que celles-là conviennent mieux aux tuberculeux et surtout dans les cas avec un sobstractum scrofuleux.

M. le Prof. BELLINI monte ensuite à la tribune pour donner lecture du mémoire suivant:

« Le chlorate de potasse est-il compatible, oui ou non, avec l'iodure de potassium?
Communication faite par le professeur RANIERI BELLINI.

Messieurs,

Y a-t-il, oui ou non, compatibilité chimique entre le chlorate de potasse et l'iodure de potassium?

S'il y a compatibilité, le médecin doit-il, toujours et dans tous les cas, ne jamais administrer en même temps et simultanément ces deux remèdes héroïques?

Voilà, très-honorables confrères, deux questions de la plus haute importance que je me suis proposé de résoudre dans l'intérêt de la thérapeutique.

La première : y a-t-il, oui ou non, compatibilité chimique entre le chlorate de potasse et l'iodure de potassium, n'aurait pas été posée, si M. Melsens n'avait observé tout récemment qu'en faisant prendre à des chiens pendant plusieurs jours de suite un mélange d'iodure de potassium et de chlorate de potasse, ils meurent, tandis que ces deux sels, donnés séparément aux mêmes doses et même à des doses plus élevées et pendant le même espace de temps, n'étaient nullement mortels pour ces animaux.

Quelques chimistes qui se sont mis à faire des recherches dans cette voie, ont conclu de leurs expériences que cette incompatibilité n'existât pas, et ont mis en doute les résultats des expériences de Melsens. Cependant comme ces chimistes ne se sont pas placés, dans leurs recherches, dans les mêmes conditions dans lesquelles le mélange se trouve dans le tube digestif, je n'ai point voulu accepter leurs conclusions avant d'avoir fait quelques expériences.

J'ai mêlé avec du suc gastrique du chlorate de potasse, de l'iodure de potassium et de la colle d'amidon; il s'est formé presque instantanément de l'iodure d'amidon reconnaissable à la couleur violette prise par le mélange, ce qui démontre que lorsque l'iodure alcalin se trouve en présence du chlorate de potasse dans une solution acide, il se décompose, et l'iode devient libre. J'ai obtenu le même résultat en donnant à un lapin de la colle d'amidon, de l'iodure de potassium et du chlorate de potasse. Mais comment se fait-il que l'iodure alcalin se décompose? Les recherches que j'ai faites à ce sujet, tout aussi bien dans les éprouvettes que sur les animaux, m'ont démontré que les acides du suc gastrique, à l'égal de tous les acides même faibles, décomposent le chlorate de potasse, mettent en liberté l'acide chlorique du chlorate, qui, à cause de sa propriété éminemment oxydante, oxyde le potassium de l'iodure ; il se forme de la potasse et l'iode reste libre.

Voilà pourquoi les chimistes qui avaient expérimenté avant moi, en se contentant de mélanger ensemble l'iodure de potassium et le chlorate de potasse dans des milieux neutres ou alcalins, ont pu très-bien admettre au point de vue chimique la compatibilité de ces deux corps. En effet, moi-même j'ai trouvé qu'au milieu du tissu cellulaire sous-cutané, des liquides intestinaux, du lait, du sang de lapin, du blanc d'œuf, la décomposition de l'iodure de potassium n'a pas lieu, malgré la présence du chlorate de potasse, tandis que cette décomposition s'opère constamment quand le mélange est placé dans l'estomac, dans le duodénum pendant la digestion et dans le gros intestin ; car ce sont là des organes qui contiennent des acides. Afin qu'on ne pût croire que l'iode qui devient libre lorsque l'iodure et le chlorate alcalins se trouvent en présence des acides, ne fut l'effet de l'action développée sur l'iodure par les mêmes acides et non le résultat de l'acide chlorique qui se dégage du chlorate de potasse, j'ai fait des expériences comparatives d'où il résulte que dans les milieux acides en question, l'iode, en présence du chlorate de potasse, devient libre en quelques minutes, tandis qu'il emploie des heures entières pour se dégager de l'iodure, alors que le chorate alcalin n'existe pas. Cela prouve que c'est réellement l'acide chlorique du chlorate qui opère la décomposition instantanée de l'iodure alcalin, et que cette même décomposition n'a pas lieu lorsque l'on donne l'iodure seul ; car, grâce à son absorption rapide, il ne reste pas en contact avec le suc gastrique le temps nécessaire pour être attaqué par les acides.

Il y a donc incompatibilité chimique entre le chlorate de potasse et l'iodure de potassium, alors seulement que ces deux corps sont mis en contact dans des milieux acides, et par conséquent dans l'estomac, dans le duodénum pendant la digestion et dans le gros intestin. Il n'y a au contraire aucune incompatibilité chimique, quand ces deux corps se rencontrent dans des milieux alcalins ou neutres, c'est-à-dire dans les intestins grêles, dans le sang, etc.

Je viens maintenant à la seconde question : en face de cette incompatibilité chimique, le médecin doit-il toujours et dans tous les cas, s'abstenir de donner ces deux remèdes en même temps et simultanément.

Il faut ici commencer par examiner les effets produits par ce mélange, lorsqu'il a été pris soit pendant la digestion soit à jeun. Une longue série d'expériences que j'ai faites sur les animaux avec des solutions plus ou moins concentrées de ce mélange, m'ont fait voir que les solutions concentrées avec deux ou trois grammes de chacun des deux sels, prises en une seule fois et pendant deux, trois et quatre jours de suite, pendant la digestion, causent de larges et profondes ulcérations de la muqueuse de l'estomac avec inflammation aiguë autour. Les ulcérations et l'inflammation causent rapidement la mort des animaux ; on trouve également la muqueuse du duodénum enflammée, ainsi que celle du cœcum, mais à un bien moindre degré. Ces mêmes solutions également concentrées rougissent plus ou moins sans ulcérer la muqueuse de l'estomac, du duodénum et du cœcum, tandis que les solutions étendues de ce mélange faites avec un gramme ou un gramme et demi de ces deux sels et données en trois ou quatre fois dans l'espace de quatre heures, n'ulcèrent point la muqueuse, quand bien même l'estomac est plein, elles ne rougissent pas ou à peine la muqueuse de l'estomac, du duodénum et du cœcum ; les dissolutions très-étendues à dose égale des deux sels et même avec deux grammes de chacun d'eux, données aux animaux peu à peu dans l'espace de douze heures, ne produisent aucun effet matériel appréciable sur le tube digestif, quand bien même elles sont administrées pendant plusieurs jours de suite ; le même résultat négatif a été obtenu en donnant du chlorate de potasse à petites doses pendant douze heures jusqu'à en faire prendre deux grammes et davantage à des lapins saturés d'iodure de potassium, au moyen d'injections sous-cutanées ; enfin on peut suspendre ou empêcher les effets irritants, en donnant aux animaux qui sont sous l'influence du mélange en question des solutions de carbonates alcalins ou de l'albumine alcalinisée.

Tous ces résultats expérimentaux nous amènent aux conclusions pratiques suivantes :

1° Le médecin ne doit pas donner aux malades un mélange de chlorate de potasse et d'iodure de potassium, lorsque la solution est concentrée, la dose des deux sels élevée eet l'estomac en activité ;

2° Le médecin peut très-bien donner ces deux sels ensemble, quand la dose est légère, le véhicule abondant, et quand ils sont pris à des intervalles plus ou moins éloignés et que l'estomac ne contient point d'aliments ;

3° Le médecin peut très-bien faire prendre par la bouche sans crainte d'inconvénients, le chlorate de potasse, qu'elle qu'en soit la dose médicinale, aux personnes dont l'organisme est saturé d'iodure de potassium et réciproquement ;

4° Dans le cas où le mélange d'iodure de potassium et de chlorate de potasse viendrait à causer des douleurs d'estomac plus ou moins vives, le médecin, tout en suspendant l'administration du mélange, devra donner des boissons alcalines ou de l'albumine unie aux carbonates alcalins, dans le but de neutraliser les acides de l'estomac et l'acide chlorique, et en même temps de former avec l'iode devenu libre un iodure alcalin, moins irritant que l'iode lui-même et qui n'est point caustique comme celui-ci ;

5° Enfin le médecin aura la précaution, pendant tout le temps que les malades prendront le chlorate de potasse, soit qu'ils soient saturés d'iodure de potassium, soit qu'ils prennent les deux sels en même temps, de ne point faire prendre des boissons acides qui, en augmentant l'action de décomposition produite par le suc gastrique sur le chlorate, augmentent nécessairement la quantité d'iode mis en liberté et partant en renforcent les effets irritants et caustiques. »

« M. le Baron Docteur PAUL DE SEYDEWITZ, de Londres, monte à la tribune, appelé par la présidence, pour faire une communication au Congrès d'une haute importance pour la chirurgie opératoire. Il s'agit de l'extirpation d'un rein *en totalité*, faite avec plein succès sur la personne d'une femme au mois d'août dernier par le Professeur M. Simon, de Heidelberg. La femme en question, avait subi il y a quelques années l'opération de l'ovariotomie. Le chirurgien qui fit l'opération et dont le nom n'est jamais venu aux oreilles de M. le Baron de Seydewitz eut le malheur de couper en deux un des urètes. Il en était résulté une fistule urinaire incurable. L'urine en sortant du rein s'épanchait dans la cavité abdominale, la plaie ne guérissait pas, la femme dépérissait lentement et devint en outre, à cause de son infirmité, à charge à ceux qui l'entouraient ainsi qu'à elle-même. Comme elle était peu fortunée, elle manquait des moyens de se faire soigner proprement et lorsqu'enfin elle fut amenée en dernier ressort à M. le Docteur Simon, l'état de la malade donnait presque raison à ceux qui regardaient le cas, comme un de ces cas désespérés où il n'y avait rien à faire opérativement M. Simon toutefois était heureusement pour M.ᵐᵉ Kleb d'un avis différent. Il reconnut de prime abord que le seul moyen d'empêcher l'urine de s'épancher dans la cavité pelvienne était de supprimer l'organe. En ôtant la cause on devait empêcher l'effet. Mais ici surgirent les difficultés. L'on avait, il est vrai, déjà fait des néphrotomies, dans des cas de calculs par ex. ou pour ouvrir un abcès, mais jamais l'on avait osé d'extirper un rein *en totalité,* ou du moins la littérature n'en parle d'aucun cas, et si l'un ou l'autre des confrères a dû l'avoir tenté, le succès a dû être tel à l'engager au silence. Mais le Baron Seydewitz déclare que, quant à lui, il ne connaissait aucun cas où une opération de ce genre eut été faite. M. Simon toutefois chercha patiemment un procédé opératoire sur le cadavre, l'essaya sur des chiens, chercha de nouveau quant une méthode ne répondait pas à son attente et après neuf mois de recherches et d'expériences et après que cinq ou six chiens eussent supportés l'opération avec succès l'habile chirurgien se décida à faire l'extirpation du rein chez la malade en question. Le 3 août a eu lieu l'opération devant un certain nombre de médecins accourus des villes voisines. Le professeur Simon commença à donner un exposé de ce qu'il avait l'intention de faire, dessinant sur la tableau le diagramme de l'opération et prédit quelles seraient selon lui les conséquences; puis il opéra. M. le Baron décrit l'opération sommairement mais comme le cas sera sous peu publié, s'il ne l'est pas déjà, nous nous bornons à dire ici, que c'était par une incision d'environ 12 à 14 cent. de longueur dans la région lombaire, que le Doct. Simon pénétra, détachant le rein avec le doigt, liant les vaisseaux en masse et abandonnant la plaie à la suppuration. Le Docteur de Seydewitz a examiné tout de suite après l'opération le rein et l'a trouvé apparemment normal et sain. Quant à la malade elle a été visitée par M. de Seydewitz les jours qui suivirent l'opération, puis le 17 août et le 16 septembre dernier, quand l'opérée lui dit avoir passé 8 heures ce jour-là hors du lit. Depuis il a appris qu'elle continue à s'avancer vers la guérison. Cette communication a produit une grande sensation.

M. le Baron de Seydewitz en descendant de la tribune est vivement applaudi et beaucoup de membres lui adressent des questions de détail sur l'opération et les circonstances particulières du cas, auxquelles il répond de sa place.

M. le Doct. Macé de Paris fait au nom de M. le Doct. Casimir Carcassonne de Paris le rapport suivant sur un cas de hoquet très-grave.

« Relation d'un cas de hoquet très-grave rebelle à tout traitement connu et guéri par un nouveau moyen chirurgical, suivie de réflexions physiologiques et cliniques.

Observation. Louis Jacob, âgé de vingt-deux ans, maçon, fort bien constitué est entré le 3 juillet 1865 à l'Hôtel-Dieu, service de M. le Professeur Piorry, dans l'espoir d'être débarrassé d'un hoquet, qui le tourmentait depuis dix-neuf jours, et qui avait résisté à toutes sortes de moyens de traitement.

Voici ce qu'il nous apprit à ce sujet: il reçut, le 8 mai dernier, au niveau de l'ombilic, le choc d'une poutre qui le renversa. Il n'en éprouva sur le moment aucun accident, se releva facilement seul et reprit son travail, qu'il continua encore deux jours en bonne santé. Il avait cependant quelque difficulté à respirer. Le troisième jour il ne put se lever de son lit, tant sa respiration était gênée.

Un médecin, appelé près de lui, après s'être enquis de la cause qui pouvait faire naître cette oppression, jugea convenable de faire placer quarante sangsues sur le point frappé par la poutre, bien qu'il ne fût pas douloureux. La dyspnée continuait toujours: un vomitif fut administré, et, après lui, trois purgatifs, à deux jours d'intervalle. Au moment où il faisait des efforts pour vomir, il fut pris soudain d'un hoquet qui se répéta plusieurs fois par minute et qui priva le malade de sommeil, pendant quatre nuits, tant il était opiniâtre. À ce hoquet, survenu quinze jours après l'accident de la poutre, on opposa, sans succès, une foule de moyens: narcotiques, sulfate de quinine, applications de diachylon, compression, immersion subite dans un bain d'eau froide. Douze douches que prit le malade le firent cesser pendant deux jours. Mais la gêne de la respiration était toujours très-grande. Un purgatif fut donné, et quand le malade vint à la selle, le hoquet reparut. Il a persisté depuis ce jour et c'est à ce moment que le malade entre à l'Hôtel-Dieu.

Contrairement à l'opinion des auteurs qui veulent que les sujets affectés de hoquet, depuis quelque temps, soient tristes et abattus, notre malade est très-gai. Il répond toujours en riant aux questions qu'on lui adresse, et, quoiqu'il passe des nuits entières sans dormir, le bon caractère dont il est si heureusement doué n'a pas changé. Son hoquet se reproduit de une à dix fois par minute; on a beau détourner son attention par des questions soudaines, brusques, qui peuvent l'intéresser vivement, le hoquet n'en persiste pas moins.

M. Piorry se demandait ce qu'il essayerait encore, après tant de moyens qui avaient échoué, quand il apprit du malade que le hoquet disparaissait, pendant une demi heure environ, toutes les fois qu'il avalait un aliment solide. Naturellement, cette remarque fut prise en considération: des aliments furent donnés, tous les quarts d'heures, et, depuis cinq jours, que le malade suit cette prescription, le hoquet n'a plus reparu.

Jacob sort alors de l'Hôtel-Dieu.... Mais il y rentre quarante-huit heures après..... le hoquet, absent depuis quelques jours, venait de reparaître. Il ne fallait plus songer à employer de nouveau le traitement qui nous avait paru réussir; tout au contraire, par le fait de l'ingestion de la plus petite parcelle d'aliments, que le malade ne pouvait plus avaler que très-péniblement, le hoquet prenait une exacerbation effrayante dans sa continuité et dans son intensité.

Que faire?.... certains praticiens préconisent l'électricité dans ce cas. Le docteur Van Holsbek, de Bruxelles, vante l'emploi de ce moyen et dit, dans son *Compendium d'électricité médicale*, qu'il lui a réussi plusieurs fois. Nous l'avons essayé: un des pôles d'une pile ordinaire étant appliqué sur le trajet du nerf phrénique, l'autre fut promené sur la région diaphragmatique. Les expériences répétées trois jours de suite ont duré environ dix minutes.

Nous dûmes bientôt renoncer à ce nouveau moyen. Le hoquet, sous l'influence de l'électricité, tendait à abandonner sa forme intermittente pour revêtir le type continu. Ajoutez à cela que le malade, quoique d'un bon naturel, commençait à s'émouvoir. Il ne mangeait plus, et ne trouvait pas un seul moment de sommeil. Il vomissait dès qu'il essayait de prendre le plus léger potage; enfin la respiration devenait de plus en plus compromise.

Il fallait agir.

Je priai M. le professeur Piorry de me confier le soin de tenter un dernier moyen. Il voulut bien me laisser liberté entière. Je me hâtai d'introduire une sonde dans l'œsophage et je cautérisai ce conduit cinq minutes durant. A la fin de l'opération, le malade vomit le peu d'aliments que son estomac lui avait permis de conserver.

J'étais persuadé d'avance qu'il me faudrait employer la sonde quatre à cinq fois avant d'arriver au résultat espéré. Aussi, le soir même, je revins auprès du malade pour tenter une seconde expérience.

Quel ne fut pas mon étonnement d'apprendre de lui que le hoquet n'avait pas reparu depuis le matin. Cette fois, je l'avoue, je me défiai de cette nouvelle guérison qui pouvait être tout aussi trompeuse que la première. Je me gardai bien cependant de pratiquer de nouveau le cathétérisme. Le malade, du reste, pouvait prendre quelques aliments et avait dormi en repos.

Les lendemain et surlendemain, enfin quatre jours après le premier essai, le hoquet rebelle avait non-seulement disparu, mais encore la respiration était redevenue normale, et, finalement, le malade sortait de l'Hôtel-Dieu, le 29 juillet, après y être rentré le 20 du même mois.

A ce moment, obligé de partir pour Marseille désolée par le choléra, je chargeai mon ami le docteur Alfred Loquet, élève aussi de M. Piorry, de suivre pendant quelque temps notre curieux sujet d'observation, afin de savoir si la guérison serait durable.

M. Loquet, avec un empressement qu'il a toujours puisé dans son amour pour la science et le désir de complaire à ses amis, s'attacha littéralement aux pas de Jacob. Il le vit à son domicile, rue Traverse, jusqu'au mois de septembre, époque à laquelle notre malade partit pour la Creuse, son pays. A son retour à Paris, le 30 novembre, il se présenta lui-même à M. Piorry, dans un état de santé tellement florissante qu'il était impossible de reconnaître les moindres traces de la grave affection dont il avait failli rester la victime.

Depuis sa sortie de l'Hôtel-Dieu, Jacob n'avait conservé de son ancienne affection qu'une certaine difficulté pour respirer, difficulté siégeant, disait-il, au creux épigastrique, et il remédiait à cet inconvénient en respirant du haut de la poitrine (type costo pulmonaire, Beau et Maissiat).

Il redoutait la nécessité de la respiration abdominale, car il sentait la tendance du hoquet à reparaître quand il faisait quelques efforts. Ce n'est que lorsqu'il fut assez remis des suites de sa maladie qu'il eut l'idée d'aller chercher dans son pays un rétablissement complet. Le séjour à la campagne, nous l'avons dit, lui fut très-propice. Mais il a dû, assurait-il, graduer l'emploi de ses forces avec de grandes précautions jusqu'au jour où il a pu, sans réserve, reprendre ses occupations fatigantes de maçon ».

« Réflexions cliniques et physiologiques exposées par M. MACE.

Pour quelques anatomistes Hallez et Cruvelhier l'orifice diaphragmatique que traverse l'œsophage est quelquefois muni d'une sorte de sphincter qu'ils regardent comme une anomalie, pour Rouget (de Montpellier) cette anomalie est une disposition normale et constante et suivant le Doct. Carcasonne elle est nécessaire. Le sphincter qui entoure l'œsophage, au moment où ce conduit ou tube musculo-membraneux traverse le diaphragme, a pour but de maintenir à ce tube son calibre naturel et de le soustraire aux alternatives de dilatation et de rétrécissement que lui ferait subir l'action du grande muscle respirateur, il joue autour d'une petite fraction de l'œsophage le rôle que joue le muscle de Wilson autour de la portion membraneuse de l'urètre, le rôle que jouent autour des veines du cou les fibres et les aponévroses qui s'opposent à l'affaissement de leur parois et tendent à les maintenir béantes malgré l'inspiration thoracique et la pression atmosphérique.

L'anneau diaphragmatique qui entoure l'œsophage a un rôle si important, dit M. le Doct. Carcassonne, qu'il le croit une condition expresse de la vie. « Sans ce petit muscle souvent imperceptible, les parois de l'œsophage se rapprocheraient sous l'influence de la respiration. Les aliments qui se rendent à l'estomac, momentanément arrêtés dans leur marche, seraient une cause d'irritation locale de la muqueuse œsophagienne dont la sensibilité, grâce à l'épanouissement dans son épaisseur des fibres terminales du pneumogastrique, serait provoquée et se traduirait par l'acte du vomissement.

Plus d'aliments, plus de digestion; plus de digestion, plus de nutrition; on devine le dernier terme de la série.

Le rôle assigné à l'anneau diaphragmatique par M. Carcassonne lui semble démontré par l'observation qu'il nous communique.

Que le hoquet soit dû à un trouble des voies respiratoires, comme le veut la majorité des physiologistes, ou qu'il soit dû à une anomalie fonctionnelle de la digestion comme le veulent les auteurs du *Compendium*, le hoquet n'en est pas moins un phénomène dérivant de l'action réflexe du système nerveux central. Il est indépendant de la volonté, bien que nous puissions le simuler. Par l'étude forcée que nous faisons de nous-mêmes, toutes les fois que nous voulons imposer à l'organisme le joug antinaturel et partant antihygiénique de la bienséance, nous pouvons arriver à en atténuer l'intensité, mais il nous est impossible d'abréger sa durée et, à plus forte raison, de l'étouffer complètement lorsque le besoin s'en fait sentir.

En résumé, comme essence, ce phénomène est incompréhensible; il est une manifestation secrète de la vie. Ses causes plus ou moins appréciables sont du domaine de la clinique, et nous allons les passer en revue.

Quant à son effet, il a été parfaitement saisi par la physiologie moderne, et, malgré les difficultés qu'elle a eues d'analyser les divers actes qui le constituent, à cause de l'extrême rapidité avec laquelle ils se développent, elle a pu donner sur son mécanisme l'explication suivante, généralement acceptée: le hoquet ne peut être rapproché des actes accessoires de la respiration que par le bruit qui l'accompagne. C'est une contraction spasmodique, brusque et involontaire du diaphragme, avec contraction coïncidente de la glotte. L'air, appelé rapidement dans la poitrine par cette convulsion du diaphragme, se brise sur les lèvres tendues de la glotte, où il produit le bruit caractéristique du hoquet (Longet, *Traité de physiologie*).

À quoi pourrait se rattacher le hoquet chez le sujet de notre observation?

Il faut écarter les impressions morales; car nous n'avons pas affaire à une nature hystérique chez la quelle le hoquet pourrait être développé par imitation comme Sauvages et Boerhaave en ont rapporté des cas; mais au contraire nous avons affaire à un sujet assez indifférent aux impressions morales.

Comme il ne s'agissait point non plus d'un hoquet passager et *idiopathique*, il fallait pour en trouver la cause interroger successivement tous les organes qu'on pouvait soupçonner.

Jacob ayant de la dyspnée, les poumons furent tout d'abord explorés, ils étaient sains, il n'y avait donc pas lieu de rattacher ce hoquet à une pleurésie diaphragmatique dont il est un symptôme fréquent d'après Guéneau de Mussy.

La teinte jaune de la peau et de la sclérotique du malade conduit à examiner plessimétriquement le foie, il était de volume normal. Ordinairement le développement du foie est le caractère anatomo-pathologique de l'ictère. Mais dans le cas présent comme il y avait eu évacuation et perte de sang cela avait sans doute contribué à diminuer le volume de l'organe biliaire.

La rate fut interrogée à son tour. Son volume était normal, mais pourquoi dira-t-on, interroger la rate dans ce cas? C'est qu'on s'est souvenu que quelquefois le hoquet est un symptôme de splénopathie, les anciens le savaient, c'est ce qui explique l'épithète de *singultueuse* qu'ils ont donnée quelquefois à la fièvre intermittente. Le Doct. Loquet cite du reste dans sa thèse deux observations édifiantes sur la valeur du hoquet comme symptôme d'une splénomégalie avec accès pernicieux.

Vint le tour des reins, leur volume était normal, 8 cent. en hauteur, 4 ½ en largeur.

Était-il indifférent d'explorer ces nouveaux organes, qui paraissent bien étrangers à l'étude que nous faisons en ce moment? Que l'on consulte la thèse de M. Loquet et l'on y trouvera, dans l'article: *Du hoquet dans les maladies des voies génito-urinaires*, plusieurs observations du plus grand intérêt qui répondront à cette question.

Tout à l'heure, je me sentais à l'aise devant l'interprétation qu'il fallait donner de la concomitance du hoquet et d'une affection des poumons, du foie ou de la rate. Les rapports directs de ces divers organes, plus ou moins augmentés de volume par la congestion de leur tissu avec le diaphragme, permettent d'assigner la cause du phénomène réflexe à une irritation ou à un simple agacement des muscles qui déterminerait sa contraction spasmodique.

Mais reconnaître le lien qui rattache le hoquet à une maladie des voies génito-urinaires, me semble une chose impossible. Le fait existe, cependant, et s'observe journellement à l'hôpital Necker, où il arrive que plusieurs calculeux ou opérés de la taille, étant atteints, en même temps, du hoquet, il en résulte un concer des plus désagréables, dont le bruit rend souvent tout repos impossible aux autres malades.

De tous les organes génito-urinaires, la prostate paraîtrait avoir le privilége de manifester sa souffrance par l'apparition fréquente de ce symptôme incommode. Il se présente, en effet, assez ordinairement dans certaines affections de cette glande, telles que cancers, tubercules ou abcès. Jacob ne présentait rien de semblable.

Le hoquet qui le tourmentait était-il le symptôme d'une maladie de l'estomac ou des intestins? L'examen clinique nous fait répondre: non.

Si j'ajoute que Jacob n'était porteur ni de fracture de côte, ni de luxation de l'appendice xyphoïde du sternum (causes de hoquet invoquées par Fernel), j'aurai terminé l'examen minutieux qui, malheureusement, ne nous avait rien révélé de la nature du mal qu'il fallait combattre. C'était une véritable énigme.

Il nous restait à interroger une dernière partie du corps de notre malade: l'œsophage.

A l'ouverture de ce conduit, Van-Swiéten avait signalé la présence des aphthes comme cause du hoquet. En arrière, dans le tissu cellulaire rétro-pharyngien, quand du pus se creuse une cavité, on peut redouter, d'après Robe-Moreau, le développement du phénomène. Jacob ne présentait ni aphthes, ni abcès de cette partie.

Le hoquet survient souvent dans les rétrécissements de la partie moyenne de l'œsophage. Un seul moyen nous permettait de reconnaître s'il était dû à une pareille lésion chez notre malade. Le cathétérisme du conduit avec la sonde œsophagienne ne nous la fit pas constater. Mais voici une particularité curieuse de cette observation. Tandis que la sonde parcourait le canal, une idée subite traversa mon esprit. Jacob lui doit assurément son salut. Me rappelant que quelques jours auparavant l'ingestion, quelque pénible qu'elle fût, d'aliments solides avaient, à plusieurs reprises, diminué l'intensité du phénomène qu'il présentait, et comparant ce résultat à celui que l'on obtient dans certains cas de spasmes de l'urèthre, en introduisant une bougie dans ce canal, j'arrivai par induction à penser qu'il pouvait bien y avoir un rétrécissement spasmodique de l'extrémité inférieure de l'œsophage. Je repoussai alors la sonde plus profondément. Un obstacle ne tarda pas à l'arrêter. Ne voulant pas le forcer tout d'abord, je fis faire à l'instrument des mouvements de va-et-vient accompagnés de mouvement en vrille et, au bout de cinq minutes de tentatives patientes, l'obstacle était vaincu, le rétrécissement franchi et la sonde tombait d'elle-même dans la cavité gastrique. Un effort violent de vomissement que poussa à ce moment le malade fut le terme et de l'opération et des cruelles souffrances qu'il avait endurées.

La sonde fut aussitôt retirée. Elle était maculée de sang dans une étendue de plus de quarante centimètres correspondant à la longueur de l'œsophage. Les personnes qui assistaient à l'opération, ont pu se convaincre que le premier mouvement que fit le malade après avoir vomi, fut un mouvement d'inspiration profonde dont il éprouva un sentiment de bien-être indicible.

C'est que depuis dix-neuf jours sa respiration était comme enchaînée; ses liens venaient d'être brisés. La santé ne se fit pas attendre longtemps et quelques jours après Jacob sortait complétement guéri de l'Hôtel-Dieu.

La cause du phénomène était découverte ; au moment où Jacob recevait le choc violent d'une poutre qui le jetait à terre, l'inspiration profonde qu'il exécuta sous l'influence d'une vive douleur abaissa le diaphragme d'une façon exagérée. Les fibres de ce muscle qui s'insèrent au pourtour de l'œsophage furent alors tiraillées et, en partie, brisées. Les fibres propres circulaires et longitudinales de l'œsophage, douées elles aussi d'une contractilité nécessaire, du reste, à la progression du bol alimentaire, délivrées du ressort qui balançait leur effet, sont entrées en contraction permanente. Les parois de l'œsophage tenues dilatées à l'état normal par le rôle du sphincter que nous avons décrit plus haut, ont alors opéré leur rapprochement. Le contact de deux points de la muqueuse a produit le même résultat que celui qui s'observe dans l'estomac et que l'on a invoqué pour expliquer le besoin de la faim. Les frottements de la muqueuse ont développé autour des papilles nerveuses une irritation qui, réfléchie par le cerveau, a provoqué le développement du phénomène réflexe.

Cette explication si rationnelle se trouve fortifiée par le résultat obtenu. Aidé par l'opération du cathétérisme, qui a détruit le contact des parois du conduit, le sphincter œsophagien a recouvré son action un moment paralysée. Le calibre de l'œsophage est redevenu libre, l'irritation papillaire a cessé et le hoquet a disparu.

Je n'ai donc la satisfaction que d'avoir rapporté l'observation d'un fait aussi rare que curieux, et d'avoir basé sur lui une théorie nouvelle du mécanisme de ce singulier phénomène qu'on n'a su définir jusqu'à présent que par un mot imitatif du bruit désagréable qui le caractérise.

M. le doct. Achille Bianchi, de Rome, lit un mémoire intitulé:

« De la constitution médicale en rapport avec la statistique,
par le Docteur Achille Bianchi *de Rome.*

L'étude des diverses constitutions morbides occupe une place importante dans la question des maladies épidémiques et contagieuses.

Lorsque l'observation clinique résumait en elle-même et sans le secours de l'instruction médicale expérimentale toute la science pratique de la médecine; cette étude attirait alors l'attention des cliniciens les plus savants du monde, mais aujourd'hui que l'on croit trouver l'explication de tout phénomène pathologique dans la seule matérialité de la lésion, cette étude qui faisait les délices d'un *Baglivi* et d'un *Sydenham* a eu son temps, et la constitution médicale a été confinée dans le camp de l'astrologie, comme le disait très-spirituellement M. le Docteur Vacher dans la Gazette médicale de Paris, livraison d'avril 1868.

J'entreprends donc de traiter cette question en présence de cette illustre assemblée pour savoir si on doit renoncer, dans l'état des connaissances actuelles médicales, à ce précieux héritage de nos pères.

C'est dans cette intention que je me propose de développer quelques idées à ce sujet.

Quiconque a eu l'occasion d'étudier, pendant de longues années, les maladies dans les grands hôpitaux, aura sans doute appris que quelques unes d'entre elles se trouvent, pendant quelque temps, en rapport avec certaines modifications qui se vérifient quelquefois dans le cours des différentes saisons et avec d'autres, indépendamment de ces dernières.

Aussi ne veut-on pas confondre la constitution morbide temporaire avec celle qu'on appelle avec raison stationnaire. En effet la constitution temporaire consistant dans les rapports qui existent entre l'influence des diverses saisons et la manière d'agir de l'organisation humaine, il s'ensuit que le changement des saisons doit voir celui de la constitution morbide. Mais il y a, Messieurs, une constitution qui n'obéit point à ces lois, qui est toujours uniforme et constante, qui imprime son caractère aux maladies intercurrentes et qui necesse d'exister que dans le cas d'une nouvelle modification générale, et c'est la constitution morbide stationnaire dont nous devons nous occuper.

Le célèbre clinicien de Dublin, Robert Graves, que le professeur Mantegazza appelle le plus savant clinicien de ce siècle et à l'ouvrage du quel Trousseau conseillait aux élèves de recourir, comme à leur Bréviaire, a écrit qu'il serait à désirer que chaque médecin fit l'histoire des constitutions épidémiques, en indiquant les symptômes, les causes et le traitement, pour voir ainsi la différence qui passe entre un pays et un autre, entre une époque et une autre.

J'ai fait de ce précepte ma règle de conduite, et dans les études particulières auxquelles je me suis dédié depuis plusieurs années, par suite de ma position sociale, j'ai toujous tâché de signaler, de mon mieux, la constitution morbide qui avait dominé pendant l'année en la mettant en rapport avec les diverses modalités cliniques et thérapeutiques qui m'ont amené à faire les conclusions suivantes:

1.° La constitution morbide modifie puissamment la forme des maladies, bien que l'objectif clinique soit un et identique. La *pneumonie*, par exemple, sous l'influence de l'épidémie dominante, ne présente plus ses symptômes propres, mais elle est empreinte de caractères spéciaux, elle a un cours irrégulier, elle offre un désordre chronologique dans la série des phénomènes locaux et se juge d'une manière diverse. Qu'on néglige l'étude de l'influence modificatrice de la constitution morbide, que l'on soigne de semblables pneumonies à la manière ordinaire et la statistique n'aura qu'à accroître le nombre des décès.

2.° La constitution morbide, disposant diversement l'organisation humaine, en modifie la propre résistance, et l'action des remèdes varie. Cette dernière étant le résultat de deux facteurs, c'est-à-dire de l'action du remède en lui-même, et de la réaction relative de l'organisation, explique facilement cette différence thérapeutique.

C'est pour cette raison que certains remèdes éminemment vantés dans certains pays, à certaines époques, sous l'influence de certaines constitutions morbides, ne réussirent point en d'autres pays, à d'autres époques, sous l'influence d'autres constitutions spéciales.

Cette vérité a déjà été reconnue et proclamée par le grand observateur *Georges Baglivi* par ces paroles solennelles: *Romae scribo et in aere romano.*

Une fois démontré que la constitution morbide stationnaire occasionne indubitablement ces différences cliniques et thérapeutiques, il s'en suit qu'il importe grandement, dans l'intérêt de la science et pour le bien de l'humanité, qu'elles soient diligemment enregistrées et mises à la connaissance des médecins de tous les pays.

Rien n'est plus propre, pour atteindre ce but, que la publication d'une statistique médicale.

M. le Doct. P. Castiglioni à qui je me fais un devoir de rendre hommage, en cette occasion, en considération du haut mérite de ses travaux statistiques, à son retour du Congrès international de statistique tenu à la Haye, le mois passé, fit adopter par cette honorable assemblée un ordre du jour tendant, si je me rappelle bien, à faire appliquer la statistique à la physiologie de l'homme et grâces lui soient rendues pour cette importante motion.

Mais je me permettrai d'ajouter que cela ne suffit pas. Pour que la statistique médicale soit d'une utilité vraie et pratique, il ne faut pas qu'elle soit restreinte dans l'aridité des chiffres officiels qui regardent l'âge, le sexe, l'état civil, la condition, etc... elle doit être encore corroborée par des faits cliniques non isolés et peu nombreux, mais réunis, mûrement pesés et étudiés, en rapport avec les maladies propres au pays, aux saisons, aux constitutions épidémiques, et qui proviennent et expriment les diverses modalités qu'on a pu observer.

Ce sera seulement alors qu'on pourra comparer entre eux les résultats des diverses statistiques et de l'accord qui existera dans cette comparaison il pourra plus facilement ressortir quel doit être le but suprême de la statistique médicale, savoir: *de trouver le moyen de soigner les maladies avec les meilleurs résultats possibles.*

Si, pour me servir des paroles de César Balbo, la statistique, en général, est l'inventaire des forces vives et inertes de la nation, la statistique médicale pourrait être l'inventaire des moyens employés et à employer que nous possédons, et réunissant et comparant ensemble toute la science clinique, elle pourrait même être la base de la médecine spéciale au pays, de sorte que renonçant une fois pour toute à la dénomination de médecine Toscane, Romaine, Bolognaise, etc... on ne se servit que du nom plus convenable, de médecine Italienne, comme on appelle Française, Allemande, etc.... celle des autres nations.

C'est pourquoi, tout en admettant encore, Messieurs, que la science soit de sa nature cosmopolite, on ne pourra pas nier que la méthode pour l'apprendre, ce qui constitue précisément l'école, ne doive être en relation avec la promptitude de l'esprit et la puissance des moyens naturellement différents parmi les diverses nations.

Je termine donc en proposant l'ordre du jour suivant:

Le Congrès, attendu l'utilité de la statistique médicale, fait des vœux pour que, dans la rédaction officielle de ces statistiques, il soit tenu compte des faits cliniques les plus remarquables mis en rapport avec les différentes constitutions médicales, observées dans les lieux où elles furent publiées ».

L'ordre du jour proposé par M. Bianchi est adopté à la presque unanimité.

———

L'ordre du jour de la séance porte la lecture d'un travail de M. le Doct. S. ANDERSON SMITH *sur les moyens d'enseigner aux Sourds-Muets l'art d'émettre des sons phonétiques*, mais comme le temps ne permet pas cette lecture, le mémoire est inséré dans les actes.

« *Réflexions sur les moyens d'enseigner aux Sourds-Muets l'art d'émettre des sons phonétiques, par* SAMUEL ANDERSON SMITH M. D. *Membre du Collége Royal des Chirurgiens d'Angleterre.*

Depuis longtemps l'expérience a démontré la possibilité de donner la parole aux sourds-muets.

Il est certainement incontestable que depuis le commencement du siècle dernier, on emploie un système d'instruction ayant pour but l'enseignement de la parole aux sourds-muets.

Il semble que ce soit aux Allemands que l'on doive la découverte de la méthode par laquelle on peut enseigner aux personnes affectées de surdi-mutité les moyens de communiquer leurs idées, leurs besoins par la parole.

Il y a déjà près de deux siècles que le Docteur Conrad Amman fit une tentative pour enseigner la parole aux muets; et depuis ce temps-là, Herr Heinicke établit, à Leipsig, une école pour les sourds-muets, dans laquelle il introduisit la méthode de l'enseignement vocal; et en 1853, cette méthode fut introduite dan les Pays-Bas par le Docteur Hirsch de Rotterdam.

Quant aux avantages d'une méthode qui se propose de mettre en usage les organes phonétiques, d'adapter les parties diverses créées par la nature pour exprimer nos idées, d'éveiller une fonction endormie, enfin de mettre en jeu une faculté latente: ces avantages, dis-je, ne sont-ils pas bien supérieurs à ceux d'une méthode qui veut employer d'autres parties du corps qui ont leurs fonctions spéciales, comme on le fait dans la *dactylolalie*. C'est une question qui, je crois, ne permet aucun doute.

Quoique depuis déjà longtemps on a admis qu'incontestablement les sourds-muets peuvent émettre des sons vocaux, qu'ils peuvent apprendre à parler, et qu'en outre, la simplicité des moyens employés pour émettre les sons phonétiques a été bien prouvée et reconnue, on trouve que malgré tout cela, l'idée d'instruire les sourds-muets par un moyen oral, a été regardée avec défaveur, et a été, bien à tort, négligée et a fait, dans la plupart des asiles, préférer la méthode de la *dactylolalie*.

Cependant on sait que la méthode par laquelle on cherche à mettre en usage la langue pour remplir une de ses fonctions spéciales, celle qui élève les hommes au-dessus des animaux, on sait que cette méthode est adoptée aujourd'hui dans un petit nombre d'asiles ou écoles.

Par exemple, dans les établissements dont nous donnons ci-après la liste:

L'institution des sourds-muets (Inrigting voor Doofstommen) à Rotterdam, sous la surveillance du Docteur Hirch.

Les asiles des sourds-muets à Bruxelles, à Gand, à Bruges et Anvers en Belgique.

L'école des sourds-muets à Manchester (Angleterre), sous la surveillance de M. van Asch.

La maison des sourd-muets juifs, 44, Burton Crescent, à Londres, sous la surveillance de M. van Praag.

Je veux donner ici un témoignage bien sincère du succès complet obtenu par la méthode orale, mise en pratique par M. van Praag, l'énergique directeur de l'Asile que j'ai nommé en dernier. M. van Praag a réussi autant qu'il est possible de le faire, en mettant ses élèves à même, après un enseignement de dix-huit mois, non-seulement de produire des sons vocaux bien développés, mais encore de soutenir une conversation de la même manière que ceux qui sont doués de la faculté d'entendre et de parler.

Dans un aussi court travail, mon intention n'est pas de faire l'histoire complète de la surdi-mutité, je me propose seulement de faire quelques remarques sur les moyens à employer pour produire les divers sons phonétiques, et sur la convenance, si non, sur la nécessité d'enseigner aux sourds-muets leur propre langue. Mon désir est de considérer ce sujet important au point de vue ethnologique.

On sait bien que la mutité, cette infirmité qui consiste à ne pouvoir se servir de la parole, a pour cause une surdité congénitale, ou presque congénitale, ou au moins une surdité survenue pendant le bas âge, ce qui empêche l'enfant d'entendre les divers sons phonétiques, quoique nettement prononcés, et conséquemment le rend incapable de les reproduire.

Le pouvoir d'émettre des sons phonétiques est une chose d'une nature toute physiologique; la faculté d'entendre résulte, au contraire, plutôt de causes psychologiques.

Les animaux peuvent émettre des sons phonétiques, l'homme seul est capable d'émettre des sons qui en s'unissant forment des paroles qui, elles-mêmes, donnent naissance à des phrases. Καὶ μὴν γλῶτταν γε πάντων τῶν ζῴων ἐχόντων μονὴν τὴν τῶν ἀνθρώπων ἐποίησαν οἵαν ἄλλοτε ἀλλαχῇ ψαύουσαν τοῦ στόματος ἀρθροῦν τε τὴν φωνὴν, καὶ σημαίνειν πάντα ἀλλήλοις ἃ βουλόμεθα (1).

Dans les diverses races du genre humain, on trouve certaines variétés de sons qu'on émet de préférence à d'autres; néanmoins, il y a entre la plupart de ces sons un grand degré d'affinité. Ces différences dépendent des particularités anatomiques des organes de la voix chez ces diverses races.

Une plus grande différence entre les langues des diverses nations, c'est celle qui a pour cause les rapports des mots qui résultent eux-mêmes des idées spéciales attachées aux qualités, ou aux attributs d'objets particuliers, et une plus grande différence encore provient de la manière de former les phrases, ces différences entre les diverses langues résultent des idées particulières, spéciales à chaque peuple, elles sont tout à fait d'une nature psychologique.

Les sons phonétiques qui sont nécessaires pour exprimer toutes les idées semblent être très-limités, il n'y a que très-peu de variétés, c'est pour cela qu'on ne trouve qu'un petit nombre de lettres, ces images des sons sont renfermées même dans les alphabets les plus parfaits, tels que l'alphabet Russe, et le Devanagari de la langue Sanscrite. Le plus ancien de tous les alphabets, le Phénicien qui, avec une modification de forme, est devenu celui des anciens Hébreux, ou des Samaritains, renfermait seulement treize lettres. Par une autre modification les caractères Phéniciens devinrent ces lettres primitives introduites à Hellas par Cadmus, les Φοινικικὰ σήματα Κάδμου étaient au nombre de seize; et ces peuplades

---

(1) Xénophon, Memorabilia, lib. I, caput. iv.

qui sous le comandement de Tyrrhenus, ont colonisé l'Etrurie n'avaient en usage que treize caractères (1) pour former tous les mots, et pour écrire tous « les tons pathétiques de l'harmonie Lydienne ».

Je place ici un alphabet de sons phonétiques d'après une base physiologique

TABLEAU DES SONS PHONÉTIQUES.

La forme

Labial.	Bi-labial	Etroit	serré	*Ou* ou plutôt le *W* anglais.
			ouvert	*Au* l'Ω Hellénique.
		Expansif ou Horizontal	aigu	*P*
			grave	*B*
	Inciso-labial	Etroit		*B* Esclavonique.
		Expansif	aigu	*F*
			grave	*V*
Dental.	Inciso-lingual	Bas	aigu	*S* ou le *C* des Russes.
			grave	*Z*
		Médiat	aigu	*Th* des Anglais dans le mot ' Thin.'
			grave	*Th* des Anglais dans le mot ' Thine.'
		Haut	aigu	*T*
			grave	*D*
		Très-haut		Les sons cérébraux de la langue Sanscrite.
	Molaire ou Palatin	Bas	aigu	*Ch*
			grave	*J*
		Haut	aigu	*Ch* des Espagnols.
			grave	*J* des Anglais ou *G* des Italiens, situé en avant de l'*E* ou de l'*I*.
		Très-prolongé		— des sons Esclavoniques.
Guttural. . .		Haut Etroit	aigu	*Qu* ou le *K* des nations septentrionales.
			grave	*Gu* ou le Γ Hellénique, ou le *G* des Allemands.
		Bas expansif	aigu	*Ch* des Gallois, et des Allemands de quelques provinces et X Hellénique.
			grave	*Gh* des Irlandais.
		Haut Etroit	dure	*H*
			doux	*A*

Voyelle . . . . . Expasive douce *Y* l'*H* Hellénique, ει et des autre diphthongues de la langue Romaïque.

Composé nasal	Guttural	*N*
	Lingual	*N* de plusieurs nations.
	Labial	*M*
Lingual.	plein	*L*
	roulant	*R*

---

(1) Luigi Lanzi, Saggio di lingua Etrusca.

Parmi tous les sons phonétiques, il semble que les plus faciles à former et à émettre pour les enfants soient les sons labiaux, les premiers qu'ils forment « *a formar babbo e mamma* » (1). Après les sons *labiaux*, les enfants font un fréquent usage des sons *gutturaux*, les jeunes gens s'accoutument à émettre ces derniers sons lorsqu'ils veulent indiquer leur dégoût.

On a observé que c'était une combinaison labio-gutturale qui avait été émise la première par les enfants Phrygiens qui ont fait le sujet d'une expérience linguistique, d'après l'ordre de Prammitique, roi d'Egypte, car le premier mot articulé a été βεκ-ος, qui est l'équivalent du mot *cib-us* des Latins (2).

Le Σ dans ces mots ne me semble être que l'augmentatif final classique, quant à la métastase des autres lettres, on sait que c'est une chose très-fréquente dans toutes les langues, selon l'expression de Louis Lanzi, « in niuna cosa erra il volgo più spessamente che nel trasmutar di lettere ».

Les sons variés, produits par les mouvements de la langue et des dents, se produisent à un âge plus avancé, ils sont d'une nature plus complexe, ils sont aussi sujets à de grandes variations.

Je vais maintenant faire quelques remarques relatives à la formation de chacun des sons phonétiques en particulier, et je dirai d'abord que si l'on veut émettre des sons graves, il faut retenir l'air pendant un peu de temps avant de le chasser, il faut aussi le rendre un peu diffusif, sous tous les autres rapports il faut les produire exactement de la même manière que les sons aigus, ou forts, ou antérieurs, correspondants et affiliés.

Je ferai remarquer aussi qu'en finissant d'émettre chaque son, il faut avoir soin de chasser l'air vivement, brusquement, durement, et avec beaucoup de force, pour empêcher le son de revenir à la poitrine, ou d'expirer dans la cavité de la bouche.

Cette action expulsive est très-bien faite par les paysans français qui s'accoutument à ronfler la terminaison des mots, come s'ils avaient peur qu'une rétrogradation de la voix ne se produisit. Il faut que les sourds-muets émettent les sons phonétiques en les faisant ronfler d'une manière presque identique à celle des gens de la campagne.

Quand on veut produire le son de l'*ou* français, de l'*uy* des flamands, et plus encore du *w* anglais, il faut chasser avec force l'air de la cavité de la poitrine d'une manière prolongée, et en même temps contracter fortement le muscle orbiculaire pendant l'émission forcée de l'air. Par le moyen de ces efforts on peut produire le son sus-mentionné.

Pour émettre le son de l'*au* français, ou de l'Ω hellénique, il faut agir come pour produire l'*ou*, mais au lieu de contracter le muscle orbiculaire des lèvres au commencement de l'action, il faut ouvrir la bouche et relâcher son orbiculaire, et le faire se contracter lentement pendant le passage graduel de l'air; par l'emploi de ces moyens on émet le son désiré.

Les sons de l'*ou*, et de l'*au*, sont véritablement des sons opposés, si l'on prend en considération le moment des mouvements nécessaires à leur formation.

Pour produire le son du *P*, il faut comprimer avec beaucoup de force la lèvre supérieure, et la lèvre inférieure, l'une contre l'autre, et en même temps pousser fortement et brusquement l'air derrière les lèvres, et ouvrir soudainement la bouche. Le son du *B* représente le son grave du *P*, dont le son se forme de la même manière que les autres sons graves.

---

(1) Guarini — Il Pastor Fido.
(2) Hérodote, lib. ii, 2.

Si l'on veut produire le son de l'*F*, il faut élever la lèvre inférieure jusqu'aux incisives supérieures, et la déplacer de son point d'union et de contact, au moyen de l'émission de l'air dirigée directement contre la partie postérieure de la lèvre, c'est donc par la chute de la lèvre inférieure que se produit le son désiré.

Le son du *V* n'est que la modification grave de celui de l'*F*.

Le *B* esclavonique représente un son particulier qui semble être un son intermédiaire entre le son de l'*ou* et celui du *V*; si l'on veut le produire, il faut contracter un peu le muscle orbiculaire des lèvres, et élever la lèvre inférieure au niveau du bord des deux incisives médianes supérieures, et pendant un effort complet d'expiration, relâcher le muscle orbiculaire.

Lorsque l'on veut produire le son de l'*S*, on doit fermer la bouche, de manière à rapprocher les incisives des deux mâchoires, et alors émettre, en forçant l'air directement sur le dos de la langue pour le chasser entre les fentes des dents incisives; pendant que ce sifflement se produit, la langue doit rester dans un repos parfait.

On prononce le *Z* presque de la même manière que l'*S*, en appliquant la règle relative à l'émission des sons graves.

Si l'on veut produire les deux sons que les Anglais modernes représentent par le composé *Th*, et que les Anglo-Saxons représentaient par deux caractères spéciaux, ou *Runes*, un Rune (stungen thuss), était le signe du son aigu; et l'autre Rune (stungen duss) le signe du son grave; on poussera en avant l'extrémité de la langue en la plaçant entre les deux rangées de dents, ou, au moins, en appuyant fortement le bout contre le bord des incisives supérieures, et pendant ce temps là on fera lentement des efforts d'émission, et tout à coup on retirera la langue.

Par ces moyens le son du *Th* anglais, soit grave, soit aigu, sera produit.

La production de l'une ou de l'autre de ces deux modifications dépend de la règle déjà décrite.

Nous ferons remarquer que les sons, dont nous venons de parler plus haut, semblent être inconnus à la plupart des nations du centre de l'Europe; mais, au contraire, il semble qu'ils soient en usage parmi les peuples qui habitent les confins du continent.

Le son aigu du *T*, et le son grave du *D*, semblent être d'un usage général. Pour produire l'un et l'autre de ces sons, il faut élever l'extrémité de la langue plus haut qu'on ne le ferait pour produire le son du *Th*, c'est-à-dire jusqu'aux alvéoles des incisives supérieurs, et ensuite pousser fortement l'air en avant, et à peu près, en même temps, retirer la langue en arrière pour permettre soudainement la sortie de l'air. Pour produire ces sons, il importe que la langue s'élève et s'abaisse très-vivement.

Les peuples de l'ouest de l'Asie, qui parlent des dialectes variés du Sanscrit, les πολλὰ ἔθνεα Ἰνδῶν καὶ οὐκ ὁμόφωνα σφίσι, (1) ont l'organe de la langue léger et très-flexible, et l'extrémité de cet organe est capable de se replier jusqu'au milieu du palais, c'est au moyen de cette structure anatomique particulière que ces individus peuvent produire les sons de tête que les peuples divers d'Europe, dont l'organe de la langue est plus pesant, et par conséquent moins agile, ne peuvent émettre que par des efforts très-grands.

Le sons molaires, ou palatins, sont d'un usage fréquent dans les langues esclavoniques où ils sont très-variés.

---

(1) Hérodote, lib. iii, 98.

Les peuples σιμοὶ καὶ γενεῖα ἔχοντες μεγάλα, (1) sont accoutumés à émettre ces sons très-souvent.

Ces sons se forment de la manière suivante: on rapproche les mâchoires jusqu'à la rencontre des deux rangées de dents, et pendant ce temps-là on répand l'air sur le dos et les côtés de la langue, et on le laisse échapper entre les fentes des dents molaires en abaissant soudainement la mâchoire.

Il y a chez les nations de l'ouest de l'Europe quatre variétés de ces sons particuliers; deux sons hauts et deux sons bas, et chacune de ces deux variétés a une modification aiguë et une autre grave.

Le son bas aigu est représenté par le *Ch* Français, ou *Sh* Anglais; pour produire cette modification, on doit laisser la langue immobile.

Le *J* Français représente le son bas grave. Le son haut aigu est représenté par le *Ch* des Espagnols, ou par le *C* des Italiens lorsque cette lettre est placée devant les voyelles *E* ou *I*. Pour le produire il faut élever le dos de la langue jusqu'au palais, comme pour produire *Tch*.

La variété grave de ce son est représentée par *J* Anglais, ou c'est un son propre semblable à celui qui représente le composé Français *Dj*.

Les quatre sons dont nous venons de nous occuper, et plusieurs autres du même genre sont parfaitement produits par les Esclavons.

Quand on veut produire le *Q* Néo-Latin, ou *K* des nations septentrionales, on doit chasser l'air vivement et d'une manière aiguë, la bouche restant ouverte, chasser l'air avec beaucoup de force directement contre la voûte du palais.

On produit le son grave du *G* placé devant les voyelles *O* ou *U* et celui du Γ Hellénique, ainsi que celui du *G* Allemand presque de la même manière.

Il y a deux genres de sons gutturaux bas, expansifs, savoir, le son aigu représenté par le *Ch* des Gallois de la Grande-Bretagne, et des Allemands de quelques provinces, ou par le X Hellénique, et le son grave représenté par le *Gh* prononcé à l'Irlandaise; ces deux sons se produisent par les moyens suivants: il faut abaisser le larynx pour augmenter l'intervalle qui sépare la glotte du voile du palais, et tandis que ce mouvement s'exécute, on doit chasser l'air de la cavité de la poitrine pour l'obliger à se répandre sur les parties inférieures et postérieures de la bouche, et même jusqu'aux trompes d'Eustache.

Pour former ces genres de sons gutturaux, on fera des efforts presque semblables à ceux que l'on fait quand on veut expulser des matières muqueuses de la gorge, c'est-à-dire, comme avant de cracher.

C'est deux sons n'existent pas dans les langues Française, Italienne et Anglaise, mais ils font partie des langues de la plupart des autres nations Européennes.

Le son de l'*H* consiste simplement en une expiration forte dirigée en haut presque comme pour soupirer; celui de l'*A* est un effort expiratoire du même genre, mais pour le produire, on chassera l'air très-doucement; dans les deux cas, il faut ouvrir la bouche. Ces deux sons différents entre eux par la durée ainsi que la douceur, et par la force ainsi que par la faiblesse.

On peut considérer le son de l'*Y* comme le type des sons voyelles, pour l'émettre on doit, pendant une expiration prolongée, faire répandre l'air en sortant sur la surface interne de la bouche; pendant l'émission de ce son, les muscles du visage sont maintenus en repos.

____

(1) Hérodote, lib. iv, 23.

Les modifications des diverses voyelles semblent être presque innombrables, c'est un fait bien connu de tout le monde. Néanmoins on peut considérer tous ces sons comme n'étant que des modifications de l'un des trois sons dont nous avons déjà parlé, c'est-à-dire, des sons suivants:

1. De l'*Ou*, produit par la contraction du muscle orbiculaire des lèvres.

2. De l'*A* ou de l'*H*, produit par la dépression du menton.

3. De l'*Y*, produit au moyen du relâchement de tous les muscles; c'est pourquoi on doit considérer ce son comme le type des voyelles.

Ces trois sons peuvent se représenter ainsi d'une manière graphique:

Contraction de l'ouverture de la bouche, ou le son de l'*Ou*.

L'acte d'ouvrir la bouche, ou le son de l'*A*.

L'état d'inaction, ou le son de l'*Y*.

Tous les sons des composés nasals se produisent en empêchant la sortie de l'air par les ouvertures antérieures des fosses nasales, ce qui se fait en contractant les muscles depressores alarum nasi, en dirigeant l'air pendant une expiration pleine vers les ouvertures postérieures des fosses nasales.

L'élément nasal ne semble avoir aucune existence, si ce n'est qu'en combinaison avec d'autres sons, ainsi on trouve le son nasal combiné avec le son labial, ou lingual, ou guttural. Ces composés sont respectivement représentés par l'*M* ou l'*N* de plusieurs nations, et l'*N* final des Français; il y a de plus un son intermédiaire entre le naso-guttural français, e le naso-lingual des autres nations européennes, c'est le son du *na* Sanscrit qui se produit en rapprochant la langue toute entière du palais et diriger la pointe de cet organe en bas, et en même temps ténir la bouche ouverte, et chasser l'air en haut vers les ouvertures postérieures des fosses nasales. Le mouvement nécessaire pour produire ce dernier son, aussi bien que les sons de tête, résulte de la flexibilité, de l'activité, et de la grande légèreté de l'organe de la langue chez les peuples qui parlent des dialectes du Sanscrit.

Le composé naso-labial, représenté par *M*, se produit en fermant la bouche comme pour le *B*, et en même temps chassant l'air dans les parties postérieures de la bouche, et les ouvertures nasales presque comme pour gronder, et enfin en ouvrant soudainement la bouche.

Le composé naso-lingual est représenté par l'*N* de la plupart des nations, se produit en appliquant la pointe de la langue contre les alvéoles des incisives supérieures comme pour produire le son du *T*. La partie nasale de ce composé se forme exactement à la manière du susdit composé, et en retirant la langue tout-à-coup.

Le composé naso-guttural, ou le son de l'*N* final Français se produit en contractant les deux paires de muscles qui contribuent à former les colonnes du palais, c'est-à-dire, les muscles *palato-glossi* et *palato-pharyngei*, la portion nasale se produit de la même manière que les autres composés nasals, et en relachant soudainement les muscles contractés.

Quand on veut produire le son de l'*L*, il faut élever la totalité de la partie antérieure de la langue pour l'appliquer à la partie antérieure du palais, et faire adhérer ces parties l'une à l'autre pendant un certain laps de temps, tandis qu'on chasse l'air lentement sur les côtés de la langue, ensuite on retire cet organe pour permettre au reste de l'air de s'échapper.

Pour produire le son de la lettre *R*, on doit faire exécuter, pendant un effort d'expiration plus ou moins prolongé, une suite de roulements vifs et vigoureux qui s'étendent entre les deux extrémités de cet organe, de la base à la pointe, puis faire cesser les vibrations tout à coup; tel est le mécanisme de ce son très-important.

Il est utile de faire remarquer que le son de l'*R* n'existe pas du tout dans les langues de plusieurs tribus et peuplades des races humaines inférieures.

Voici une esquisse pour servir à la démonstration des inflexions des sons.

A.	Nasal		Vertical.
B.	Guttural		
C.	Cérébral		
D.	Du *T*, du *D*, et de l' *L*. .	}	Oblique.
E.	De l' *R*.		
F.	Du *Th* Anglais		
	Labial		
G. {	Sifflant	}	Horizontal.
	Molaire		
	De l' *Y*		

Au moyen d'une attention soutenue, et à l'aide des notions précédentes, je crois, si je ne me trompe pas, que les sourds-muets peuvent parvenir à émettre des sons phonétiques, et joignant ces sons comme des accords, parvenir à construire des phrases, et enfin, je crois qu'ils peuvent arriver par un exercice assidu à parler convenablement comme les autres hommes. Il me semble tout à fait possible de rendre à ces malheureux, privés de la faculté de parler, leur rang dans la société; de les mettre dans les conditions des μερόπων ἀνθρώπων, ces êtres atteints d'une infirmité terrible, de les relever dans l'échelle de la nature de l'état inférieur des peuples sauvages au temps des premiers siècles du monde.

> Cum prorepserunt primis animalia terris
> Mutum et turpe pecus, glandem atque cubilia propter,
> Unguibus et pugnis, dein fustibus, atque ita porro
> Pugnabant armis, quae post fabricaverat usus;
> Donec verba, quibus voces sensusque notarent,
> Nominaque invenere. (1)

Maintenant je ferai remarquer qu'il me semble très-nécessaire pour réussir à enseigner à parler aux sourds-muets de leur enseigner plutôt la langue de leur pays qu'une langue étrangère, car on sait que le langage de chaque nation en particulier résulte, non-seulement, de la psychologie propre à cette nation, mais encore que le choix des divers sons phonétiques dépend de la configuration des divers organes vocaux des différentes races.

Telles sont les raisons pour lesquelles nous ne devons pas enseigner les langues étrangères aux sourds-muets, mais seulement la langue de leur pays natal.

Il ne faut pas croire qu'une langue spéciale soit comme un vêtement qu'on peut prendre ou quitter à volonté, mais qu'elle est bien plutôt comme une partie intégrale de l'homme même.

Le langage de chaque race humaine dépend entièrement de la psychologie, et de la physiologie propres à chaque race, et de même que la conformation du corps et de l'esprit se règle d'après la loi de l'hérédité, l'usage de telle ou telle langue se transmet de même en vertu de cette loi.

Quelques sons phonétiques semblent être faciles à émettre pour quelques races, tandis que d'autres sons semblent ne pas leur convenir, conséquemment, on aurait donc tort, et il serait tout à fait inutile de vouloir

---

(1) Horace, lib. 1, Satyr iii.

enseigner aux sourds-muets à parler une autre langue que celle de leur
pays,

Obbedir a Natura in tutto è il meglio;
Ch' a contender con lei. (1)

Il serait très-déraisonnable et inutile d'enseigner aux sourds-muets
Français à émettre le son de l'un ou l'autre des deux genres de *Th* des
Anglais, le son du *Ch* des Gallois, où le son du X Hellénique, celui du
B, et quelques sons prolongés en usage chez les peuples Esclavoniques; les
sons de tête du Sanscrit, et à émettre d'autres sons des langues étrangères, car on sait bien que les Français mêmes qui peuvent parler facilement ne peuvent pas produire ces sons à cause de la structure anatomique
de leurs organes, et s'ils y parviennent ce n'est que par de très-grands
efforts.

La règle de ne produire que les sons pour lesquels les organes phonétiques des divers peuples ont été préparés au moyen de la transmission
héréditaire depuis plusieurs générations pour les émettre selon l'anatomie;
cette règle, dis-je, s'appliquera également aussi bien à toutes les autres
langues qu'à la langue Française.

Pour conclure, je dirai qu'on sait très-bien, qu'il est possible, par
l'emploi du système que je recommande d'entendre parfaitement la parole
des sourds-muets, et au moyen de cette méthode, on peut s'écrier avec
l'oracle

χωφοῦ συνίημι. (2)

Et si l'on ne peut pas toujours réussir à rendre ces intéressantes créatu-
res des orateurs éloquents, et à les faire jouir de l'admirable facilité, dont
parle le Tasse:

. . . . . . di sua bocca uscièno
Più che mel dolci d'eloquenza i fiumi; (3)

ou à leur donner cette élocution brillante d'un Grec éloquent

τοῦ καὶ ἀπὸ γλώσσης μέλιτος γλυκίων ῥεέν αὐδή (4)

on peut au moins arriver à donner aux sourds-muets la faculté de causer
viva voce, de parler, de s'entretenir avec les autres hommes

στόμα πρὸς στόμα λαλῆσαι.

---

(1) Pétrarque, Sonetto 309.
(2) Hérodote, lib. i, 47.
(3) Gerusalemme Liberata, Canto ii.
(4) Iliade, lib. i, 249.

M. le doct. Schivardi de Milan monte à la tribune pour faire au Congrès une dernière communication en son nom et au nom de M. le doct. Gozzini de Florence.

« *La Galvano-caustique. Communication faite par MM. les doct. Plinio* Schivardi *de Milan , et Andrea* Gozzini *de Florence.*

Messieurs!

Ayant eu ces jours-ci l'occasion de faire avec mes collègues MM. les docteurs Voltolini de Breslau, Vanzetti de Padoue et Gozzini de Florence, une série d'expériences concernant les applications de l'électricité à la cautérisation, expériences très-bien réussies, j'ai pensé qu'il ne vous serait point désagréable d'en connaître le résultat. Cette sorte d'étude n'était pas nouvelle pour moi, car déjà depuis plusieurs années je m'occupe d'applications de l'électricité à la thérapeutique, mais les expériences faites ces jours-ci, m'ont convaincu de l'importance d'une nouvelle espèce de galvano-caustique, qui n'avait pas encore été auparavant pratiquement étudiée par moi, et de la facilité avec laquelle elle peut être appliquée.

Les études préparatoires pour cette communication ont été faites par moi en union avec mon ami le docteur Gozzini de Florence, auquel appartiennent tous les instruments que j'aurai l'honneur de vous montrer, et dont vous avez tous admiré dans ces derniers jours le beau cabinet électro-thérapeutique, et par conséquent la communication que je vais vous faire, doit être regardée comme présentée en commun avec lui.

Vous savez tous, Messieurs, qu'au commencement du siècle présent, Alexandre Volta, gloire de l'Italie, découvrit la pile, tout en immortalisant son nom et son siècle il honora aussi notre pays. La pile qu'il a produit et toutes celles des autres qui le suivirent avaient cependant un défaut. La pile à colonne, ainsi que celle à couronne de tasses, à auges, de Cruikshank, de Wollaston, etc., n'étaient pas constantes, leur courant s'affaiblissait bientôt, elles ne pouvaient pas par conséquent se prêter à de grandes et longues applications industrielles et médicales.

Plus tard cependant on trouva les premières piles à courant constant. Préconisées déjà par Becquerel le physicien en 1829, elles furent mises en pratique pour la première fois par l'anglais Daniell en 1836, par son compatriote Grove en 1839, et puis par Bunsen en 1843. Les études et les expériences faites par eux, démontrèrent que pour qu'une pile soit constante il faut deux liquides et deux métaux. Un des liquides est l'*actif*, c'est-à-dire celui qui doit produire une réaction chimique sur le métal, l'autre est le liquide *collecteur* qui réunit l'électricité.

Un des métaux, l'actif, est celui sur le quel a lieu la réaction, l'autre est le métal *collecteur* sur lequel le liquide du même nom concentre l'électricité. Pour liquide actif on continue encore à employer l'eau acidulée, ou salée, comme avait imaginé Volta, pour liquide collecteur Bunsen et Grove introduisirent l'acide nitrique, et plus tard d'autres substances furent employées. Pour le métal actif il n'y a rien encore qu'on puisse substituer au zinc, trouvé par Volta: pour métal collecteur, au contraire, Daniell emploie le cuivre, Bunsen le charbon d'usine, et Grove le platine, etc. Un beau type de pile à courant constant a été aussi imaginé par notre ami le docteur L. Ciniselli de Crémone.

Mais outre les deux liquides, les deux métaux et le pot qui les reçoit, vous voyez, Messieurs, dans ces piles de Daniell, de Grove, et de Bunsen, que je vous présente, un autre pot en terre blanche, nommé *diaphragme poreux*; c'est un cylindre de *caolin* (terre très-poreuse) destiné à tenir séparés les deux liquides et les deux métaux. De sorte que, voulant monter une de ces trois piles, il faut arranger les choses de cette manière: pot commun, métal actif, liquide actif; diaphragme poreux, métal collecteur, liquide collecteur.

On a cependant reconnu, que ce diaphragme offrait de graves inconvénients; avant tout, il oppose une resistance, puis il se salit facilement, ses pores se bouchent, et bientôt il devient impossible de s'en servir, causant par conséquent une dépense. On pensa donc de le supprimer et d'arranger les liquides et les métaux non plus verticalement mais horizontalement. Et au lieu de ce cylindre de caolin on proposa différents moyens pour tenir separés les deux liquides et les deux métaux. M. Calloud, par exemple, imagina de se servir du pot commun enflé dans l'intérieur. Notre M. Minotto proposa une couche de sable siliceux; mon ami le docteur Barzanò et le physicien milanais M. Dell'Acqua, imaginèrent au contraire de suspendre le métal actif moyennant un bâton horizontal de bois, ou des pieux, comme vous voyez ici, aux bords du pot commun, puisque on constata que les deux liquides se séparaient par eux-mêmes, à cause de la différence du poids spécifique qui existe entre eux.

De cette manière on était déjà arrivé aux piles à un seul liquide, car le liquide actif est représenté par l'eau rendue acidulée par l'acide qui se détache du sel qui constitue le liquide collecteur. Et M. Marie-Davy resta dans cette idée en proposant les piles à sels presque insolubles, comme le b.sulfate de mercure et le sulfate de plomb, dans lesquelles comme vous voyez est aussi conservé la disposition horizontale des éléments, il n'y a pas de diaphragme poreux, et les liquides se séparent d'eux-mêmes à cause de leur différent poids spécifique.

M. Gozzini après, et c'est une nouveauté, Messieurs, que je vous communique, pour empêcher que ces piles à la Daniell deviennent sales, comme cela arrive facilement et en peu de temps, car le sulfate de zinc monte sur les bords, les salit, et devient un mauvais conducteur, imagina de répandre sur la surface du liquide collecteur une couche d'huile. Cela réussit parfaitement. Ces deux piles que je vous présente sont chargées depuis plusieurs mois et vous voyez comme elles sont propres, et comme leurs bords sont exempts de toute sorte de cristal.

Déjà aux premiers temps on avait observé et distingué trois effets de la pile que l'on appela *dynamique, chimique, thermique*. Volta avait lui-même appliqué sur soi les pôles de sa pile; il avait observé que à chaque clôture ou ouverture du circuit suivait une contraction; il avait donc constaté les effets dynamiques, ou physiologiques. Vous savez que par *cercle* ou *circuit* on entend la communication qui s'établit entre les deux pôles de la pile; que lorsque celle-ci fonctionne on dit que le circuit *est fermé*, et au contraire lorsque elle ne fonctionne pas, on dit qu'il *est ouvert*, parceque, afin que le courant se dégage, il est nécessaire que les deux pôles communiquent entre eux.

Les effets chimiques de la pile furent constatés par Davy, la même année de sa découverte. En faisant aboutir les deux pôles dans un liquide il décomposa l'eau et les alcalis, qu'on avait crus jusqu'alors des corps simples.

Les effets thermiques au contraire ont été constatés seulement plus tard. Ils consistent dans l'action calorifique qu'exerce l'électricité sur un fil mince de platine, de cuivre ou d'autres métaux qu'on introduit dans le cercle. En effet quand le courant est un peu fort le fil s'embrase, il devient incandescent, et il répand une lumière très-vive. Si au lieu de cela on entremêle dans le circuit des morceaux de charbon bien pointus, la lumière est encore plus splendide, c'est celle qu'on appelle *lumière électrique*, laquelle n'est donc pas autre chose que l'application des effets thermiques de la pile.

On fit de nouvelles recherches. On distingua dans le courant la *quantité* et la *tension*. On appela tension la propriété de l'électricité de vaincre les obstacles et de surpasser l'espace qui existe entre les deux conducteurs; quantité *le quantum* d'électricité qui passe dans un temps donné. En étudiant ces propriétés on trouva que la quantité est proportionelle à l'extension de l'élément actif, et la tension au nombre de ces éléments. Principes physiques qui sont d'une grande importance même pour la pratique médicale, comme vous verrez sous peu. On trouva aussi que les piles varient entre elles pour les résultats qu'elle donnent en relation à ces principes et que celle de Bunsen, par exemple, donne beaucoup d'électricité de quantité, celle de Daniell un peu moins et est pour cela plus propre aux études physiologiques.

On fit beaucoup d'applications des effets dynamiques de la pile. Livres et journaux en regorgent. Paralysies, névralgies, névroses furent guéries par ce merveilleux agent. Moi, j'en ai recueilli les principes et les nombreuses applications dans mon *Manuel théorique-pratique d'électrothérapie;* mais je n'ai pas l'intention de vous en parler ici.

Dans les premiers temps, on fit aussi des applications des effets chimiques. L'idée de dissoudre les tissus animaux comme on avait décomposé l'eau et les alcalis, vint dans l'esprit à plusieurs. Les expériences cependant furent peu heureuses, parcequ'on manquait des connaissances physiques et physiologiques nécessaires. Ce fut le docteur Louis Ciniselli de Crémone, qui après des études longues et patientes, posa les bases de cette méthode, partie très-importante de l'électrothérapie, et qu'il appela justement *Galvano-caustique chimique*, tandis qu'a l'étranger on l'appelle encore *Électrolyse* qui est le nom donné à toute décomposition chimique produite par la pile. Mais il faut remarquer, que ce nom appartient au corps qui subit la décomposition et non pas à l'action qui la produit, de sorte que celui choisi par M. Ciniselli est le meilleur. Et je regrette, Messieurs, l'absence dans notre Congrès de cet illustre collègue, qui aurait pu nous apporter une parole si compétente, pour l'étude du second problème.

Il était bien facile de concevoir que par le même moyen par lequel on décompose les sels et l'eau, on peut décomposer les tissus qui contiennent justement du sel et de l'eau, et que dans ce cas aussi, les acides animaux se portent tous au pôle positif, et les alcalis au négatif. Pour obtenir ce résultat, il suffit d'introduire dans les tissus les deux fils appelés *réophores*, mis en communication avec les pôles, comme on les introduit dans le Voltamètre pour y décomposer l'eau. Ordinairement on emploie des aiguilles, afin que l'introduction dans les tissus s'opère mieux.

Mais quelle sera la pile, et comment dévra-t-elle être préparée? Il est clair qu'il faut beaucoup de tension, parceque le courant doit vaincre la grande résistance qu'oppose le corps humain, et trouver outre cela une force continue pour détruire. Basé sur les principes physiques déjà indiqués, nous devons donc adopter la pile de Daniell, faisant en sorte que les éléments soient plusieurs et petits. Le docteur Gozzini introduit en ce moment deux aiguilles d'acier, qui sont en communication avec les pôles, dans ce tissu animal et vous verrez aux points où elles s'enfoncent qu'autour de l'aiguille négative il se forme bientôt un petit cercle jaunâtre, puis il paraît une sanie blanche-jaunâtre avec des petites bulles de gaz, et une réaction beaucoup moindre au positif. Examinant après avec cette bande de papier de tournesol, vous verrez que nous aurons réaction acide à l'aiguille positive et alcaline à la négative. Par ces recherches on a reconnu que le plus puissant cautérisateur est l'aiguille négative, non seulement à cause de l'électricité qu'elle transporte, mais aussi à cause des alcalis qui s'y développent. M. Ciniselli distingua par conséquent avec raison une galvano-caustique chimique *négative* ou alcaline, et une *positive* ou acide. C'est pourquoi on imagina d'introduire le seul pôle négatif dans les tissus, et placer le positif sur un coussinet mouillé d'eau salée dans un endroit quelconque du corps. Ce fut cette méthode que MM. Mallez et Tripier appliquèrent au traitement des rétrécissements de l'urètre. Vous comprendrez par conséquent combien un tel moyen peut être utile pour la destruction des tumeurs. Vous verrez à présent comme ce tissu sera décomposé.

Ce fut une application des effets chimiques de la pile la décomposition de la sérosité dans l'hydrocèle. Elle est en effet décomposée comme l'eau dans le Voltamètre et l'électricité en outre communique une force plus grande à la tunique vaginale du testicule de sorte que une sécrétion de sérosité devient impossible et la guérison est radicale. M. le docteur R. Rodolfi de Brescia a fait plusieurs applications brillantes de cette méthode.

Une belle application des effets chimiques de la pile, est aussi celle de la coagulation du sang dans les sacs anévrismateux. Il est bien vrai qu'aujourd'hui, depuis l'ingénieuse découverte de notre professeur Vanzetti, la compression digitale, toute raison pour employer l'électricité dans le traitement des anévrismes extérieurs disparait. Mais il lui reste ouvert, Messieurs, un champ encore vaste et inexploré. J'entends parler des anévrismes intérieurs où ni la compression digitale ne réussit, ni le fer audacieux du chirurgien peut pénétrer, et qui sont toujours fatals; et j'ai le ferme espoir qu'il doit donner de bons résultats.

Quelques tentatives sur ce sujet, avaient été déjà faites en 1846 par Ciniselli, et peu après par Bossé. D'autres furent faites en 1866 par Duncan et en les traduisant de l'anglais, je fus le premier à les faire connaitre en Italie, dans un journal spécial pour l'électrothérapie que je rédigais à Milan. Toutes ces tentatives eurent un malheureux résultat. Il était réservé à notre brave Ciniselli d'obtenir dans ce champ un triomphe éclatant, car l'année dernière il a guéri un anévrisme de l'aorte thoracique à l'hôpital de Crémone en présence de tout le corps sanitaire de l'établissement. Ce patient vit encore, il est bien portant, et j'ai reçu il y a peu de jours de bonnes nouvelles de lui.

L'instrument qui sert à mesurer la force d'un courant, s'appelle *Galvanomètre*, et dans le but de rendre uniformes dans tous les pays les applications de l'électricité j'ai imaginé un *Galvanomètre-type*, qui est celui que je vous présente, avec lequel on peut faire partout des applications de la même force du courant, tandis que les galvanomètres ordinaires varient beaucoup leurs données selon leur construction et selon l'ouvrier qui les a confectionnés.

Les applications des effets thermiques de l'électricité datent d'un chirurgien russe, Cruset, dès 1846, et le professeur Vanzetti m'assurait qu'ils étaient très-connus et appreciés à Saint-Pétersbourg. Le regretté prof. Middeldorpf de Breslau a cependant été celui qui a donné à cette méthode, appelée simplement par lui *Galvano-caustique*, et que nous appelons pour le distinguer de celle de M. Ciniselli, *Galvano-caustique thermique*, il a acquis la plus grande renommée par la publication qu'il a faite en 1856 d'un ouvrage sur ce sujet qui fut couronné en France. Et en effet il méritait un tel honneur, et celui d'être considéré comme le vrai fondateur de cette méthode, car il en a étendu le champ de ses applications, déterminé exactement les lois, inventé des nouveaux instruments et entrepris heureusement des opérations très-hardies. La différence matérielle entre l'ancien cautère et le nouveau *feu intelligent* consiste en cela, qu'au lieu de faire embraser un morceau de fer, on fait passer à travers un fil de platine un courant électrique qui y développe assez de chaleur à le rendre incandescent. Mais la véritable différence c'est, qu'avec cette dernière il n'y a pas d'hémorrhagie, il y a une rapidité extraordinaire d'action, on peut en limiter exactement l'effet; l'appareil n'offre aucune apparence effrayante, on l'introduit froid dans les cavités et dans les conduits, on l'allume, il opère, et puis on le retire de nouveau froid.

Les instruments imaginés par Middeldorpf pour rendre son appareil plus parfait, sont: le *manche*, l'*anse incandescente*, le *translateur* et les *cautériseurs*. La manivelle est un manche isolateur sur lequel on peut visser tous les cautérisateurs. Comme vous voyez, dans celui-ci il y a un bouton, et en le comprimant avec les doigts on obtient le passage du courant. J'en ai tracé sur l'ardoise le mécanisme très-simple. Comme vous le voyez, dans le manche passent deux fils, un est entier, l'autre est brisé; en comprimant le bouton, les deux fragments viennent en contact et rétablissent la continuité. L'anse est un fil de platine d'un décimètre de longueur et d'un décimillimètre en diamètre, dont les extrémités se mettent en communication avec le courant dans ce petit instrument, au moyen du quel la capacité de l'anse peut venir rapidement et régulièrement limitée. Le translateur est destiné à régler l'appareil électrique, de manière qu'on puisse appliquer un ou plusieurs éléments selon le besoin. Les cautérisateurs sont des fils de platine de différentes formes. Vous en voyez ici un qui ressemble à une lame et sert à inciser les tissus; cet autre est en forme de coupole et on l'introduit dans les fistules, etc.

Les applications faites par M. Middeldorpf de son feu intelligent sont nombreuses. Il enleva des tumeurs, guérit des fistules, amputa des doigts, des luettes, des tonsilles. M. Zismondi à Vienne fit l'amputation d'une cuisse, avec un très-heureux succès à un individu tellement épuisé, que la moindre perte de sang aurait pu devenir fatale. Gorgone de Palerme amputa un membre viril avec succès. Et je veux aussi vous parler d'une récente application au larynx, puisque, Messieurs, vous suivez mon discours avec tant d'attention. M. Voltolini de Breslau, ami de M. Middeldorpf, fut le premier à la tenter. Il a eu la hardiesse au moyen du *speculum laryngéen* d'introduire dans le larynx le cautérisateur que je vous présente; avec la main gauche il tient le petit miroir, avec la droite ce léger cautérisateur courbe vissé sur le manche, il entre rapidement dans le larynx, fait passer le courant en comprimant le bouton, rend le platine incandescent, cautérise la tumeur ou la plaie du larynx, et puis il retire son instrument froid. Dans cette voie il fut suivi par MM. Bruns et Schnitzler en Allemagne, et M. Venturini en Italie. M. Voltolini emploie aussi cet instrument pour détruire les polypes nasaux, dont l'extirpation est une des plus pénibles opérations de chirurgie. Avec le même cautérisateur il perce encore la membrane du tympan et détruit à leur place les corps étrangers qui se sont cachés blotis dans le canal extérieur de l'ouïe. On pourrait très-bien s'en servir aussi pour la cautérisation de la matrice.

Enfin c'est en se basant sur les effets thermiques de l'électricité, qu'on a imaginé de rendre *transparent*, ou pour mieux dire *translucide*, le corps humain et introduire ainsi une nouvelle méthode d'exploration; une véritable somatoscopie générale. L'investigation par transparence a été comme vous savez, peu usitée jusqu'à présent, et seulement pour le diagnostic de l'hydrocèle et de quelques tumeurs cystiques superficielles. Le docteur Milliot de Kiew dans la 1.re Session de ce Congrès international à Paris, en donna les premiers essais en introduisant dans les cadavres au moyen d'une sonde œsophagienne un fil de platine qu'il rendait incandescent à volonté. Je ne vous ai parlé, Messieurs, de cette application que pour vous présenter une nouveauté, *le diaphanoscope* de notre illustre collègue Lazarevitch de Kharkoff, qui en a fait cadeau à l'hôpital de Santa Maria Nuova, où ces jours derniers on en a fait plusieurs applications. Dans ces planches, qu'il a bien voulu me donner, vous pouvez voir quels effets de lumière on obtient, en introduisant dans l'anus, ou dans le vagin, son instrument éclairant.

Pour obtenir, Messieurs, ces effets thermiques de l'électricité il en faut une grande quantité, non pas disjointe cependant d'une tension convenable. Et pour cela il suffit d'une pile de Bunsen, de grandes proportions, comme celle-ci que je vous présente, et par conséquent avec une grande extension de l'élément actif, du zinc. Des expériences réitérées, faites ces jours-ci avec mon ami le docteur Gozzini, m'ont convaincu, qu'elle répond parfaitement au but. Celle-ci que vous voyez a le pot extérieur haut de 30 centimètres, elle fonctionne depuis plusieurs jours, et vous pouvez vous convaincre avec quelle rapidité et quelle force elle rend incandescent ce fil de platine. Vous constaterez aussi, que le même fil, que j'introduis dans un morceau de muscle, y reste incandescent, et le coupe, comme vous voyez, avec une grande rapidité.

Messieurs! Je vous remercie de l'obligeante attention avec laquelle vous m'avez écouté jusqu'ici. En vous faisant cette communication, mon seul but a été, en vous rappelant des choses peut-être déjà connues à plusieurs d'entre vous, d'attirer votre attention sur l'importance des effets chimiques et thermiques de l'électricité, et sur la facilité avec laquelle ils peuvent être appliqués à la cautérisation. » (*Applaudissements*)

L'orateur, avec l'aide de M. Gozzini, passe ensuite à la partie expérimentale. Au moyen de piles et d'autres appareils qu'il avait préparés à cet effet, et disposés d'avance sur l'escalier du banc de la présidence, il cautérise des muscles et des tendons. Il retourne ensuite à la tribune, et prononce les paroles suivantes :

« Puisque le hasard a voulu que je fusse le dernier à présenter des communications au Congrès, permettez moi, Messieurs, que je profite de l'occasion pour envoyer aussi de cette libre tribune des remerciments à nos collègues florentins pour la réception aimable et fraternelle qu'ils nous ont faite. Permettez moi donc que je ne descende pas d'ici sans m'écrier du fond de mon cœur: VIVE FLORENCE! » (*Applaudissements unanimes*).

Pendant la communication de M. SCHIVARDI S. E. M. BARGONI Ministre de l'Instruction publique entre dans la salle et prend place au Bureau de la Présidence.

Le Secrétaire général Prof. BRUGNOLI prend la parole, il dit qu'au moment où la clôture va être prononcée, il devrait présenter un Compte-rendu général, et montrer l'utilité que la science a retirée des travaux du Congrès. Mais cette tâche ne peut être accomplie en quelques mots, et le temps rendra justice aux avantages apportés à la médecine par les études du Congrès.

Il fait l'histoire de l'institution des Congrès médicaux de toutes les Nations, depuis la transformation de la Session annuelle ordinaire du Congrès médical français en un Congrès International des médecins de tous les pays, jusqu'à l'ouverture du Congrès de Florence; l'institution a marché à travers bien des périls, bien des préventions, et la tâche qu'on léguait à l'Italie était malaisée, entourée d'obstacles, et faisait peser une grande responsabilité sur les médecins italiens envers leurs confrères des deux mondes. On confiait à l'Italie une idée grande et généreuse, mais incomplète; c'est ici que la vie et l'avenir de cette idée ont été assurés; nous remettons maintenant l'institution entre les mains d'une autre nation qui saura bien l' apprécier, et lui donner tout l' éclat qu' elle mérite. L' Italie, en rendant cette institution plus libérale, plus indépendente qu' elle n' était à sa naissance, vient de lui donner le caractère de l' époque. Le gouvernement italien, en favorisant la convocation de ce Congrès, en se tenant en dehors de toute influence officielle et officieuse sur les études et les délibérations du Congrès, lui laissant toute son autonomie et sa liberté, vient assurer son existence et sa prosperité. L' Italie aura l' une des plus belles pages dans l' histoire des Congrès médicaux de toutes les nations.

Ensuite le Vice-Président M. le Prof. De-Maria qui, à cause de la maladie de M. le Prof. S. De-Renzi Président effectif, presque toujours dans les séances et au dehors à représenté la Présidence du Congrès, se lève, tout en regrettant d' avoir à prendre la parole à la place de l' illustre auteur de la *Storia della Medicina in Italia*. Il est heureux de voir que le Ministre, sous les auspices duquel le Congrès a été ouvert, veut bien encore honorer de sa présence la dernière de nos séances.

Les Congrès sont les fêtes solennelles de la médecine scientifique et professionnelle, ils resserrent les liens de fraternité universelle qui unissent les disciples d' Hippocrate.

Le but de cette fraternité est l' Association; et ce but est parfaitement atteint au moyen des Congrès. Les communications de la plus haute importance qui ont été faites dans cette Assemblée, les doctrines qui y ont été développées ont contribué au progrès de la science. Les vœux qui y ont été émis lui assurent une place éminente dans l' histoire de la médecine et de l' humanité.

Il est donc bien naturel d' exprimer toute notre reconnaissance à tous ceux qui l' ont protégé, favorisé, encouragé.

Honneur et reconnaissance aux Ministres de l' intérieur et de l' instruction publique, et surtout à ce dernier. Honneur et reconnaissance aux autorités municipales de Florence, aux médecins de cette ville qui ont accueilli en frères les membres du Congrès; honneur aux médecins étrangers qui nous ont apporté l' appui de leur parole et de leurs études; honneur et grâces soient rendus à la presse scientifique et politique qui a suivi et publié avec tant de zèle les séances du Congrès.

Ces paroles de M. le Secrétaire général et de M. le Vice-Président De Maria sont prononcées au milieu des applaudissements de l' assemblée.

M. le Ministre Bargoni se lève pour adresser au Congrès ses adieux:

« Signori,

» L' onorevole vostro ufficio di presidenza si è testè compiaciuto di parteciparmi che il Congresso medico internazionale stava per chiudere la sua sessione.

» Io ho creduto mio preciso dovere il profittare di una notizia così cortesemente comunicatami per venire a dichiararvi, come io sia certo che i fatti daranno ragione alle speranze destate dal vostro primo riunirvi; com' io sia certo, cioè, che il Congresso di Firenze non rimarrà senza risultati utili per la scienza e per l' umanità.

» I dotti stranieri che ci hanno onorati del loro concorso e de' loro lumi in questa occasione ed ai quali io pure debbo porgere i più vivi ringraziamenti, credo che lascino questo scientifico ritrovo colla convinzione che l' Italia era degna di ascoltare e di accogliere i dettami della loro sapienza.

» E per verità, nonostante le poco invidiabili eredità lasciateci dai
governi passati, noi, in questi ultimi anni, abbiamo pur fatto qualche cosa
per la scienza di cui voi siete gli illustri rappresentanti. Abbiamo fondato
parecchi laboratorii di fisiologia; uno ne abbiamo fondato, prima forse che
in più fortunati paesi, di patologia sperimentale; abbiamo allargato il campo alle ricerche della fisica e della chimica, che soglionsi da voi considerare come le più solide basi della medicina scientifica; abbiamo dato
un gagliardo sviluppo allo insegnamento della igiene consacrandole e cat-
tedre parecchie, e tre giornali, e studi molti di illustri autori nostri, lodati
anche oltre l'Alpi.

» E perchè l'igiene può essere una potenza veramente rigeneratrice,
il Governo non ha tardato, ed io dal canto mio non cesserò mai di racco-
mandarla a tutte le nostre scuole e particolarmente alle scuole femminili,
dalle quali esce la vita delle nuove generazioni, e per lo sviluppo delle
quali da tutte le parti d'Italia mi giungono così preziosi incoraggiamenti
ed aiuti.

» Convinto che non bisogna trascurare nessun mezzo per offrire degno campo di esercitazione alle scienze moderne, io avrei divisato, e credo
di darvene al vostro separarvi lo annunzio, come si dà l'annunzio di una
buona novella, avrei divisato, dico di creare pel nuovo anno scolastico
una cattedra, e se i mezzi giungeranno pari allo scopo, oltre la cattedra,
un museo di Antropologia.

» La sede di questa cattedra, almeno pel primo anno di esperimento,
sarà presso questo benemerito Istituto superiore che avete tutti visitato e che
ha tanta e sì degna parte nella riputazione scientifica di Firenze e d'Italia.

» Signori!

» L'Italia posta tra la Francia e la Germania, si è trovata nella felice condizione di poter facilmente approfittare delle grandi scoperte fatte
in medicina da quelle due grandi nazioni; ma ne ha profittato senza la-
sciarsi traviare da nessun fanatismo e da nessuno errore, per quanto splen-
dido si fosse.

» Essa ha camminato e cammina per la strada maestra dell'osserva-
zione e dell'esperimento. E tutti, italiani e stranieri, sono concordi nel ri-
conoscere che, in fatto di scienza, in Italia vi sono delle scuole, non vi
sono delle sètte.

» Egli è con questa confortante affermazione che mi è caro di dirvi
l'ultima parola di addio ».

La seconde Session du Congrès Médical de toutes les Nations est close
au milieu des applaudissements prolongés de l'assemblée.

TABLE DES MATIÈRES

COMMUNICATIONS SUR LES QUESTIONS DU PROGRAMME

COMMUNICATIONS SUR DES SUJETS ÉTRANGERS AU PROGRAMME